W0260349

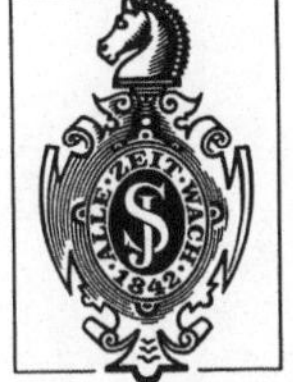

Aktuelle Geburtshilfe und Gynäkologie

Festschrift für
Professor Dr. Volker Friedberg

Herausgegeben von
F. Melchert L. Beck H. Hepp P.-G. Knapstein
R. Kreienberg

Mit 181 Abbildungen

Springer-Verlag
Berlin Heidelberg New York Tokyo

Professor Dr. FRANK MELCHERT
Direktor der Frauenklinik, Klinikum Mannheim
der Ruprecht-Karls-Universität Heidelberg
Theodor-Kutzer-Ufer, D-6800 Mannheim 1

Professor Dr. LUTWIN BECK
Direktor der Universitäts-Frauenklinik
Moorenstraße 5, D-4000 Düsseldorf 1

Professor Dr. HERMANN HEPP
Direktor der Frauenklinik, Klinikum Großhadern
der Ludwig-Maximilians-Universität München
Marchioninistraße 15, D-8000 München 70

Professor Dr. PAUL-GEORG KNAPSTEIN
Direktor der Frauenklinik, Städtische Krankenanstalten
Lutherplatz 40, D-4150 Krefeld

Professor Dr. ROLF KREIENBERG
1. Oberarzt der Universitäts-Frauenklinik
Langenbeckstraße 1, D-6500 Mainz

ISBN-13:978-3-642-71091-9   e-ISBN-13:978-3-642-71090-2
DOI: 10.1007/978-3-642-71090-2

CIP-Kurztitelaufnahme der Deutschen Bibliothek
Aktuelle Geburtshilfe und Gynäkologie :
Festschr. für Professor Dr. Volker Friedberg /
hrsg. von F. Melchert ... –
Berlin ; Heidelberg ; New York ; Tokyo :
Springer, 1986.
  ISBN-13:978-3-642-71091-9

NE: Melchert, Frank [Hrsg.]; Friedberg,
Volker: Festschrift

Inhaltsverzeichnis

Mitarbeiterverzeichnis

BALTZER J., Prof. Dr., ltd. Oberarzt der I. Frauenklinik der Universität
  München, Maistr. 11, D-8000 München
BARTZKE G., Dr., Universitäts-Frauenklinik, Langenbeckstr. 1,
  D-6500 Mainz
BECK L., Prof. Dr., Direktor der Universitäts-Frauenklinik,
  Moorenstr. 5, D-4000 Düsseldorf 1
BENDER H. G., Prof. Dr., ltd. Oberarzt der Universitäts-Frauenklinik,
  Moorenstr. 5, D-4000 Düsseldorf 1
BLÜHER B., Dr., Gebh.-Gyn. Abteilung, Kreiskrankenhaus,
  Röntgenstr. 18, D-4930 Detmold
BROCKERHOFF P., PD Dr., Oberarzt der Universitäts-Frauenklinik,
  Langenbeckstr. 1, D-6500 Mainz
BURGHARDT E., Prof. Dr., Vorstand der Gebh.-Gyn. Universitäts-
  Klinik, Aubruggerplatz 14, A-8036 Graz
FOURNIER D. VON, Prof. Dr., Direktor der Abteilung Gyn.-Gebh. Ra-
  diologie der Universitäts-Frauenklinik, Voßstr. 9,
  D-6900 Heidelberg 1
GHIRARDINI G., Dr., Ospedale Franchini, I-Montecchio R.E.
GRILL H.-J., Dr., Universitäts-Frauenklinik, Langenbeckstr. 1,
  D-6500 Mainz
HEIDENREICH J., Prof. Dr., Chefarzt der Gebh.-Gyn. Abteilung,
  Krankenhaus St. Joseph-Stift, Schwachhauser Heerstr. 54,
  D-2800 Bremen 1
HEPP H., Prof. Dr., Direktor der Frauenklinik, Klinikum Großhadern
  der Ludwig-Maximilians-Universität München, Marchioninistr. 15,
  D-8000 München 70
HERZOG R. E., PD Dr., Oberarzt der Universitäts-Frauenklinik,
  Langenbeckstr. 1, D-6500 Mainz
HÖCKEL M., Dr. Dr., Universitäts-Frauenklinik, Langenbeckstr. 1,
  D-6500 Mainz
HOFFMANN G., PD Dr., Oberarzt der Universitäts-Frauenklinik,
  Langenbeckstr. 1, D-6500 Mainz
INTHRAPHUVASAK J., Dr., Oberarzt der Frauenklinik, Klinikum
  Mannheim der Ruprecht-Karls-Universität Heidelberg, Theodor-
  Kutzer-Ufer, D-6800 Mannheim 1
KÄSER O., Prof. Dr., em. Direktor der Universitäts-Frauenklinik Basel,
  Schanzenstr. 46, CH-4031 Basel
KINDERMANN G., Prof. Dr., Direktor der Frauenklinik und Poliklinik
  Charlottenburg – Universitätsklinikum, Pulsstr. 4, D-1000 Berlin 19

KNAPSTEIN P.-G., Prof. Dr., Direktor der Frauenklinik, Städtische
    Krankenanstalten, Lutherplatz 40, D-4150 Krefeld
KREIENBERG R., Prof. Dr., 1. Oberarzt der Universitäts-Frauenklinik,
    Langenbeckstr. 1, D-6500 Mainz
KUBLI F., Prof. Dr., Direktor der Universitäts-Frauenklinik, Voßstr. 9,
    D-6900 Heidelberg 1
KYANK H., Prof. Dr., em. Direktor der Universitäts-Frauenklinik,
    Doberaner Str. 142, DDR-2500 Rostock
LIEB L. Universitäts-Frauenklinik, Doberaner Str. 142,
    DDR-2500 Rostock
LUDWIG H., Prof. Dr., Direktor der Universitäts-Frauenklinik,
    Schanzenstr. 46, CH-4031 Basel
MAHLKE M., Dr., Oberärztin der Frauenklinik, Städtische Kranken-
    anstalten, Lutherplatz 40, D-4150 Krefeld
MARTIN K., Prof. Dr., Chefarzt der Gebh.-Gyn. Klinik des
    Allgemeinen Krankenhauses Barmbek, Rübenkamp 148,
    D-2000 Hamburg 60
MELCHERT F., Prof. Dr., Direktor der Frauenklinik, Klinikum
    Mannheim der Ruprecht-Karls-Universität Heidelberg, Theodor-
    Kutzer-Ufer, D-6800 Mannheim 1
MÜLLER-HOLVE W., PD Dr., Gebh.-Gyn. Klinik des Allgemeinen
    Krankenhauses Barmbek, Rübenkamp 148, D-2000 Hamburg 60
OBER K. G., Prof. Dr., em. Direktor der Universitäts-Frauenklinik,
    Erlangen, Am Meilwald 26, D-8520 Erlangen
PETRI E., PD Dr., Oberarzt der Gebh.-Gyn. Abteilung, Städtische
    Krankenanstalten, Dr. Ottmar-Kohler-Str. 2,
    D-6580 Idar-Oberstein
POLESKA W., Dr., Frauenklinik, Städtische Krankenanstalten,
    Lutherplatz 40, D-4150 Krefeld
POLLOW B., Dr., Abteilung für experimentelle Endokrinologie
    der Universitäts-Frauenklinik, Langenbeckstr. 1,
    D-6500 Mainz
POLLOW K., Prof. Dr., Leiter der Abteilung für experimentelle
    Endokrinologie der Universitäts-Frauenklinik, Langenbeckstr. 1,
    D-6500 Mainz
POPP L. W., Dr., Gebh.-Gyn. Klinik des Allgemeinen Krankenhauses
    Barmbek, Rübenkamp 148, D-2000 Hamburg 60
RATHGEN G. H., Prof. Dr., Universitäts-Frauenklinik,
    Langenbeckstr. 1, D-6500 Mainz
RETZKE U., Dr., Universitäts-Frauenklinik, Doberaner Str. 142,
    DDR-2500 Rostock
RÖSSLER H., Dr., Universitäts-Frauenklinik, Langenbeckstr. 1,
    D-6500 Mainz
SCHEIDEL P., Prof. Dr., Oberarzt der Frauenklinik,
    Klinikum Großhadern der Ludwig-Maximilians-Universität
    München, Marchioninistr. 15, D-8000 München 70

SCHMIDT A.-W., Prof. Dr., Chefarzt der Gebh.-Gyn. Abteilung,
Kreiskrankenhaus, Röntgenstr. 18, D-4930 Detmold

SCHNÜRCH K., Dr., Universitäts-Frauenklinik, Moorenstr. 5,
D-4000 Düsseldorf 1

SCHOMMER M., Dr., Universitäts-Frauenklinik, Langenbeckstr. 1,
D-6500 Mainz

STOECKENIUS M., Dr., Humangenetische Untersuchungsstelle der
Gesundheitsbehörde im Allgemeinen Krankenhaus Barmbek,
D-2000 Hamburg 60

TIETZE K. W., Prof. Dr., Direktor am Institut für Sozialmedizin und
Epidemiologie des Bundesgesundheitsamtes, Postfach 330013,
D-1000 Berlin 33

WULF K.-H., Prof. Dr., Direktor der Universitäts-Frauenklinik und
Hebammenschule, Josef-Schneider-Str. 4, D-8700 Würzburg

ZANDER J., Prof. Dr., Direktor der I. Frauenklinik der Universität,
Maistr. 11, D-8000 München

ZEUNER W., Dr., ltd. Oberarzt der Frauenklinik, Städtische Krankenanstalten, Lutherplatz 40, D-4150 Krefeld

Sehr verehrter Herr Professor Friedberg,

wenn man längere Zeit bei einem Chef gearbeitet hat, versucht man, sich über die Besonderheiten der Ausbildung Rechenschaft zu geben: Bei Ihnen ist es zunächst das Beispiel des großen klinischen Lehrers, des Arztes, der dem jungen Assistenten die Augen für die Patientinnen und ihre Nöte, für die verschiedenen Krankheitsbilder, für klare Diagnosen und beste Behandlungsmöglichkeiten, für das Fach Gynäkologie und Geburtshilfe öffnet. Den angehenden Wissenschaftlern sind Sie durch Ihren Ideenreichtum, Ihr klares Denken, Ihren Überblick über das wichtige Schrifttum ein Vorbild. Jeder, der an wissenschaftlichen Problemen arbeitet und nach Lösungen sucht, fühlt sich von Ihnen verstanden und gefördert. Zeugnisse Ihrer Qualität als Arzt und Ihrer Reputation als Wissenschaftler sind die zahlreichen Originalarbeiten aus der Gestoseforschung, über die Physiologie der Schwangerschaft, über die perioperativen Elektrolytveränderungen, über neue operative Techniken. Die von Ihnen mitbegründete und -redigierte Zeitschrift *Der Gynäkologe*, die Standardwerke über unser Fachgebiet, an denen Sie mitgearbeitet haben, sind weltweit verbreitet und anerkannt.

Sie waren einer der ersten im deutschsprachigen Raum, die die Bedeutung der Mammachirurgie, der Mikrochirurgie und der plastischen Chirurgie für die operative Gynäkologie erkannt haben. Hier gaben Sie entscheidende und anhaltend wirksame Anstöße, die die Entwicklung des Faches Gynäkologie in den letzten Jahren beeinflußt haben und deren Bedeutung jetzt auch von den Gynäkologen in anderen Ländern erkannt wird, beispielsweise in den USA und Japan.

Unbestreitbar sind Ihre wissenschaftlichen Verdienste. Aber stehen sie für den Einfluß, den Sie auf Ihre Schüler ausüben? Ist das Besondere dieses Einflusses Ihr außergewöhnliches Talent als Operateur, der die gesamte gynäkologische Chirurgie beherrscht, der das Meistern auch kritischster Situationen vorführt, der seine Assistenten und Oberärzte zu ihren Entfaltungsmöglichkeiten anleitet, der permanent nach neuen, besseren Techniken sucht und sich nie scheut, von anderen zu lernen, der sich selbst und die anderen dauernd herausfordert, um optimale Heilungsergebnisse für die Patientinnen zu erzielen?

Ist es Ihre nie ermüdende, nie ermüdete geistige Regsamkeit, Ihre große Allgemeinbildung, Ihr Interesse an zeitgenössischer Kunst und an allen zeitgeschichtlichen Entwicklungen, die andere stimulieren?

Ist es Ihre erstaunliche körperliche Kondition, mit der Sie auch sehr junge Assistenten auf steilen Abfahrten des Engadin hinter sich lassen oder die Sie bis in die Höhen des Himalaya führt?

Das Besondere an Ihnen, das, was Ihre Schüler, alle Ihre Mitarbeiter, am wohltuendsten empfinden, ist Ihre Art der Menschenführung: nicht, daß Sie Negatives nicht erkennen und tadeln, aber Sie lassen es nicht gelten. Sie erkennen und fördern stets die guten Seiten Ihrer Mitmenschen. Dafür danken wir Ihnen am meisten.

Der vorliegende Band soll ein Geschenk zu Ihrem 65. Geburtstag sein. Sie wußten, daß zu diesem Tag etwas geplant wird. Typisch ist Ihr eigener Beitrag: Sie haben ein operatives Wochenende vorbereitet, an dem die Teilnehmer von Ihnen selbst und von eingeladenen Operateuren lernen sollen. Sie wollen sich nicht nur beschenken lassen, Sie wollen stets auch geben.

Die Herausgeber

Berufstätigkeit, Hausarbeit und Reproduktion

K. W. Tietze

Arbeit und Reproduktion

Der besondere Anlaß für diesen Beitrag rechtfertigt eine allgemeinere Bearbeitung des in unserem Fachgebiet von unterschiedlichen Blickwinkeln und unterschiedlichen Standpunkten aus diskutierten Themas. Es wird daher der Versuch unternommen, die verschiedenen in der Literatur zu findenden Betrachtungsweisen von Arbeit und Reproduktion darzustellen. Die dazu verwendeten Stichwörter und die zugehörigen zur Verfügung stehenden Quellen liegen weit auseinander. Trotzdem bestehen Absicht und Hoffnung, einen für die Bewertung der jetzigen Situation geeigneten Rahmen zu schaffen und damit zu weiteren Überlegungen anzuregen.

Schließlich werden neue Ergebnisse eigener und anderer Studien mitgeteilt. Diese beziehen sich auf die Einschätzung der weiblichen beruflichen Tätigkeit und − soweit untersucht − der Familientätigkeit auf Fertilität, Schwangerschaftsverlauf und Schwangerschaftsergebnis.

Es soll also der Zusammenhang von Arbeit und Reproduktion dargestellt werden. Dabei bedarf zumindest der Begriff „Reproduktion" einer Erläuterung. *Das große Wörterbuch der deutschen Sprache* (Duden 1980) weist ihn zunächst als eine Bezeichnung für die Wiedergabe von Erfahrenem oder Abgebildetem aus. Im Bereich der politischen Ökonomie bedeutet er die ständige Erneuerung der Produktionsmittel, aber auch „die ständig neue Wiederherstellung der gesellschaftlichen und individuellen Arbeitskraft durch den Verbrauch von Lebensmitteln, Kleidung u. ä. und Aufwendungen für Freizeit, Kultur o. ä.". Weiter heißt es: „(so) ist die Familie jene Institution, mit der unsere Gesellschaft ihre Reproduktion sichert." Dem Leser erscheint es sehr beziehungsreich, daß der als nächstes aufgeführte Bedeutungsinhalt die Fortpflanzung ist. Reproduktion als „abhängige Variable" wird im folgenden in physiologischen Größen (Zyklusvorgänge, Spermienzählung), in Geburtenziffern, Fertilitätsziffern, Abort- und Mißbildungsraten und den Schwangerschaftsergebnissen (z. B. Frühgeburtlichkeit) ausgedrückt.

Arbeitszusammenhang und jahreszeitliche Geburtenhäufung

Die Feststellung von Geburtenmaxima in den Wintermonaten und einem relativen Geburtenrückgang in der warmen Jahreszeit scheint zunächst einmal dem Vorliegen von arterhaltenden natürlichen Zyklen zu entsprechen. Auf den Forscher übt gerade dieses Phänomen der menschlichen Fertilität eine große Anziehungskraft aus. Die jahreszeitliche Abhängigkeit von Geburten- und Konzeptionsterminen beschäftigt den Frauenarzt, den Demographen, den Sozialhistoriker und den Anthropologen. Von diesen Wissenschaften ist versucht worden, für eine differenziertere Interpretation eine breite Datenbasis.zu schaffen. Im wesentlichen geht man von 3 Ätiologiekonzepten aus. Danach liegen den jahreszeitlichen Geburtenschwankungen die folgenden Phänomene ursächlich zugrunde:

— klimatisch-biologische Zyklen,
— ethnisch-kulturelle Ereignisse im Jahresablauf,
— arbeits- und lebensweltliche Vorgänge.

Die enge Verflechtung der genannten 3 Bereiche macht es schwierig, einen davon herauszulösen, um gerade seine Bedeutung abzuschätzen. In traditionellen Gesellschaften mit stark rhythmisiertem Jahresablauf erscheint ein solches Vorgehen auch nicht sinnvoll. Für historische Zusammenhänge bilden die Aufzeichnungen in deutschen Kirchenbüchern die wichtigste Datenquelle — übrigens auch für ausländische Forscher. So fanden sich in Oberfranken zwischen 1759 und 1848 Geburtenmaxima in den Monaten Dezember bis Mai und dementsprechende Konzeptionsmaxima im Frühjahr und im Sommer (K. Tietze 1963). Den extremen Ausprägungen mit einem Geburtenminimum im Sommer entsprachen auch die Daten aus dem Geburtenbuch der Celler „Accouchieranstalt" zwischen den Jahren 1784 und 1804. Die damit verglichenen Daten aus der heutigen Zeit zeigten eine abgeschwächte Periodizität mit einer Verschiebung des Geburtenminimums in den Herbst. Der Autor bezog die Maxima auf den Stimulus der sich von März bis August „steigernden aktiven meteorologischen und bioklimatischen Verhältnisse". Er sah in den insgesamt zusammengetragenen Daten das Konzeptionsoptimum für verschiedene soziale Gruppen jeweils in einer Zeit gehobener Stimmung, körperlichen Wohlbehagens und allgemeiner Stimulation (Sommerzeit, Jagdzeit, Urlaubszeit).

In neueren Arbeiten hielt Imhof die bei eigenen Untersuchungen im nordhessischen Schwalm für 1650—1699 gefundenen Konzeptionsoptima von März bis Juni deswegen für sinnvoll, weil die daraus folgenden Geburten überdurchschnittlich häufig in jene Monate fielen, die keine zusätzliche Feldarbeit für die Frauen brachten (Imhof 1983). Er folgerte weiter, daß bei zunehmender Verlagerung von Arbeitsbelastungen auf Jahresende und Jahresanfang zunehmend hochschwangere Frauen und Wöchnerinnen in den Arbeitsprozeß einbezogen wurden. Wenn man bedenkt, daß Erwerbstätigkeit seit der Reformation in der bürgerlichen Gesellschaft gegenüber der Familientätigkeit den Vorrang hatte, so nimmt es nicht wunder, daß von Imhof der Vorschlag gemacht wird, die für zahlreiche Regionen in Europa belegte Zunahme der Mütter- und Säuglingssterblichkeit im 19. Jahrhundert auch unter dem Gesichtspunkt der jahreszeitlichen Verlagerung der „beruflichen Tätigkeit" von Landfrauen zu sehen.

Für die Trennung und Beurteilung des bioklimatischen, des kulturellen und des arbeitsweltlichen Anteils benötigt man besondere epidemiologische Gegebenheiten. In jüngerer Zeit sind heute noch bestehende traditionelle Gesellschaften untersucht worden, und dabei ist die Beziehung von Arbeit und Reproduktion als wesentliche Determinante saisonaler Phänomene gesehen worden. Zwei Gemeinden von Reisbauern in Taiwan unterschieden sich dadurch, daß in der einen die gesamte Bevölkerung an der Feldarbeit beteiligt war, während in der zweiten aus ethnisch-kulturellen Gründen die Frauen von der schweren Feldarbeit ausgenommen waren (Pasternak 1978; Mosher 1979). Mit diesen beiden Gemeinden wurde eine vom Fischfang lebende dritte Gemeinde verglichen, die ethnisch die gleichen Charakteristika aufwies wie die als zweites genannte Reisbauerngemeinde (Mosher 1979). Bei der Interpretation wurde die Hypothese verfolgt, daß – zumindest mit der Arbeit verbunden – die Nahrungsaufnahme ein wesentlicher Faktor für Fertilität sei. In Zeiten schwerer Feldarbeit wird in diesen Gemeinden mehr Nahrung zur Verfügung gestellt. Entsprechend den klimatischen Verhältnissen gibt es mehr als einen Arbeitszyklus im Jahr.

Die über 3 Perioden in diesem Jahrhundert verfolgten Konzeptionstermine hatten in derjenigen Gemeinde die deutlichste zyklische Ausprägung, die vollständig an der Feldarbeit beteiligt war (Konzeptionsmaxima während der arbeitsreichen Zeit). In der Fischfanggemeinde waren Hungerzeiten und Zeiten des Nahrungsmittelüberflusses nicht an bestimmte Monate des Jahres gebunden. Es fehlte daher auch eine Rhythmisierung der Konzeptions- und Geburtentermine.

Es soll hier nicht entschieden werden, welchem der verschiedenen Konzepte zur Erklärung der jahreszeitlichen Abhängigkeit von Geburten gefolgt werden darf. Arbeit erweist sich innerhalb der Erklärungsmodelle jedenfalls als ein die Fruchtbarkeit des Paares eher fördernder Faktor. In deutschen protestantischen Gemeinden des 18. und 19. Jahrhunderts scheint die Fruchtbarkeit auch im Hinblick auf die Arbeitskraft der Mutter durch lange Stillperioden bewußt beeinflußt worden zu sein. So wurde berichtet (Imhof 1981), daß in einer solchen Gemeinde mit großen Geburtenabständen und mit einer niedrigen Kinderzahl pro Familie auch eine vergleichsweise niedrige (Mütter- und) Säuglingssterblichkeit verbunden war.

Arbeit als extreme körperliche Belastung wird dagegen als fruchtbarkeitsmindernd auch in den oben genannten Studien der taiwanischen Bevölkerung betrachtet: In der Gemeinde, in der nur die männliche Bevölkerung die Feldarbeit verrichtete, war die vom Arbeitsrhythmus abhängige Fruchtbarkeit weniger ausgeprägt. Zahlreiche Beispiele aus der jüngeren Geschichte haben gezeigt, wie stark körperliche Belastung einerseits und Hunger andererseits oder beides zusammen die Reproduktionsvorgänge bei der Frau und beim Mann beeinträchtigen (Stein et al. 1975a; Tafary et al. 1980). Hierzu gehört auch die Beobachtung, daß bei jugendlichen Ballettänzerinnen mit allgemein reduziertem Körpergewicht und dauerndem körperlichen Training die körperliche Entwicklung einschließlich der Menarche verzögert wird (Warren 1980). Länger dauernde Unterbrechungen des Trainings wegen eines Unfalls führen zu deutlichen Wachstumsschüben und zum Eintritt der Menarche. Nach dem Krieg ist über psychische Beeinträchtigung der Fruchtbarkeit unter extremen Arbeits- und Lebenszusammenhängen viel berichtet worden (K. Tietze 1948; Mayer 1948; Stieve 1952). Möglicherweise handelte es sich um die wissenschaftliche Entdeckung von verlorengegangenem lebensweltlichem Wissen, das nun wieder Eingang in den Alltag findet.

Industrielle Arbeit und Reproduktion

Im Zentralblatt für Gynäkologie von 1925 hat der Berliner Sozialgynäkologe Max Hirsch eine Arbeit mit dem Titel „Die Gefährdung von Schwangerschaft, Geburt und Wochenbett durch die Erwerbsarbeit der Frau, mit besonderer Berücksichtigung der Textilindustrie" veröffentlicht.

Diesen Industriezweig wählte er aus, weil er „... die rein physische Arbeit in der Fabrik oder an der Maschine herausschälen ..." wollte.

Hirsch stellte fest, daß in den Textilbezirken der damaligen Zeit doppelt soviele Totgeburten auftraten wie im Landesdurchschnitt. Seine Interpretationen bezogen sich auf das enge Becken, das bei Textilarbeiterinnen, die oft im Alter von 14 Jahren in die Fabrik eintraten, wegen der körperlichen Belastung besonders häufig sei. Auch litten die Fabrikarbeiterinnen bereits in ihrem 4. Lebensjahrzehnt unter „Erkrankungen an Erschöpfung, Entkräftung und Inanition". Er kam zu dem Schluß: „Schwangerschaft und Fabrikarbeit sind unversöhnliche Gegensätze." Er hatte die „vollständige Loslösung der schwangeren Frauen und Mädchen von der Erwerbsarbeit" im Auge. Seine Mindestforderungen faßte er in 12 Leitsätzen für den Reichstag zusammen. Sie gehören zu den Wurzeln des heutigen Mutterschutzes. Entsprechend der damals zur Verfügung stehenden Methodik konnte Hirsch eine heute nur wenig überzeugende empirische Begründung seiner Forderungen vorweisen. Dafür war der Zusammenhang der schlechten sozialen Verhältnisse mit den Schwangerschaftsergebnissen so offensichtlich, daß es keiner besonderen Untersuchung bedurfte, um ihn darzustellen.

Heute wird beim Gedanken an Fabrikarbeit v. a. die Wirkung toxischer Stoffe auf die Fertilität der Frau und auf die des Mannes diskutiert.

Auf der Basis der in den 70er Jahren entwickelten methodischen Grundlagen (Stein et al. 1975b; Kline et al. 1977) sind Arbeitsgruppen entstanden, die eine Erhebung der Fehlgeburtenrate als ein geeignetes epidemiologisches Instrument für ein „environmental monitoring" erachten. Voraussetzung für die Anwendung der Methode ist die Kenntnis bestimmter Raten und Ziffern in diesem Bereich, und dazu gehören:

– die altersspezifische Rate der Spontanaborte,
– die altersspezifische Rate induzierter Aborte,
– die schichtenspezifische Abortrate,
– altersspezifische Fertilitätsziffern (Lebendgeborene/1000 Frauen einer Alterskohorte),
– Anteile der Chromosomenaberrationen in den oben genannten Teilmengen (s. Hemminki et al. 1980b; Stein 1985).

Die untersuchten Gruppen sind Arbeiter und Arbeiterinnen in industriellen Betrieben: Textilverarbeitung, Metallfabriken und chemische Großlaboratorien. Beispielhaft seien hier die Arbeiten aus dem Institute of Occupational Health in Helsinki referiert (Hemminki et al. 1980a, b, 1983; Lindbohm et al. 1984).

Als Datenbasis dienten das Krankenhausentlassungsregister von Finnland und einige besondere Erhebungen in verschiedenen Fabriken. Folgende Ergebnisse konnten gewonnen werden:

- Das bekannte Risiko im Hinblick auf die Fruchtbarkeit durch Arbeiten in der chemischen Industrie konnte bestätigt werden.
- Es besteht kein Unterschied in den Spontanabortraten von „wirtschaftlich aktiven" und „wirtschaftlich inaktiven" Frauen (einschließlich der in Ausbildung befindlichen).
- Ausschließlich im Haus arbeitende Frauen haben zusammengenommen weniger Spontanaborte als durchschnittlich.
- Andererseits haben Frauen (unabhängig davon, ob sie selbst beschäftigt sind oder nicht) höhere Abortraten, wenn sie mit Männern aus der chemischen Industrie oder mit solchen aus der Textilindustrie verheiratet sind.
- Die höchsten Abortraten haben Textilarbeiterinnen, die mit Metallarbeitern verheiratet sind.

Fehlgeburten sind in hohem Maße mit Chromosomenanomalien verbunden (Stein 1985). Mißbildungsbefundung und Mißbildungsraten sind seit der Thalidomidkatastrophe in der Bundesrepublik in Zusammenhang mit dem Medikamentenkonsum diskutiert worden. In letzter Zeit sind die bei der Herstellung von Herbiziden und auch anderenorts entstehenden Gruppen von Dioxinen in der Öffentlichkeit in den Verdacht geraten, Mißbildungen zu erzeugen. Bekanntlich wurde diese Art von Chemikalien auch im Vietnamkrieg verwendet. Deswegen wurden die Familien von Vietnamveteranen untersucht (Erickson et al. 1984). Außerdem wurde eine Erhöhung der Spontanabortraten in Gegenden festgestellt, in denen gesprüht wurde (Lamm 1980), und es wurden die am Herstellungsprozeß der Herbizide und Pestizide Beteiligten untersucht (Townsend et al. 1982). Auch hier waren die Ergebnisse widersprüchlich. Einerseits mußte die Annahme eines Zusammenhangs aus methodischen Gründen abgelehnt werden (Lamm 1980), andererseits wurde sogar ein spezifischer Effekt auf die Entwicklung des Neuralrohrs festgestellt (Field u. Kerr 1979).

Als Kriterium für den Zusammenhang von industrieller Arbeit und Reproduktion wurde in einer Reihe von weiteren Arbeiten von einer Arbeitsgruppe aus Chapell Hill in Kalifornien (Levine et al. 1980, 1981, 1983) die Fertilitätsziffer verwendet und ihr Überlegenheit gegenüber der in solchem Zusammenhang vielfach angewandten Spermienanalyse (Whorton et al. 1977; Whorton u. Milby 1980) zugesprochen. Dies mag — unter Berücksichtigung der hohen intraindividuellen Variabilität der Spermienbefunde — plausibel erscheinen. Trotzdem wird die Fertilitätsziffer heute von so vielen Faktoren bestimmt, daß sie zunächst eher als ungeeignet betrachtet werden muß.

Die Autoren verglichen die Änderungen der Fruchtbarkeit mit der altersgruppenspezifischen Fertilitätsziffer der USA im Kalenderjahr und gingen davon aus, daß diese den gleichen Einflüssen in gleichem Maß unterworfen ist. Nach dieser Methode fand sich eine merkbare Fruchtbarkeitseinschränkung während der Periode der Exposition bei den Arbeitern und Arbeiterinnen und ihren Partnern (Levine et al. 1983).

Es ist zu erwarten, daß die Datenbasis für diese zumutbare Erhebungsmethode (Befragung) verbessert werden wird und sie damit eine größere Verbreitung findet.

Man sieht an diesen Beispielen, daß der Einfluß von Arbeit auf die Reproduktion von Mann und Frau in der industriellen Welt von Schadstoffen ausgeht. Entgegen der Annahme von Hirsch sind nicht einmal Textilarbeiterinnen davon ausgenommen.

Im folgenden Abschnitt soll der Versuch gemacht werden, den Einfluß der Arbeit als eigenständigen Faktor abzuschätzen.

Berufstätigkeit, Hausarbeit und Schwangerschaftsergebnis

Eine Sekundäranalyse

Von April 1981 bis Mai 1982 wurde von der Infratest-Gesundheitsforschung eine Studie zu den psychosozialen und sozioökonomischen Aspekten der Frühgeburt durchgeführt. Schwangere Frauen in der 24.−28. Schwangerschaftswoche wurden nach einem stichprobenartigen Verfahren mit einem Selbstausfüllfragebogen befragt und die Befragungsergebnisse mit den Daten des Schwangerschaftsausgangs zusammengeführt (Adamczyk 1982). Aufgrund unterschiedlicher schichtenspezifischer Antwortraten ergaben sich geringfügige Abweichungen in den Anteilen der Sozialschichten gegenüber der Zusammensetzung der Bevölkerung in der Bundesrepublik Deutschland.

Zusammengefaßt lassen sich folgende für unseren Zusammenhang bedeutsame Ergebnisse nennen:

- Der Prozentsatz der Frühgeburten (Tragzeit unter 37 Wochen oder Geburtsgewicht unter 2500 g) betrug bei 1841 vollständig untersuchten Schwangerschaften 6,5.
- Fehlende soziale Unterstützung, wie z. B. Ablehnung der Schwangerschaft durch den Kindesvater, fehlende Aussicht auf Heirat bei Ledigen oder Geschiedenen, negative Reaktion des Arbeitgebers oder der Eltern der Frau sind mit einer höheren Frühgeburtenrate verbunden.
- Zugehörigkeit zur unteren Sozialschicht oder ein Nettohaushaltseinkommen von unter DM 1500 sind ebenfalls mit mehr Frühgeburten als durchschnittlich verbunden.
- Einerseits wird Berufstätigkeit als Last empfunden und führt zu vorzeitigen Wehen, andererseits ist dieser Effekt auch mit Arbeitslosigkeit verbunden.

Eine nach dem Berufsschlüssel des Statistischen Bundesamts durchgeführte detaillierte Erhebung der Berufstätigkeit gibt die Möglichkeit, eine Sekundäranalyse mit diesen Daten durchzuführen. Dabei ging es uns um die weitere Klärung der in eigenen früheren Arbeiten (K. W. Tietze 1977, im Druck; Rasper 1980) schon mehrfach geäußerten Vermutung, daß weibliche Erwerbstätigkeit in der Schwangerschaft je nach allgemeinem Zusammenhang und nach Art der ausgeübten Tätigkeit entgegengesetzte Wirkungen haben kann. Zum Beispiel wurde in einer neueren Arbeit aus England festgestellt, daß diskrepante Ergebnisse in zeitlich und räumlich getrennten Bevölkerungen nicht zu verwundern seien, weil zwischen diesen die Art und das Ausmaß bezahlter Arbeit bei den Untersuchten beträchtlich differiere (Murphy et al. 1984).

In einem explorativen Ansatz wurden von uns zunächst unter dem Gesichtspunkt „mutmaßliche Arbeitsmotivation und allgemeine körperliche Arbeitsbelastung" die einzelnen Berufe in Kategorien zusammengefaßt. Auf arbiträrem Wege sollten die Berufe so zusammengefügt werden, daß innerhalb der Kategorien die größtmögliche Homogenität herrschte (s. folgende Übersicht).

Berufskategorien

1) Handwerk und Handel
   (z. B. Handwerkerinnen, Kauffrauen, Land- und Gastwirtinnen, Unternehmerinnen)
2) Akademische Berufe
   (z. B. Ärztinnen, Geistes- und Sozialwissenschaftlerinnen, Architektinnen, Juristinnen, Lehrerinnen, Sozialarbeiterinnen)
3) Büro und Verwaltung
   (berufstätige Frauen in Büro- und Verwaltungsbereichen wie z. B. Buchhaltung, Kasse, Sekretariat, Behörde)
4) Gesundheitswesen
   (z. B. in Krankenhaus und Praxis des niedergelassenen Arztes arbeitende Frauen, medizinisch-technische Assistentinnen, Apothekenhelferinnen sowie einige wenige technische Sonderkräfte in Biologie, Physik, Chemie und Mathematik)
5) Einfache Tätigkeiten
   (z. B. Mechanikerinnen, Montiererinnen, Textilarbeiterinnen, Postbotinnen, Datentypistinnen, Telefonistinnen, Raumpflegerinnen)
6) Nichtberufstätige
   (Frauen, die angegeben haben, während der Schwangerschaft nicht berufstätig zu sein)

Zielgrößen und konfundierende Faktoren

Außer der bereits genannten Frühgeburtlichkeit ist das Geburtsgewicht abhängige Zielgröße des Einflusses der verschiedenen Tätigkeiten. Die Einflüsse von Alter, Parität, Geschlecht des Kindes, Legitimität und Rauchen wurden kontrolliert.

In einer zweiten Analyse wurde auch der Effekt der Schwangerschaftsdauer eliminiert – der Anregung einer Zuschrift auf die Arbeit von Murphy folgend (Williams 1984).

Frühgeburtlichkeit

Bei den erstgebärenden Frauen haben die nichtberufstätigen und diejenigen aus der Kategorie „Handwerk und Handel" die höchsten Frühgeburtenziffern (Tabelle 1). Diejenigen aus den Kategorien „Büro", „Einfache Tätigkeiten" und „Gesundheit" liegen in der Mitte der Rangfolge, während Frauen mit vorwiegend geistiger Tätigkeit eine niedrige Frühgeburtenziffer aufweisen. Bei den mehrgebärenden Frauen wiederum finden sich in der Kategorie „Handwerk und Handel" relativ viele Frühgeburten, aber auch bei den Angehörigen

Tabelle 1. Frühgeburtenhäufigkeiten bei berufstätigen und nichtberufstätigen Frauen (Infratest 1982, Sekundärauswertung. Institut für Sozialmedizin und Epidemiologie des Bundesgesundheitsamts)

Berufskategorien	Erstgebärende			Mehrgebärende		
	n	Frühgeburten		n	Frühgeburten	
		n	[%]		n	[%]
Handwerk und Handel	123	10	8	37	4	(11)
Akademische Berufe	146	5	3	57	5	(9)
Büro	289	19	7	87	4	(5)
Gesundheitswesen	143	9	6	30	1	(3)
Einfache Tätigkeiten	123	8	7	61	3	(5)
Nichtberufstätige	185	20	10	533	31	6
Gesamt	1009	71	7	805	48	6

der Berufe mit vorwiegend geistiger Tätigkeit. Nichtberufstätige Frauen liegen nach dem Anteil der Frühgeburten bei den Mehrgebärenden in der Mitte der Rangfolge. Die niedrigsten Frühgeburtenziffern sind in den Kategorien „Büro", „Gesundheitswesen" und „Einfache Tätigkeiten" aufgetreten. Wegen der geringen Anzahl der Beobachtungen in den einzelnen Kategorien der Berufstätigkeit kann nur die Schätzung für die Nichtberufstätigen als sicher angesehen werden.

Geburtsgewicht

Bei den erstgebärenden Frauen finden sich in den Kategorien „Gesundheitswesen", „Handwerk und Handel" und „Nichtberufstätige" die durchschnittlich niedrigsten Geburtsgewichte (Tabelle 2).
Bürotätigkeit ist mit einem mittleren durchschnittlichen Geburtsgewicht verbunden.

Tabelle 2. Mittelwerte der Geburtsgewichte und Tragzeiten bei Neugeborenen berufstätiger und nichtberufstätiger Frauen (Datenquelle wie Tabelle 1)

Berufskategorien	Erstgebärende			Mehrgebärende		
	n	Geburts-gewicht [g]	Tragzeit [Tage]	n	Geburts-gewicht [g]	Tragzeit [Tage]
Handwerk und Handel	107	3238	278	34	3290	278
Akademische Berufe	133	3322	280	52	3503	280
Büro	271	3307	278	78	3392	278
Gesundheitswesen	127	3217	277	25	3539	283
Einfache Tätigkeiten	102	3343	281	51	3404	281
Nichtberufstätige	154	3251	278	479	3459	279

Tabelle 3. Mittelwerte der Geburtsgewichte und Tragzeiten bei Neugeborenen berufstätiger und nichtberufstätiger Erst- und Mehrgebärender zusammen als Basis für die Varianzanalyse (Datenquelle wie Tabelle 1). Geringe Differenzen zu Tabelle 2 ergeben sich aus der unterschiedlichen Vollständigkeit der Datensätze bei Hinzunahme weitere Variablen

Berufskategorien	n	Geburtsgewicht [g]	Tragzeit [Tage]
Handwerk und Handel	138	3247	278
Akademische Berufe	184	3369	280
Büro	340	3329	278
Gesundheitswesen	146	3273	278
Einfache Tätigkeiten	147	3383	281
Nichtberufstätige	622	3412	278

Arbeit in den Kategorien „Akademische Berufe" und „Einfache Tätigkeiten" geht mit einem höheren durchschnittlichen Geburtsgewicht einher. Die Gruppierung entspricht ungefähr der Frühgeburtlichkeit.

'Bei den Mehrgebärenden finden sich die niedrigsten Geburtsgewichte in den Kategorien „Handwerk und Handel" und „Büro".

„Einfache Tätigkeiten" und „Nichtberufstätige" weisen mittlere durchschnittliche Geburtsgewichte auf.

Die in vorwiegend geistig orientierten Berufen Tätigen erreichen zusammen mit der Kategorie „Gesundheitswesen" die höchsten Geburtsgewichte bei den Mehrgebärenden.

Die Einteilung nach den mittleren Geburtsgewichten für Erst- und Mehrgebärende zusammen folgt, v. a. wegen der geringeren Zahl an berufstätigen Mehrgebärenden, der folgenden Gruppierung (Tabelle 3):
Die niedrigsten Geburtsgewichte sind bei den Kategorien „Handwerk und Handel" und „Gesundheitswesen" zu finden.
Mittlere Geburtsgewichte gelten für die Kategorien „Büro" und „Nichtberufstätige".
Höhere Geburtsgewichte sind in den Kategorien „Akademische Berufe" und „Einfache Tätigkeiten" vorhanden.

Eine varianzanalytische Untersuchung der Unterschiede ergibt eine Sicherung auf dem 1%-Niveau für die Unterschiede zwischen den 6 Gruppen. Danach ist Arbeitstätigkeit ein Merkmal, das durchaus als Indikator eine prognostische Bedeutung für Frühgeburtlichkeit und niedriges Geburtsgewicht hat. Jedermann ist jedoch bekannt, daß sich hinter einem solchen Indikator eine ganze Reihe weiterer Faktoren verbirgt, welche einen Einfluß auf das Geburtsgewicht haben und mit Berufstätigkeit und Nichtberufstätigkeit eng verbunden sind.

Hauptsächlich handelt es sich dabei um den Einfluß des Rauchens, der Legitimität, der Parität, des Geschlechts beim Neugeborenen und des Alters der Mutter.

Diese 5 Einflußgrößen wurden in einem zweiten Schritt in die Berechnungen der Varianzanalyse aufgenommen. Sie erwiesen sich sämtlich als signifikant im Hinblick auf die Varianz des Geburtsgewichts. Rauchen trägt am meisten zur Erniedrigung des mittleren Geburtsgewichts bei, danach eine ungesicherte Partnerschaft. Die Auswirkungen der Merkmale Parität, Geschlecht und Alter sind bekannt. Mit der Einführung dieser Variablen wird ihr Einfluß kontrolliert und von dem verbleibenden Faktor „Tätigkeitsmerkmale" abgetrennt. In unseren Daten ist der Einfluß der einzelnen Tätigkeitskategorien danach nicht mehr signifikant. Dies bedeutet, daß beim Umfang des Datenmaterials eine eventuelle Auswirkung beruflicher oder anderer Tätigkeit nicht erkennbar wird.

Unter dem Blickwinkel des explorativen Vorgehens kann trotzdem an der oben angeführten Reihenfolge festgehalten werden. Danach sind in bezug auf das mittlere Geburtsgewicht berufstätige Frauen, die im Handel, in Banken, in Handwerksbetrieben und in Gesundheitsberufen (außer Akademikern) arbeiten, am stärksten belastet. Einfache Tätigkeiten und geistige Arbeit sind mit einem hohen durchschnittlichen Geburtsgewicht verbunden, während Bürotätigkeit und Arbeit im Haus zu einem mittelhohen Geburtsgewicht führen.

Dieses Ergebnis entspricht den Befunden von Naeye u. Peters (1982) insofern, als offenbar neben einer allgemeinen stärkeren beruflichen Belastung in kleineren Handwerksbetrieben (Bartholomeyczik u. Tietze, im Druck) und stehender und gehender Beschäftigung in Banken und im Handel sowie bei den Gesundheitsberufen niedrigere Geburtsgewichte entstehen. Murphy et al. haben ebenfalls zwischen stehender und sitzender Beschäftigung unterschieden, konnten jedoch die gefundenen Differenzen der Mittelwerte statistisch nicht sichern (1984).

Sowohl in der Arbeit von Naeye u. Peters (1982) als auch in der von Murphy et al. (1984) wurde die kategoriale Unterscheidung „sedentary" und „nonsedentary" im Hinblick auf die darin zum Ausdruck kommende körperliche Belastung gewählt. Beide Autorengruppen beziehen sich hierbei auf Publikationen, in denen über die entsprechenden Auswirkungen schwerer Arbeit bei schwangeren Frauen in Ländern der Dritten Welt berichtet wird (Tafary et al. 1980).

Fetales Wachstum

In einer Zuschrift auf die Mitteilung von Murphy et al. (1984) hat Williams (1984) darauf aufmerksam gemacht, daß niedriges Geburtsgewicht nicht das Ergebnis beruflicher Belastung sein kann, sondern dieses meist mit kurzen Tragzeiten verbunden ist. Mit dieser Überlegung verändert sich das Untersuchungsziel. Nicht das Geburtsgewicht ist bei Einbeziehung der Tragzeitlänge die Zielgröße, sondern das fetale Wachstum, das bei einheitlicher Tragzeit erreicht werden kann.

In einem dritten Schritt der Varianzanalyse ist daher die Tragzeitlänge als Kovariante eingeführt worden. Damit wird der Einfluß unterschiedlicher Tragzeiten eliminiert. Diese Berechnung hat zur Folge, daß intrauterines Wachstum miteinander verglichen werden kann. Nichtberufstätigkeit und Büroarbeit sind hiernach mit den höchsten Werten verbunden, Akademikertätigkeit und einfache Tätigkeiten mit mittleren und die Tätigkeit in Handel und Handwerk sowie in Gesundheitsberufen mit niedrigen Gewichten.

Diskussion

Im vorangegangenen Abschnitt ist anhand einer Datensammlung, die zur Erklärung psychosozialer Bedingungen der Frühgeburten 1981/82 erhoben worden ist (s. Adamczyk 1982) versucht worden, den Einfluß beruflicher und häuslicher Tätigkeit auf das Schwangerschaftsergebnis darzustellen. Meist gilt Berufstätigkeit als Einflußgröße im Zusammenhang mit dem Schwangerschaftsverlauf und dem Schwangerschaftsergebnis als ein Indikator, der eine Reihe weiterer Einflüsse zusammenfaßt. Bei berufstätigen Schwangeren handelt es sich überwiegend um solche Frauen, die ihr erstes Kind erwarten. Damit sind die Einflußgrößen „Parität" und „Alter" mit der Größe „Berufstätigkeit" eng verbunden. Frauen in unsicheren Partnerverhältnissen und unverheiratete Frauen müssen fast immer auch berufstätig sein. Aus eigenen (Bartholomeyczik u. Tietze, im Druck) und anderen Untersuchungen wissen wir, daß mit Berufstätigkeit bei der Frau auch häufiger das Merkmal „Rauchen" verbunden ist. Das Merkmal „Geschlecht des Kindes" wurde deswegen berücksichtigt, weil Knaben- und Mädchengeburten zwischen den Kategorien ungleichmäßig verteilt sein könnten, so daß Effekte verdeckt und/oder fälschlich produziert werden könnten.

Nach Abgrenzung der mit Berufstätigkeit eng verbundenen Einflüsse ist der von Berufstätigkeit ausgehende eigene Einfluß auf das Geburtsgewicht und auf intrauterines Wachstum nicht mehr signifikant. Im Hinblick auf die Aufstellung umschriebener Hypothesen für weitere Studien lassen sich jedoch Aussagen machen:

- Berufstätigkeit in der Schwangerschaft kann nicht global als Risikofaktor betrachtet werden. Wie schon in früheren Untersuchungen von uns und anderen gezeigt werden konnte (Rasper 1980; Collatz et al. 1983; Selbmann et al. 1980), kann Berufstätigkeit für die erste Schwangerschaft mit Vorteilen verbunden sein. Wir selbst haben dafür als Gründe seinerzeit eine bessere Informiertheit angeführt. Es soll aber nicht vergessen werden, daß Berufstätigkeit auch ein selektierender Faktor im Hinblick auf Beweglichkeit und Lebenschancen bedeutet. Die Konsistenz der hier vorgelegten Ergebnisse mit denen von Murphy et al. (1984) sprechen jedenfalls für ihre Richtigkeit.
- Die Analyse hat eine Reihe von Tätigkeiten als offenbar eher nachteilig für das Schwangerschaftsergebnis herausgestellt. Diese Tätigkeiten zeichnen sich einmal durch eine höhere körperliche Belastung aus. Sie sind mit Gehen und Stehen verbunden. Darüber hinaus sind in der Kategorie „Handwerk und Handel" eine Reihe von Frauen zusammengefaßt, die mutmaßlich als Selbständige oder Angestellte in Kleinbetrieben tätig sind. Wie wir aus anderen Untersuchungen (Bartholomeyczik u. Tietze, im Druck) gelernt haben, sind Männer und Frauen in diesen Positionen einer besonderen gesundheitlichen Belastung unterworfen. So scheinen also sowohl körperliche Belastungen als auch Arbeitsdruck sich auf das Schwangerschaftsergebnis auszuwirken. Naeye u. Peters (1982) haben die Beziehungen von unterschiedlich langer Arbeitstätigkeit in der Schwangerschaft und Geburtsgewicht dargestellt und eine negative Korrelation zwischen der Länge der Arbeitszeit und der Höhe des Geburtsgewichts gefunden.

Zusammenfassend läßt sich sagen, daß die in dem hier vorliegenden Datenmaterial gefundenen Unterschiede zwischen den verschiedenen Kategorien der Berufstätigkeit und der Hausarbeit nicht ausreichen, um die Hypothese der unterschiedlichen Bewertung von Berufstätigkeit endgültig zu akzeptieren, zumal der eigentliche Einfluß der Berufstätigkeit nach Abzug begleitender anderer Einflüsse niedrig ist. Die Ergebnisse stimmen jedoch mit anderen Untersuchungen in der Literatur überein, so daß u. E. eine große Wahrscheinlichkeit für das Zutreffen unserer Annahme besteht.

Man darf aber nicht vergessen, daß Vergleichbarkeit nur bei gleichen Zielkriterien gegeben ist. Die perinatale Mortalität hat für die Interpretation des Einflusses der Arbeitstätigkeiten in der Schwangerschaft eine andere Bedeutung als das durchschnittliche Geburtsgewicht. So wurden in einer anderen Studie – bei einer durchschnittlichen perinatalen Mortalität von 11‰ – bei Selbständigen und Angestellten, bei Beamtinnen und Frauen in Ausbildung eine perinatale Mortalität von 6–7‰ gefunden (Collatz et al. 1983). Dagegen lag die perinatale Mortalität der Arbeiterinnen in der gleichen Studie bei 17‰.

Zusammenfassung und Folgerungen

Zunächst versuchten wir in einem allgemeinen Rahmen an Beispielen die Beziehungen von Arbeit und Fruchtbarkeit darzustellen. Im Arbeitszusammenhang ländlicher Bevölkerungen können mittelbar und je nach Stärke der Belastung fördernde und hemmende Einflüsse auf die Fertilität nachgewiesen werden. Bei der Industriearbeit steht heutzutage der Arbeitsschutz im Vordergrund gesundheitlicher Forschung und Praxis. Dabei können Störungen der Reproduktionsvorgänge sensible Indikatoren für toxische Einwirkungen am Arbeitsplatz sein.

Was aber bedeuten Berufsarbeit und Hausarbeit der Frau für die Reproduktion? Auch diese Frage kann hier nur in einem Ausschnitt beantwortet werden. Beide Arbeitstätigkeiten müssen zunächst als Indikatoren für eine Reihe weiterer Einflüsse wie Rauchen und familiäre Sicherung aufgefaßt werden. Der eigenständige Einfluß von Berufstätigkeit ist gering. Die nichtberufstätige Erstgebärende ist im Hinblick auf das Auftreten von Frühgeburten und niedrigem Geburtsgewicht des Neugeborenen gefährdet. Bei den Berufstätigen kann man belastende Arbeitsbereiche erkennen, wofür Kleinbetriebe beispielhaft zu sein scheinen.

Die Neigung zur Frühgeburtlichkeit bedeutet bei Hausarbeit nicht gleichzeitig vermindertes fetales Wachstum. Hierbei und auch bei Berufen mit vorwiegend sitzender Tätigkeit ergaben sich die höchsten Geburtsgewichte, wenn man nach Tragzeiten standardisiert.

Bei erstgebärenden nichtberufstätigen Frauen ist daher eine bessere Information und die Einbindung in Gruppen von Frauen in gleicher Lage notwendig. Hierzu könnten Hausbesuchsprogramme eine angemessene Maßnahme sein.

Berufstätigkeit muß spezifiziert werden, am ehesten scheinen körperliche Belastungen und Arbeitsdruck von Bedeutung zu sein. In Bevölkerungsquerschnitten, wie dem hier betrachteten, sind die Unterschiede zwischen den Kategorien beruflicher Tätigkeit jedoch nicht relevant.

Literatur

Adamczyk A (1982) Psycho-soziale und sozioökonomische Aspekte der Frühgeburtlichkeit. INFRATEST Gesundheitsforschung, München

Bartholomeyczik S, Tietze KW (im Druck) Feldstudie Nordenham – Brake III: Soziale Lage, Risikofaktoren und Krankheiten. BGA, Berlin (SozEp – Hefte des Bundesgesundheitsamtes)

Collatz J, Hecker H, Oeter K, Rohde JJ, Wilken M, Wolf E (1983) Perinatalstudie Niedersachsen und Bremen. Urban & Schwarzenberg, München (Fortschritte der Sozialpädiatrie, Bd 7)

Duden (1980) Das große Wörterbuch der deutschen Sprache, Bd 5. Hrsg. u. bearb. vom Wissenschaftlichen Rat unter der Mitarbeit der Dudenredaktion unter Leitung von G. Drosdowski. Bibliographisches Institut, Mannheim Wien Zürich, S 2147

Erickson JD, Mulinare J, McClain PW, Fitch TG, James LM, McClearn AB, Adams MJ (1984) Vietnam veterans' risk for fathering babies with birth defects. JAMA 252:903–912

Field B, Kerr C (1979) Herbicide use and incidence of neuraltube defects. Lancet I:1341–1342

Heidam LZ (1984) Spontaneous abortions among laboratory workers; a follow-up study. J Epidemiol Community Health 38:36–41

Hemminki K, Franssila E, Vainio H (1980a) Spontaneous abortions among female chemical workers in Finland. Int Arch Occup Environ Health 45:123–126

Hemminki K, Niemi ML, Saloniemi I, Vainio H, Hemminki E (1980b) Spontaneous abortions by occupation and social class in Finland. Int J Epidemiol 9:149–153

Hemminki K, Kyyrönen P, Niemi ML, Koskinen K, Sallmén M, Vainio H (1983) Spontaneous abortions in an industrialized community in Finland. Am J Public Health 73:32–37

Hirsch M (1925) Die Gefährdung von Schwangerschaft, Geburt und Wochenbett durch die Erwerbsarbeit der Frau, mit besonderer Berücksichtigung der Textilindustrie. Zentralbl Gynäkol 49:1793–1796

Imhof AE (1981) Unterschiedliche Säuglingssterblichkeit in Deutschland, 18. bis 20. Jahrhundert – Warum? Z Bevölkerungswiss 7:343–382

Imhof AE (1983) Leib und Leben unserer Vorfahren: Eine rhythmisierte Welt. In: Imhof AE (Hrsg) Leib und Leben in der Geschichte der Neuzeit. Vorträge eines internationalen Colloquiums, Berlin 1.–3. 12. 1981. Duncker & Humblot, Berlin

Kline J, Stein Z, Strobino B, Susser M, Warburton D (1977) Surveillance of spontaneous abortions. Power in environmental monitoring. Am J Epidemiol 106:345–350

Lamm SH (1980) Spontaneous abortions and forest spraying – A model to test whether the data support the proposed association. Am J Epidemiol 112:438–439

Levine RJ, Symons MJ, Balogh SA, Arndt DM, Kaswandik NT, Gentile JW (1980) A method for monitoring the fertility of workers. 1. Method and pilot studies. J Occup Med 22:781–791

Levine RJ, Symons MJ, Balogh SA, Milby TH, Whorton MD (1981) A method for monitoring the fertility of workers. 2. Validation of the method among workers exposed to Dibromochloropropane. J Occup Med 23:183–188

Levine RJ, Blunden PB, DalCorso D, Starr TB, Ross CE (1983) Superiority of reproductive histories to sperm counts in detecting infertility at a Dibromochloropropane manufacturing plant. J Occup Med 25:591–597

Lindbohm ML, Hemminki K, Kyyrönen P (1984) Parental occupational exposure and spontaneous abortions in Finland. Am J Epidemiol 120:370–378

Mayer A (1948) Über Menstruationsstörungen im Arbeitsdienst. Geburtshilfe Frauenheilkd 8:457–467

Mosher SW (1979) Birth seasonality among peasant cultivators: The interrelationship of workload, diet, and fertility. Hum Ecol 7:151–181

Murphy JF, Dauncey M, Newcombe R, Garcia J, Elbourne D (1984) Employment in pregnancy: Prevalence, maternal characteristics, perinatal outcome. Lancet I:1163–1166

Naeye RL, Peters EC (1982) Working during pregnancy: Effects on the fetus. Pediatrics 69:724–727

Pasternak B (1978) Seasons of birth and marriage in two Chinese localities. Hum Ecol 6:299–323

Rasper B (1980) Berufstätigkeit und Schwangerschaft. Reimer; Berlin (SozEp – Berichte, Nr 4)

Selbmann HK, Brack M, Elser H, Holzmann K, Johannigmann J, Riegel E (1980) Münchener Perinatal-Studie 1975–1977. Deutscher Ärzteverlag, Köln (Wissenschaftliche Reihe des Zentralinstituts für die Kassenärztliche Versorgung in der Bundesrepublik Deutschland, Bd 17)

Stein Z (1985) A woman's age: Childbearing and child rearing. Am J Epidemiol 121:327–342

Stein Z, Susser M, Saenger G, Marolla F (1975a) Famine and human development: The Dutch hunger winter of 1944–45. Oxford University Press, New York

Stein Z, Susser M, Warburton D, Wittes J, Kline J (1975b) Spontaneous abortion as a screening device. The effect of fetal survival on the incidence of birth defects. Am J Epidemiol 102:275–290

Stieve H (1952) Der Einfluß des Nervensystems auf Bau und Tätigkeit der Geschlechtsorgane des Menschen. Thieme, Stuttgart

Tafary N, Naeye RL, Gobezie A (1980) Effects of maternal undernutrition and heavy physical work during pregnancy on birthweight. Br J Obstet Gynaecol 87:222

Tietze K Sen (1948) Zur Genese und Prognose der Notstandsamenorrhoe. Zentralbl Gynäkol 70:377–393

Tietze K Sen (1963) Zur Frage der jahreszeitlichen Schwankungen der Geburts- bzw. Konzeptionstermine. Ther Gegenw 102:955–962

Tietze KW (1977) Berufstätig sein und schwanger werden. MMG 2:45–50

Tietze KW (im Druck) Die Betreuung der Schwangeren (Klinik der Frauenheilkunde und Geburtshilfe). Urban & Schwarzenberg, München

Townsend JC, Bodner KM, Peenen PFD van, Olson RD, Cook RR (1982) Survey of reproductive events of wives of employees exposed to chlorinated dioxins. Am J Epidemiol 115:695–713

Warren MP (1980) The effects of exercise on pubertal progression and reproductive function in girls. J Clin Endocrinol Metab 51:1150–1157

Whorton D, Krauss RM, Marshall S, Milby TH (1977) Infertility in male pesticide workers. Lancet II:1259–1261

Whorton MD, Milby TH (1980) Recovery of testicular function among DBCP workers. J Occup Med 22:177–179

Williams JH (1984) Employment in pregnancy. Lancet II:103–104

Die Chorionbiopsie

L. W. Popp, M. Stoeckenius, G. Ghirardini, W. Müller-Holve
u. K. Martin

Einleitung

Die Möglichkeit, pränatale Diagnostik durch Gewebsentnahme vom Trophoblasten schon im 1. Trimenon durchzuführen, erkannte man Anfang der 70er
Jahre etwa gleichzeitig in Skandinavien und China. Kullander u. Sandahl
(1973) sowie Hahnemann (1974) berichteten über experimentelle und diagnostische Chorionbiopsien zur Chromosomenanalyse.

Eine erste große diagnostische Serie von 100 transzervikalen Trophoblastbiopsien zur fetalen Geschlechtsbestimmung publizierten 1975 chinesische
Autoren. Einer Nachuntersuchung von Anguo et al. (1985) ist zu entnehmen,
daß damals zwei Drittel der Graviditäten mit weiblichen Embryonen abgebro-
chen wurden. Männliche Feten interrumpierte man offenbar nicht.

Seit dem Bericht von Kazy über abdominalsonographisch gesteuerte transzervikale Zottenentnahmen mit einer Biopsiezange findet sich eine Vielzahl
von Publikationen, die überwiegend transzervikale Saugbiopsiemethoden mit
biegsamen Kathetern beschreiben. Die exakte Ultraschalldiagnostik vor dem
Eingriff sowie die sonographische Kontrolle des Biopsievorgangs spielen darin
eine zentrale Rolle.

Über eine hysteroskopische Entnahmetechnik, die auf die Ultraschallunter-
suchung verzichten kann, berichten Gustavii et al. (im Druck). Die Chorionskopie nach Ghirardini (1985, im Druck) reduziert die Flüssigkeitsdistension
des Uteruskavums zur optischen Zottenbeurteilung auf ein Minimum, setzt
aber wiederum eine präoperative Ultraschalldiagnostik voraus.

Die ultraschallgezielte transabdominale Feinnadelchorionbiopsie nach
Smidt-Jensen u. Hahnemann (1984) und Smidt-Jensen et al. (1985) ist nach Angaben der Autoren noch nicht als Routinemethode zu empfehlen.

Die Erstbeschreibung der vaginosonographisch gezielten transmuralen Chorionbiopsie nach Ghirardini u. Popp im vorliegenden Beitrag zeigt den kürze-
sten und unmittelbarsten Biopsieweg auf. Der Einsatz der Vaginosonographie
in Verbindung mit einer automatischen Punktionsvorrichtung (Popp 1985) verspricht eine präzise, gering traumatisierende Entnahmetechnik, deren Praktika-
bilität allerdings noch an größeren Fallzahlen zu bestätigen ist.

Ultraschalldiagnostik und embryologische Grundlagen

Eine exakte sonographische Lokalisation des Chorion frondosum als Zielgebiet
der Biopsie geht dem Eingriff voraus. Bewährt hat sich dafür bei uns die Vagi-

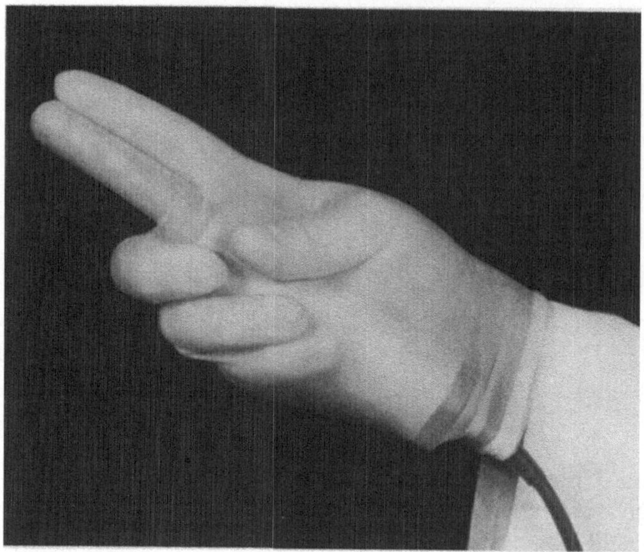

Abb. 1. Der Fingertipscanner (Brüel & Kjaer, Kopenhagen) zur Vaginosonographie

nosonographie (Popp u. Lueken 1982; Popp et al. 1983; Popp u. Müller-Holve 1984; Popp et al. 1985; Popp 1985). Die Befunde der herkömmlichen Abdominalsonographie sind qualitativ beeinflußt von der Dicke der Bauchdecken, dem Füllungszustand der Harnblase und der Position des Uterus. Beim Einsatz vaginaler Ultraschallsonden spielen diese Faktoren dagegen keine Rolle. Die Darstellung der Schwangerschaften gelingt vaginosonographisch bei der adipösen Frau mit einem retroflektierten Uterus genausogut wie bei der schlanken Frau mit anteflektiertem Uterus. Eine volle Harnblase ist nicht notwendig. Die hohen Ultraschallfrequenzen, die vaginosonographisch zum Einsatz kommen, ergeben zusätzlich eine ungleich bessere Bildauflösung und Detaildarstellung.

Als vaginale Ultraschallsonde benutzen wir derzeit den Fingertipscanner der Fa. Brüel & Kjaer, Kopenhagen, einen geradeaus blickenden, 115° und 7,5 MHz Schwingsektor mit den Abmessungen eines Fingers (Abb. 1). Die Untersuchungstechnik ist denkbar einfach. Man überzieht die Vaginosonographiesonde mit einem kontaktgelgefüllten Gummihandschuh und führt sie auf dem gynäkologischen Untersuchungsstuhl intravaginal ein. Alle von uns so untersuchten Frühschwangeren tolerierten den vaginosonographischen Untersuchungsgang wie selbstverständlich und nahmen lebhaftes Interesse an der Realtime-Darstellung aller Details ihrer Schwangerschaft auf dem Monitor.

Vier vaginosonographische Kriterien zur Lokalisation des Chorion frondosum sind besonders hervorzuheben:

1. Berührungsstelle zwischen Amnion und Chorion

Etwa zwischen der 7. und 11. Woche post menstruationem entfaltet sich die Amnionhöhle in die Chorionhöhle hinein, bis das Amnion schließlich als inne-

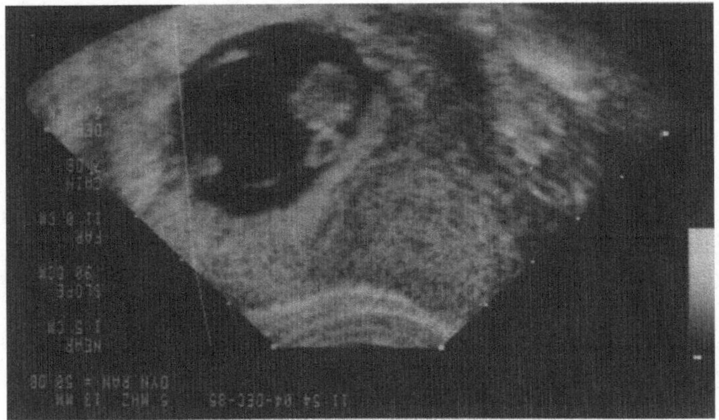

Abb. 2. Vaginosonographische Darstellung einer Schwangerschaft in der 8. Woche post menstruationem. Die Amnionhöhle nimmt bereits etwa die Hälfte der bisherigen Chorionhöhle ein

re Eihaut dem Chorion anliegt. Vaginosonographisch ist dieser Entfaltungsprozeß außerordentlich gut zu beobachten.

Abb. 2 zeigt eine Schwangerschaft in der 8. Woche post menstruationem, bei der die Amnionhöhle bereits etwa die Hälfte der bisherigen Chorionhöhle einnimmt. Am Haftstielansatz liegen Amnion und Chorion aneinander. Die Lage des Chorion frondosum zu diesem frühen Zeitpunkt ist also definiert durch die Berührungsstelle zwischen Amnion und Chorion.

2. Choriale Nabelschnurinsertion

Etwa ab der 9. Woche post menstruationem ist die Nabelschnur mit Hilfe der Vaginosonographie routinemäßig darzustellen. Abb. 3 zeigt ein Beispiel in der

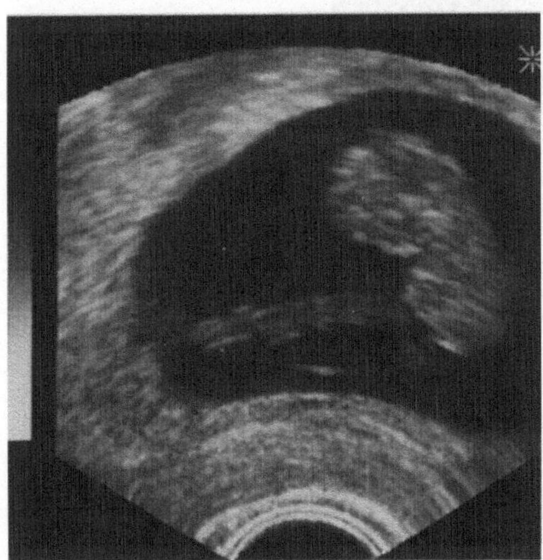

Abb. 3. Vaginosonographische Darstellung der Nabelschnur in der 10. Woche post menstruationem

10. Woche post menstruationem. Die choriale Nabelschnurinsertion ist der zuverlässigste Wegweiser zum Chorion frondosum.

3. Dottersack

Die Position des Dottersacks ist im Gegensatz zu den vorgenannten Kriterien kein zuverlässiger Hinweis auf das Chorion frondosum. Der 2–3 cm lange Dottersackstiel inseriert zwar auch am Haftstielansatz, seine extraamniale Lage bedingt aber, daß er mit der Ausbreitung der Amnionhöhle vom Haftstielansatz weggedrängt wird. Es kommt deshalb nicht selten vor, daß im Ultraschallschnittbild der choriale Nabelschnuransatz und der Dottersack in der Restchorionhöhle einander diametral gegenüber liegen (Abb. 4 und 9).

4. Chorion

Sonographisch ist nur die Grenze zwischen Chorion und Fruchtwasser eindeutig zu bestimmen. Eine Abgrenzung zu den verschiedenen Anteilen der Dezidua ist nach unserer Erfahrung auch vaginosonographisch nicht möglich. Deutlich stellt sich hingegen die Grenze zwischen Myometrium und Dezidua dar.

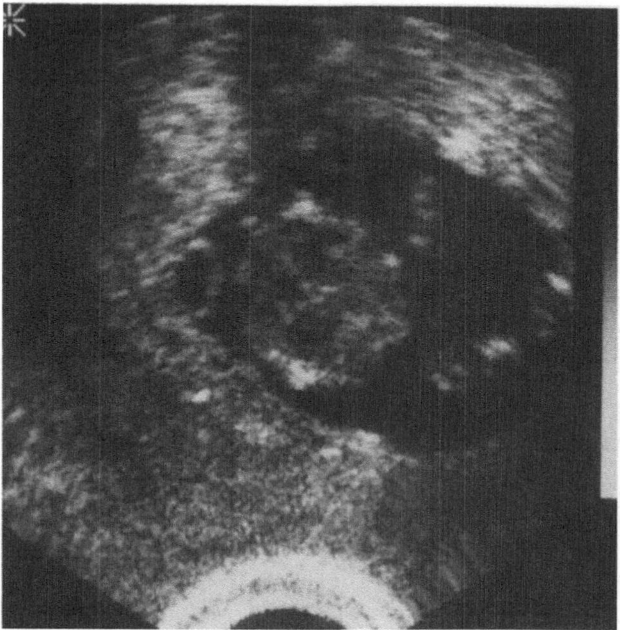

Abb. 4. Vaginosonographische Darstellung des Dottersacks (*links*) und der chorialen Nabelschnurinsertion (*rechts*) in der 11. Woche post menstruationem

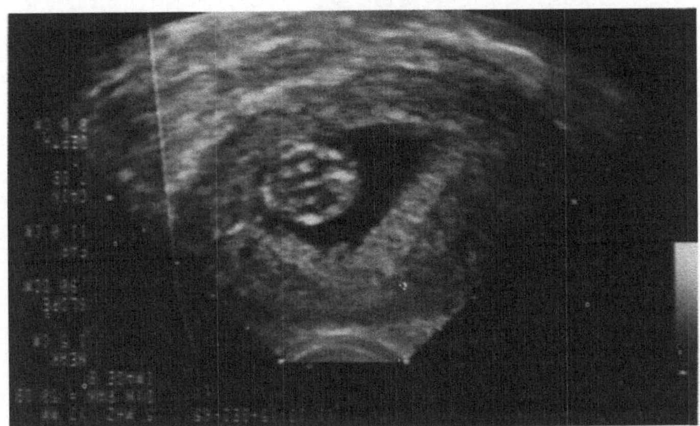

Abb. 5. Vaginosonogramm einer Schwangerschaft in der 11. Woche post menstruationem. Dargestellt sind der fetale Kopf sowie der Dezidua-Trophoblast-Komplex

Da Dezidua und Trophoblast vaginosonographisch als einheitliche, echodichte Struktur erscheinen, sprechen wir vom Dezidua-Trophoblast-Komplex (Abb. 5).

Einfach die „dickste Stelle" des Dezidua-Trophoblast-Komplexes als sonographisches Kriterium für das Chorion frondosum anzugeben, erscheint uns bedenklich, da tangentiale Anschnitte irreführend sein können.

Von besonderem Interesse für die Indikationsstellung zur Chorionbiopsie ist die Erarbeitung sonographischer Kriterien zur Intaktheit der Schwangerschaft und zur möglichst sicheren Abschätzung ihres Fortbestands. So kann es die Methode nur mit einer Erhöhung der Versagerquote belasten, wenn nach unzureichender sonographischer Vordiagnostik Trophoblastbiopsien an nicht mehr intakten Schwangerschaften oder an intakten Schwangerschaften mit ungünstigen Prognosezeichen durchgeführt werden.

Die bekannten abdominalsonographischen Kriterien der Molenschwangerschaften sind:

Turgorverlust der Chorionhöhle mit Entrundung, Eckigwerden und schließlich Übergang in eine Sanduhrform (Popp 1977, Popp et al. 1979). Aus der vaginosonographischen Erfahrung haben wir zusätzlich den Eindruck gewonnen, daß der Dezidua-Trophoblast-Komplex vergleichsweise dünn ausgebildet ist, aber eine homogene Echostruktur besitzt und oft Doppelkonturen aufweist (Abb. 6). Die embryonalen Vitalitätszeichen sind vaginosonographisch wesentlich zuverlässiger zu erfassen als transabdominal.

Ein Signum mali ominis der intakten Frühschwangerschaft ist das verdickte und von echoarmen Bezirken durchsetzte Chorion frondosum. Wir sprechen von „Mottenfraß" oder „Schweizerkäsemuster" (Abb. 7). Ätiologisch halten wir das Vorliegen einer Chorionitis mit schlechter Prognose für wahrscheinlich, ohne dies bisher jedoch nachweisen zu können.

Wir haben in einem solchen Fall eine diagnostische Chorionbiopsie auf Verlangen der Patientin durchgeführt. Es kam während der Biopsie zu einer

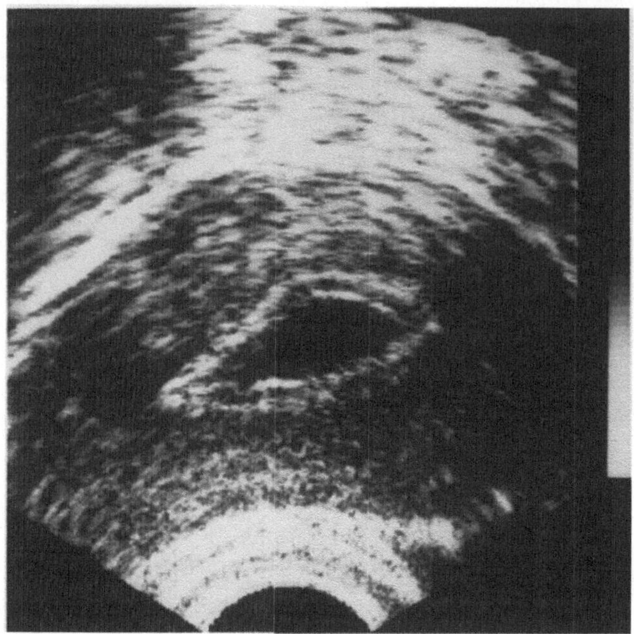

Abb. 6. „Missed abortion" in der 11. Woche post menstruationem. Der Dezidua-Trophoblast-Komplex stellt sich vaginosonographisch als dünne Doppelkontur dar

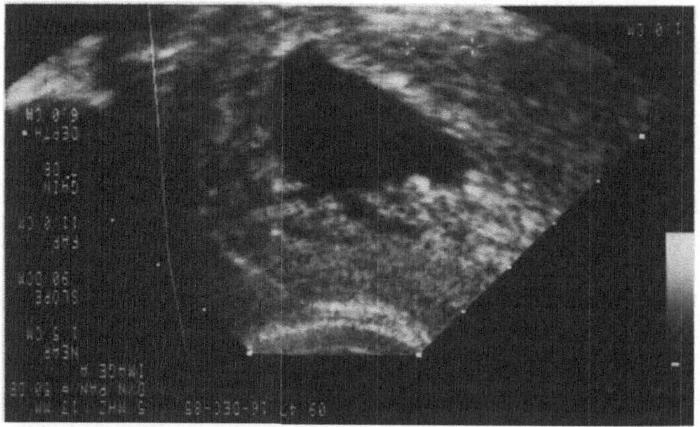

Abb. 7. „Mottenfraß" oder „Schweizerkäsemuster" im Chorion als vaginosonographisches Signum mali ominis bei intakter Gravidität

heftigen Blutung ex utero und im Abstand von 25 Tagen zum Ausstoßen der Schwangerschaft mit noch lebendem Embryo. Der Abort war u. E. aufgrund des vaginosonographischen Befundes mit hoher Wahrscheinlichkeit und unabhängig von der Durchführung einer Trophoblastbiopsie vorauszusagen. Wir raten deshalb in solchen Fällen von der Chorionbiopsie ab und empfehlen die Amniozentese, falls das zu erwartende Abortereignis doch nicht eintreten sollte.

Eigenes Vorgehen bei der Materialgewinnung

Aufgrund einer Empfehlung von Kunze u. Nohtse (1983) führten wir 1983 unsere ersten experimentellen Trophoblastbiopsien mit Hilfe der Zytologiebürstenmethode durch. Wir verwendeten dazu eine in der Gastroenterologie gebräuchliche Biopsiebürste (Abb. 8). Vor Abruptionen entnahmen wir unter sonographischer Kontrolle die Bürstenzytologie transzervikal aus dem Chorion

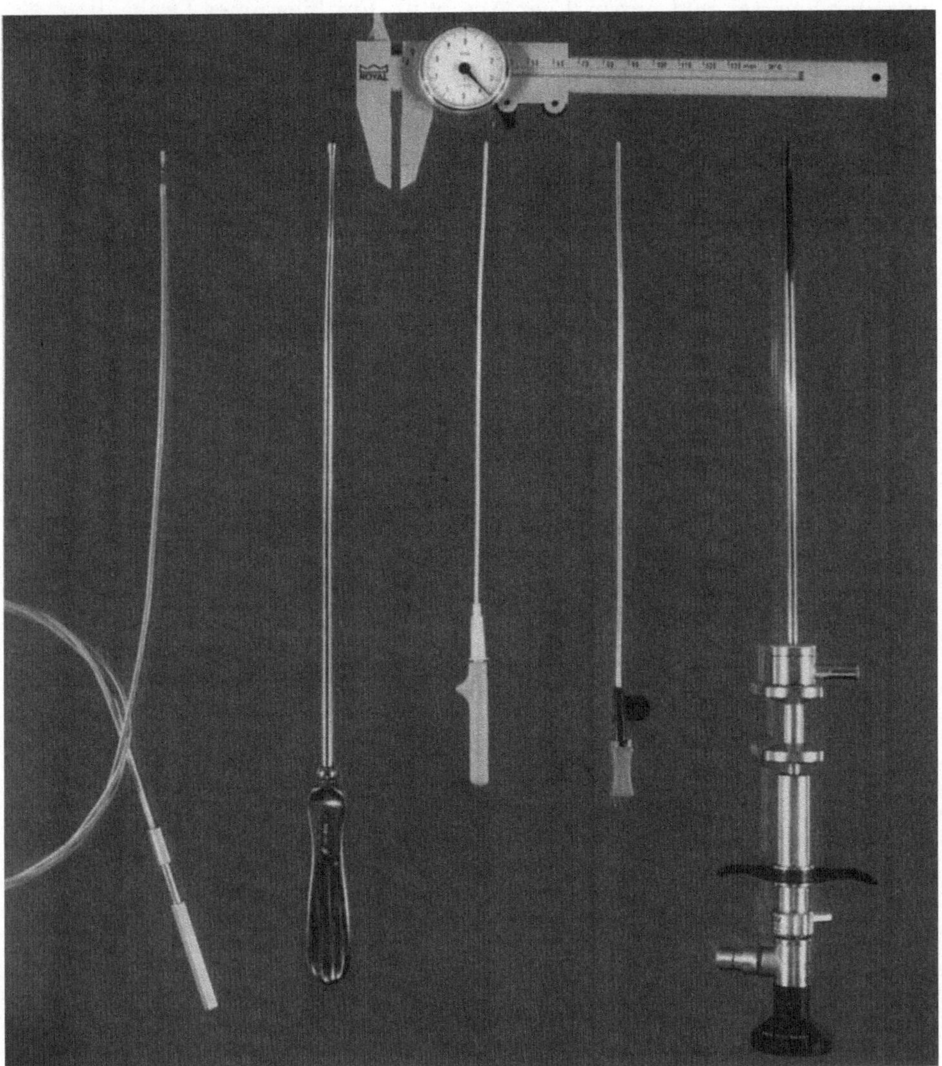

Abb. 8. Die von uns verwendeten Instrumente zur Chorionbiopsie. Von *links* nach *rechts:* Zytologiebürste, Uterussonde, Portex-Katheter, Braun-Katheter, Chorionskop. Die Schieblehre oben zeigt die Dicke der Olive der Uterussonde an

frondosum. Die Methode erwies sich in der Durchführung als einfach, im Ergebnis der Materialgewinnung jedoch als schlecht. Das wenige Biopsiegewebe ließ sich häufig nur sehr schwer von der Bürste ablösen, war stark zerfetzt, mit Blut kontaminiert und bestand in der Zellkultur häufig ausschließlich aus mütterlichem Material. Wir können diese Methode deshalb nicht empfehlen.

Nach Umstellung auf die Saugbiopsiemethode mit der Portex-Kanüle hatten wir auf Anhieb in nahezu allen Proben ausreichend Trophoblastgewebe zur Chromosomenbestimmung. Die Portex-Kanüle (Abb. 8) besteht aus einem 21 cm langen Kunststoffschlauch mit 1,5 mm Außendurchmesser und 1,1 mm Innendurchmesser und einem Luer-Anschluß. Ein biegsamer Draht dient als Mandrin. Nach Anhaken der vorderen Muttermundlippe oder Einstellung der Portio mit dem Entenschnabelspekulum ohne Anhaken der Portio formiert man zunächst mit der Uterussonde unter abdominalsonographischer Kontrolle einen Tunnel zum Chorion frondosum (Abb. 9). Die entsprechend gebogene Biopsiekanüle folgt dann dem präformierten Kanal zum Zielort. Nach Entfernen des Mandrins erfolgt die Saugbiopsie, indem eine 20-ml-Spritze mit 2 ml Hanks-Medium evakuiert, mehrfach gedreht und danach rasch zusammen mit dem Biopsieschlauch entfernt wird. Auch dieser Vorgang erfolgt unter permanenter abdominaler Ultraschallkontrolle. Die Aspiration des Materials durch den Biopsieschlauch ist in der Regel deutlich auf dem Bildschirm zu verfolgen (Abb. 10).

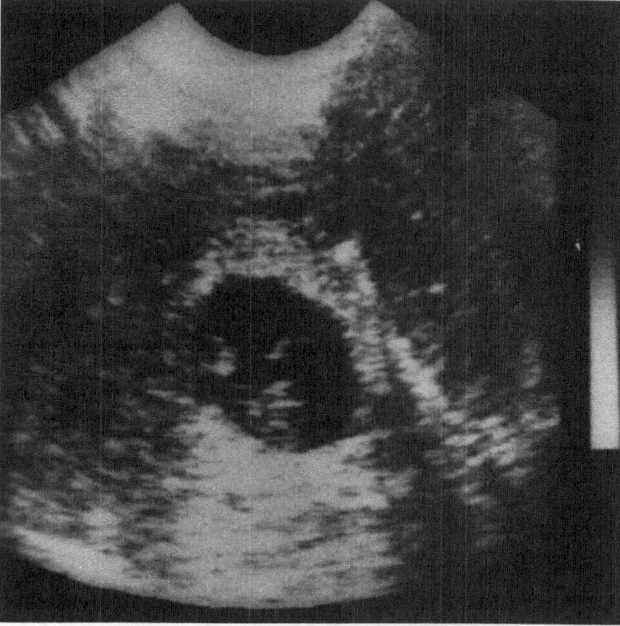

Abb. 9. Abdominalsonographische Überwachung der Tunnelbildung zum Chorion frondosum mit der Uterussonde. Die Nabelschnurinsertion liegt an der Uterusvorderwand, der Dottersack an der Uterushinterwand. (Ultraschalluntersuchungen von der Körperoberfläche aus werden auf dem Monitor von oben nach unten dargestellt, während Ultraschallbilder aus Körperhöhlen (Endosonogramme) umgekehrt, nämlich von unten nach oben abgebildet sind)

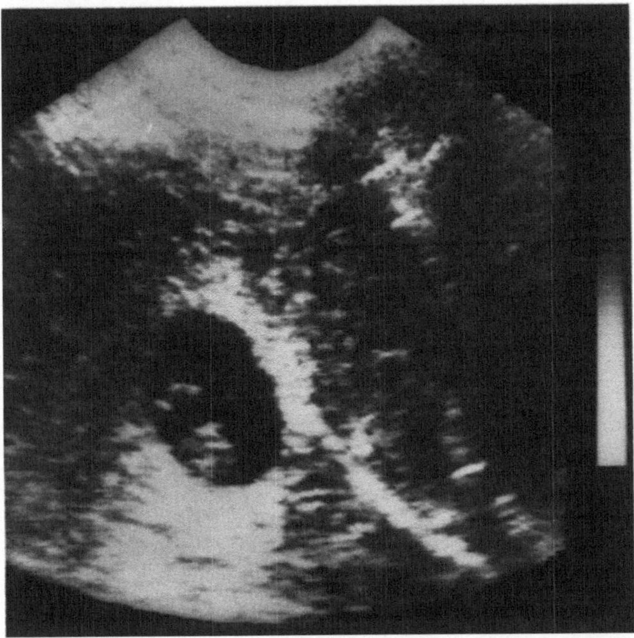

Abb. 10. Die Aspiration des Biopsiematerials durch den Portex-Katheter kann abdominalsonographisch gut überwacht werden

Den Biopsieerfolg stellt die anwesende Humangenetikerin sofort unter dem Lupenmikroskop fest. Eine Wiederholung der Biopsie bei nicht ausreichendem Material ist ggf. möglich.

Eine Verbesserung der Menge und Beschaffenheit des Biopsiematerials läßt sich nach unserer neueren Erfahrung mit weiterlumigen Biopsiekathetern wie dem Chorionzottenentnahmeset der Fa. Braun, Melsungen, erzielen. Das technische Vorgehen ist identisch mit dem zuvor beschriebenen. Einleuchtend erscheint uns dabei nicht nur, daß weiterlumige Katheter günstigere Materialproben liefern, sondern auch, daß die Durchmesser der tunnelbildenden Uterussonde (4 mm) und des Biopsieschlauchs in ähnlicher Größenordnung liegen sollten.

Seit 1984 verwenden wir auch das Chorionskop nach Ghirardini der Fa. Wolf, Knittlingen. Das spezielle Hysteroskop mit einem Schaftdurchmesser von 4 mm, einer im Abstand von 1 cm 10fach vergrößernden 30°-Optik und einem Instillationskanal trägt eine spezielle Chorionzottensammelkammer an der Spitze des Instruments (Abb. 8 und 11).

Nach sonographischer Chorion-frondosum-Lokalisation schiebt man das Chorionskop transzervikal in Richtung auf das Chorion frondosum vor. Am erwarteten Biopsieort öffnet man den Schiebeverschluß der Sammelkammer, instilliert wenige Kubikzentimeter physiologische Kochsalzlösung und inspiziert und beurteilt die in der Flüssigkeit flottierenden Zotten. Vaskularisierte zentrale Zotten sind dabei leicht von nichtvaskularisierten und hydropischen, rand-

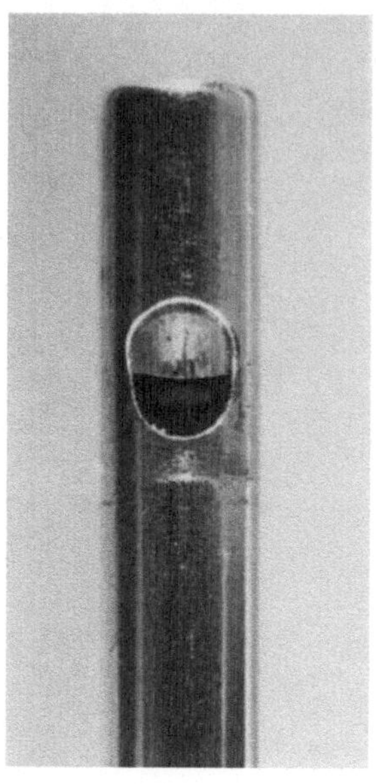

Abb. 11. Chorionzottensammelkammer des Chorionskops nach Ghirardini

ständigen Zotten zu unterscheiden. Ist das Biopsiematerial ausgemacht, geht man mit dem Fenster der Sammelkammer darauf zu und evakuiert die Kochsalzlösung. Dabei saugt man Zottenmaterial in die Sammelkammer und schneidet es durch Verschluß des Schiebemechanismus ab.

Das durch Chorionbiopsie gewonnene Material zeichnet sich nicht nur durch die Selektionsmöglichkeit der Zotten, sondern auch durch ihre Intaktheit, ihre konstante Menge und geringe Verunreinigung aus.

In allerjüngster Zeit führen wir auf Vorschlag und in enger Zusammenarbeit mit Ghirardini (Ghirardini, persönliche Mitteilung) auch die vaginosonographisch gesteuerte transmurale Chorionbiopsie durch. Nach sorgfältiger theoretischer und apparatetechnischer Vorbereitung gehen wir wie folgt vor:

Unter sterilen Bedingungen armieren wir den Fingertipscanner mit der automatischen Punktionsvorrichtung der Fa. Labotect, Göttingen (Abb. 12). Die automatische Punktionsvorrichtung ist auf Anregung und in enger Zusammenarbeit mit unserer Klinik in 2jähriger Entwicklungszeit zunächst für die vagino-

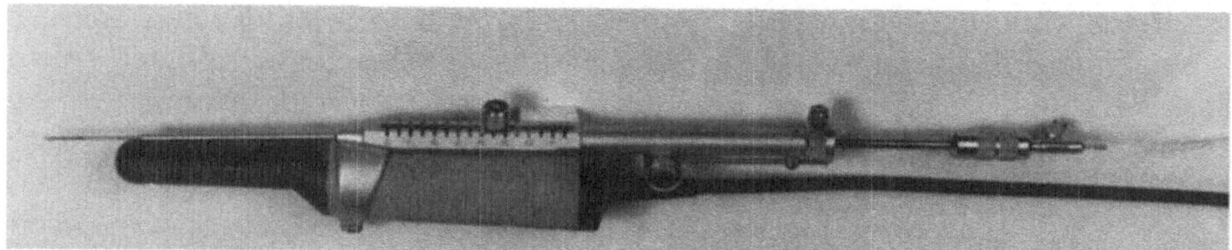

Abb. 12. Automatische Punktionsvorrichtung (Fa. Labotect), montiert auf dem Fingertipscanner (Fa. Brüel & Kjaer). Die ursprünglich zur vaginosonographisch gezielten Follikelpunktion zur Oozytengewinnung entwickelte Punktionsvorrichtung wird jetzt auch zur vaginosonographisch gesteuerten transmuralen Chorionbiopsie eingesetzt

sonographisch gezielte Follikelpunktion zur Oozytengewinnung entstanden. Sie gewährleistet eine nahezu millimetergenaue sonographisch gezielte Punktion, bei der die Nadel unter Federspannung „eingeschossen" wird. Eine maßstabgerechte Ziellinie auf dem Ultraschallbildschirm dient zur Festlegung der Punktionstiefe und zum Ins-Ziel-Bringen der Biopsieregion.

Nach sorgfältiger Desinfektion der Scheide plaziert man die Spitze der 1,4-mm-Außendurchmessernadel, die wir auch zur Follikelpunktion verwenden, vaginosonographisch gezielt, transvaginal und transmural an die Grenze zwischen Myometrium und Decidua basalis. Eine Stanzbiopsiekanüle von 1,1 mm Außendurchmesser im Lumen der Punktionsnadel ermöglicht durch ultraschallkontrolliertes Vorschieben ins Chorion frondosum und feines Hin- und Herbewegen die Saugbiopsie mit 2 ml Hanks-Medium in einer 20-ml-Spritze. Echofelder, das sind feine Riefelungen an den Enden beider verwendeten Kanülen, verstärken die Darstellung der Nadeln auf dem Bildschirm und erleichtern die ultraschallkontrollierte Biopsie (Abb. 13 und 14).

Mit dem mittelfristig bevorstehenden Einsatz der Vaginosonographie als integralem Bestandteil der bimanuellen Untersuchung und der verbreiteten Durchführung vaginosonographisch gezielter Punktion (Popp 1985) räumen wir der zuletzt beschriebenen Methode eine bedeutende Zukunft ein. Ihre Vorteile sehen wir in der raschen, präzisen Durchführung auf dem kürzest möglichen Weg, der geringen Traumatisierung des Trophoblasten durch den unmittelbaren Zugang zum Chorion frondosum und in der Umgehung des nicht desinfizierbaren, möglicherweise keimbesiedelten Zervixkanals. Die Schmerzbelästigung der Patientin durch die Punktion der Scheidenhaut, des Peritoneums und des Myometriums ist als gering anzunehmen, so daß künftig die vaginoso-

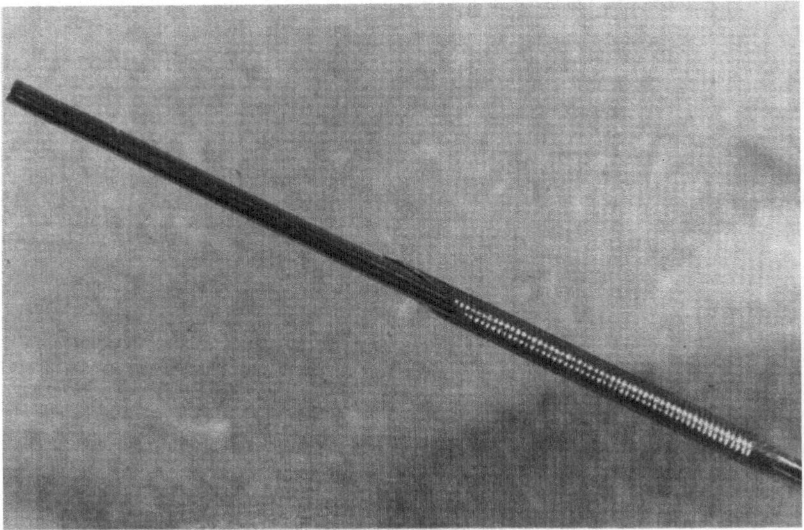

Abb. 13. Die Spitze der zur vaginosonographisch gesteuerten transmuralen Chorionbiopsie benutzten Punktionsnadel mit dem Echofeld und die zur Biopsie benutzte Stanze. Außendurchmesser der Punktionsnadel 1,4 mm, der Stanze 1,1 mm

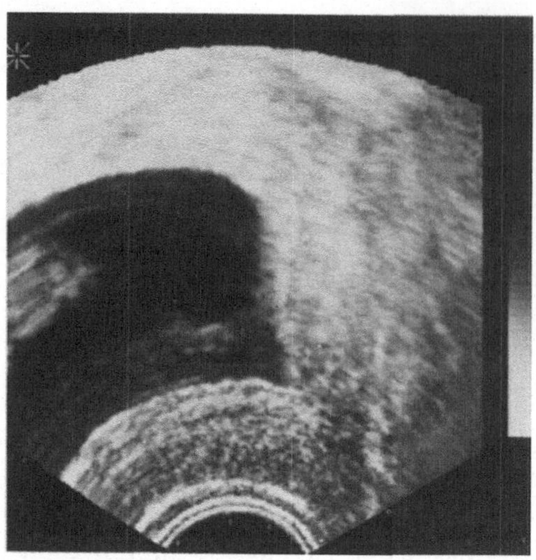

Abb. 14. Vaginosonogramm während der Durchführung einer vaginosonographisch gesteuerten transmuralen Chorionbiopsie. Die Biopsiestanze liegt im Chorion frondosum

nographisch gesteuerte transmurale Chorionbiopsie in Lokalanästhesie möglich erscheint.

Zytogenetische Untersuchung der Chorionzotten

Unmittelbar nach der Biopsie erfolgt die Durchmusterung des in Hanks-Medium mit Heparinzusatz aufgeschwemmten Materials bei Zimmertemperatur in sterilen Kunststoff-Petri-Schalen von 3,5 cm Durchmesser unter dem Lupenmikroskop (Abb. 15−17). Bei unzureichendem Material ist eine sofortige Wiederholung der Biopsie anzustreben.

Nach Entfernung des mütterlichen Gewebes werden die Zotten gewaschen und in kleineren Petri-Schalen mit 2−3 ml RPMI-Medium mit 5 ml fetalem Kälberserum/100 ml und Streptomyzin-Penizillin-Zusatz 48 h lang bei 37 °C im CO_2-Brutschrank inkubiert. 1 h vor Abbruch der Kultivierung setzt man Colcemid zu (0,04 µg/ml Endkonzentration). Das Kulturmedium wird dann ab-

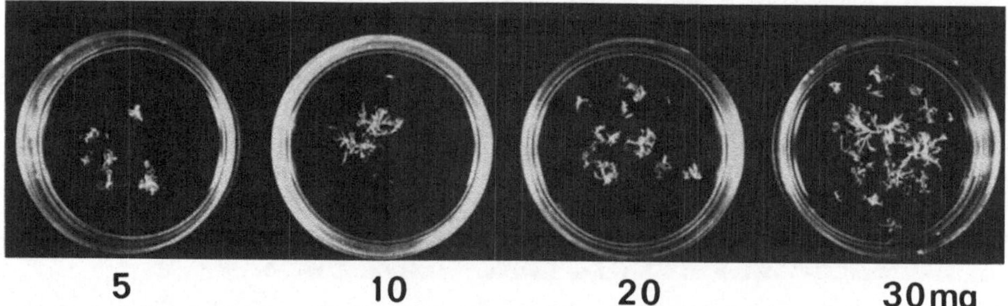

Abb. 15. Vitale Chorionzotten aus einer Biopsie mit dem Portex-Katheter in Hanks-Medium, auf 4 Kunststoff-Petri-Schälchen verteilt (5 mg, 10 mg, 20 mg, 30 mg, ⅔ natürliche Größe)

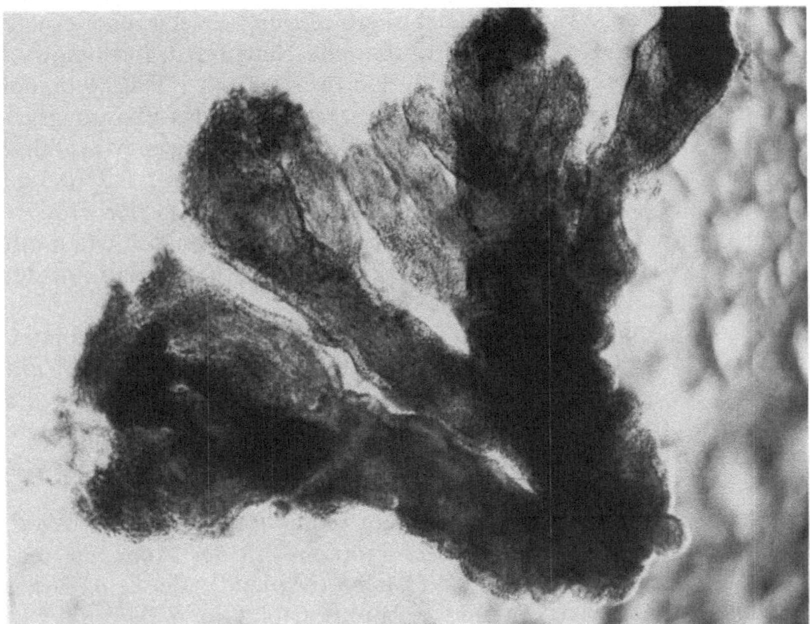

Abb. 16. Vitales Chorionzottenbäumchen in Hanks-Medium im lupenmikroskopischen Bild

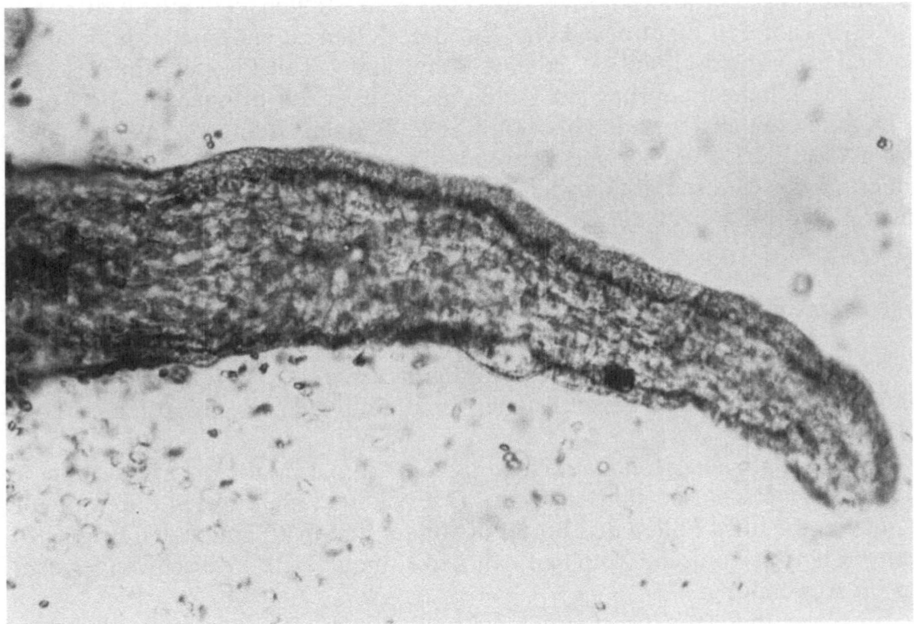

Abb. 17. Stärkere Vergrößerung einer vitalen Chorionzotte mit gut erkennbarer äußerer Synzytiotrophoblastenschicht. Der darunter liegende Zytotrophoblast (Langhans-Schicht) ist gut gegen das Chorionmesoderm abgegrenzt

gesaugt, durch 18%ige angewärmte Natriumcitratlösung ersetzt und erneut 15 min bei 37 °C inkubiert. Danach entfernt man die Natriumzitratlösung wieder und fügt das Fixierungsgemisch aus 4 Teilen Eisessig und 1 Teil Methanol hinzu. Nach kurzer Einwirkung bei Zimmertemperatur wird das Fixierungsgemisch gewechselt. Anschließend entfernt man alle Flüssigkeitsreste sorgfältig mit Fließpapier. Die so präparierten Zotten betropft man mit 0,2−0,5 ml 60%iger Essigsäure und schwenkt sie 4−5 min lang vorsichtig in der Flüssigkeit. Die Zotten werden dabei glasig und geben die obersten Zellschichten mit den Mitosen in die Essigsäurelösung ab. Die Zottenreste schiebt man mit der Pipettenspitze aus der Zellsuspension heraus.

Ein kleiner Tropfen der Suspension wird nun auf das Ende eines sauberen, beschrifteten Objektträgers auf einer Wärmeplatte mit 40 °C gesetzt und mit einer rechtwinklig gebogenen Pipette sehr langsam und gleichmäßig über die Fläche gezogen. Noch tropfenförmige Reste verteilt man erneut mit der Pipette über die Objektträgerfläche, bis die Flüssigkeit verbraucht ist. Dieser Vorgang kann mehrfach wiederholt werden.

Je nach Zottenmenge kann man 3 oder mehr Objektträger in dieser Weise präparieren. Einfacher ist die Verteilung des Tropfens mit der Multislide machine CI-RO 3283 der Fa. ma-er, I-20094 Corsico (Mailand), Via L. da Vinci 47. Die zytogenetische Auswertung und Färbung erfolgt in herkömmlicher Weise.

Das beschriebene Vorgehen ist eine Modifikation der von Simoni et al. (1983) angegebenen und von Terzoli et al. (1985) und Terzoli (1985, persönliche Mitteilung) optimierten Methode. Flori et al. stellten 1985 eine weitere Variante vor, um den Fixationsalkohol aus den Zotten zu entfernen. Sie benutzen ein Fixierungsgemisch aus 3 Teilen Alkohol und 1 Teil Eisessig. Im Anschluß an die gründliche Fixierung im Kühlschrank über 2 h bringen sie die Zotten rasch durch die absteigende Alkoholreihe (100%igen, 70%igen, 50%igen Alkohol) in destilliertes Wasser und verwenden anschließend 70%ige Essigsäure zur Isolierung der Mitosen. Beide Methoden liefern gute zytogenetische Ergebnisse innerhalb von 48 h nach der Chorionbiopsie (Terzoli et al. 1985).

Eigene Ergebnisse

Von Juni 1983 bis November 1985 wurden in unserer Abteilung bei 105 Frühschwangerschaften von 3 verschiedenen Operateuren Chorionbiopsien durchgeführt.

Die anfängliche Zytologiebürstenmethode kam 15mal zum Einsatz. Bei 70 Frühschwangerschaften führten wir transzervikale Saugbiopsien durch. Dabei benutzten wir in 54 Fällen den Portex-Katheter und in 16 Fällen den Braun-Katheter. Chorionskopische Zottenentnahmen kamen bei 18 Frühschwangerschaften zur Anwendung.

Im November 1985 führten wir die beiden ersten vaginosonographisch gesteuerten transmuralen Chorionbiopsien durch. 90 Biopsien zum Erlernen der Methode stehen 15 diagnostischen Materialentnahmen gegenüber. 50−100 Übungsbiopsien werden nach einer WHO-Übereinkunft (World Health Organization Working Group 1984) vor der Durchführung diagnostischer Chorionbiopsien von einem Operateur verlangt. Wir führen sie generell nach eingehender Aufklärung der Patientin in Vollnarkose unmittelbar vor einer geplanten Interruptio durch. Die Saugbiopsie mit dem Portex- oder dem Braun-Katheter ist bei uns z. Z. die Methode der Wahl bei diagnostischen Biopsien. Die von uns durchgeführten anderen Entnahmetechniken verteilen sich auf die übrigen Biopsien. Mehrfachentnahmen waren häufig; bei den Übungsbiopsien zum Erlernen der Methode, bei den diagnostischen Biopsien zur Gewinnung von genügend Material. Komplikationen traten nicht auf.

Bei den 15 diagnostischen Fällen konnte einmal aus labortechnischen Gründen die Zellkultur nicht durchgeführt werden. Aufgrund des zytogenetischen Befundes führten wir 3 Abruptiones bei männlichen Embryonen von Konduktorinnen der Hämophilie A und der Duchenne-Muskeldystrophie durch. In einem Fall kam es 25 Tage nach der Biopsie zum Abort. Wie vorher beschrieben, wies dabei das Chorion frondosum ein „Mottenfraßmuster" auf. Nach unserer jetzigen Ansicht raten wir in diesen Fällen zur Amniozentese, um den ohnehin zu erwartenden Abort nicht der Methode anlasten zu müssen.

Insgesamt führten wir 92 Zellkulturen durch, die bis auf die anfangs schlechten Ergebnisse mit der Zytologiebürste sehr gute Resultate erbrachten.

Diskussion

Die Vorteile einer Vorverlegung der pränatalen Karyotypisierung vom 2. Trimenon durch Amniozentese in das 1. Trimenon mit Hilfe der Chorionbiopsie liegen auf der Hand. Die emotionale Belastung einer Risikoträgerin ist zeitlich verkürzt, und die indizierte Abruptio ist gefahrloser durchzuführen.

Daß sich die Chorionbiopsie als Routinemethode offenbar nur langsam durchsetzt, hat verschiedene Gründe: Einmal besteht methodisch zwar eine starke Tendenz zur transzervikalen Saugbiopsie, die Konkurrenz der Methoden ist aber durchaus noch nicht letztgültig entschieden. Das macht eine abwartende Haltung verständlich. Zum anderen trägt die angegebene Abortrate der Chorionbiopsie von 2−4% (Brambati et al. 1985) zur Verunsicherung bei. Eine Senkung der Abortziffer ist jedoch mit zunehmender Erfahrung und Verbesserung der Indikationsstellung aufgrund verbesserter Ultraschalltechnik zu erwarten. Unklar ist auch noch die Rolle der möglicherweise transzervikal inokulierten Trophoblastinfektionen und ihre Prävention. Neuralrohrdefekte sind mit Hilfe der Chorionbiopsie nicht zu diagnostizieren. Subtile Ultraschalluntersuchungen und AFP-Bestimmungen im Serum gleichen jedoch diesen Nachteil gegenüber der Amniozentese aus.

Eine ernste Gefahr des Mißbrauchs ist in der neu eröffneten Möglichkeit zu sehen, Schwangerschaften ihres Geschlechts wegen im gesetzlich zugelassenen Zeitraum zu unterbrechen. Dennoch ist die Chorionbiopsie im 1. Trimenon als Methode der Wahl in der nahen Zukunft anzusehen. Dies v. a. auch deshalb, weil zusätzlich zu den Chromosomenuntersuchungen der rasche Fortschritt der Molekulargenetik mehr und mehr erbliche Stoffwechselstörungen schon so früh aufdecken wird.

Literatur

Anguo H, Bingru Z, Hong W (1985) Long-term follow-up results after aspiration of chronic villi during early pregnancy. In: Fraccaro M, Simoni G, Brambati B (eds) First trimester fetal diagnosis. Springer, Berlin Heidelberg New York Tokyo, pp 1 — 6

Brambati B, Oldrini A, Ferrazzi E, Lanzani A (1985) Chorionic villi sampling: General methodical and clinical approach. In: Fraccaro M, Simoni G, Brambati B (eds) First trimester fetal diagnosis. Springer, Berlin Heidelberg New York Tokyo, pp 7 — 8

Chinesische Autoren (1975) Fetal sex prediction by sex chromatin of chorionic villi cells during early pregnancy. Chin Med J [Engl] 1/2:117 — 126

Flori E, Nisand I, Flori J, Dellenbach P, Ruch JV (1985) Direct fetal chromosome studies from chorion villi. Prenat Diagn 5:287 — 289

Ghirardini G, Camurri L, Gualerzi C, Fochi F, Foscolu AMS, Sprefico L, Agnelli P (1985) Chorionic villi sampling by means of a new endoscopic device. In: Fraccaro M, Simoni G, Brambati B (eds) First trimester fetal diagnosis. Springer, Berlin Heidelberg New York Tokyo, p 54

Ghirardini G, Gualerzi C, Spreafico L, Fochi F, Agnelli P (im Druck) Die Trophoblastbiopsie im ersten Schwangerschaftstrimenon mit dem Chorionskop. In: Popp LW (Hrsg) Gynäkologische Endosonographie. Ingo Klemke Verlag, Quickborn

Gustavii B, Edvall H, Mineur A, Heim S, Mandahl N, Kristoffersson U, Mitelman F (im Druck) Trophoblast samples suitable for long-term culture. Acta Obstet Gynecol Scand

Hahnemann N (1974) Early genetics: A study of biopsy technique and cell culturing from extraembryonic membranes. Clin Genet 6:294

Kazy Z, Rozovsky IS, Bakharev VA (1982) Chorionic biopsy in early pregnancy. A method of early prenatal diagnosis for inherent disorders. Prenat Diagn 2:39

Kullander S, Sandahl B (1973) Fetal chromosome analysis after transcervical placental biopsies during early pregnancy. Acta Obstet Gynacol Scand 52:355

Kunze GJ, Nohtse J (1983) Ultraschallgeleitete Chorionbiopsie mit der Zytologiebürste — Erste Erfahrungen. Vortrag beim Ultraschall-Dreiländertreffen 1983, Erlangen

Müller-Holve W, Popp L, Stoeckenius M, Martin K (1985) Die Chorionbiopsie — eine Methode der pränatalen Diagnostik des ersten Schwangerschaftsdrittels. Hamburger Ärztebl 3:77 — 79

Popp LW (1977) Zur Differentialdiagnostik der Blutung in der Frühschwangerschaft mit Ultraschall. Arch Gynecol 224:103 — 104

Popp LW (1985) Methode und Möglichkeiten der gynäkologischen Endosonographie. Vortrag beim Ultraschalldreiländertreffen 1985, Zürich

Popp LW, Lueken RP (1982) L'endosonographie gynécologique: une nouvelle voie/Gynäkologische Endosonographie: Ein neuer Weg. In: Semm K, Bernard P, Mettler L (Hrsg) Gynécologie et obstétrique en France et en Allemagne/Gynäkologie und Geburtshilfe in Deutschland und Frankreich. Semm, Kiel, S 66 — 71

Popp LW, Müller-Holve W (1984) Die Indikationsstellung zur Vaginosonographie. In: Lutz H, Reichel L (Hrsg) Ultraschalldiagnostik 83. Thieme, Stuttgart New York, S 74 — 76

Popp LW, Hauber KP, Frangenheim H (1979) Le diagnostic différentiel par ultrasonographie des hémorragies de la grossesse jeune/Die sonographische Differentialdiagnostik der blutenden Frühschwangerschaft. In: Semm K, Bernard P, Mettler L (Hrsg) Gynécologie et obstétrique en France et en Allemagne/Geburtshilfe und Gynäkologie in Deutschland und Frankreich. Semm, Kiel, S 171 — 173, 282 — 284

Popp LW, Lueken RP, Müller-Holve W, Lindemann H-J (1983) Gynäkologische Endosonographie: Erste Erfahrungen. Ultraschall 4:92 — 97

Popp LW, Müller-Holve W, Martin K (1984) Sind Drillinge eine Abruptio-Indikation? Frauenarzt 2:59 — 62

Popp LW, Lemster S, Hinrichs S, TeHeesen D, Müller-Holve W, Martin K (1985) Intravaginale Ultraschalldiagnostik (Vaginosonographie) — Erste Erfahrungen mit dem Panoramasektor. In: Judmaier G, Frommhold H, Kratochwil A (Hrsg) Ultraschalldiagnostik 84. Thieme, Stuttgart New York, S 320 — 322

Popp LW, Müller-Holve W, Stoeckenius M, Martin K (im Druck) Verschiedene Methoden der Materialgewinnung vom Chorion: Zytologiebürstenmethode, Aspirationsbiopsie, Chorionskopie — Erste Erfahrungen und Vergleich. Gynäkol Rundsch [Suppl 1] 25

Schaaps JP, Mustin J, Lambotte R (im Druck) Sonographische Aspekte der Uterus-Trophoblastzirkulation. In: Popp LW (Hrsg) Gynäkologische Endosonographie. Ingo Klemke Verlag, Quickborn

Simoni G, Brambati B, Danesino C, Rossela F, Terzoli GL, Ferrari M, Fraccaro M (1983) Efficient direct chromosome analysis and enzyme determinations from chorionic villi samplings in the first trimester of pregnancy. Hum Genet 63:349 — 357

Smidt-Jensen S, Hahnemann N (1984) Transabdominal fine needle biopsy from chorionic villi in the first trimester. Prenat Diagn 4:163 — 169

Smidt-Jensen S, Hahnemann N, Jensen PKA, Therkelsen AJ (1985) Transabdominal chorionic villi sampling for first trimester fetal diagnosis. In: Fraccaro M, Simoni G, Brambati B (eds) First trimester fetal diagnosis. Springer, Berlin Heidelberg New York Tokyo, pp 51 — 53

Terzoli GL, Romitti L, Guerneri S, Carrera P, Camurri L (1985) Effect of incubation time and serum concentration on the number of mitosis in aspirated villi samplings. In: Fraccaro M, Simoni G, Brambati B (eds) First trimester fetal diagnosis. Springer, Berlin Heidelberg New York Tokyo, pp 197 — 200

World Health Organization Working Group (1984) On first trimester fetal diagnosis of hereditary diseases, Genf, 2 — 4 Mai 1984. WHO, Genf

Morphologische Untersuchungen an der Eihaut

H. LUDWIG

Die Eihaut ist das für den Austausch des Fruchtwassers und die Anpassung der Fruchtwassermenge an die Bedürfnisse des Fetus wichtigste Organ. Diese Bedürfnisse sind andere für den kleinen Fetus mit permeabler Haut und seiner noch kaum entwickelten Fähigkeit zu schlucken oder Urin zu produzieren als für den größeren Fetus mit einer für Wasser undurchlässig gewordenen Haut, mit der neu gewonnenen Schluckfähigkeit seines Schlundes und der Resorptionsmöglichkeit des Magen-Darm-Traktes, mit der Exkretionsfunktion seiner Nieren. Die Dynamik des Flüssigkeitsaustausches zwischen dem Fetus und der inneren Oberfläche der Amnionhöhle muß sich mit dem Fortschreiten der Schwangerschaft entsprechend den gewandelten Bedürfnissen des wachsenden und reifenden Fetus ändern. Wahrscheinlich bilden fetale Lunge und Amnionepithel zumindest im 3. Trimenon eine funktionale Einheit. Es ist eine noch nicht entschiedene Frage, ob die aus dem Fruchtwasser isolierbaren Phospholipide in der fetalen Lunge oder im Amnionepithel gebildet werden oder an beiden Stellen. Sie könnten durch Exozytose aus dem Amnionepithel in das Fruchtwasser abgegeben werden (Schmidt et al. 1982). Resorptive und sekretorische Leistungen des Amnionepithels lassen sich morphologisch belegen. In den letzten Jahren ist die Eihaut zudem als Produktionsstätte für Proteine, Fettsäuren, Hormone, Prostaglandinvorstufen und -inhibitoren erkannt worden, so für Progesteron (Mitchell u. Powell 1983), für Prolaktinrezeptoren (Ron et al. 1982), als Sitz von Rezeptoren für die β-adrenergische Steuerung (DiRenzo et al. 1984) und Angiotensin-II-Bindung (Cooke et al. 1981), von Prostaglandinvorstufen (Okita et al. 1983) eines Prostaglandinsynthetaseinhibitors (Mortimer et al. 1985) und der Bindungsmöglichkeit für Plasminogen (Burgos et al. 1982). Die Eihaut wirkt als Filter für Harnstoff (Lingwood u. Wintour 1983). Sie ist eine Quelle für Diacylglycerol (Okita et al. 1982), für Lysolecithin, Sphingomyelin, Phosphatidylserin, Kephalin, für Triglyzeride und Fettsäuren.

Die Mikromorphologie des Amnionepithels liefert Hinweise auf die dem Verlauf der Schwangerschaft angepaßten vielfältigen Funktionen der Resorption und Sekretion, Hormon- und Proteinbindung und -bildung und auf ihre Drainagefunktion in Richtung auf die paraplazentare mütterliche Strombahn. Systematische morphologische Untersuchungen stehen erst am Anfang. Die folgenden Befunde mit dem Rasterelektronenmikroskop vermitteln einen Eindruck von der Differenzierung der inneren Oberfläche der menschlichen Fruchthöhle im Verlauf der Schwangerschaft. Die Methodik wurde an anderer Stelle ausführlich besprochen (Ludwig u. Metzger 1976).

---

* Unterstützt durch den Schweizerischen Nationalfond zur Förderung der wissenschaftlichen Forschung (3956 – 0.84).

Amnionepithel

Die Oberfläche des Amnionepithels unterliegt im Verlauf der Schwangerschaft einem Gestaltwandel, der auch von der Oberfläche her mit einer geeigneten Methode (Rasterelektronenmikroskop) deutlich zu erkennen ist. Die Zellen des frühen Amnions sind bereits polygonal, aber noch undeutlich voneinander abgegrenzt. Die apikalen Zellflächen wölben sich in das Lumen der Fruchthöhle vor; sie sind dicht von homogenen Mikrovilli besetzt (Abb. 1). Im weiteren Verlauf flachen die Amnionepithelzellen zunächst ab, werden aber größer und einzelne erreichen eine luminale Fläche von bis zu 50 µm². Die mikrovillösen Protrusionen dieser Zellen sind entsprechend der flächigen Ausbreitung auseinandergewichen (Abb. 2). Einzelne Amnionepithelzellen gehen zugrunde und verlieren dabei das charakteristische Oberflächenrelief. Das Phänomen der Abschilferung aus dem Epithelverband beginnt bereits im 1. Trimenon. Offenbar werden diese verlorengehenden Zellen schnell durch andere ersetzt (Abb. 3).

Der Wechsel in der Dichte der mikrovillösen Protrusionen könnte auch bedeuten, daß unterschiedlich aktive Zellen nebeneinander vorkommen. Man hat früher angenommen, daß 2 verschiedene Zelltypen, nämlich solche mit resorptiver und andere mit sekretorischer Funktion, vorkommen (Bourne 1962, 1977). Wir fanden stets nur einen Zelltyp, jedoch innerhalb desselben Verbandes mit unterschiedlicher Differenzierung der apikalen Zellmembran. Interessant ist die scharfe Abgrenzung der einzelnen polygonalen Zellen voneinander durch einen dichten, der Zellgrenze folgenden, einreihigen Saum von Mikrovilli, welche sich nur durch ihre marginale Anordnung, nicht in den Abmessungen von den übrigen unterscheiden (Abb. 4). Diese Art der Abgrenzung einzelner Amnionepithelzellen voneinander verschwindet mit dem Ende des 1. Trimenons.

Mit Beginn des 2. Trimenons nimmt die Tiefenausdehnung der Amnionepithelzellen zu und es entstehen typische Kernbuckel (Abb. 5). An Stelle der ehemals klar gezeichneten Trennleisten aus aufgereihten Mikrovilli haben sich interzelluläre Furchen ausgebildet, in denen zunächst vereinzelt kleinere Lücken auftreten (Abb. 6). Zwischen der 18. und 20. Schwangerschaftswoche (SSW) öffnen sich in den Zwischenzellfurchen die für das Amnionepithel des späten 2. und des 3. Trimenons so typischen Kanalmündungen (Abb. 7). Sie haben eine Weite von 1−3 µm. Sie sind mit rasterelektronenmikroskopischer Technik (Ludwig u. Metzger 1974) und aufgrund von transmissionselektronenmikroskopischen Befunden (Minh et al. 1983) eindeutig beschrieben worden. Diese interzellulären Kanäle des Amnionepithels entstehen an den Berührungsstellen der Kanten benachbarter Zellen. Einblicke in die Kanallichtung (Abb. 13) lassen erkennen, daß diese Kanäle keine besondere Wand haben, sondern von den Flanken benachbarter Zellen begrenzt werden, deren mikrovillöse Protrusionen über die ganze Kantenlänge der Epithelzellen hinab bis auf die Basalmembran reichen. Diese strukturelle Organisation ist für das Amnionepithel des Menschen für die 2. Hälfte der Schwangerschaft typisch.

Mit dem Beginn des 3. Trimenons treten innerhalb des mikrovillösen Reliefs der luminalen Zelloberfläche des Amnionepithels zunächst diskrete (Abb. 8), später massiver wirkende Granula auf, welche durch ihre Abmessun-

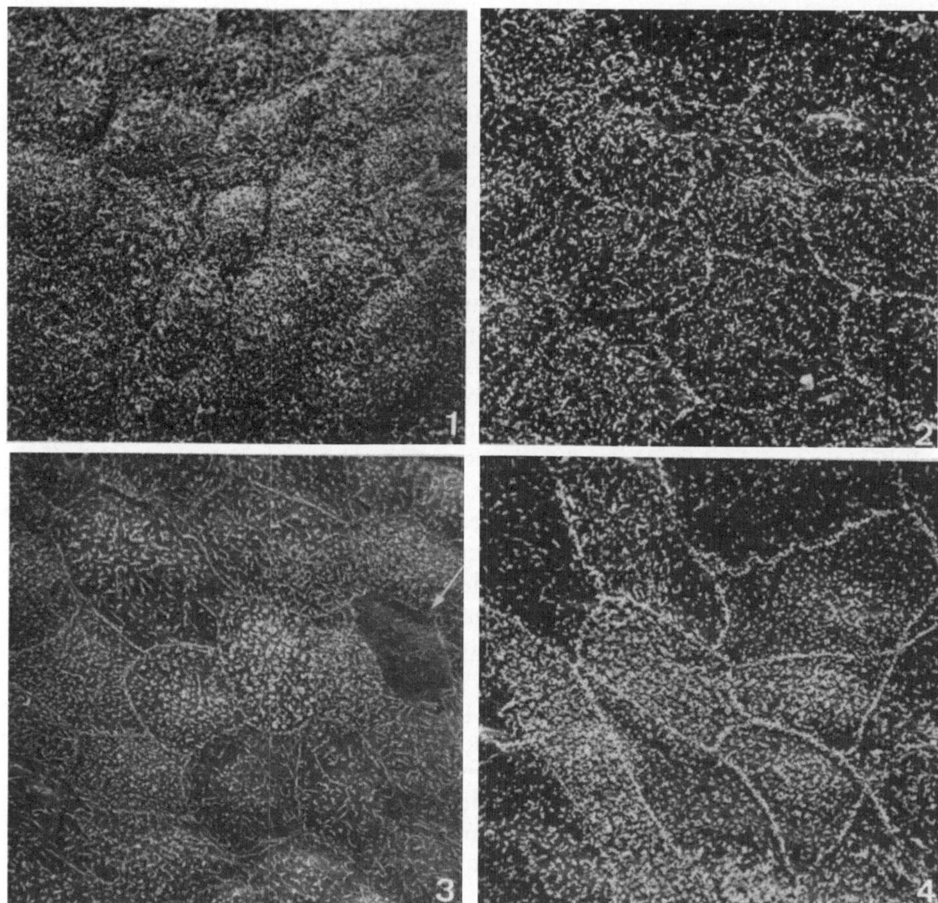

Abb. 1. Oberfläche des Amnionepithels, 4. SSW, Tubargravidität. Rasterelektronenmikroskopie (REM) nach Glutaraldehydfixierung, Critical-point-Trocknung, Gold-Kohle-Bedampfung. Cambridge S 4–10. Vergr. 2000:1

Abb. 2. Oberfläche des Amnionepithels, 7. SSW, Hysterektomiepräparat (Methode wie Abb. 1). Vergr. 2000:1

Abb. 3. Oberfläche des Amnionepithels, 9. SSW, Hysterektomiepräparat (Methode wie Abb. 1); *Pfeil:* eine Zelle mit Verlust der Oberflächendifferenzierung. Vergr. 2000:1

Abb. 4. Oberfläche des Amnionepithels, 11. SSW, Abortus completus (Methode wie Abb. 1). Vergr. 2000:1

gen (0,03–0,05 µm an der Spitze) eindeutig von den schlanken und regelmäßig geformten Mikrovilli (bis 0,01 µm Dicke, 0,03–0,05 µm Länge) zu unterscheiden sind (Abb. 9). Diese offenbar aus der Zelle sezernierten Granula („Lipidtröpfchen" nach Schmidt et al. 1982) überragen das Niveau der Mikrovilli. Sie sind unterschiedlich dick, treten vereinzelt, häufiger in Gruppen auf und konzentrieren sich auf die Zellmitte bzw. auf den Kernbuckel. Die Interzellularfurchen sind breit und werden bis zum Ende der Tragzeit noch breiter. Die er-

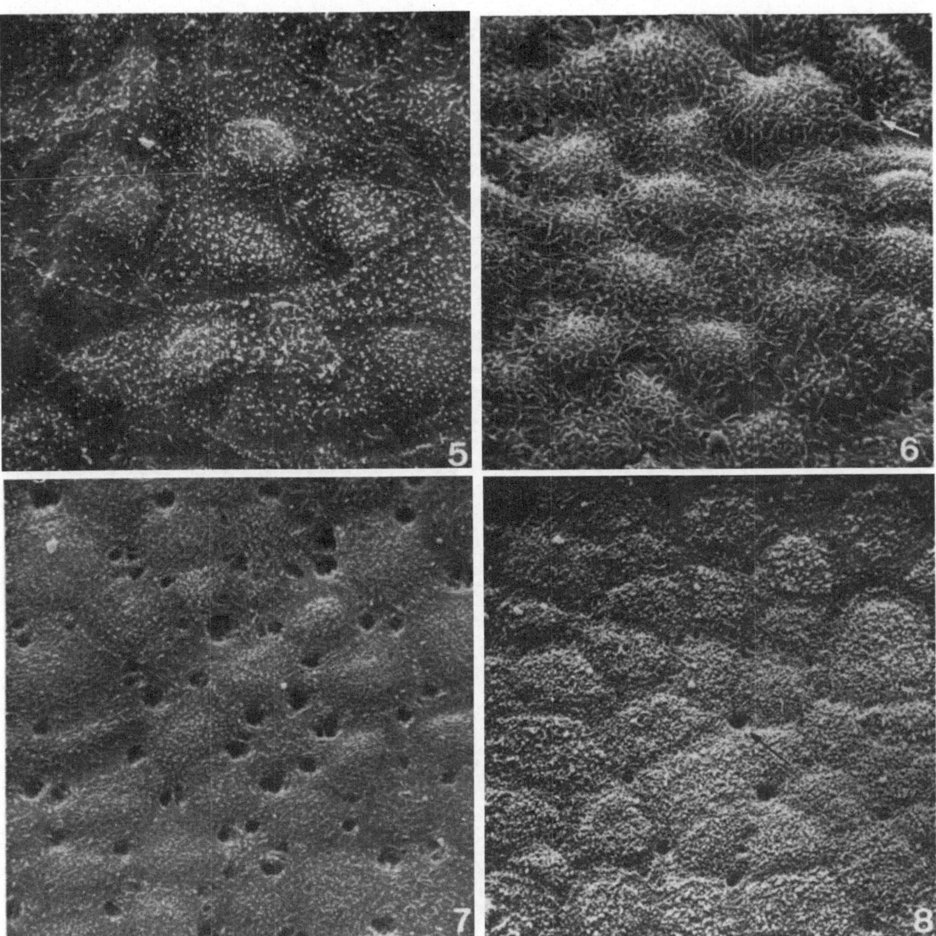

Abb. 5. Oberfläche des Amnionepithels, 13. SSW. Abortus completus (Methode wie Abb. 1).
Vergr. 2000:1

Abb. 6. Oberfläche des Amnionepithels, 17. SSW, Abortus incompletus (Methode wie
Abb. 1); *Pfeil:* Öffnung eines interzellulären Kanals. Vergr. 2000:1

Abb. 7. Oberfläche des Amnionepithels, 20. SSW, Hysterektomiepräparat (Methode wie
Abb. 1); Öffnungen interzellulärer Kanäle. Vergr. 2000:1

Abb. 8. Oberfläche des Amnionepithels, 33. SSW, Frühgeburt (Methode wie Abb. 1); *Pfeil:*
Öffnung eines interzellulären Kanals. Vergr. 2000:1

wähnten Kanäle öffnen sich in diesen Furchen, ihre Lichtungen sind unterschiedlich weit, streckenweise verschwinden sie in der Umgebung der steiler
abfallenden Zellflanken (Abb. 10).

Auch das Amnionepithel der Terminschwangerschaft setzt sich aus noch erkennbar polygonalen Zellen zusammen, die verglichen mit den Amnionepithelzellen des 1. Trimenons etwas kleinere luminale Flächen haben ($16-25\ \mu m^2$),
die aber markant in das Lumen der Fruchthöhle hineinragen. Sie sind durch

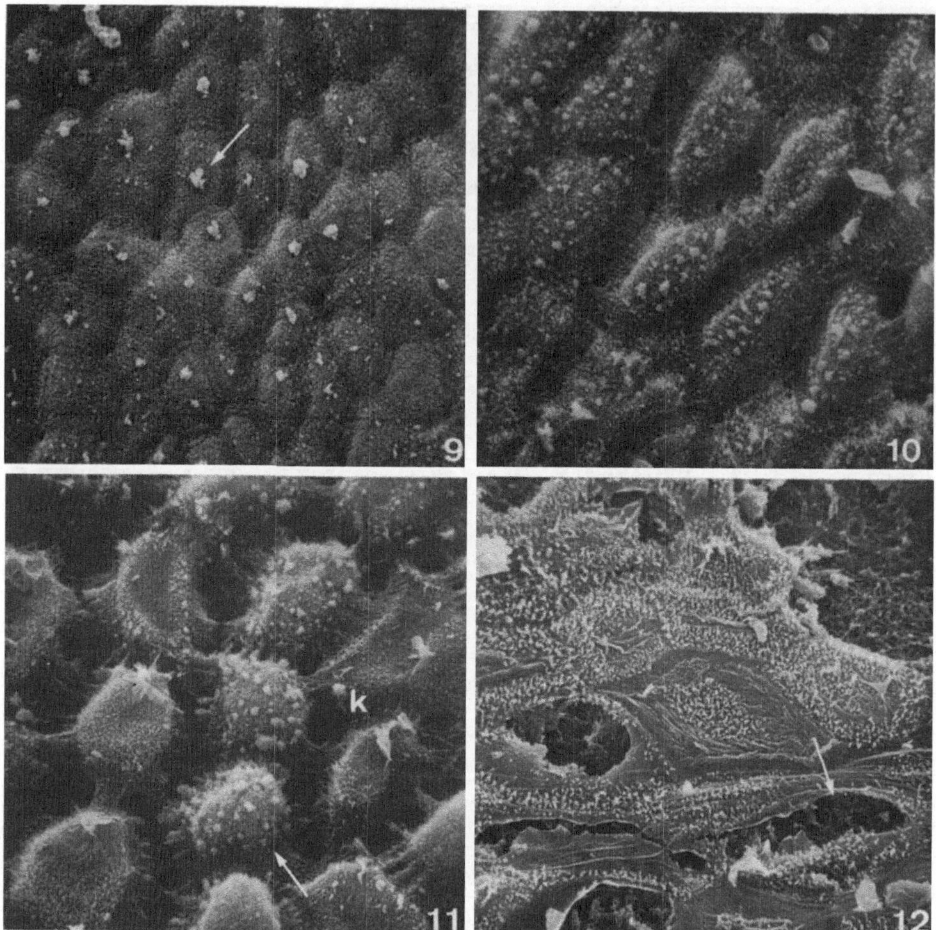

Abb. 9. Oberfläche des Amnionepithels, 40. SSW, Sectio (Methode wie Abb. 1); Austritt von Sekretgranula (*Pfeil*). Vergr. 2000:1

Abb. 10. Oberfläche des Amnionepithels, 41. SSW, Spontangeburt (Methode wie Abb. 1); Sekretgranula, Mikrovilli, interzelluläre Kanäle, Vergr. 2000:1

Abb. 11. Oberfläche des Amnionepithels, 41. SSW, Sectio, Hydramnion (Methode wie Abb. 1); Distensionszeichen, konfluierende interzelluläre Kanäle (*k*), sekretorisch aktive Zellen (*Pfeil*) neben degenerierenden Zellen. Vergr. 2000:1

Abb. 12. Oberfläche des Amnionepithels, 42. SSW, Sectio, Postmaturität (Methode wie Abb. 1); durch die Einrisse Basalmembran sichtbar (*Pfeil*). Vergr. 2000:1

besonders breite (bis zu 4 µm) Interzellularfurchen voneinander abgesetzt. In diesen Furchen öffnen sich bis zum Ende der Schwangerschaft Kanalmündungen, jedoch mit unterschiedlicher Weite der Lichtung (0,05 – 0,4 µm). Ihre Position ist dieselbe wie in den früheren Stadien der Schwangerschaft, nämlich an den Berührungsstellen der Zellen, begrenzt von den Zellflanken. Zarte Mikrovilli bedecken die Oberfläche der Zellen über dem Kernbuckel ebenso wie in den Tälern zwischen den Zellen. Die Granula als Ausdruck sekretorischer Leistung des Amnionepithels treten über der ganzen luminalen Fläche – und nicht nur in der Mitte der Zelle – aus dem mikrovillösen Rasen hervor. Vereinzelt trifft man auf abgeschilferte Zellschuppen, die als Reste von Zellmembranen identifiziert werden können und dem Amnionepithel lose aufgelagert sind (Abb. 10).

Nach dem Überschreiten des Termins verbreitern sich die Interzellularfurchen weiter, auch reißt deren Oberfläche vielerorts ein, wodurch das darunter gelegene Fasergerüst der Basalmembran des Amnionepithels sichtbar wird. Die Mikroarchitektur der Oberfläche der Amnionepithelzellen ist weniger gleichmäßig, an einzelnen Zellen flacht das mikrovillöse Relief sehr deutlich ab, während es an anderen noch kräftig entwickelt und regelmäßig erscheint. Der Aktivitätszustand einzelner Zellindividuen des Verbandes variiert. Manche Zellen tragen Sekretgranula in kleinen Haufen über die ganze Fläche des luminalen Zellbuckels verstreut, an anderen fehlen sie ganz. Die Lichtungen der Interzellularkanäle sind weit gestellt (0,03 µm) und stehen sehr dicht, gelegentlich reißen die seitlichen Kanalbegrenzungen ein, und die Lumina benachbarter Kanäle konfluieren (Abb. 11). Dies ist ein Zeichen des Zelluntergangs mit Destruktion der Zellflanken, welche die Wandung der Kanäle bilden.

Das postmature Amnionepithel bietet keinen intakten Zellverband mehr, vielmehr sind Einrisse, Schrumpfungen und breitflächige Abschilferungen zu erkennen. Die Zellen sind flach und ohne Sukkulenz. An den Rändern der Einrisse rollen sich die luminalen Zellmembranen ein. Mikrovilli sind nur noch spärlich vorhanden und beschränken sich auf die Zellmitte, umgeben von gewellten Säumen unstrukturierter, austrocknender Zellmembran. In den durch die Einrisse entstandenen Lücken ist die Basalmembran des Amnionepithels und die fasrige Zona compacta sichtbar (Abb. 12). Das postmature Amnion ist in der Präparation besonders artefaktanfällig, weshalb jede Interpretation der Degenerationsschritte mit Vorsicht aufgenommen werden sollte.

Intraamniales Kanalsystem

Die Öffnungen des im 2. Trimenon entstehenden Kanalsystems sind leicht trichterförmig und stets kreisrund mit einer lichten Weite von durchschnittlich 0,25 µm und einer Tiefe von bis zu 10 µm, entsprechend der Kantenlänge der Amnionepithelzelle von der luminalen Deckplatte (Mikrovilli) bis zur Basalmembran (Verankerung mit Fortsätzen). Die Kanäle dienen offensichtlich resorptiven Aufgaben, da dort nie Sekretgranula beobachtet werden können. Sie speichern Fruchtwasser und führen es in Richtung auf Chorion und schließlich materne deziduale Strombahn. In die Kanäle ragen Mikrovilli aus den Flanken der Amnionepithelzellen, welche die Kanäle begrenzen (Abb. 13). So entsteht eine Oberflächenvergrößerung, welche für den Stoffaustausch zwischen Fruchtwasser und Amnionepithel in der 2. Hälfte der Schwangerschaft bis zum Termin nützlich sein mag. In Fällen von Oligohydramnie sind die Kanalöffnungen vermindert und deformiert, bei Hydramnion überdehnt und vielfach eingerissen. Die Architektur der intraamnialen Kanäle kann zu pathologischen Veränderungen der Fruchtwassermenge in Beziehung gesetzt werden. Im postmaturen Amnion sind uns interzelluläre Kanalöffnungen nicht aufgefallen.

Mikrovilli und Sekretgranula

Die Mikrovilli des Amnionepithels sind Äquivalente der resorptiven, möglicherweise auch bestimmter sekretorischer Aktivität. Sie stehen daher in den luminalen Flächen aktiver Amnionepithelzellen sehr dicht. Ihr Durchmesser ist 0,01 µm, ihre Länge bis 0,3 µm. Luminale Zellfläche sind ebenso besetzt wie die Flanken dort, wo sie in die interzellulären Kanäle hineinragen. Die Abmessungen der in die Kanäle ragenden Mikrovilli ist gleich. Mikrovilli sind bereits in den Präparaten von der 4. SSW nachzuweisen (Abb. 1).

Das Auftreten von Sekretgranula (oder -tröpfchen) auf der Oberfläche des Amnionepithels ist beschränkt auf die Zeit des 3. Trimenons. Die Sekretgranula sind Ausscheidungsprodukte der Zelle und nicht Bestandteile der luminalen Zellmembran. Deshalb sind sie unregelmäßiger als die Mikrovilli, plump und bis zu 0,5 µm dick. Sie treten einzeln, häufiger in Bouquets (Abb. 14) aus der Zelle aus. An der Austrittsstelle weicht der sonst dichte mikrovillöse Rasen auseinander, was Einblicke auf die „Stiele" der Sekretgranula zuläßt. Durch ihre Anordnung und Oberflächenbeschaffenheit, wie auch morphometrisch, sind sie von den regelmäßig gestalteten, gerade stiftchenförmig nebeneinander stehenden Mikrovilli gut zu unterscheiden. Die Sekretgranula des Amnionepithels sind am Ende der Tragzeit auch dann noch zu erkennen, wenn das mikrovillöse Relief bereits Degenerationszeichen aufweist. Offenbar bleiben sekretorische Leistungen des Amnionepithels länger erhalten als resorptive. Das Kanalsystem geht mit den Auflösungserscheinungen des Amnionepithels zugrunde, Mikrovilli werden flach oder verschwinden ganz, während benachbarte Amnionepithelzellen noch reichlich Sekretgranula ausstoßen können (Abb. 11).

Abstoßung von Amnionepithelzellen

Die Abstoßung einzelner Amnionepithelzellen kann gelegentlich im rasterelektronenmikroskopischen Bild beobachtet werden. Die Oberfläche der sich lösenden Zelle hat ihre Differenzierung verloren, interzelluläre Kanäle entlang der Flanke der sich lösenden Zelle sind eingerissen. Der Vorgang erlaubt Einblicke in die seitliche und tiefe Verankerung des Amnionepithels und Messungen der Kantenlänge (Länge 9 µm in Abb. 15). Es entstehen Lücken in der epithelialen Abdichtung des Amnions, welche etwa 10mal breiter sind als die Lumina der weitesten Kanäle (Abb. 16).

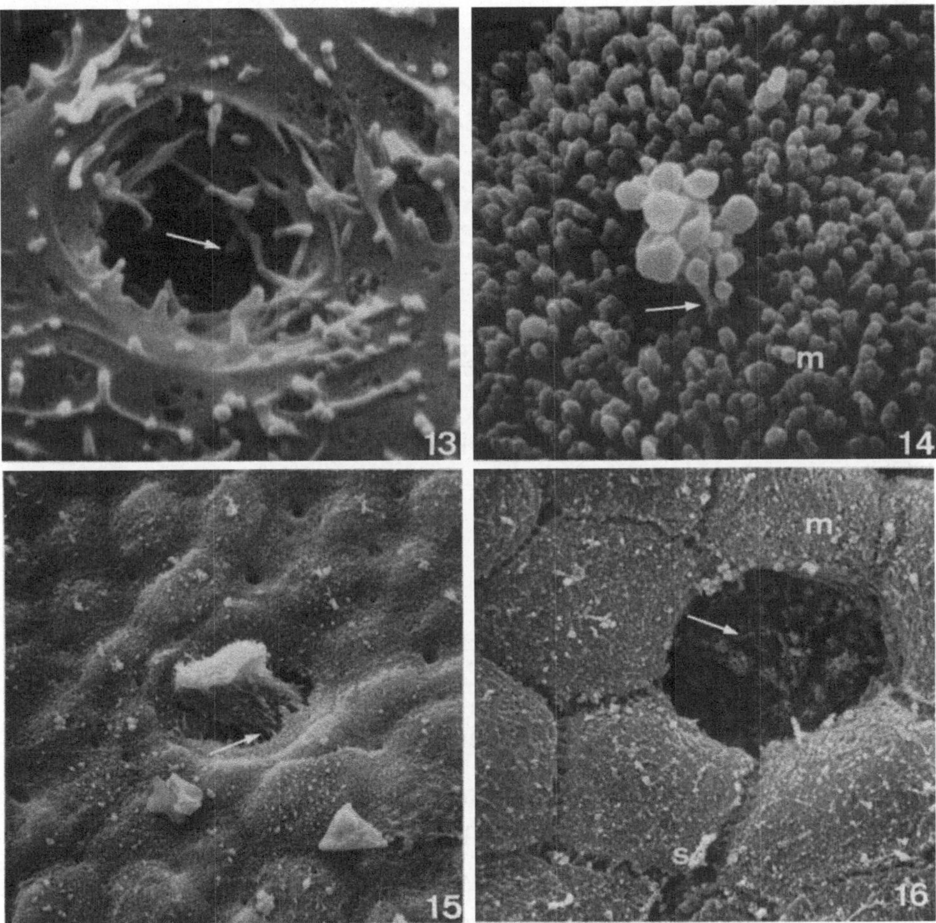

Abb. 13. Oberfläche des Amnionepithels, 20. SSW (vgl. Abb. 7; Methode wie Abb. 1); Detailvergrößerung einer Öffnung des intraamnialen Kanalystems. Mikrovilli an der luminalen Oberfläche und entlang der Zellflanken, welche den Kanal seitlich begrenzen (*Pfeil*). Vergr. 2000 : 1

Abb. 14. Oberfläche des Amnionepithels, 40. SSW (vgl. Abb. 9; Methode wie Abb. 1); bouquetförmiger Austritt von Sekretgranula, Einblick auf „Stiele"; beachte den Unterschied zwischen Sekretgranula und Mikrovilli (*m*). Vergr. 2000 : 1

Abb. 15. Oberfläche des Amnionepithels, 38. SSW, Sectio (Methode wie Abb. 1); Abstoßung einer Amnionepithelzelle (*Pfeil:* Zellflanke und Verankerung in der Basalmembran), Sekretgranula, Öffnungen interzellulärer Kanäle. Vergr. 2000 : 1

Abb. 16. Oberfläche des Amnionepithels, 41. SSW, Sectio (Methode wie Abb. 1); Lücke nach Ausstoßung einer Amnionepithelzelle mit Defekt im Zellverband. Einblick auf die Basalmembran (*Pfeil*) des Amnionepithels. Sekretgranula (*s*), kaum Mikrovilli (*m*). Vergr. 5000 : 1

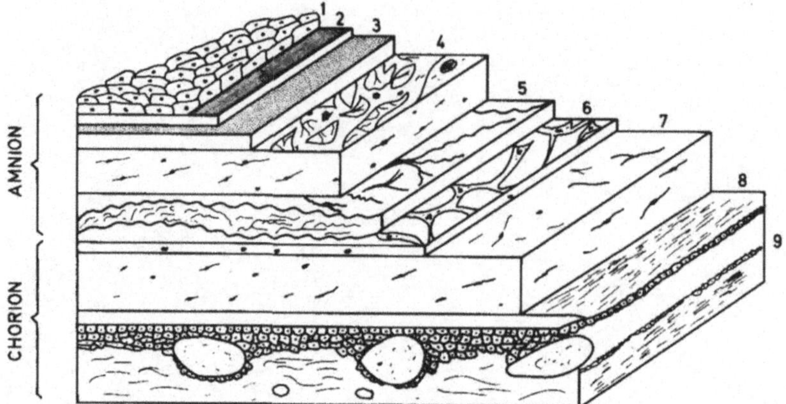

Abb. 17. Schematische Übersicht zu den Schichten der menschlichen Eihaut. (Nach Bourne 1962)

Faserschichten des Amnions

Das Amnionepithel ist in einer Basalmembran verankert, an diese schließt sich die Zona compacta an (Abb. 17). Die Fibroblastenschicht geht in eine lockere Zona spongiosa über, welche die Trenn- und Verschiebeschicht zwischen Amnion und Chorion darstellt. Trennt man beide Membranen voneinander und untersucht amniale wie choriale Fläche, so trifft man an beiden Seiten auf ein auffallend regelmäßiges Fasergerüst. Die gröberen Fasern der Trenn- und Verschiebeschicht (Zona spongiosa) liegen amnionwärts locker auf einem Netz dichter kollagener Fasern, nämlich der Zona compacta des Amnions. Verglichen mit der Variationsbreite des Amnionepithels ändert sich an der Beschaffenheit der amnialen und chorialen Faserschichten im Verlauf der Schwangerschaft nur wenig. Die Schichten wachsen mit der Eihaut, ohne ihre Dichte auffallend zu verändern (Abb. 18−21). Der Durchmesser der Grundfaser bleibt gleich (0,005 µm).

Resistenz der Eihaut und Blasensprung

Die mechanische Resistenz der Eihaut ist eine Funktion des Dehnungs- und Reißwiderstands von jeder einzelnen der 9 Schichten. Die Eihaut des 3. Trimenons widersteht Drücken von ca. 150 mm Hg. Ihre mechanische Resistenz nimmt mit Erreichen des Termins deutlich ab. Der Berstungsdruck beträgt dann noch ca. 100 mm Hg (Al-Zaid et al. 1980). Das avaskuläre Amnion grenzt sich durch eine äußerst zellarme, spongiöse Verschiebeschicht (Zona spongiosa) von dem Chorion ab. Letzteres führt nur in der Frühgravidität Gefäße. Das Chorion des 2. und 3. Trimenons ist gleichfalls gefäßlos. Die amnioskopisch am unteren Eipol beobachtbaren Gefäße sind dezidualer Herkunft und führen ma-

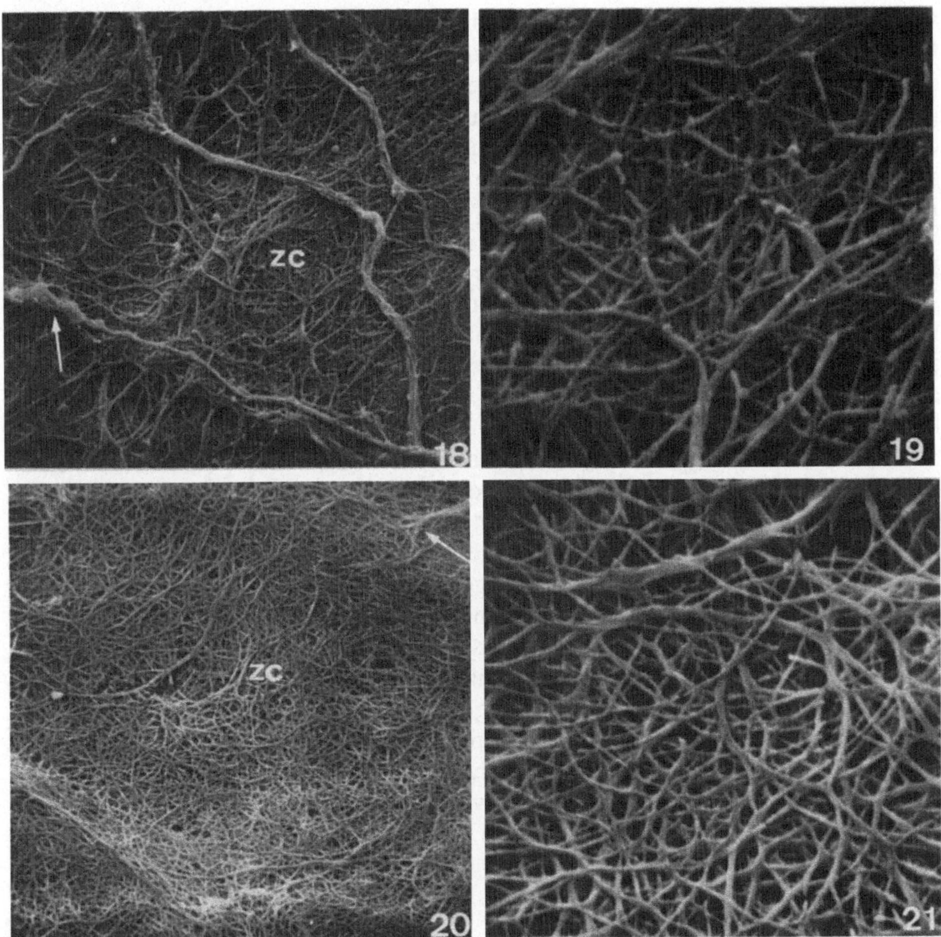

Abb. 18. Zona spongiosa des Amnions mit Einblick in die Zona compacta nach Entfernung des Chorions, 9. SSW; Hysterektomiepräparat (s. Abb. 3; Methode wie Abb. 1); Gröbere Faserbündel der Verschiebeschicht mit Fibroblasten (*Pfeil*), zarte kollagene Fasern der Zona compacta (*zc*). Vergr. 5000:1

Abb. 19. Detailvergrößerung zu Abb. 18. Fasern der Zona compacta. Vergr. 20000:1

Abb. 20. Zona spongiosa des Amnions mit Einblick in die Zona compacta nach Entfernung des Chorions, 40. SSW; Sectio (s. Abb. 9; Methode wie Abb. 1); gröbere Faserbündel gehen in das dichte, gleichwohl zarte kollagene Fasernetz der Zona compacta über. *Pfeil:* eine gröbere Faser und ihre Insertionsstelle in der Zona compacta (*zc*). Vergr. 5000:1

Abb. 21. Detailvergrößerung zu Abb. 20. Fasern der Zona compacta. Vergr. 20000:1

ternes Blut. Der Flüssigkeitsstrom durch beide Membranteile ist gegenläufig: Flüssigkeit aus der Fruchthöhle penetriert vom Amnion in Richtung auf das Chorion und benutzt dabei jenseits der Mitte der Schwangerschaft im wesentlichen die interzellulären Kanäle. Vom Chorion her dringen Extravasate aus maternen Gefäßen in Richtung auf die Zona spongiosa und Amnion, nur in der Frühschwangerschaft sind fetale Gefäße im Chorion laeve vorhanden, die bald veröden. Das Chorion der Eihaut ist die Zone passiver paraplazentarer Austauschvorgänge, eine paraplazentare fetomaternale Kontaktzone. Das Amnion der Eihaut ist der aktive Teil, in dem sich nicht nur aktiv-resorptive und sekretorische Vorgänge abspielen, sondern auch Einrichtungen für die Homoiostase des Fruchtwassers vorhanden sind. Die Zona spongiosa ist als Verschiebeschicht die funktionelle Wasserscheide zwischen den beiden Membranteilen. Bewegungen der Uteruswand teilen sich dem chorialen Bestandteil der Eihaut ungebremst mit und klingen in der Verschiebeschicht teilweise aus, an deren Plastizität und Pufferungsfähigkeit für mechanische Energie hohe Anforderungen gestellt werden. Das Amnion ist zumindest jenseits der 20. SSW ein mit Fruchtwasser gefüllter, poröser membranöser Speicher, welcher Wachstumsimpulse ebenso wie intraamniale Druckschwankungen aufnehmen und entsprechend seinem Wasserkissen gedämpft an die Verschiebeschicht weitergeben kann.

Zustandsänderungen in der Verschiebeschicht zwischen Amnion und Chorion, insbesondere durch bakterielle und zelluläre Infiltration, müssen Verluste des Plastizitätsgrades und damit der Anpassungsfähigkeit zur Folge haben. Intraamniale und uterine Druckänderungen werden weniger gut gedämpft, teilen sich beiden Membranteilen gleichmäßiger mit. Die Bewegungen der Membranteile gegeneinander werden eingeschränkt, Verwerfungen und Risse im Fasergerüst müssen eintreten. Die in die Verschiebeschicht zwischen den Membranteilen eingedrungenen maternen Granulozyten und bestimmte, dort kolonisierende Bakterien entfalten fokale kollagenolytische Aktivitäten, welche zu zunächst herdförmigen Auflockerungen, später zu Zerstörungen der Faserstruktur führen (Abb. 22). Der vorzeitige Blasensprung wird durch die bakterielle und granulozytäre Infiltration der Einhaut, vornehmlich lokalisiert in der Verschiebeschicht, vorbereitet. Reißversuche in vitro haben ergeben, daß die choriale

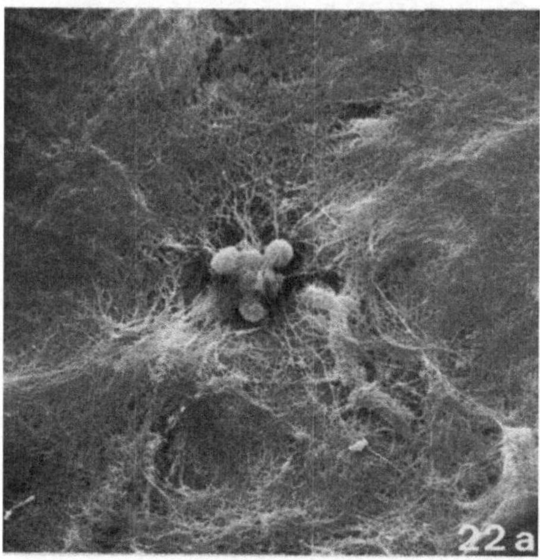
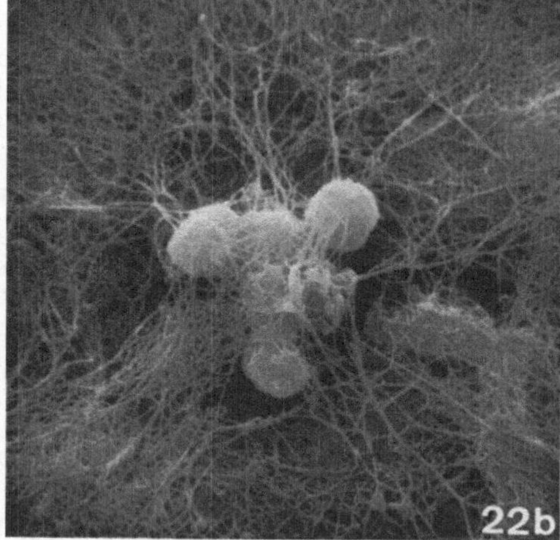

Abb. 22. a Zona spongiosa des Amnions mit Einblick in die Zona compacta, im Zentrum polymorpher Granulozyt mit Auflockerung der Faserstruktur in unmittelbarer Umgebung (Methode wie Abb. 1); Chorioamnionitis, 40. SSW. Vergr. 2000:1. **b** Detailvergrößerung zu **a**: 5000:1

Faserschicht die geringste, die Basalmembran des Amnionepithels und das Amnionepithel selbst die höchste Reißfestigkeit gegenüber Berstungsversuchen aufweisen. Beim vorzeitigen Blasensprung ist vermutlich die zweizeitige Ruptur, zunächst Chorion, dann erst Amnion, das häufigere Ereignis.

Die Zerstörung der Faserstruktur beginnt bei aszendierenden Infektionen im Chorion des distalen Eipols und schreitet in Richtung auf das Amnion fort. Die Ausbreitung dürfte sich in der Regel zunächst ohne oder mit nur geringer klinischer Symptomatik vollziehen, wie viele Beobachtungen belegen. Auf welchem Wege pathogene Keime durch intakte Membranen schließlich die Fruchthöhle erreichen, ist unbekannt. Aus den vorliegenden morphologischen Untersuchungen läßt sich ableiten, daß die interzellulären Kanäle, welche dicht oberhalb der Verschiebeschicht beginnen, und daneben Lücken im Amnionepithel präformierte Wege darstellen. Der diesem Geschehen nachfolgende vorzeitige Blasensprung ereignet sich am Ort fokaler Infiltrationen, vorzugsweise am unteren Eipol. Er führt zu einer direkten Besiedelung der Fruchthöhle via Eihautleck. Große Areale der inneren Begrenzung der Amnionhöhle können dabei völlig gesund sein und normal funktionieren, wozu auch die Aufrechterhaltung bakterizider Eigenschaften des Fruchtwassers gehört, Ursache einer oft erstaunlich langen Latenz bis zu bedrohlichen Reaktionen des fetalen und des mütterlichen Organismus bei intraamnialen Infektionen.

Literatur

Al-Zaid NS, Bou-Resli MN, Goldspink G (1980) Bursting pressure and collagen content of fetal membranes and their relation to premature rupture of the membranes. Br J Obstet Gynaecol 87:227

Bourne GL (1962) Human amnion and chorion. Lloyd-Luke, London

Bourne G (1977) The membranes. In: Philipp EE, Barnes J, Newton M (eds) Scientific foundations of obstetrics and gynaecology, 2nd ed. William Heinemann, London

Burgos H, Hsi B-L, Yeh C-JG, Faulk WP (1982) Plasminogen binding by human amniochorion — A possible factor in premature rupture of membranes. Am J Obstet Gynecol 143:958

Cooke SF, Craven DJ, Symonds EM (1981) A study of angiotensin II binding sites in human placenta, chorion, and amnion. Am J Obstet Gynecol 140:689

DiRenzo GC, Venincasa MD, Bleasdale JE (1984) The identification and characterization of β-adrenergic receptors in human amnion tissue. Am J Obstet Gynecol 148:398

Lingwood BE, Wintour EM (1983) Permeability of ovine amnion and amniochorion to urea and water. Obstet Gynecol 61:227

Ludwig H, Metzger H (1976) The human female reproductive tract — A scanning electron microscopic atlas. Springer, Berlin Heidelberg New York

Ludwig H, Metzger H, Korte M, Wolf H (1974) Die freie Oberfläche des Amnionepithels. Arch Gynecol 217:141

Minh H-N, Smadja A, St. Maur PP de, Orcel L (1981) Electron microscopic study of intercellular canalicular systems in the parietal fetal membranes. Br J Obstet Gynaecol 88:1104

Mitchell BF, Powell WA (1984) Progesterone production by human fetal membranes: An in vitro incubation system for studying hormone production and metabolism. Am J Obstet Gynecol 148:303

Mortimer G, Stimson WH, Hunter IC, Govan ADT (1985) A role for amniotic epithelium in control of human parturition. Lancet I:1074

Okita JR, MacDonald PC, Johnston JM (1982) Initiation of human parturition — XIV. Increase in the diacylglycerol content of amnion during parturition. Am J Obstet Gynecol 142:432

Okita JR, Johnston JM, MacDonald PC (1983) Source of prostaglandin precursor in human fetal membranes: Arachidonic acid content of amnion and chorion leave in diamniotic-dichorionic twin placentas. Am J Obstet Gynecol 147:477

Ron M, Beller U, Ori J, Ben-David M, Palti Z (1982) Prolactin concentration in the fetal membranes in pregnancies with premature rupture of the membranes and control pregnancies. Am J Obstet Gynecol 143:482

Schmidt W, Pfaller K, Schwartzfurtner H (1982) Licht- und elektronenmikroskopische Untersuchungen an den Eihäuten des Menschen — 1. Amnion und Zwischenschicht. Zentralbl Gynäkol 104:385

Wang T, Bartels H, Schneider J (1983) Interzellularverbindung des menschlichen Amnionepithels. Arch Gynecol 234:464

Die Bedeutung von Risikofaktoren für den Verlauf von Schwangerschaft und Geburt

K.-H. WULF

Die rechtzeitige Erkennung von besonders gefährdeten Schwangerschaften ist ausdrückliches Ziel der Schwangerenvorsorge im Rahmen der sog. Mutterschaftsrichtlinien. Die Aufdeckung von Risikofaktoren ist zunächst nicht an einen größeren apparativen Aufwand gebunden, sondern mit einfachen klinischen Untersuchungsmaßnahmen und dem Repertoire eines „Sprechstundenlaboratoriums" möglich (Koller 1983).

Ausgangspunkt unserer Erhebungen waren der Geburtsjahrgang 1980 der Universitätsfrauenklinik Würzburg und die Bayerische Perinatalerhebung für die Jahre 1982/83. Erfaßt wurden die Einflußgrößen Körperlänge, Körpergewicht, Blutdruck und Hämoglobingehalt.

Körpergröße der Schwangeren[1]

Die Körperlänge des Menschen ist genetisch vorgegeben und durch Umwelteinflüsse modifiziert. Die Größe der Schwangeren korreliert gut mit dem Neugeborenengewicht trotz erheblicher Streuung der Einzelwerte. Die ursächlichen Verknüpfungen sind vielfältig; zu beachten sind auch Interaktionen mit dem Sozialstatus[2]. Schwangere aus niedrigeren Sozialschichten sind durchschnittlich kleiner als Gleichaltrige mit höherem Lebensstandard. Der Sozialstatus aber ist in gleicher Weise wie die Körpergröße auch mit den Kindsmaßen und mit Schwangerschaftskomplikationen assoziiert.

Für unseren Geburtsjahrgang 1980 (UFK Würzburg) betrug die mittlere Körpergröße bei 889 Schwangeren 165 ± 6,2 cm. Die mittleren Neugeborenengewichte nahmen mit der Körpergröße der Mutter signifikant von ca. 3100 auf 3500 g zu (Abb. 1).

Untergliedert man, wie in einer Sonderauswertung der Bayerischen Perinatalerhebung geschehen, in Tragzeitgruppen und Längenklassen, so findet sich auch dann eine deutliche Abhängigkeit der Geburtsgewichte beider Geschlechter von der Muttergröße. Für die einzelnen Tragzeitklassen variieren die Geburtsgewichte mit der Körperlänge (< 154 cm bis > 175 cm) zwischen 160 und 390 g (Abb. 2 und 3). Betrachtet man die 10. Perzentile als Grenzwert für eine

---

[1] Berg 1981; Deutsche Forschungsgemeinschaft 1977; Friedberg u. Rathgen 1980; Knörr u. Knörr-Gärtner 1981; Münchner Perinatal-Studie 1975 (1977); Münchner Perinatal-Studie 1975 – 1977 (1980).

[2] Deutsche Forschungsgemeinschaft 1977; Knörr u. Knörr-Gärtner 1981; Mau u. Netter 1977; Münchner Perinatal-Studie 1975 (1977); Münchner Perinatal-Studie 1975 – 1977 (1980).

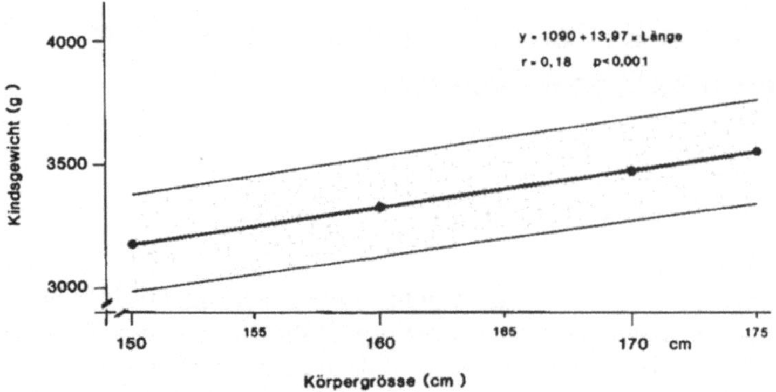

Abb. 1. Abhängigkeit des Neugeborenengewichts von der Körpergröße der Mutter. Geburtsjahrgang 1980, UFK Würzburg; n = 827

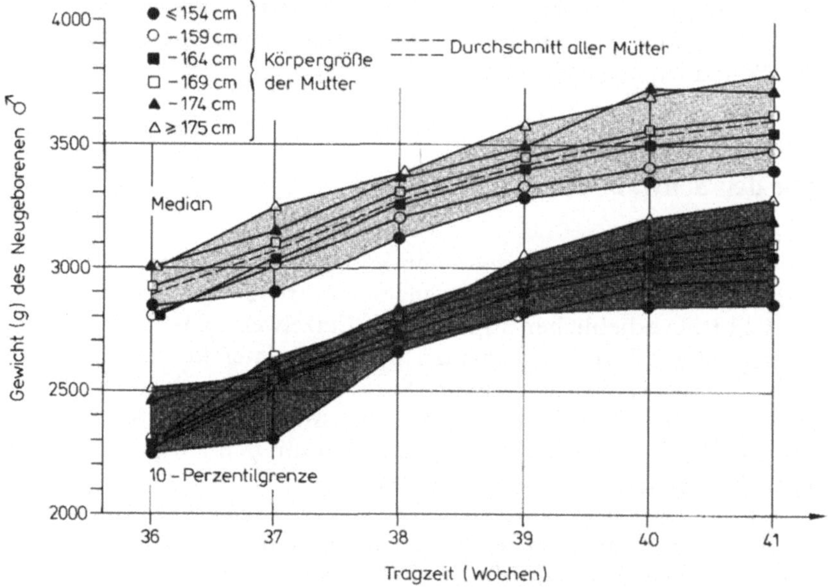

Abb. 2. Geburtsgewicht (♂) in Abhängigkeit von Tragzeit und Körpergröße der Mutter. Bayerische Perinatalerhebung; n = 39 661

Normalentwicklung, so liegen die Geburtsgewichte von Neugeborenen kleine-
rer Mütter z. T. im Bereich der Wachstumsretardierung (Hohenauer 1980; Tabellen 1 und 2).

Die Bayerische Perinatalerhebung bestätigt auch den Einfluß der Größe der
Mutter auf Schwangerschafts- und Geburtsverlauf (Sonderauswertung 1982/
83). Dabei zeigen sich mit geringerer Körpergröße die folgenden, z. T. statistisch hochsignifikanten Veränderungen (Abb. 4 und Tabelle 3):

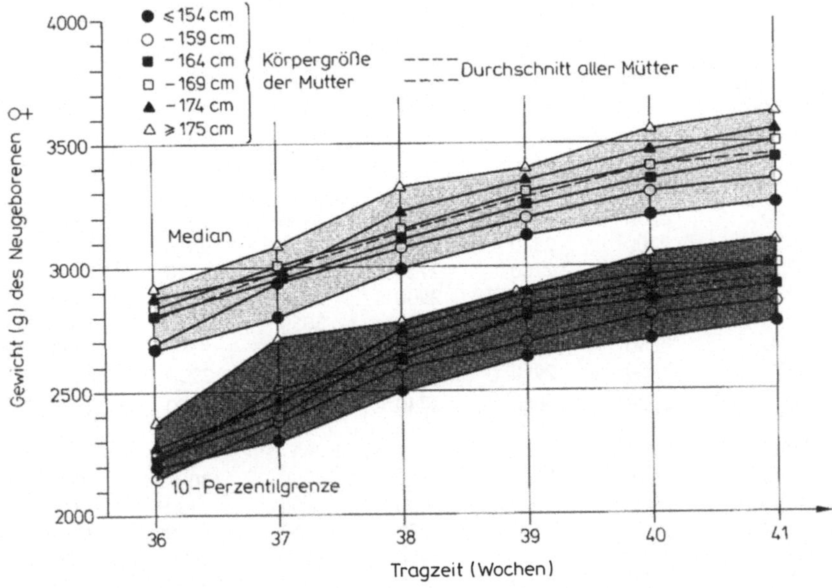

Abb. 3. Geburtsgewicht (♀) in Abhängigkeit von Tragzeit und Körpergröße der Mutter. Bayerische Perinatalerhebung; n = 37 943

— vermehrt intrauterine Wachstumsretardierungen und Mangelgeburten,
— vermehrt untergewichtige Neugeborene (< 2500 g),
— weniger große Kinder (> 4000 g),
— weniger Gestosen (RR > 140/90, Proteinurie),
— vermehrt Schnittentbindungen,
— höhere Verlegungsraten.

Dagegen war die perinatale Mortalität nicht eindeutig von der Körpergröße der Mutter abhängig. Das spricht für eine sorgfältige Schwangerschaftsvorsorge und Geburtsleitung unter besonderer Beachtung präventiver Indikationen auch zur Schnittentbindung.

Die größere Anzahl untergewichtiger und auch per definitionem gewichtsretardierter Neugeborener bei kleineren Schwangeren ist wohl nur zum Teil auf gehäufte Plazentarinsuffizienzen zurückzuführen, sondern vielmehr auf die generelle Verknüpfung von Kindsmaßen und Muttergröße. Die standardisierten Kurven für den intrauterinen Wachstumsverlauf berücksichtigen die Körpermaße der Mutter nicht. Man muß daher bei Verwendung dieser Diagramme bei kleinen Müttern mit vermehrt falsch-positiven Aussagen und bei größeren Müttern mit falsch-negativen Hinweisen rechnen. Im Zweifelsfall sollten dann Zusatzparameter herangezogen werden, um die Diagnose („small for date") zu erhärten. Nur so lassen sich voreilige oder auch verzögerte therapeutische Maßnahmen vermeiden (Hohenauer 1980).

Tabelle 1a, b. Geburtsgewicht in Abhängigkeit von Tragzeit, Geschlecht und Muttergröße; 10-Perzentilgrenze (a) und Median (b); n = 39661

Tragzeit [Wochen]	Gesamtdurchschnitt Geburtsgewicht [g]	Muttergröße [cm]					
		≤ 154	−159	−164	−169	−174	≥ 175
a) *10-Perzentilgrenze* (männlich)							
36	2300	2250	2300	2280	2300	2460	2510
37	2550	2300	2540	2550	2630	2600	2550
38	2750	2650	2700	2720	2800	2820	2730
39	2920	2810	2800	2900	2950	3000	3050
40	3020	2840	2940	3000	3050	3120	3200
41	3080	2850	2950	3050	3100	3200	3280
42	3110	2900	2980	3100	3090	3250	3350
Gesamt		2530	2660	2740	2800	2880	2900
b). *Median* (männlich)							
36	2890	2840	2800	2800	2920	3000	3000
37	3070	2900	3010	3030	3100	3150	3240
38	3270	3120	3200	3250	3300	3370	3380
39	3420	3280	3330	3400	3450	3500	3580
40	3540	3350	3410	3500	3560	3730	3700
41	3600	3400	3480	3550	3620	3720	3790
42	3650	3700	3510	3600	3700	3800	3790
Gesamt		3230	3300	3380	3450	3520	3600

Tabelle 2a, b. Geburtsgewicht in Abhängigkeit von Tragzeit, Geschlecht und Muttergröße; 10-Perzentilgrenze (a) und Median (b); n = 37943

Tragzeit [Wochen]	Gesamtdurchschnitt Geburtsgewicht [g]	Muttergröße [cm]					
		≤ 154	−159	−164	−169	−174	≥ 175
a) *10-Perzentilgrenze* (weiblich)							
36	2250	2200	2150	2220	2250	2270	2380
37	2450	2300	2380	2510	2400	2460	2720
38	2650	2500	2600	2630	2700	2750	2780
39	2800	2630	2700	2800	2840	2900	2900
40	2900	2700	2800	2860	2930	2960	3050
41	2950	2770	2850	2920	3000	3000	3100
42	2970	2950	2900	3000	2920	3020	3020
Gesamt		2490	2580	2650	2700	2780	2850
b) *Median* (weiblich)							
36	2800	2670	2700	2810	2850	2880	2920
37	2980	2800	2940	2950	3000	2990	3090
38	3140	2980	3080	3110	3150	3230	3330
39	3280	3120	3200	3250	3300	3350	3400
40	3400	3200	3300	3350	3400	3470	3550
41	3450	3250	3350	3440	3500	3550	3620
42	3470	3250	3310	3420	3500	3550	3800
Gesamt		3080	3170	3250	3300	3360	3450

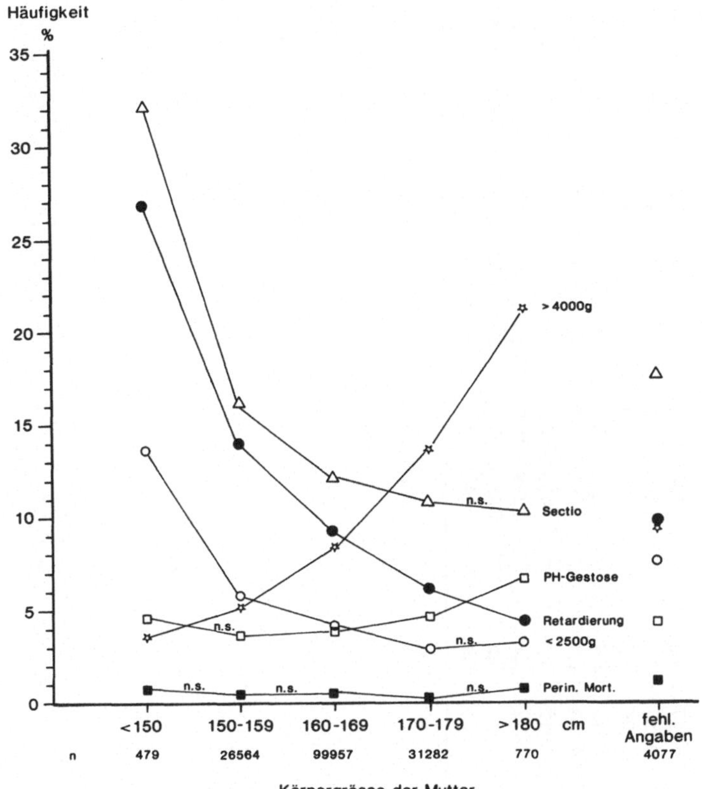

Abb. 4. Abhängigkeit des Schwangerschafts- und Geburtsverlaufs von der Körpergröße der Mutter. Bayerische Perinatalerhebung 1982/83; n = 159 052

Körpergewicht der Schwangeren[1]

Der Einfluß des Körpergewichts der Schwangeren ist noch größer als der der Körperlänge. Sowohl das Ausgangsgewicht vor oder zu Beginn der Schwangerschaft als auch der Gewichtszuwachs während der Schwangerschaft sind zu den Kindsmaßen, zum Schwangerschaftsverlauf und zur Geburtsprognose assoziiert. Grundsätzlich gilt die Regel: große (schwere) Mutter, großer Uterus, großes Kind. Dagegen spielen die Körpermaße des Vaters offenbar nur eine untergeordnete Rolle (Lazar et al. 1975).

Für den Geburtsjahrgang 1980 der Universitätsfrauenklinik Würzburg wurden folgende durchschnittliche Gewichte berechnet:

---

[1] Berg 1981; Donalson u. Billy 1984; Elder et al. 1970; Friedberg 1981; Moghissi 1978; Niswander et al. 1969; Pitkin et al. 1972; Singer et al. 1968; Showstack et al. 1984.

Tabelle 3. Körpergröße der Mutter und Schwangerschaftsverlauf (* $p<0,05$, ** $p<0,01$, *** $p<0,001$, n.s. nicht signifikant)

Körpergröße der Mutter [cm]	<150		150–159			160–169			170–179			>180			Fehlende Angaben	
Geburten	479		26564			99957			31282			770			4077	
Schwangerschafts-komplikationen	n	[%]		n	[%]		n	[%]		n	[%]		n	[%]	n	[%]
Mangelgeburt	78	16,3	***	2317	8,7	***	5557	5,6	***	1130	3,6	**	14	1,8	215	5,3
Retardierung	129	26,9	***	3715	14,0	***	9257	9,3	***	1898	6,1	*	33	4,3	386	9,5
„Frühgeborene" <2500 g	66	13,7	***	1550	5,9	**	4186	4,2	**	931	2,9	n.s.	25	3,2	257	7,6
>4000 g	17	3,5	n.s.	1386	5,2	***	8415	8,4	***	4286	13,7	***	163	21,2	380	9,3
E-Gestose	10	2,1	n.s.	659	2,5	n.s.	2307	2,3	n.s.	686	2,2	*	19	2,5	60	1,5
PH-Gestose	22	4,6	n.s.	940	3,7	**	3915	3,9	**	1438	4,6	***	71	6,7	178	4,4
Sectio caesarea	154	32,2	***	4283	16,1	***	12062	12,1	***	3399	10,9	n.s.	80	10,4	729	17,8
Verlegung	69	14,4	***	2599	9,8	***	8517	8,5	***	2402	7,7	n.s.	59	7,7	433	10,6
Perinatale Mortalität	4	0,8	n.s.	164	0,6	n.s.	555	0,6	*	140	0,4	n.s.	6	0,8	45	1,1

Ausgangsgewicht: 58,2 ± 8,6 kg,
Ende des 1. Trimenons: 60,3 ± 9,3 kg,
Ende des 2. Trimenons: 65,3 ± 8,9 kg,
Endgewicht: 71,1 ± 9,1 kg,
mittlere Gewichtszunahme: 12,9 ± 3,9 kg.

Gewichtszunahme pro Woche:
1. Trimenon: 169 g,
2. Trimenon: 369 g,
3. Trimenon: 446 g.

Ausgangsgewicht

Ein höheres Ausgangsgewicht der Schwangeren ist unabhängig vom weiteren Gewichtsverlauf mit einem höheren Geburtsgewicht der Kinder verbunden (Abb. 5). Auch besteht eine deutliche Korrelation zwischen der mittleren Abweichung der Ausgangsgewichte vom Sollgewicht nach Broca (Größe − 100 = kg) und den Neugeborenengewichten (n = 827, r = 0,11, p < 0,005). Mütter von „Frühgeborenen" (< 2500 g) haben ein signifikant niedrigeres Ausgangsgewicht (55,9 ± 10,7 kg gegenüber 58,2 ± 8,5 kg) und eine höhere prozentuale Abweichung vom Sollgewicht (16,2% gegenüber 9,5%) im Vergleich zu Müttern mit Termingeburten.

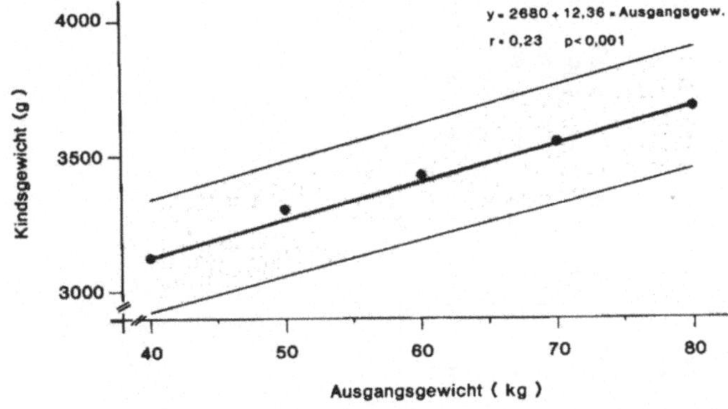

Abb. 5. Abhängigkeit des Kindsgewichtes vom Ausgangsgewicht der Schwangeren. Geburtsjahrgang 1980, UFK Würzburg; n = 898

Diese eigenen Ergebnisse wurden durch eine Sonderauswertung der Bayerischen Perinatalerhebung 1982/83 bestätigt und ergänzt (Abb. 6; Tabelle 4). Es fanden sich mit zunehmendem Sollausgangsgewicht:

- weniger Wachstumsretardierungen (sonographisch) bzw. Mangelgeburten (Geburtsgewicht < 10. Perzentile),
- weniger „Frühgeborene" (Geburtsgewicht < 2500 g),
- mehr große Kinder (Geburtsgewicht > 4000 g),
- mehr PH-Gestosen (RR > 140/90 plus Proteinurie),
- mehr Schnittentbindungen.

Tabelle 4. Ausgangsgewicht (Körperlänge – 100) und Schwangerschaftsverlauf (* $p<0,05$, ** $p<0,01$, *** $p<0,001$, n.s. nicht signifikant)

Ausgangsgewicht [kg]	Sollgewicht																	Fehlende Angaben	
	· 0,8			· 0,8–0,9			· 0,9–1,1			· 1,1–1,2			· 1,2–1,3			· > 1,3		Angaben	
Geburten	15746			50023			71716			10693			5257			5113		4581	
Schwangerschafts-komplikationen	n	[%]		n	[%]		n	[%]		n	[%]		n	[%]		n	[%]	n	[%]
Mangelgeburt	1248	7,9	***	3203	6,4	***	3967	5,2	***	480	4,5	n.s.	216	4,1	n.s.	219	4,3	248	5,4
Retardierung	2107	13,4	***	5264	10,5	***	6082	8,5	***	786	7,4	n.s.	363	6,9	n.s.	383	7,5	433	9,5
„Frühgeborene" <2500 g	964	6,1	**	2253	4,5	**	2727	3,8	n.s.	380	3,5	n.s.	179	3,4	*	210	4,0	302	6,6
>4000 g	705	4,5	***	3319	6,6	***	6933	9,7	***	1460	13,6	***	849	16,1	***	942	18,4	439	9,6
E-Gestose	111	0,7	***	608	1,2	***	1691	2,4	***	540	5,1	**	329	6,3	**	395	7,7	67	1,5
PH-Gestose	208	1,3	***	913	1,8	***	2638	3,7	***	859	8,0	***	611	11,6	***	1114	21,8	201	4,4
Sectio caesarea	1789	11,4	n.s.	5725	11,4	***	8980	12,5	***	1559	14,6	*	840	16,0	***	989	19,3	825	18,0
Verlegungen	1414	9,0	**	4101	8,2	n.s.	5903	8,2	**	1002	9,4	n.s.	537	10,2	**	617	12,1	505	11,0
Perinatale Mortalität	76	0,5	n.s.	233	0,5	n.s.	391	0,5	n.s.	63	0,6	n.s.	35	0,7	**	63	1,2	53	1,2

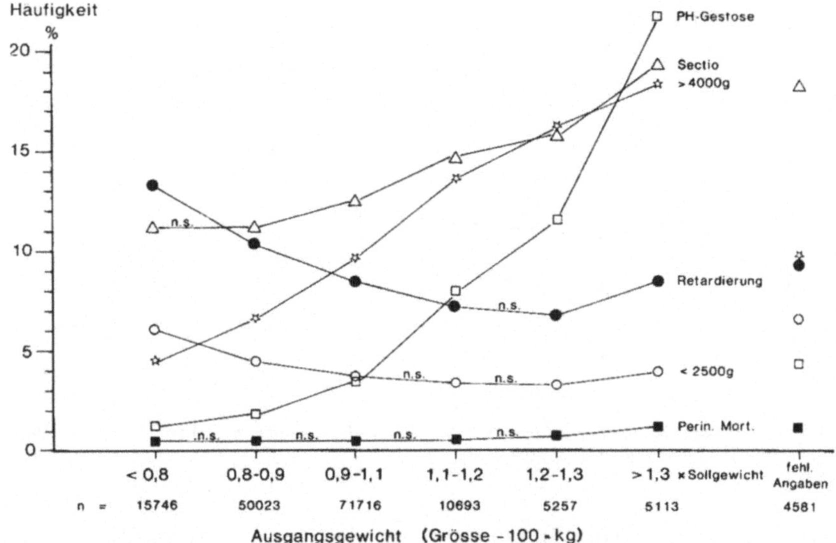

Abb. 6. Abhängigkeit des Schwangerschafts- und Geburtsverlaufs vom Ausgangsgewicht der Schwangeren. Bayerische Perinatalerhebung 1982/83; n = 158 548

Die günstigsten Schwangerschaftsverläufe sind in den mittleren Gewichtsklassen zu erwarten. Bei stärkerem Übergewicht (Istgewicht = Sollgewicht · > 1,3) (Höhn et al. 1976; Kidess u. Mabrouk 1973) treten zunehmend Geburtskomplikationen auf, und bei ausgeprägtem Untergewicht (Istgewicht = Sollgewicht · < 0,8) ist zunehmend mit Frühgeburten und Mangelgeburten zu rechnen, die ihrerseits wiederum die Prognose beeinträchtigen.

Der nachteilige Einfluß eines abnormen Ausgangsgewichts auf die Kindsmaße kann durch einen entsprechenden Gewichtsverlauf weitgehend kompensiert werden. Umgekehrt wirkt sich eine mangelnde Gewichtszunahme gerade bei primär untergewichtigen Schwangeren besonders ungünstig aus.

Gewichtsverlauf

Für das ernährungsbedingte Gewichtsverhalten der Schwangeren besteht offenbar eine direkte ätiologische Verknüpfung zur somatischen Entwicklung des Fetus und damit indirekt auch zu der mit dem Geburtsgewicht gekoppelten fetoinfantilen Morbidität und Mortalität[1].

Im eigenen Geburtengut (1980) besteht eine signifikante Beziehung zwischen der Gewichtszunahme der Schwangeren bis zum Geburtstermin und den

---

[1] Berg 1981; Deutsche Forschungsgemeinschaft 1977; Friedberg u. Rathgen 1980; Friedberg 1981; Knörr u. Knörr-Gärtner 1981; Showstack et al. 1984; Schneider 1985.

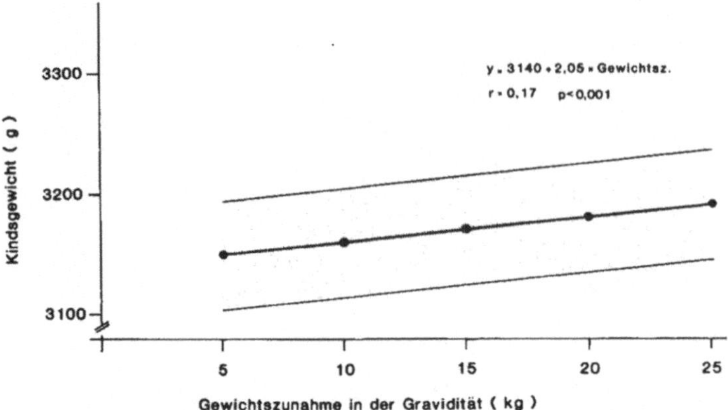

Abb. 7. Abhängigkeit des Kindsgewichtes von der Gewichtszunahme während der Schwangerschaft. Geburtsjahrgang 1980, UFK Würzburg; n = 897

Neugeborenengewichten (Abb. 7). Dagegen war der Gewichtsverlauf im 1. und 2. Trimenon ohne Einfluß auf die Kindsgewichte. Bei stärkerer Gewichtszunahme lag der Anteil der Früh- und Mangelgeburten deutlich niedriger.

Entsprechende Korrelationen gehen auch aus der Bayerischen Perinatalerhebung hervor. Mit steigender Gewichtszunahme/Woche von < 0,15 kg auf > 0,7 kg werden die folgenden Veränderungen beobachtet (Abb. 8, Tabelle 5):

— Abnahme der sonographischen Verdachtsdiagnose „Retardierung" von 10,0 auf 3,2%;
— Abnahme der Mangelgeburten (Geburtsgewicht < 10. Perzentile) von 15,8 auf 4,8%;
— Abnahme der Frühgeborenen (Geburtsgewicht < 2500 g) von 9,5 auf 3,5%;
— Zunahme der großen Kinder (Geburtsgewicht > 4000 g) von 7,1 auf 16,3%;
— Zunahme der PH-Gestosen auf 7,5%;
— Zunahme der Schnittentbindungen auf 16,8%.

Die günstigsten Verläufe sind wiederum bei mittleren Gewichtszuwachsraten zu erwarten. Bei extremem Gewichtsanstieg nehmen perinatale Morbidität (Verlegungsrate) und Mortalität ebenso wieder zu wie bei geringem oder fehlendem Gewichtsanstieg. Bei starker Gewichtszunahme häufen sich offenbar Geburtskomplikationen, die auch zu einer erhöhten Sectiorate führen, und bei unzureichendem Gewichtszuwachs steigt das Risiko durch Früh- und Mangelgeburten.

In der Beurteilung der Gewichtskurve von Schwangeren hat sich im letzten Jahrzehnt ein deutlicher Wandel vollzogen. Früher galt eine Gewichtszunahme von 10–11 kg bzw. 500 g/Woche im letzten Trimenon als normal. Bei Überschreiten dieser Grenzwerte wurden zur Gewichtsreduzierung diätetische Maßnahmen empfohlen und zusätzlich auch entwässernde Pharmaka gegeben. Heute wissen wir v. a. aus angloamerikanischen Studien, daß auch bei höherem Gewichtszuwachs kein nachteiliger, ja möglicherweise sogar ein protektiver Effekt auf Kindsentwicklung und Schwangerschaftsverlauf zu erwarten ist. Erst

Tabelle 5. Mittlere Gewichtszunahme pro Gestationswoche und Schwangerschaftsverlauf. (* p<0,5, ** p<0,01, *** p<0,001, n.s. nicht signifikant)

Mittlere Gewichts-zunahme [kg]	<0,15		0,15–0,29			0,3–0,59			0,6–0,69			>0,7			Fehlende Angaben	
Geburten	3851		20767			113982			14043			8377			2109	
Schwangerschafts-komplikationen	n	[%]		n	[%]		n	[%]		n	[%]		n	[%]	n	[%]
Mangelgeburt	386	10,0	*	1809	8,7	***	6126	5,4	***	585	4,2	***	266	3,2	139	6,6
Retardierung (<10. Perzentile)	607	15,8	*	2971	14,3	***	10357	9,1	***	933	6,6	***	400	4,8	150	7,1
„Frühgeborene" <2500 g	366	9,5	***	1323	6,3	***	4255	3,7	**	495	3,5	n.s.	353	4,2	223	10,6
>4000 g	275	7,1	*	1281	6,2	***	9687	8,5	*	1832	13,0	***	1367	16,3	205	9,7
E-Gestose	83	2,2	***	252	1,2	*	2060	1,8	***	681	4,8	***	627	7,5	38	1,8
PH-Gestose	262	6,8	***	734	3,5	**	3679	3,2	***	876	6,2	***	884	10,6	109	5,2
Sectio caesarea	488	12,7	*	2389	11,5	**	13984	12,3	***	2005	14,3	***	1409	16,8	432	20,5
Perinatale Mortalität	55	1,4	***	153	0,7	***	535	0,5	n.s.	63	0,4	**	63	0,8	45	2,1

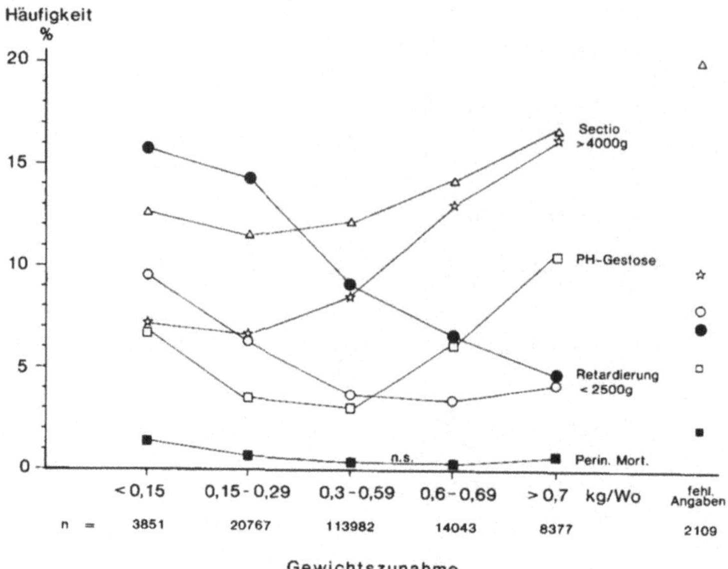

Abb. 8. Abhängigkeit des Schwangerschafts- und Geburtsverlaufs von der Gewichtszunahme während der Schwangerschaft. Bayerische Perinatalerhebung 1982/83; n = 161 020

bei extremem Gewichtsanstieg (> 20 kg) mit rascher Gewichtszunahme ist mit Komplikationen zu rechnen. In jedem Fall bleibt die sorgfältige Registrierung und Kontrolle des Gewichtsverlaufs eine wesentliche Aufgabe im Rahmen der Schwangerenvorsorge (Friedberg 1981).

Ödeme

Eng verknüpft mit dem Gewichtsverhalten Schwangerer ist auch die „Ödembildung". Bei normalem Schwangerschaftsverlauf verteilt sich der Gewichtszuwachs etwa zu gleichen Teilen auf die Mutter und den Fetus (einschließlich Uterus, Fruchtwasser und Plazenta). Das interstitielle Flüssigkeitsvolumen nimmt um 2−4 l zu, vornehmlich im letzten Trimenon. Diese Wassereinlagerung geht klinisch mit einem gesteigerten Gewebsturgor einher − ein typisches Schwangerschaftszeichen. Von Ödemen sprechen wir erst dann, wenn deutlich sichtbar Flüssigkeitsansammlungen erscheinen, z. B. im Gesicht, in den Bauchdecken und in Extremitäten. Ausgeprägte generalisierte Ödeme sind stets auch mit einem raschen Gewichtsanstieg verbunden.

Im Zusammenhang mit dem Gestosegeschehen hat die Ödembildung kaum prognostische Bedeutung. Generalisierte Ödeme sind allerdings zur Gestosesymptomatik streng assoziiert. Schon Thomson et al. (1967) konnten in ihren klassischen Untersuchungen eine signifikante Häufung von klinisch erkennbaren Ödemen bei hypertensiven Schwangeren (RR diastolisch > 90 mm Hg) und ausgeprägter noch bei präeklamptischen Schwangeren (Hypertonus plus Proteinurie) nachweisen. Diese Befunde werden durch die Bayerische Perinatalerhebung erhärtet. Schwangerschaftshypertonien sind in 28,7% der Fälle mit mittelgradigen bis schweren Ödemen vergesellschaftet gegenüber nur 2,4% bei Normotonien. Außerdem zeigt sich eine signifikante Zunahme der Ödembildung von 0,7 auf 7,7% mit steigendem Ausgangsgewicht und von 1,2 auf 7,5% mit höheren Gewichtszuwachsraten.

Blutdruckverhalten der Schwangeren

Der Blutdruck ist die wichtigste und zugleich eine einfach zu bestimmende Herz-Kreislauf-Größe bei Schwangeren. Der arterielle Mitteldruck wird im wesentlichen vom Herzzeitvolumen (HZV) und vom peripheren Gefäßwiderstand bestimmt. Beide Regelgrößen verändern sich im Zuge der Herz-Kreislauf-Adaptation während der Schwangerschaft gegenläufig. Das HZV steigt frühzeitig um 20–30% an, während der Gefäßwiderstand um ca. 20% abfällt. Die Rückwirkungen dieser Kreislaufumstellung auf den arteriellen Blutdruck werden weitgehend kompensiert. Wenn Langzeitmessungen überhaupt Veränderungen zeigen, dann einen leichten Druckabfall im 2. Trimenon mit einem überschießenden Wiederanstieg des Blutdrucks bis zur Geburt. Die Grenzwerte für den systolischen Druck liegen bei 100 bzw. 140 mm Hg und für den diastolischen Druck bei 60 bzw. 90 mm Hg. Abweichungen von dieser Norm nach oben und unten bedeuten eine Gefährdung für den Schwangerschaftsverlauf.

Hypertonie[1]

Eine für den Schwangerschaftsausgang klinisch relevante Hypertonie liegt dann vor, wenn die Blutdruckgrenzwerte von 140/90 mm Hg überschritten werden. Das wird bei 3–6% aller Schwangeren beobachtet.

Tabelle 6. Hypertonie und Schwangerschaftsverlauf (Bayerische Perinatalerhebung 1982/83)

RR > 140/90 mm Hg	Nein		Ja		Signifikanz (p)
Geburten	157 546		5583		
Schwangerschaftskomplikationen	n	[%]	n	[%]	
Mangelgeburt	8 690	5,5	621	11,1	< 0,001
Retardierung	14 485	9,2	933	16,7	< 0,001
„Frühgeborene" < 2500 g	6 377	4,0	638	11,3	< 0,001
> 4000 g	13 988	8,9	659	11,8	< 0,001
Sectio caesarea	19 250	12,2	1457	26,1	< 0,001
Verlegungen	13 174	8,4	905	16,2	< 0,001
Perinatale Mortalität	825	0,5	89	1,6	< 0,001

[1] Friedberg u. Rathgen 1980; Friedberg 1981; Page u. Christianson 1976a, b.

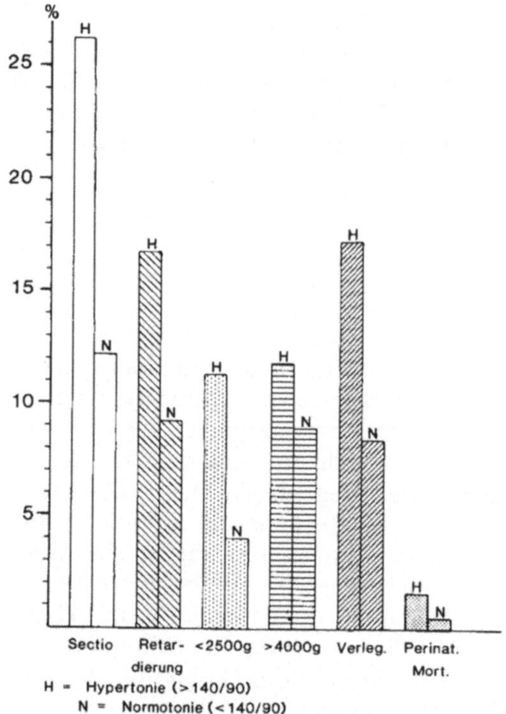

Abb. 9. Abhängigkeit des Schwangerschafts- und Geburtsverlaufs vom Blutdruckverhalten. Bayerische Perinatalerhebung 1982/83; n = 163 169

Tabelle 7. Ödeme und Proteinurie bei Hypertonie in der Schwangerschaft

Ödeme/Proteinurie	RR [mm Hg]	
	> 140/90 [%]	< 140/90 [%]
Ödeme (ausgeprägt)	28,7	2,4
Proteinurie (> 1 g/l)	5,7	0,3
Ödeme plus Proteinurie	23,6	0,3

Tabelle 8. Hypotonie und Schwangerschaftsverlauf (Bayerische Perinatalerhebung 1982/83)

RR < 100 mm Hg	Nein		Ja		Signifikanz (p)
Geburten	162 667		462		
Schwangerschaftskomplikationen	n	[%]	n	[%]	
Mangelgeburt	9 254	5,7	57	12,3	< 0,001
Retardierung	15 349	9,4	69	14,9	< 0,001
„Frühgeborene" < 2500 g	6 979	4,3	36	7,8	< 0,01
> 4000 g	14 619	8,9	28	6,1	< 0,05
Sectio caesarea	20 629	12,7	78	16,9	< 0,01
Verlegungen	14 031	8,6	48	10,4	n.s.
Perinatale Mortalität	910	0,6	4	0,9	n.s.

Die Blutdruckerhöhung besitzt hohen prädiktiven Wert. Schwangerschaftshypertonien sind gehäuft mit Früh- und Mangelgeburten assoziiert, die Sectiofrequenz ist ebenso erhöht wie die perinatale Morbidität und Mortalität (Abb. 9, Tabelle 6).

Bei hypertonen Schwangeren bestehen auch eine erhöhte Ödemneigung und eine signifikante Disposition zu verstärkter Eiweißausscheidung mit dem Urin (Tabelle 7).

Hypotonie[1]

Auch die Hypotonie bei Schwangeren sollte stärkere Beachtung finden. Der Krankheitswert hypotoner Regulationsstörungen ist grundsätzlich unbestritten, doch entwickeln nicht alle Schwangeren mit niedrigerem Blutdruck einen „Symptomenkomplex Hypotonie" (Augenflimmern, Schwindelanfälle, Kopfschmerzen, Müdigkeit, Parästhesien).

Die Bedeutung der Hypotonie für die Schwangerenvorsorge liegt in der Voraussage von Gefährdungsmomenten (Tabelle 8). Zu erwarten sind gehäuft Früh- und Mangelgeburten, vermehrt protrahierte Geburtsverläufe und operative Entbindungen. Hypotone Schwangere neigen auch zur Ödembildung. Im Verlauf der Schwangerschaft kann sich eine Gestose mit erhöhten Blutdruckwerten entwickeln.

Bei rechtzeitiger Erkennung, Behandlung und sorgfältiger Überwachung der Schwangerschaft sind schwerere Komplikationen, die die perinatale Morbidität und Mortalität belasten, offenbar zu vermeiden. Trotzdem bleibt die Hypotonie zumindest ein potentielles Risiko.

Die überragende Bedeutung der Blutdruckmessung mit der Suche nach hypotonen und hypertonen Regulationsstörungen ist nicht bestritten. Voraussetzung für eine sorgfältige Kontrolle ist natürlich eine solide Technik. Die Messungen sollten unter vergleichbaren Bedingungen erfolgen. Die Phänomene der V.-cava-Okklusion und Druckdifferenzen zwischen oberer und unterer Körperhälfte bei aortokavaler Kompression sollten bedacht werden.

Hämoglobingehalt bei Schwangeren[2]

Die Aufnahme des sog. „roten Blutbildes" gehört zu den Routinemaßnahmen im Programm der Schwangerenvorsorge. Bei der Beurteilung der Normwerte müssen schwangerschaftstypische Veränderungen berücksichtigt werden. Während des Schwangerschaftsverlaufs entsteht bis zur 25.–28. Woche eine Hydrämie infolge Zunahme des Plasmavolumens um ca. 35% bei einer Vergrö-

---

[1] Goeschen et al. 1982 u. 1983; Grünberger et al. 1979.
[2] Friedberg u. Rathgen 1980; Harrison u. Ibeziako 1973; Wulf 1962.

Tabelle 9. Anämie (Hb < 10 g%) und Schwangerschaftsverlauf (Bayerische Perinatalerhebung 1982/83)

Anämie (Hb < 10 g%)	Nein		Ja		Signifikanz (p)
Geburten	161 920		1209		
Schwangerschaftskomplikationen	n	[%]	n	[%]	
Mangelgeburt	9 227	5,7	84	6,9	n.s.
Retardierung	15 303	9,5	115	9,5	n.s.
„Frühgeborene" < 2500 g	6 927	4,3	88	7,3	< 0,005
> 4000 g	14 515	8,9	132	10,9	< 0,05
PH-Gestosen	6 120	*3,9*	108	*9,1*	< 0,01
Ödeme	3 663	2,3	78	6,5	< 0,01
Sectio caesarea	20 513	12,7	194	16,0	< 0,001
Verlegungen	13 922	8,6	157	13,0	< 0,001
Perinatale Mortalität	903	0,6	11	0,9	n.s.

ßerung der Erythrozytenmenge von nur 25%. Diese Blutverdünnung führt im gleichen Zeitraum

zu einer Abnahme des Hämoglobingehalts von	12 − 16 g% auf 11,3 − 13,5 g%
bei gleichzeitiger Verringerung der Erythrozytenzahl von	4,2 − 4,8 Mio/mm³ auf 3,5 − 4,5 Mio./mm³
mit einem Hämatokritabfall von	37 − 44 Vol.-% auf 34 − 41 Vol.-%.

Bei einem Hämoglobingehalt < 11 g% oder einem Hämatokritwert unter 30 Vol% sprechen wir auch in der Schwangerschaft von einer Anämie. Bei uns ist mit ca. 1% (0,3 − 2,2%) schwerer Anämien (< 10 g% Hb) bei Schwangeren zu rechnen.

Die Rückwirkungen einer manifesten Anämie auf Schwangerschaftsverlauf und Kindesentwicklung sind mannigfach. Für die Schwangere selbst stehen eine größere Schockbereitschaft bei Blutungen und die reduzierte Infektionsabwehr im Vordergrund. Die Kinder sind v. a. gefährdet durch Unreife, Wachstumsretardierung und Asphyxie. Entsprechend erhöht sind die Frequenz geburtshilflicher Operationen sowie die Morbiditäts- und Mortalitätsziffern.

Bei sorgfältiger Schwangerschafts- und Geburtsüberwachung ist das Risiko Anämie heute offenbar überschaubar. Bestätigt wurden auch im Rahmen der Bayerischen Perinatalerhebung die Neigung zur Ödembildung und die Häufung von Gestosen bei anämischen Schwangeren (Tabelle 9).

Zusammenfassung

Schwangerschaften und Geburten sind immer mit einer diesem Geschehen eigenen gesundheitlichen Gefährdung für Mutter und Kind verbunden (Basisrisiko). Darüber hinaus können zusätzliche Gefährdungsmomente das Basisrisiko eindeutig erhöhen. Das gängige Risikokonzept besteht darin, die besonders gefährdeten Schwangeren rechtzeitig zu erkennen (Selektion), den Schweregrad der Gefährdung abzuschätzen (Gewichtung) und eine weitergehende Betreuung einzuleiten (Intensivüberwachung).

Eine Reihe von befundeten Risikofaktoren sind ohne großen apparativen Aufwand in der Schwangerensprechstunde zu erfassen. Untersucht wurde der Einfluß der Körperlänge, des Körpergewichts, des Blutdruckverhaltens und des Hämoglobingehalts der Schwangeren auf die Kindesentwicklung und den Verlauf von Schwangerschaft und Geburt. Grundsätzlich sind die Körpermaße der Schwangeren zu den Kindsmaßen gut assoziiert, letztere wiederum beeinflussen die perinatale Mortalität und auch die Geburtsprognose für die Mutter. Sowohl das Ausgangsgewicht vor der Schwangerschaft als auch die Gewichtszunahme in der Schwangerschaft sind zu der Kindesentwicklung korreliert. Beide Gewichtsfaktoren sind voneinander abhängig, ihr isolierter Einfluß ist größer als der der Körperlänge. Die Einzelwirkungen über die Körpermaße können sich addieren. Auch das Blutdruckverhalten während der Schwangerschaft ist von prognostischer Bedeutung. Abweichungen vom Normbereich nach oben und nach unten zeigen eine erhöhte Gefährdung an, entsprechendes gilt für den Hämoglobingehalt. Eine manifeste Schwangerschaftsanämie gefährdet die Mutter wie auch das Kind.

Die besondere Bedeutung dieser befundeten Risikofaktoren liegt in ihrem frühzeitigen Hinweis auf eine erhöhte Gefährdung der Schwangerschaft. Bei sorgfältiger Überwachung und Veranlassung weiterer diagnostischer Maßnahmen können nachteilige Wirkungen auf die perinatale Morbidität und Mortalität vielfach verhindert werden.

Literatur

Berg D (1981) Untersuchung und Beratung der schwangeren Frau, Risikoschwangerschaft, Nachweis kindlichen Lebens. In: Käser O, Friedberg V, Ober KG, Thomsen K, Zander J (Hrsg) Gynäkologie und Geburtshilfe, Bd II, Teil 1. Thieme, Stuttgart New York, S 5.1

Deutsche Forschungsgemeinschaft (1977) Schwerpunktprogramm „Schwangerschaftsverlauf und Kindesentwicklung". Boldt, Boppard

Donalson PJ, Billy JOG (1984) The impact of prenatal care on birth weight. Med Care 22:177

Elder MG, Burton ER, Gordon H, Hawkins DF, McClure Browne JC (1970) Maternal weight and girth changes in late pregnancy and the diagnosis of placental insufficiency. J Obstet Gynaecol Br Commonw 77:481

Friedberg V (1981) Spätgestosen. In: Käser O, Friedberg V, Ober KG, Thomsen K, Zander J (Hrsg) Schwangerschaft und Geburt, Bd II, Teil 2. Thieme, Stuttgart New York

Friedberg V, Rathgen GH (1980) Physiologie der Schwangerschaft. Thieme, Stuttgart New York

Goeschen K, Pluta M, Meyer-Wilmes M, Saling E (1982) Hypotonie in der Schwangerschaft: Krankheitswert, Differentialdiagnose, Konsequenzen. Geburtshilfe Frauenheilkd 42:84

Goeschen K, Saling E, Wiktor H (1983) Fetale Gefährdungszeichen bei mütterlicher Hypotonie im CTG und therapeutische Konsequenzen. Geburtshilfe Frauenheilkd 43:417

Grünberger W, Leodolter S, Parschalk O (1979) Maternal hypotension: Fetal outcome in treated and untreated cases. Gynecol Obstet Invest 10:32

Harrison KA, Ibeziako PA (1973) Maternal anaemia and fetal birthweight. J Obstet Gynaecol Br Commonw 80:798

Hohenauer L (1980) Intrauterine Wachstumskurven für den deutschen Sprachraum. Z Geburtshilfe Perinatol 184:167

Höhn N, Hohlweg-Majert P, Wittlinger H, Schwab H (1976) Übergewichtige Frauen in der Geburtshilfe. Fortschr Med 94:1458

Kidess E, Mabrouk M (1973) Schicksal der Früchte bei Überernährung der Mütter. Geburtshilfe Frauenheilkd 33:1004

Knörr K, Knörr-Gärtner H (1981) Umwelteinflüsse auf die Kindesentwicklung. In: Käser O, Friedberg V, Ober KG, Thomsen K, Zander J (Hrsg) Gynäkologie und Geburtshilfe, Bd II, Teil 1. Thieme, Stuttgart New York, S 1.30

Koller S (1983) Risikofaktoren der Schwangerschaft. Springer, Berlin Heidelberg New York

Lazar P, Dreyfus J, Papiernik-Berkhauer E (1975) Individual correction of birth weight for parental stature with special reference to small-for-date and large-for-date infants. J Perinat Med 3:242

Mau G, Netter P (1977) Die Bedeutung sozio-ökonomischer Faktoren für den Schwangerschaftsausgang. Gynäkologe 10:41

Moghissi KS (1978) Maternal nutrition in pregnancy. Clin Obstet Gynecol 21:297

Münchner Perinatal-Studie 1975 (1977) Deutscher Ärzte-Verlag, Köln

Münchner Perinatal-Studie 1975−1977 (1980) Daten, Ergebnisse, Perspektiven. Deutscher Ärzte-Verlag, Köln

Niswander KR, Singer J, Westphal M, Weiss W (1969) Weight gain during pregnancy and prepregnancy weight. Obstet Gynecol 33:482

Page EW, Christianson R (1976a) The impact of mean arterial pressure in the middle trimester upon the outcome of pregnancy. Am J Obstet Gynecol 125:740

Page EW, Christianson R (1976b) Influence of blood pressure changes with and without proteinuria upon outcome of pregnancy. Am J Obstet Gynecol 126:821

Pitkin RM, Kaminetzky HA, Newton M, Pritchard JA (1972) Maternal nutrition. A selective review of clinical topics. Obstet Gynecol 40:773

Schneider H (1985) Schwangerschaft und Ernährung. Geburtshilfe Frauenheilkd 45:135

Showstack JA, Budetti PP, Minkler D (1984) Factors associated with birthweight: An exploration of the roles of prenatal care and length of gestation. Am J Public Health 74:1003

Singer JE, Westphal M, Niswander K (1968) Relationship of weight gain during pregnancy to birth weight and infant growth and development in the first year of life. Obstet Gynecol 31:417

Thomson AM, Hytten FE, Billewicz WZ (1967) The epidemiology of oedema during pregnancy. J Obstet Gynaecol Br Commonw 74:1

Wulf H (1962) Störungen der intrauterinen Atmung. Arch Gynakol 128:40

Kritische Wertung der volumensubstituierenden Infusionstherapie bei Gestosen

H. Kyank, U. Retzke u. L. Lieb

Einführung

Die Volumensubstitution zählt zu den schwierigsten Problemen bei der Behandlung schwerer Gestosen. Die Indikation dazu wird in der häufig bestehenden Hypovolämie mit ihren negativen Auswirkungen auf die Gewebsperfusion einschließlich der Plazenta gesehen. Nach Blekta et al. (1970) geht die Hypovolämie bzw. Hämokonzentration dem Auftreten der Hypertonie voraus, was von mehreren Autoren bestätigt werden konnte. An der Hypovolämie ist vorwiegend das Plasma beteiligt. Das Erythrozytenvolumen bleibt relativ konstant. Der Hämatokritwert gilt somit als brauchbarer Parameter.

Außer den Veränderungen der intra- und extravasalen Flüssigkeitsräume bei unterschiedlichem Verhalten der Gefäßwandpermeabilität sind für die Frage einer Volumensubstitution schwerer Gestosen weitere hämodynamische Parameter von Bedeutung. Während mehrere Autoren über eine Erhöhung des Herzzeitvolumens – meistens intra oder post partum sowie unter Medikamenteneinfluß bestimmt – bei schweren Präeklampsien berichteten (Literatur bei Siekmann 1983), gibt es auch neuere Untersuchungen, in denen das Herzzeitvolumen verringert gefunden wurde. Stellvertretend seien die Ergebnisse von Groenendijk et al. (1984) genannt. Sie fanden bei 10 schweren Präeklampsien ohne Therapie und ohne Wehen mittels des Pulmonalarterienkatheterismus initial einen erhöhten mittleren arteriellen Blutdruck, eine erhöhte Herzfrequenz, einen erhöhten peripheren Widerstand, einen erniedrigten Herzindex sowie eine Erniedrigung des Pulmonalkapillardrucks (PCWP) im Vergleich zu gesunden Spätschwangeren. Nach Plasmavolumenexpansion mit einer kolloidalen Lösung (Haemaccel) kam es zur Normalisierung dieser Kreislaufparameter.

Ob sich die hämodynamische Veränderung bei der Präeklampsie anfangs über ein „High-output–low resistance"-System zu einem „Low-output–high-resistance"-System im Endstadium entwickelt, wie dies gelegentlich diskutiert wurde, ist nicht entschieden, da intraindividuelle Längsschnittuntersuchungen fehlen.

Ein weiterer Gesichtspunkt, der bei der Behandlung schwerer Präeklampsien neuerdings mehr Berücksichtigung findet, ist die Verschlechterung der Fließeigenschaften in der Mikrozirkulation (Heilmann u. Ludwig 1980), die mit einer erhöhten Erythrozytenaggregation, einer erhöhten Fibrinogenkonzentration, dem Auftreten versteifter Erythrozyten und einer Zunahme der Blutviskosität einhergeht. Ein hoher Hämatokritwert weist dabei wiederum auf die Verschlechterung der Mikrozirkulation hin. Diese verschlechterten Fließeigenschaften des mütterlichen Blutes lassen sich auch beim Fetus hypertensiver Schwangerer insbesondere bei fetaler Mangelentwicklung nachweisen und

durch eine hypervolämische oder hyperonkotische Hämodilutionsbehandlung
der Mutter verbessern (s. Monographie von Heilmann u. Buchan 1984).

Gegner der Volumensubstitutionstherapie

Die Gegner einer Volumensubstitutionstherapie, insbesondere mit onkotischen
Lösungen fürchten die Gefahr der Überladung des mütterlichen Kreislaufs mit
den Folgen eines Lungen- und Hirnödems sowie der Zunahme des Hypertonus,
wenn sich das Gefäßbett nicht gleichzeitig mit der Volumenexpansion erweitert
(Assali u. Vaughu 1977). Letzteres haben wir und andere Autoren nicht bestätigen können. Ein Argument von Pritchard et al. (1984), auf osmoonkotische Lösungen zu verzichten, stellt die erfolgreiche Behandlung von 245 Eklampsien
mit nur einem mütterlichen Todesfall dar. Die Autoren führen jedoch
60 – 150 ml/h Ringer-Laktatlösung mit 5% Dextrose zu. Dem ist entgegenzuhal-
ten, daß die Infusion kristalloider Lösungen zur Behebung einer Hypovolämie
die Plasmaproteinkonzentration erniedrigt und damit selbst bei nur geringer
Zunahme des linksventrikulären Füllungsdrucks das Risiko eines Lungenödems erhöhen kann (Freund et al. 1977; Benedetti u. Carlson 1979). Es gibt im
Schrifttum Fallberichte, wonach es durch Infusion kristalloider Lösungen zur
Verschlechterung des Krankheitsbildes mit starker Gewichtszunahme und
Ödembildung gekommen ist. Erst die Volumenexpansion mit Plasma und Al-
bumin führte zur Besserung (Zondervan et al. 1984).

Befürworter der Volumensubstitutionstherapie

Wir haben an der Rostocker Klinik aufgrund der Untersuchungen von Retzke
u. Schwarz (1973a, b) über die Kreislaufwirkung verschiedener osmotischer
und onkotischer Infusionslösungen 1968 mit der Volumenexpansionsbehand-
lung schwerer Präeklampsien und Eklampsien begonnen und reichlich Erfahrungen damit sammeln können. Nur in einem Fall haben wir eine Komplikation infolge einer eindeutigen Überinfusion erlebt. Als günstig hat sich uns die
Kombination von 500 ml Dextran 40 (Vorinjektion Dextran-Hapten!) mit 10%
Mannitol als kurzfristige Initialtherapie (insgesamt 500 – 1000 ml/Tag) bei
gleichzeitiger oder nachfolgender antihypertensiver Behandlung erwiesen, wor-
auf auch Carlsson (1984) hingewiesen hat. Mannitol könnte sich aufgrund seiner diuretischen Wirkung jedoch ungünstig auf die Fließeigenschaften des fetalen Bluts auswirken(?). Als Kontrolle dienten die Kreislaufüberwachung mit
Messung des zentralen Venendrucks und die Urinausscheidung.
    Insgesamt gesehen, überwiegen heute im Schrifttum die Befürworter der
Plasmaexpansionstherapie. Daß sich mit der Volumenexpansion noch viele of-
fene Fragen verbinden, geht z. B. aus den Untersuchungen von Gallery et al.
(1984) hervor, die bei akuter Volumenexpansion eine Abnahme des zirkulie-
renden Prostazyklins feststellen konnten, was bei ödematösen Schwangeren
nicht sicher nachweisbar war.
    Wie Schenker u. Navot (1985) ausführen, braucht man bei leichten Prä-
eklampsien nicht sogleich onkotische Lösungen zu geben. Sie verabfolgen

zwecks Volumenkorrektur zunächst kristalloide Lösungen, und zwar 500 ml Dextrose/isotonische NaCl-Lösung in 30 min bis zu 2 l oder bis die Urinausscheidung 30 ml/h erreicht, danach werden nur noch 100 ml/h infundiert. In schweren Fällen geben sie 25 g Albumin in Ringer-Laktat oder Trockenplasma zwecks Erhöhung des zentralen Venendrucks.

Zusammenfassend bleibt festzustellen, daß die Plasmavolumenexpansionsbehandlung zweifellos Vorteile für Mutter und Fetus bringt, aber auch potentielle Gefahren, besonders intra und post partum, in sich birgt. Sie verlangt eine strenge Indikationsstellung und eine sorgfältige Überwachung. Von anästhesiologischer Seite wurden dazu in den letzten Jahren verbesserte Verfahren bis hin zum Pulmonalarterienkatheterismus angegeben. Aus diesen Gründen sollen im folgenden die Grundlagen speziell der onkotischen Substitutionstherapie und deren Kontrolle dargelegt werden.

Indikation für die onkotische Substitutionstherapie

In Abhängigkeit von der Schwere der Erkrankung besteht bei Gestosen eine unterschiedlich ausgeprägte Hypoproteinämie. Dabei wird der schwangerschaftsphysiologische Normwert für Gesamteiweiß (GE) im Serum von 60 g/l unterschritten, wofür v. a. die Einengung der Albuminkonzentration auf weniger als 30 g/l verantwortlich zu machen ist. Der kolloidosmotische Druck (COP) wird hauptsächlich von den Albuminen (80−60%) und weniger von Globulinen (20−40%) bestimmt. Durch die Verminderung des Albuminspiegels kommt es zur Erniedrigung des kolloidosmotischen Drucks von normal 21−22 mmHg auf 20 mmHg (kritischer Grenzwert) oder weniger. Bei einem COP von < 20 mmHg beginnt die schwangerschaftsunphysiologische Wassereinlagerung im Interstitium (Ödem), so daß bei Werten < 17 mmHg die Lungenödemgefährdung steil zunimmt. Ursachen des Albumindefizits bei schweren Gestosen sind: erhöhter Bedarf, verminderte Syntheseraten, vermehrte Verluste (Proteinurie) und Umverlagerung aus dem Intra- in den Extravasalraum (Interstitium), v. a. durch Kapillarpermeabilitätsdefekte infolge Hypoxie und Azidose (Mikrozirkulationsstörung).

Mit ungefähr 0,5% = 1,5 mmol/kg ist die Beteiligung der Albumine am osmotischen Druck gering. Sie sind aber für den onkotischen Druck außerordentlich bedeutungsvoll, da 1,0 g Albumin 13−18 ml Wasser bindet. Aus dieser onkotischen Funktion der Albumine wird ihre Verantwortung für das Aufrechterhalten des Plasmavolumens deutlich. Normalerweise sind die Volumen des intravasalen (Plasmavolumen) und des extravasalen Raums (Interstitium) konstant, weil sich über die Kapillarwand hinweg die entgegengesetzt wirkenden Druckdifferenzen des COP und des hydrostatischen Drucks (HYD) im Gleichgewicht befinden. Fällt der COP ab, überwiegt die Druckdifferenz des HYD und es tritt Wasser in das Interstitium über. Die Folge sind einerseits Ödeme und andererseits reduziertes Plasmavolumen. Mit der Wiederhielm-Kurve (Wiederhielm 1968) werden die quantitativen Beziehungen zwischen Senkung des COP und Volumenzunahme im Interstitium beschrieben (Abb. 1).

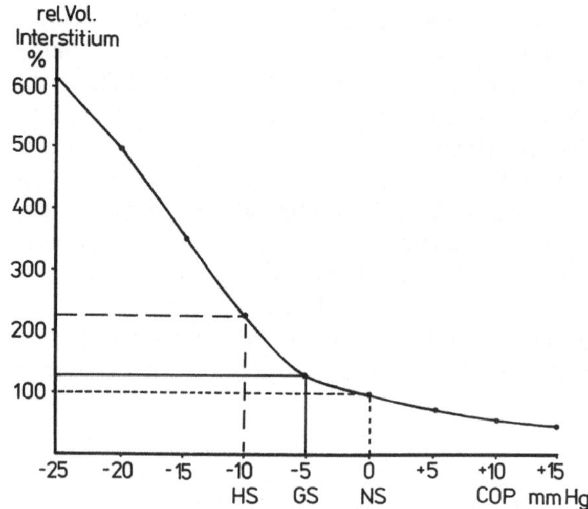

Abb. 1. Beziehung zwischen Abfall des kolloidosmotischen Drucks (*COP*) in mm Hg und relativer Volumenzunahme des Interstitiums (*rel. Vol. Interstit. in %*). Hinweis darauf, welchem COP-Wert bei Nichtschwangeren (*NS*), gesunden Schwangeren (*GS*) und hypertensiven Schwangeren (*HS*) welche relative Flüssigkeitsvolumenzunahme im Interstitium zuzuordnen ist

Das interstitielle Flüssigkeitsvolumen macht etwa 15% des Körpergewichts aus, d. h. bei einem Körpergewicht von 60 kg vor Eintritt der Schwangerschaft befinden sich im Interstitium etwa 9000 ml Flüssigkeit. Nichtschwangere haben physiologischerweise einen COP von 26–27 mm Hg. Durch den schwangerschaftsspezifischen COP-Abfall um 5 mm Hg auf 22–21 mm Hg nimmt gemäß den Angaben der Wiederhielm-Kurve das interstitielle Volumen um 25% = 2250 ml physiologischerweise zu. Wird nun bei schweren Gestosen der Grenzwert von 20 mm Hg unterschritten und sogar ein COP von z. B. 16–17 mm Hg erreicht, muß es zu weiterer Flüssigkeitseinlagerung im Interstitium um 75% des Volumens der Nichtschwangeren, d. h. um 6750 ml kommen. Diese Expansion des Interstitiums entspricht klinischen Ödemen. Sie verursachen in allen betroffenen Organen v. a. eine Verlängerung der Diffusionsstrecken für Sauerstoff mit konsekutiver Gewebshypoxie. Hinzu kommen weitere organspezifische Funktionseinschränkungen.

Zur symptomatischen Therapie sind Infusionsmittel indiziert, die die Hypoproteinämie/Hypalbuminämie beseitigen und damit den verminderten COP normalisieren. In erster Linie werden hyperonkotische Albuminpräparationen (Humanalbumin 20%) eingesetzt. Zur Überbrückung sowie bei ausgeprägten Mikrozirkulationsstörungen haben auch Fremdkolloide (niedermolekulare Dextrane) ihre Berechtigung. Durch sie kann der COP sehr rasch normalisiert werden, ohne jedoch die Hypalbuminämie zu beseitigen. Bei der Verabfolgung homologer wie heterologer Kolloide ist selten mit anaphylaktischen Reaktionen zu rechnen.

Ermittlung des kolloidosmotischen Drucks

Der COP kann durch meßtechnische Verfahren (COP$_m$) exakt bestimmt oder mit Formeln approximativ kalkuliert (COP$_k$) werden. Die Onkometrie zur Ermittlung des COP_m beruht auf dem Prinzip der Diffusion durch eine semipermeable Membran, wobei über ein Statham-Element die Druckunterschiede auf beiden Seiten der Membran (Porengröße entsprechend einem Molekulargewicht von 10 000) registriert werden. Da nicht jeder Frauenklinik ein Onkometer zur Verfügung steht, muß häufig auf die Kalkulation des COP zurückgegriffen werden. Natürlich darf man nicht außer acht lassen, daß der COP_k aufgrund seiner Ungenauigkeit lediglich zur Groborientierung geeignet ist. In die Berechnung gehen die Proteinparameter Gesamteiweiß (GE), Albumin (Alb.) und Globulin (Glob.) sowie einige mathematische Konstanten und Variablen ein. Folgende Formeln kommen in Betracht:

Lundsgaard-Hansen et al. 1980:

$$COP_k \text{ (in mm Hg)} = (GE \cdot 4) - 0,8 \ (\pm 3,0) \tag{1}$$
$$(GE \text{ in g\%}) \, ,$$

Niemer u. Nemes 1981:

$$COP_k \text{ (in mm Hg)} = 2 \cdot Cp + 0,2 \cdot Cp^2 + 0,01 \cdot Cp^3 \tag{2}$$
$$(Cp = GE \text{ in mg\%}) \, ,$$

Keys 1938:

$$COP_k \text{ (in mm Hg)} = \frac{fc \cdot (45,2 \cdot Alb. + 18,06 \cdot Glob.)}{13,6} \cdot \frac{T}{273} \, , \tag{3}$$

fc = Faktor, vom Absolutwert des GE abhängig:

fc 1,02 bei GE von 4,0 g% ,
fc 1,1   bei GE von 5,0 g% ,
fc 1,17 bei GE von 6,0 g% ,
fc 1,29 bei GE von 7,0 g% ,

T = Temperatur (Fahrenheit).

Um die Wertigkeit der einzelnen Formeln zu bestimmen, wurden für verschiedene Plasma- und Blutsubstitute die COP_k-Werte errechnet und mit den onkometrisch ermittelten (COP_m) verglichen (Tabelle 1). Es wird deutlich, daß die Formel 3 die beste Übereinstimmung mit den COP_m-Werten aufweist. Das verwundert nicht, weil in dieser Formel die Albumin- und Globulinwerte berücksichtigt werden, während in die Formeln 1 und 2 lediglich das Gesamteiweiß eingeht. Wenn man aber ausschließlich den GE-Wert zugrunde legt, muß ein Albuminanteil von 55−60% vorausgesetzt werden! Dies ist in graviditate fast nie der Fall, so daß man schon aus theoretischen Erwägungen mit der Formel 3 den besten Annäherungswert, bezogen auf den COP_m, erhalten muß. Eine Veränderung der Eiweißzusammensetzung mit Verschiebung des Albumin-Globulin-Quotienten zugunsten der Globuline ist gerade für die Schwangerschaft

Tabelle 1. Vergleich der mathematisch kalkulierten (COP_k) und der gemessenen (COP_m) Werte für den kolloidosmotischen Druck verschiedener Plasma- und Blutsubstitute. (Mod. nach Wolff et al. 1980)

Substitutions-mittel	GE [g%]	Alb. [g%]	Glob. [g%]	COP F_1[a] [mm Hg]	COP F_2[b] [mm Hg]	COP F_3[c] [mm Hg]	COP_m[d] [mm Hg]
Plasmaprotein-lösung	4,22	3,96	0,25	16,03 ± 3,0	12,75	15,22	14,85
Frischplasma	6,04	3,68	2,36	23,36 ± 3,0	18,95	20,22	19,65
Frischblut	6,20	3,84	2,36	24,00 ± 3,0	22,47	21,17	20,44
Erythrozyten-konzentrat	6,32	3,98	2,33	24,50 ± 3,0	23,15	21,95	20,50

[a] COP F_1 = COP berechnet nach Formel 1 (Lundsgaard-Hansen et al. 1980).
[b] COP F_2 = COP berechnet nach Formel 2.
[c] COP F_3 = COP berechnet nach Formel 3 (Keys 1938).
[d] COP_m = COP gemessen mittels Onkometer.

charakteristisch, so daß die von Keys im Jahre 1938 vorgeschlagene Formel (Formel 3) zur Ermittlung des COP_k am geeignetsten sein dürfte. Eine absolute Ablehnung aller Varianten zur Kalkulation des COP mit Hilfe mathematischer Formeln (z. B. Sipos u. Weindlmayr-Goettel 1984) ist deshalb u. E. überzogen und berücksichtigt nicht die Gegebenheiten der Praxis, in der nicht allerorts der COP mit Onkometer gemessen werden kann.

Die Kalkulation des COP ist jedoch nur zulässig, wenn keine heterologen Kolloide (z. B. Dextrane) infundiert wurden. Deren Anteil am COP geht nicht in die Berechnungen ein, so daß bei bzw. nach Dextraninfusionen falsch-niedrige COP-Werte errechnet werden. Sie können bei Nichtbeachtung des geschilderten Sachverhalts zu falschen Schlußfolgerungen in der Infusionstherapie mit Überlastung des kardiovaskulären Systems verleiten.

Die Bestimmung des COP ist damit nicht nur Teil der paraklinischen Diagnostik bei der stationären Aufnahme hypertensiver Schwangerer zur Beurteilung des Schweregrades der Erkrankung oder bei der Verlaufskontrolle. Wir sehen in der Messung des COP v. a. eine gute Möglichkeit zur Steuerung und Kontrolle der Therapie mit hyperonkotischen Infusionsmitteln bei schweren Krankheitsbildern mit kolloidosmotischem Defizit. In Abhängigkeit von den COP-Bestimmungsmöglichkeiten sind folgende Therapievarianten zu formulieren:

1) *Kontrollierte Therapie,* mittels apparativer Onkometrie. Sie ist optimale Voraussetzung zur Anwendung von Proteinpräparationen und von Fremdkolloiden.
2) *Teilkontrollierte Therapie,* die durch die Kalkulation des COP gesteuert wird. Sie ist aber nur bei reiner Eiweißsubstitutionstherapie praktikabel! COP_k-Werte lassen auch nur eine grobe Orientierung zu.
3) *Unkontrollierte Therapie,* die dann unvermeidlich ist, wenn kein Onkometer zur Verfügung steht und Kalkulationsmethoden wegen des (zusätzlichen) Einsatzes von Fremdkolloiden nicht in Frage kommen.

Als Ziel der COP-gesteuerten Therapie mit hyperonkotisch wirksamen Substitutionspräparaten gilt ein kolloidosmotischer Druck von 21 − 22 mm Hg. Dabei wird die Substitution titrierend vorgenommen, d. h. intravenöse Applikation der Kolloide und dann Kontrolle der erreichten Veränderungen. Die zeitlichen Abstände der COP-Kontrollen hängen vom Zustand der Patientin und von der Intensität der Substitutionsbehandlung ab. Bei nicht dringlichen Fällen ist eine COP-Kontrolle pro Tag allgemein ausreichend.

Berechnung der Substitutionsvolumen

Die COP-Werte sind geeignet, die Substitutionstherapie bis zur Normalisierung des erniedrigten onkotischen Drucks zu überwachen. Zur Berechnung der zu substituierenden Volumen homo- oder heterologer Kolloide kommen sie aber nicht in Frage, da die Transferquote in das Interstitium von mehreren individualspezifischen Bedingungen abhängt und somit nicht exakt kalkulierbar ist. Wenn die Substitution mit hyperonkotischem Albumin, dem meistverwendeten Proteinpräparat, erfolgen soll, kann dennoch das zu substituierende Volumen berechnet werden. Lundsgaard-Hansen et al. (1980) haben hierfür eine Formel angegeben, die auch zur Substitutionstherapie bei Gestosen empfohlen wird (Lippert 1983):

$$\text{Humanalbumin in g} = V_{pl} (40\,\text{ml} \cdot \text{kg KG}) \cdot (\text{GE g\%}_{\text{gewünscht}} - \text{GE g\%}_{\text{aktuell}}) \cdot 2$$

$$(V_{pl} = \text{Plasmavolumen}) . \tag{4}$$

Wir meinen allerdings, daß diese Formel ausschließlich für Nichtschwangere und keinesfalls für Schwangere oder gar Patientinnen mit einer hypertensiven Gestose angewendet werden kann. Unter Anerkennung der Grundprinzipien dieser Berechnungsempfehlung schlagen wir folgende modifizierte Formel vor:

$$\text{Humanalbumin in g} = V_{pl} (0{,}060\,\text{l} \cdot \text{kg KG}) \cdot (\text{Alb. g/l}_{\text{Soll}} - \text{Alb. g/l}_{\text{Ist}}) \cdot 2 . \tag{5}$$

Diese Formel berücksichtigt einige Besonderheiten der Schwangerschaft. Bei dem graviditätsphysiologischen COP von 21−22 mm Hg ist ein Serumalbuminwert von 27,5−30,0 g/l anzunehmen, der auch als therapeutische Leitgröße zu werten ist. In die Formel nach Lundsgaard-Hansen geht aber lediglich das Gesamteiweiß ein. Bei Schwangeren und v. a. bei Gestosen ist mit einer spezifischen Verminderung des Albuminanteils am GE zu rechnen. Da der COP im wesentlichen von den Albuminen und weniger von den Globulinen bestimmt wird, muß die Berechnung unter Zugrundelegung der Albuminspiegel demzufolge repräsentativer sein als bei anderen Methoden, die vom GE ausgehen.

Lundsgaard-Hansen verwendet in seiner Formel für das Plasmavolumen einen Wert von 40 ml/kg KG. In der Schwangerschaft ist aber das Plasmavolumen spätestens ab der 28. SSW mit 60 ml/kg KG zu veranschlagen. Selbst wenn es bei schweren Gestosen zu einer Plasmavolumeneinengung kommt, sollte bei der Berechnung des Substitutionsbedarfs nicht vom bestehenden (= pathologisch verminderten), sondern vom normalerweise vorhandenen Plasmavolumen und damit vom therapeutischen Ziel ausgegangen werden.

Des weiteren darf u. E. bei der formelmäßigen Berechnung des Substitutionsvolumens nicht kritiklos das aktuelle Körpergewicht eingesetzt werden, da dieses durch Ödeme u. U. erheblich verzerrt sein kann. Wir schlagen vor, zu dem Gewicht vor Eintritt der Schwangerschaft die physiologische Gewichtszunahme in graviditate (Berücksichtigung der Tragzeit) zu addieren und damit ein individuelles Schwangerschaftsnormgewicht zu errechnen. Dieses wird dann für die Formel verwendet. Nur bei mangelhafter Gewichtszunahme ist vom KG_{Ist} auszugehen.

Bei Hämokonzentration zu Beginn der Therapie und/oder in deren Verlauf sind auch die gemessenen Albuminwerte verfälscht. Bei zunehmendem Ausgleich der Hämokonzentration durch die Therapie sind entsprechend der relativen Hämodilution kurzfristige Albuminkontrollen und Neuberechnungen für die Substitutionsvolumen erforderlich. Die Therapie muß somit bis zur Beseitigung der Hämokonzentration schrittweise durchgeführt werden, bis ein annähernd schwangerschaftsphysiologisches Plasmavolumen mit adäquatem onkotischem Druck vorliegt.

Das relative Albumindefizit ergibt sich formelmäßig aus $Alb._{Soll}$ minus $Alb._{Ist}$. Der Sollwert ist mit dem Therapieziel von $27,5 - 30,0$ g/l gleichzusetzen. Damit soll zugleich ein COP von $21 - 22$ mm Hg erreicht werden, um hypalbuminämisch bedingte Ödeme zu mobilisieren sowie bei extrem niedrigen COP-Werten < 17 mm Hg einem Lungenödem vorzubeugen.

Der „Faktor 2" ergibt sich aus der nahezu gleichmäßigen Verteilung der Albumine im intra- und extravasalen Raum und der damit etwa identischen Defizite in beiden Subkompartimenten des Extrazellulärraums.

Die Bezeichnung „Humanalbumin in g" kennzeichnet die rechnerisch ermittelte Gesamtmenge für das zu substituierende Humanalbumin. Hierzu sollten 20%ige Lösungen gebraucht werden, um die onkotischen Effekte zu erreichen und trotzdem das Substitutionsvolumen zu begrenzen.

Beispiel:
KG 75 kg, Terminnähe, deutliche Ödeme, Vorschwangerschaftsgewicht 58 kg — damit Schwangerschaftsnormgewicht 70 kg. $Albumin_{Ist} = 25,0$ g/l bei GE von 52 g/l. Vorläufiges therapeutisches Ziel: $Albumin_{Soll} = 27,5$ g/l.

Berechnung:
$(70 \cdot 0,060) \cdot (27,5 - 25,0) \cdot 2 = 21,0$ g. Bereitzustellen sind somit zunächst 100 ml Humanalbumin 20%.

Verwendung heterologer Kolloide

Bei ausgeprägten Mikrozirkulationsstörungen und/oder exzessiver Hämokonzentration wird das angestrebte Therapieziel mit niedermolekularem Dextran (z. B. Infukoll M 40 oder Rheomacrodex) besser und schneller erreicht als mit Albuminpräparationen. Das hyperonkotische niedermolekulare Dextranpräparat bewirkt eine zügige Plasmavolumenexpansion mit Abbau der Hämokonzentration, Verbesserung der Fließeigenschaften des Blutes und Anregung der Mikrozirkulation. Ein verminderter COP wird rasch normalisiert. Schlag- und Minutenvolumen des Herzens steigen hochsignifikant an, während der periphere

Gesamtwiderstand deutlich abfällt. Zugleich nehmen die Diureseraten zu (Retzke u. Schwarz 1973a, b; Schwarz u. Retzke 1982).

Da die Albuminsynthese durch kolloidosmotisch sensitive Rezeptoren im Leberinterstitium gesteuert wird, ist bei Anhebung der COP durch Fremdkolloide mit einer Minderung der Albuminsyntheseraten zu rechnen. Dieser Hemmungseffekt ist bei längerfristiger Substitutionstherapie mit Fremdkolloiden zu bedenken. Erniedrigte Albuminspiegel dürfen dann nicht zu falschen Schlußfolgerungen verleiten, da der COP durch die Fremdkolloide längst normalisiert sein kann!

Resümierend ist somit festzustellen, daß mit Fremdkolloiden eine überbrükkende Therapie sehr gut möglich ist, die v. a. bei Mikrozirkulationsstörungen und Hämokonzentration berechtigt sein dürfte. Damit kann zugleich Humanalbumin eingespart werden. Sofern aber Fremdkolloide zum Einsatz kommen, ist die Ermittlung des COP mittels Kalkulation nicht mehr statthaft, sondern nur noch durch apparative Onkometrie möglich.

Überwachungsmaßnahmen bei Verabfolgung hyperonkotischer Kolloide

Regelmäßige Kontrollmaßnahmen sind erforderlich, um die Möglichkeiten der kolloidosmotischen Substitutionstherapie voll auszuschöpfen, ohne dabei eine Überladung des Kreislaufs zu riskieren. Für die Onkotherapie spezifische Überwachungsparameter sind: Kolloidosmotischer Druck, Gesamteiweiß, Albumin, Globulin, Hämatokrit, zentraler Venendruck und pulmonal-kapillärer Verschlußdruck (PCWP). Wenn eine Messung des PCWP nicht praktikabel ist, kommt die Messung des enddiastolischen Pulmonalarteriendrucks in Frage. Bei der klinischen Beurteilung ist v. a. auf Frühzeichen eines Hirn- und Lungenödems, auf zunehmende Beinödeme und auf die Durchblutung der Akren (Mikrozirkulationsstörung) zu achten. Eventuell Thoraxröntgenkontrollen durchführen.

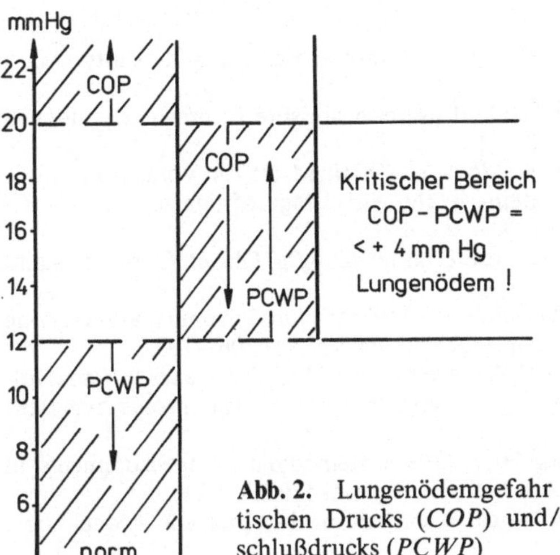

Abb. 2. Lungenödemgefahr bei kritischem Abfall des kolloidosmotischen Drucks (*COP*) und/oder Anstieg des pulmonalkapillären Verschlußdrucks (*PCWP*)

Besondere klinische Relevanz hat die Druckdifferenz zwischen COP (normal $21-22$ mm Hg) und PCWP (normal < 12 mm Hg, Abb. 2). Einengung dieses Gradienten auf COP $-$ CPWP $= < + 4$ mm Hg durch COP-Abfall und/oder CPWP-Anstieg bedeutet Lungenödem. Ein CPWP-Anstieg ist zu erwarten bei:

- Hypervolämie
  - Überinfusionen mit hyperonkotischen und/oder kristalloiden Infusionen,
  - Ödemrückstrom, z. B. post partum,
  - Diureseminderung,
- Hypoxämie,
- Linksherzinsuffizienz.

Der zentrale Venendruck ist kein zuverlässiger Parameter, um die Druckverhältnisse in der Lungenstrombahn zu erfassen. Bei ihrer Überfüllung und suffizienter Rechtsherzfunktion kann der zentrale Venendruck durchaus im Normbereich sein, während der PCWP die gefährliche Störung signalisiert.

$21-22$ mm Hg sind physiologische Werte für den COP in der ungestörten Schwangerschaft. Bereits ein COP von 20 mm Hg wird als Sicherheitsgrenze oder kritische Schwelle bezeichnet, weil bei niedrigeren Werten die Ödemgefahr steil zunimmt und bei < 17 mm Hg mit Lungenödem zu rechnen ist. Damit ist der Bereich zwischen Normwert und Sicherheitsgrenze in graviditate wesentlich enger als außerhalb der Gestation. Dieser Sachverhalt erfordert die besondere Beachtung des COP sowohl im Rahmen der Diagnostik als auch (und ganz besonders) bei der kolloidosmotischen Substitutionstherapie. Sie ist zweifelsfrei eine bedeutsame Erweiterung der therapeutischen Möglichkeiten für schwere Fälle. Bei mangelhaften Kontrollen der vorgenannten Überwachungsparameter ist mit der onkotischen Therapie aber auch die Gefahr der kardiovaskulären Überlastung verbunden.

Literatur

Assali NS, Vaughu DL (1977) Blood volume in pre-eclampsia: Fantasy and reality. Am J Obstet Gynecol 129:355–359
Benedetti TJ, Carlson RW (1979) Studies of colloid osmotic pressure in pregnancy-induced hypertension. Am J Obstet Gynecol 135:308–311
Blekta M, Hlavatý A, Trnková M, Bendl J, Bendová L, Chytil M (1970) Volume of whole blood and absolute amount of serum proteins in the early stage of late toxemia. Am J Obstet Gynecol 106:10–13
Carlsson C (1984) Cardiovascular changes in pre-eclampsia. Acta Obstet Gynecol Scand [Suppl] 118:121–122
Freund U, French W, Carlson RW, Weil MH, Shubin H (1977) Hemodynamic and metabolic studies of a case of toxemia of pregnancy. Am J Obstet Gynecol 127:206–208
Gallery EDM, Mitchell MD, Redman CWG (1984) Response of blood pressure, plasma volume and prostaglandins to volume expansers in pregnant women with chronic hypertension. Clin Exp Hypertens [B] 3/1:1–12
Groenendijk R, Trimbos JBMJ, Wallenburg HCS (1984) Hemodynamic measurements in preeclampsia: Preliminary observations. Am J Obstet Gynecol 150:232–236
Heilmann L, Buchan PC (1984) Hemorrheological disorders in obstetrics and neonatology. Schattauer, Stuttgart New York

Heilmann L, Ludwig H (1980) Die gestörte Mikrozirkulation bei der Gestose. Z Geburtshilfe Perinatol 184:187−194

Keys A (1938) The study of colloidal dimensions, thermodynamic activity, and the mean molecular weight of the mixed proteins in blood serum. J Phys Chem 42:11−20

Lippert TH (1983) Zur Therapie der Gestosen. In: Schwangerschaftsbedingte Hypertonie. Deutsches Gestose-Symposium, Hannover. Thieme, Stuttgart New York, S 200−206

Lundsgaard-Hansen P, Pappova E, Schüpbach P (1980) Die Berücksichtigung von hydrostatischem Kapillardruck und onkotischem Druck im Rahmen der Intensivbehandlung. In: Lawin P, Wendt M (Hrsg) Aktuelle Probleme der Intensivbehandlung II. Thieme, Stuttgart New York, S 181−192

Niemer M, Nemes C (1981) Datenbuch der Intensivmedizin, 2. durchg. u. erg. Aufl. Fischer, Stuttgart New York, S 70

Pritchard JA, Cunningham FG, Pritchard SA (1984) The Parkland Memorial Hospital protocol for treatment of eclampsia: Evaluation of 245 cases. Am J Obstet Gynecol 148:951−963

Retzke U, Schwarz R (1973a) Die Infusionstherapie − eine spezifische Behandlungsform bei hypertensiven Spätgestosen. Dtsch Gesundheitswes 28:275−279

Retzke U, Schwarz R (1973b) Die diuretische Wirksamkeit verschiedener Infusionslösungen bei gesunden und hypertensiven Spätschwangeren. Zentralbl Gynäkol 95:1708−1715

Schenker IG, Navot D (1985) Management of EPH gestosis. In: Goecke C (ed) Actual standing in EPH gestosis. Excerpta Medica, Amsterdam New York Oxford, pp 17−22

Schwarz R, Retzke U (1982) Hemodynamic, adjusted treatment of hypertension in pregnancy. Part I: Infusionary osmooncotherapy. Biol Res Pregnancy Perinatol 3:77−80

Siekmann U (1983) Die Hämodynamik bei der Präeklampsie. In: Kaulhausen H, Schneider J (Hrsg) Schwangerschaftsbedingte Hypertonie. Thieme, Stuttgart New York, S 53−60

Sipos E, Weindlmayr-Goettel M (1984) Zwei neue Onkometer. Ergebnisse eines Vergleiches. Anaesthesist 33:512−515

Wiederhielm CA (1968) Dynamics of transcapillary fluid exchange. J Gen Physiol 52:29−63

Wolff G, Reusser P, Lehmann K, Buchmann B, Gruber UF, Oberholzer M (1980) Die Bedeutung des kolloid-osmotischen Druckes für den Gasaustausch unter Beatmung. In: Lawin P, Wendt M (Hrsg) Aktuelle Probleme der Intensivbehandlung II. Thieme, Stuttgart New York, S 192−207

Zondervan HA, Voorhorst FI, Balk AG (1984) A case of preeclampsia arising in the fourth pregnancy. Eur J Obstet Gynecol Reprod Biol 16:343−352

Bedeutung des Lipidstoffwechsels für die nutritive Leistung der menschlichen Plazenta

P. Brockerhoff u. G. H. Rathgen

Einleitung

Mittels der in den letzten 2 Jahrzehnten entwickelten diagnostischen Verfahren (Kardiotokographie, Ultraschall, Mikroblutuntersuchungen beim Fetus) ist die Neugeborenensterblichkeit deutlich geringer geworden. In der Regel erlauben die heutigen geburtsmedizinischen Überwachungsmethoden das so frühzeitige Erkennen einer drohenden fetalen Asphyxie — als Ausdruck einer vorwiegend *respiratorischen* Plazentainsuffizienz —, daß Neugeborene mit schweren, durch Sauerstoffmangel unter der Geburt bedingten zerebralen Schäden wesentlich seltener geworden sind.

Dagegen ist eine entsprechende Früherfassung *nutritiver* Formen der Plazentainsuffizienz bisher nicht möglich. Somit stellt auch die intrauterine Wachstumsretardierung (sog. „small for date babies" oder Mangelgeburten) nach wie vor eine häufige Ursache der perinatalen Mortalität und v. a. der Morbidität dar.

In der Beurteilung des transplazentaren Austausches vieler nichtflüchtiger Stoffe sind wir bislang noch auf größtenteils grobe Schätzungen angewiesen (Moll 1981 a). Die Einbeziehung metabolischer Aspekte in perinatologische Fragestellungen ist somit antepartal z. Z. nur in sehr eingeschränktem Maße möglich.

Dabei treten auch im regelrechten Schwangerschaftsverlauf tiefgreifende Veränderungen des mütterlichen Stoffwechsels auf, die — in enger Wechselbeziehung zum fetoplazentaren Stoffwechsel — offensichtlich Voraussetzungen für ein ungestörtes intrauterines Wachstum sind (Rathgen 1980 a).

Zu den auffälligsten Stoffwechselveränderungen des mütterlichen Organismus in der Schwangerschaft gehört die Zunahme der Serumlipidkonzentrationen, die mit schwangerschaftsspezifischen qualitativen und quantitativen Veränderungen der mütterlichen Serumlipoproteine einhergehen (Brockerhoff et al. 1984).

Die Bedeutung dieser — wohl häufigsten — sekundären Hyperlipoproteinämie für die fetale Versorgung ist jedoch noch weitgehend ungeklärt.

Material und Methode

Für die vorliegenden Untersuchungen wurden bei insgesamt 112 Geburten am Termin bei Abnabelung unmittelbar nach vollständiger Kindesentwicklung

Blutentnahmen bei der Mutter und aus der Nabelvene bzw. Nabelarterie des Fetus durchgeführt. 63 der Gebärenden waren Erst-, 49 Mehrparae mit unauffälligem Schwangerschaftsverlauf. Entbindungsmodus, Geburtsdauer und Apgar-Score sowie Größe und Geschlecht der Neugeborenen wurden dokumentiert. 94 dieser Entbindungen verliefen spontan; 12 mußten aus verschiedenen Indikationen vaginal-operativ, 6 durch Kaiserschnitt beendet werden.

Die Methoden zur Bestimmung der Serumlipide (Cholesterin, Triglyzeride, Phospholipide) sowie zur qualitativen und quantitativen Untersuchung der diskontinuierlich in der Ultrazentrifuge aufgetrennten Lipoproteinfraktionen wurden bereits an anderer Stelle beschrieben (Brockerhoff et al. 1979, 1982). Die Bestimmung der Serumkonzentrationen der langkettigen unveresterten Fettsäuren erfolgte gaschromatographisch nach ebenfalls zuvor beschriebenen Methoden (Höckel et al. 1980).

Alle Bestimmungsmethoden unterlagen einer ständigen internen und externen Qualitätskontrolle, die die Richtigkeit und Präzision der Analysenverfahren bestätigten.

Die statistische Auswertung der Ergebnisse erfolgte durch Berechnung von Median, Mittelwert und Standardabweichung. Die mütterlichen Werte wurden mit den fetalen Werten auf statistisch signifikante Unterschiede mit Hilfe des t-Tests für unverbundene Stichproben, fetale Werte untereinander mittels des t-Tests für verbundene Stichproben überprüft.

Ergebnisse und deren Besprechung

Die Konzentrationen der mütterlichen Serumlipide bei Abnabelung unterschieden sich — unabhängig vom Entbindungsmodus — nicht signifikant von denen gesunder Schwangerer in der 39.–40. Schwangerschaftswoche ohne nachweis-

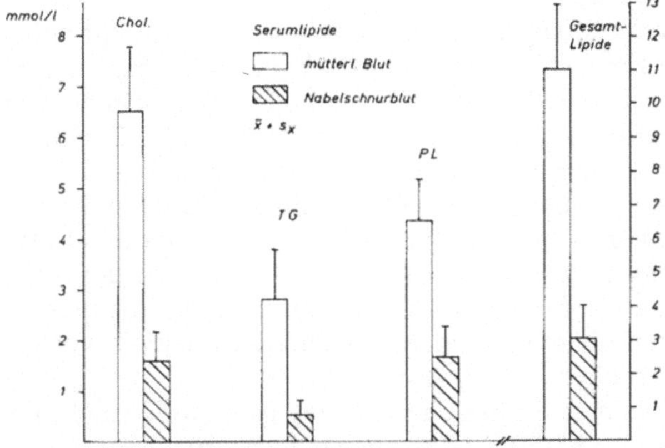

Abb. 1. Mütterliche und fetale Lipidkonzentrationen zum Zeitpunkt der Abnabelung bei 100 Geburten am Termin. *Chol* Cholesterin, *TG* Triglyzeride, *PL* Phospholipide

bare Wehentätigkeit (Brockerhoff et al. 1984). Dies bestätigt frühere Mitteilungen von Watson (1957). Eine signifikante Erhöhung der Gesamtlipide unter der Geburt, die Burger et al. (1970) beschrieben haben, ließ sich bei dem hier untersuchten wesentlich größeren Kollektiv nicht nachweisen. Eine auffällige Korrelation der Serumkonzentrationen des Cholesterins, der Triglyzeride und der Phospholipide mit der Dauer der Austreibungsphase war nicht zu beobachten. Ähnliche Befunde teilen auch Burger et al. (1970) mit.

Im Nabelschnurblut waren zum Zeitpunkt der Abnabelung die Konzentrationen der Serumlipide nur halb so hoch wie die bei gesunden nichtschwangeren erwachsenen Frauen (Brockerhoff et al. 1982) und um das 3- bis 5fache niedriger als die ebenfalls bei Abnabelung bestimmten mütterlichen Konzentrationen (Abb. 1).

Mehrere Untersucher, die die mütterlichen und fetalen Serumlipide bei der Entbindung bestimmt haben (Liedtke et al. 1976; Nelson et al. 1965; Renkonen 1966; Skrzydlewski et al. 1980) teilen ähnliche Beobachtungen mit.

Andere Autoren beschreiben ausschließlich im Nabelschnurblut die Cholesterin- und Triglyzeridkonzentrationen (Elphick et al. 1978 a; Hardell 1978; Parawesch et al. 1977; Stuber u. Meszaros 1979), denen ebenfalls die hier erhobenen Befunde entsprechen.

Ein Zusammenhang der Lipidkonzentrationen im Nabelschnurblut mit dem Entbindungsmodus oder mit der Dauer der Austreibungsphase bei Spontangeburten war nicht nachweisbar.

Elphick et al. (1978 a) haben eine Hypertriglyzeridämie im Nabelschnurblut als Zeichen einer fetalen Gefährdung gedeutet. Im hier untersuchten Kollektiv konnte jedoch keine Abhängigkeit der Lipidkonzentrationen im Nabelschnurblut von der Apgar-Werten der Neugeborenen festgestellt werden. Dies bestätigt Befunde von Stuber u. Meszaros (1979).

Hardell (1978) sowie Liappis et al. (1981) beschreiben u. a. geschlechtsabhängige Differenzen der Lipidkonzentrationen im Nabelschnurblut bzw. im Blut 1−15 Tage alter Säuglinge. Im hier untersuchten Nabelschnurblut ließ sich eine Beziehung des Serumlipidgehalts zu Geschlecht, Gewicht und Größe des Neugeborenen nicht nachweisen.

Signifikante qualitative oder quantitative Unterschiede der Lipoproteine im Vergleich Schwangerer nach der 37. Schwangerschaftswoche ohne nachweisbare Wehentätigkeit mit Kreißenden zum Zeitpunkt der Abnabelung nach komplikationsloser Spontangeburt am Termin waren nicht zu beobachten. Die Frage, ob durch die Geburt Veränderungen der mütterlichen Lipoproteine hervorgerufen werden, wurde bisher nicht überprüft. Lediglich Potter u. Nestel (1979) bestimmten die Cholesterin- und Triglyzeridkonzentrationen in VLDL, LDL und HDL zu Zeitpunkten, die sie als „during labor" und „at delivery" ohne weitere Einzelheiten angeben. Sie vergleichen ihre Ergebnisse, die quantitativ mit den hier vorliegenden übereinstimmen, jedoch ausschließlich mit ihren post partum erhobenen Befunden.

Perinatale Untersuchungen unter Einbeziehung der Phospholipid- und Proteinkonzentrationen in den Lipoproteinfraktionen liegen bisher nicht vor.

Burger et al. (1970) beobachteten bei 30 Spontangeburten einen Anstieg der β-Lipoproteide (neuere Bezeichnung: -proteine), der jedoch statistisch nicht si-

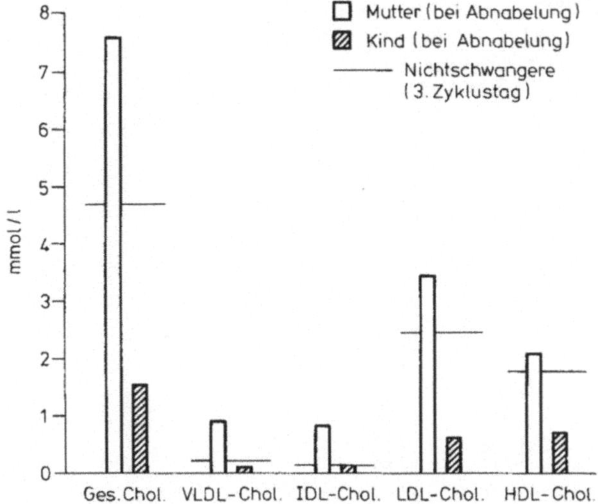

Abb. 2. Konzentrationen des Cholesterins (*Chol.*) im mütterlichen Blut und im Nabelschnurblut sowie in den Lipoproteinfraktionen bei Abnabelung

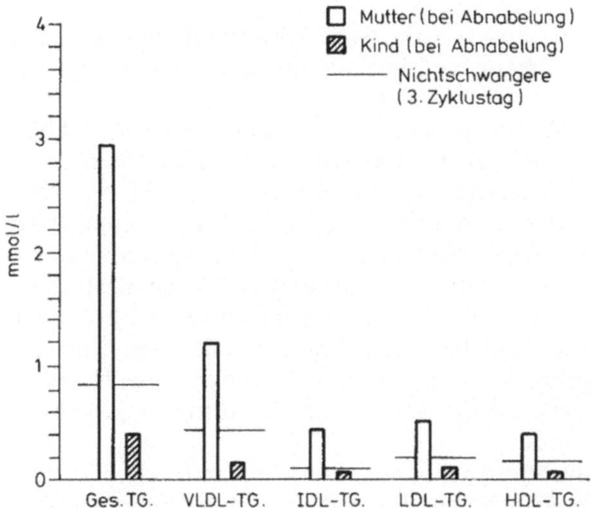

Abb. 3. Konzentration der Triglyzeride (*TG.*) im mütterlichen Blut und im Nabelschnurblut sowie in den Lipoproteinfraktionen bei Abnabelung

gnifikant war. Auch wegen methodischer Differenzen sind jedoch die Ergebnisse dieser Autoren mit den hier vorliegenden nicht vergleichbar.

Die Konzentrationen von VLDL, LDL und HDL im Nabelschnurblut waren signifikant niedriger als die im Blut erwachsener nichtschwangerer Frauen (Brockerhoff et al. 1982). Für die IDL-Fraktion ließ sich ein derartiger Konzentrationsunterschied nicht nachweisen.

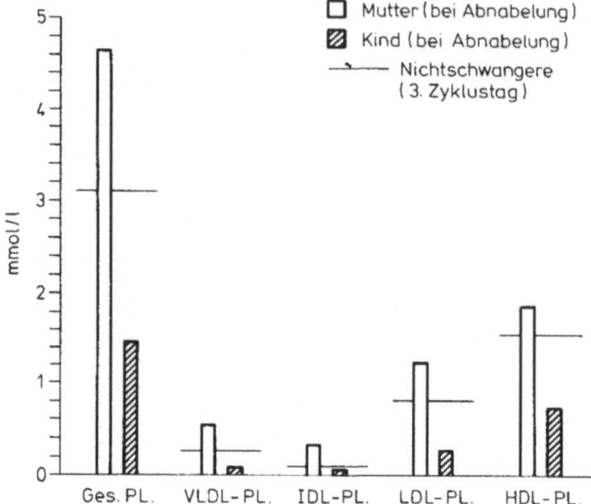

Abb. 4. Konzentrationen der Phospholipide (*PL.*) im mütterlichen Blut und im Nabelschnurblut sowie in den Lipoproteinfraktionen bei Abnabelung

Die Konzentrationen der Lipoproteine im Nabelschnurblut sind bei allen untersuchten Dichteklassen signifikant niedriger als im mütterlichen Blut bei Abnabelung (Abb. 2−4).

Der Vergleich der hier erhobenen Befunde über Lipoproteine im Nabelschnurblut mit den Ergebnissen anderer Autoren wird dadurch erschwert, daß in einigen Mitteilungen nur Cholesterin- (Parawesch et al. 1977) oder nur Cholesterin- und Triglyzeridkonzentrationen (Hardell 1978; Liappis et al. 1981; Potter 1977) angegeben sind oder daß viele Untersucher keine Auftrennung der IDL vorgenommen haben. Soweit Vergleiche unter diesen Bedingungen möglich waren, ergaben sich keine wesentlichen Abweichungen der vorliegenden Werte von denen in der Literatur. Eine besonders exakte quantitative Übereinstimmung bestand mit den Ergebnissen von Hardell (1978), wenn eine Umrechnung der hier bestimmten Werte auf die von diesem Untersucher gewählten Dichtebereiche durchgeführt wurde.

Für die Plasmalipidkonzentrationen konnten zwischen mütterlichem und fetalem Blut zum Zeitpunkt der Abnabelung folgende lineare Korrelationskoeffizienten berechnet werden:

Cholesterin: r = 0,443,
Triglyzeride: r = 0,392,
Phospholipide: r = 0,329.

Für die vorliegenden Fallzahlen ergaben sich p-Werte unter 0,01. Signifikante Korrelationen zwischen mütterlichen und fetalen Lipiden bei Abnabelung teilen auch Liedtke et al. (1976) mit.

Mütterliche und fetale Lipide korrelieren nicht in allen Lipoproteinklassen in gleicher Weise:

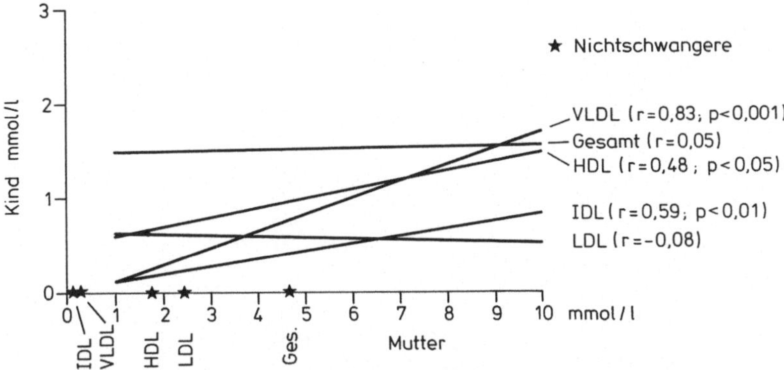

Abb. 5. Cholesterinkonzentrationen in den Plasmalipoproteinfraktionen in der Perinatalphase. Korrelationen Mutter–Kind

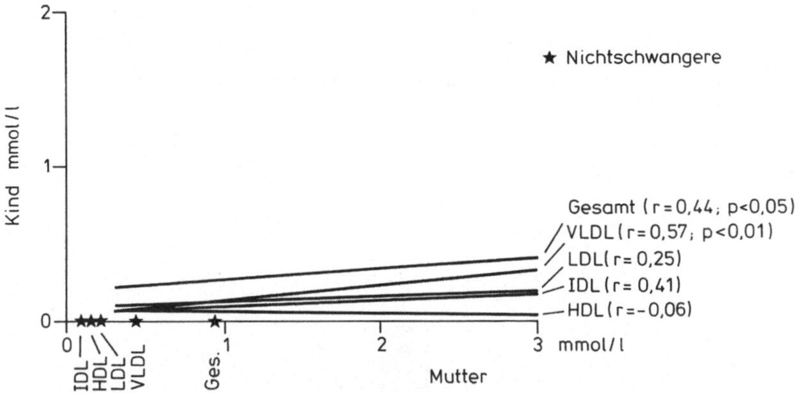

Abb. 6. Triglyzeridkonzentrationen in den Plasmalipoproteinfraktionen in der Perinatalphase. Korrelationen Mutter–Kind

Signifikante positive Korrelationen zwischen mütterlichen und fetalen Lipiden konnten nur für VLDL und IDL, nicht aber für LDL und HDL nachgewiesen werden (Abb. 5–7).

Potter (1977) untersuchte bei 16 Spontangeburten im mütterlichen Blut und im Nabelschnurblut den Cholesterin- und Triglyzeridgehalt in VLDL, LDL und HDL. Sie gibt nur für das LDL-Cholesterin eine signifikante Korrelation an, wobei die Zusammensetzung ihres Kollektivs nicht eindeutig erklärt ist.

Die Summe der Plasmakonzentrationen der unveresterten Fettsäuren (UVFS) im mütterlichen Blut bei Abnabelung nach spontaner Geburt am Termin war gegenüber der Nichtschwangerer und Schwangerer nach der 37. Schwangerschaftswoche fast um das Doppelte erhöht (Abb. 8).

Ähnliche Befunde konnten u. a. auch Fairweather (1965), Herre (1969), Jaisle (1969), Nelson et al. (1965), Quinto et al. (1967) und Sabata et al. (1968)

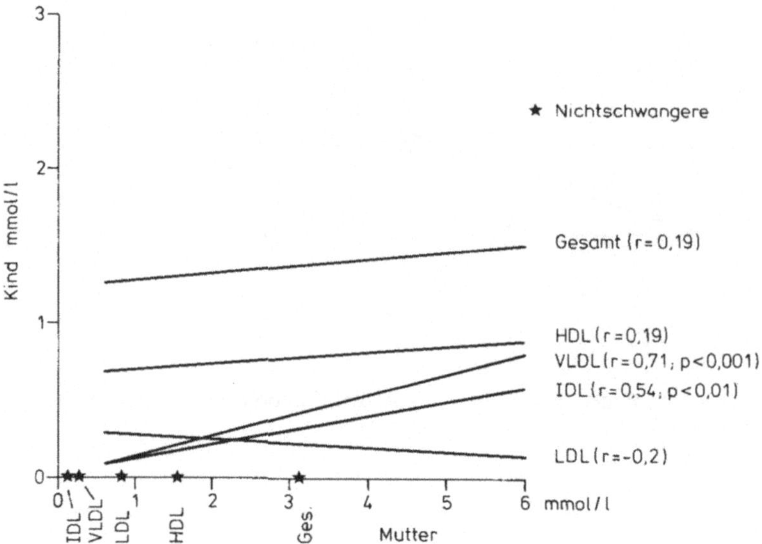

Abb. 7. Phospholipidkonzentrationen in den Plasmalipoproteinfraktionen in der Perinatalphase. Korrelationen Mutter–Kind

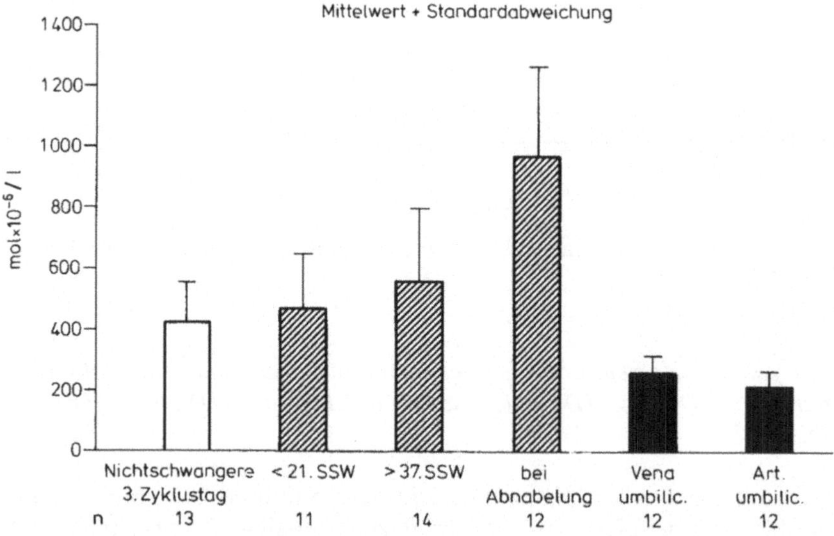

Abb. 8. Summe der Plasmakonzentrationen der unveresterten Fettsäuren bei Nichtschwangeren, Schwangeren vor der 21. und nach der 37. Schwangerschaftswoche (*SSW*) sowie im mütterlichen Blut und Nabelvenen- bzw. Nabelarterienblut bei Abnabelung

Tabelle 1. Serumkonzentrationen langkettiger unveresterter Fettsäuren (µmol/l) sowie der Glukose (mmol/l) des mütterlichen Blutes und des Nabelschnurblutes bei normalen Spontangeburten am Termin zum Zeitpunkt der Abnabelung unmittelbar nach der Geburt (n = 12)

Fettsäuren	Konzentrationen [µmol/l]		
	Mütterliches Blut	Nabelvene	Nabelarterie
Laurinsäure (C_{12})	$11,08 \pm 4,05$	$5,47 \pm 1,66$	$4,76 \pm 1,53$
Myristinsäure (C_{14})	$39,37 \pm 14,61$	$12,98 \pm 3,28$	$9,91 \pm 1,96$
Palmitinsäure (C_{16})	$272,29 \pm 87,06$	$86,15 \pm 21,06$	$71,15 \pm 16,74$
Palmitoleinsäure ($C_{16:1}$)	$80,01 \pm 30,55$	$23,50 \pm 8,53$	$20,83 \pm 7,65$
Stearinsäure (C_{18})	$37,37 \pm 11,72$	$18,99 \pm 5,45$	$17,58 \pm 4,17$
Ölsäure ($C_{18:1}$)	$330,28 \pm 109,13$	$65,03 \pm 18,57$	$51,66 \pm 17,90$
Linolsäure ($C_{18:2}$)	$163,18 \pm 58,79$	$32,51 \pm 9,09$	$22,81 \pm 8,90$
Linolensäure ($C_{18:3}$)	$21,52 \pm 6,96$	$1,86 \pm 1,77$	$0,40 \pm 0,70$
Arachidonsäure ($C_{20:4}$)	$9,75 \pm 3,59$	$10,38 \pm 3,45$	$9,50 \pm 3,31$
Behensäure (C_{22})	$0,55 \pm 0,44$	$0,38 \pm 0,48$	$0,90 \pm 1,56$
Erukasäure ($C_{22:1}$)	$1,97 \pm 2,10$	$2,03 \pm 4,10$	$1,70 \pm 1,82$
Lignozerinsäure (C_{24})	$0,39 \pm 0,60$	$0,20 \pm 0,35$	$0,48 \pm 0,79$
Summe der Fettsäuren	$967,81 \pm 294,91$	$259,11 \pm 54,28$	$211,65 \pm 49,89$
Glukose [mmol/l]	$5,82 \pm 0,97$	$4,81 \pm 1,01$	$4,27 \pm 1,00$

erheben, wobei allerdings Unterschiede im methodischen Vorgehen keinen Vergleich der Absolutwerte gestatten.

Ein ebenso deutlicher Anstieg unter der Geburt findet sich auch für die einzelnen Fettsäuren der Kettenlänge C_{12} bis C_{18}. Für die UVFS mit längeren Ketten ist diese Zunahme der Plasmakonzentrationen jedoch wesentlich weniger ausgeprägt. Quinto et al. (1967), die bei 8 Spontangeburten UVFS bestimmten, beschreiben derartige Auffälligkeiten nicht.

Die Summe der Plasmakonzentrationen der UVFS im Nabelschnurblut hingegen ist nur etwa halb so hoch wie die im Blut nichtschwangerer Frauen und um den Faktor 3,7 niedriger als die im mütterlichen Blut bei Abnabelung.

Das Verteilungsmuster der einzelnen Fettsäuren im Nabelschnurblut unterscheidet sich beträchtlich von dem des mütterlichen Blutes. Das Verhältnis zwischen mütterlichen und fetalen Plasmakonzentrationen erwies sich als uneinheitlich. Signifikante Konzentrationsdifferenzen zwischen mütterlichem und fetalem Blut konnten nur für die UVFS der Kettenlänge C_{12} bis C_{18}, *nicht* jedoch für längerkettige Fettsäuren bestimmt werden (Tabelle 1).

Der Einfluß des Sättigungsgrades der UVFS auf die maternofetale Konzentrationsdifferenz ist nicht klar erkennbar, wenn auch die einfach und mehrfach gesättigten C_{18}-Fettsäuren die höchsten Differenzen zeigen.

Die UVFS mit einer Kettenlänge von 20 oder mehr C-Atomen lassen ähnliche Konzentrationen im Nabelschnurblut wie im mütterlichen Blut beobachten. Bei einer signifikanten Erniedrigung der Summe der UVFS im Nabelschnurblut bedeutet dies eine relative Anreicherung der längerkettigen Fettsäuren im fetalen Blut. Den größten Anteil dieser Fettsäuren macht die Arachidonsäure aus, auf deren vergleichsweise hohen fetalen Plasmaspiegel bei der Geburt u. a. auch Quinto et al. (1967) hingewiesen haben.

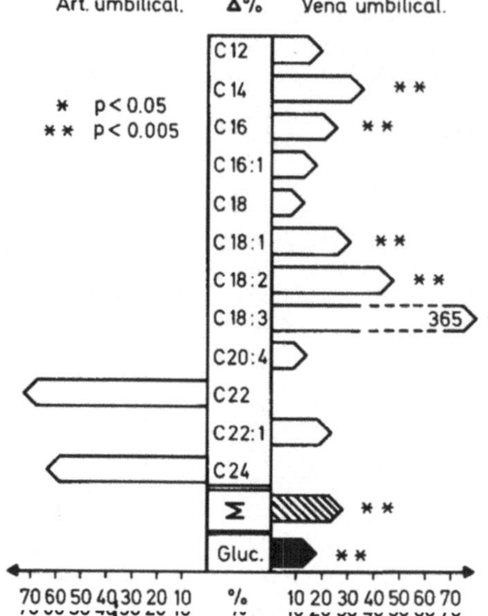

Abb. 9. Prozentuale Konzentrationsunterschiede zwischen Nabelvene und Nabelarterie. Die Signifikanzangaben beziehen sich auf den Vergleich der Absolutwerte (s. Tabelle 1)

Die UVFS zeigten insgesamt in der Nabelvene signifikant ($p < 0{,}005$) höhere Konzentrationen als in den Nabelarterien. Ein derartiger Unterschied konnte von Sabata et al. (1968) nicht nachgewiesen werden, während Sheath et al. (1972) ebenfalls signifikante arteriovenöse Differenzen in den Nabelschnurblutspiegeln der UVFS beschreiben und ihre gegenüber Sabata et al. divergierenden Befunde mit unterschiedlichen methodischen Bedingungen erklären.

Für die arteriovenösen Differenzen der einzelnen UVFS ergibt sich ebenfalls eine Beziehung zur Kettenlänge: Nur für UVFS mit einer Kettenlänge von C_{18} und weniger wurden signifikante Konzentrationsunterschiede zwischen Nabelvene und Nabelarterien beobachtet (Abb. 9).

Schlußfolgerungen

In mehreren Mitteilungen des älteren Schrifttums wird ein Übertritt der Lipide von der Mutter auf den Fetus für grundsätzlich unmöglich gehalten (Duyne u. Havel 1959; Slemons u. Stauder 1923; Zuspan et al. 1966). Andere Autoren, z. B. Dancis et al. (1973), Portmann et al. (1969), konnten hingegen zumindest für die unveresterten Fettsäuren eine diaplazentare Passage nachweisen. Während Szabo u. Szabo (1974) glauben, daß die fetale Makrosomie in der diabetischen Schwangerschaft durch einen vermehrten Übertritt mütterlicher Fettsäuren auf den Fetus bedingt ist, meinen Herre u. Kyank (1970), die fetalen UVFS seien nur zu einem äußerst geringen Anteil mütterlichen Ursprungs, sondern fast ausschließlich das Produkt einer de-novo-Synthese des Fetus. Letztere sei wiederum vom Ausmaß des diaplazentaren Übertritts der Glukose abhängig. Die hieraus abgeleitete Auffassung, der Fettstoffwechsel habe für die fetale Versorgung mit energiereichen Substraten keine Bedeutung, wird nicht nur durch die in den vorliegenden Untersuchungen erhobenen Befunde in Frage gestellt.

Liedtke et al. (1976) konnten nicht nur positive Korrelationen zwischen mütterlichen und fetalen Serumkonzentrationen des Cholesterins, der Triglyzeride, der Phospholipide und der Gesamtlipide nachweisen, sie beobachteten auch signifikante arteriovenöse Konzentrationsdifferenzen der Phospholipide im Nabelschnurblut.

Elphick et al. (1978 b) führten bei Kreißenden intravenöse Infusionen mit Fettemulsionen durch. Sie konnten dadurch gegenüber einem Vergleichskollektiv ohne Infusionsbehandlung u. a. signifikante Veränderungen von Konzentrationsdifferenzen der UVFS und der Triglyzeridfettsäuren zwischen Nabelarterien und -vene bewirken.

Roux u. Rommey (1967) und Kleine (1967 a, b) konnten in vitro zeigen, daß die menschliche Plazenta in der Lage ist, aus freien Fettsäuren Triglyzeride zu synthetisieren.

Biezenski (1969) wies unter Verwendung doppelt radioaktiv markierter Phospholipide einen aktiven Phospholipidstoffwechsel in der Kaninchenplazenta nach.

Auf die besondere Bedeutung des Cholesterinstoffwechsels in der Plazenta in Hinblick auf die Synthese von Steroidhormonen haben u. a. Szabo u. Grimaldi (1970) hingewiesen.

Die menschliche Plazenta wird auf ihrer mütterlichen Seite am Termin mit Blut perfundiert, das in hohen Konzentrationen Lipide enthält, während die Lipidkonzentrationen auf der fetalen Seite sehr niedrig sind. Ein hoher maternofetaler Lipidgradient konnte bei der Entbindung für alle untersuchten Lipoproteinfraktionen bestimmt werden. Unabhängig davon finden sich signifikante Korrelationskoeffizienten zwischen mütterlichen und fetalen Lipiden in den VLDL und IDL. Diese Lipoproteine der niedrigeren Dichteklassen erfahren jedoch − kontinuierlich im Verlauf der normalen Schwangerschaft − eine 3- bis 4fache Konzentrationszunahme im mütterlichen Blut (Brockerhoff et al. 1984). Die bei der Schwangeren nicht quantitativ, sondern nur qualitativ im Sinne einer Triglyzeridanreicherung veränderten Lipoproteine höherer Dichteklassen, LDL und HDL, zeigen keine auffälligen Korrelationen mit den entsprechenden Lipoproteinen im Nabelschnurblut.

Familiäre Hyperlipoproteinämien treten in der Bevölkerung mit einer Häufigkeit von weniger als 1 % auf (Utermann 1982). Die hier beobachteten Korrelationen zwischen mütterlichen und fetalen VLDL und IDL lassen sich somit durch genetische Faktoren nicht ausreichend erklären.

Im letzten Schwangerschaftsmonat werden vom Fetus etwa 300 g Fettdepot gespeichert (Wolf u. Löhr 1961). Resultierte dieses Fett ausschließlich aus der fetalen Lipogenese, so müßte nach Befunden von Emerson et al. (1972) angenommen werden, daß die zunächst im mütterlichen Organismus vermehrt aufgebauten Lipide bei gleichzeitig gesteigerter Lipolyse und Glukoneogenese in größerem Umfang zu Glukose metabolisiert werden, die nach diaplazentarem

Übertritt und nachfolgender Glykolyse Hauptquelle für die fetale Lipidsynthese ist. Bellmann (1978) hat als Begründung dieses Konzepts angeführt, daß die Palmitinsäure, die bei der Fettsäuresynthese aus Glukose bevorzugt entsteht, zu einem weit höheren Prozentsatz Bestandteil der fetalen als der mütterlichen Lipide sei. Letzteres kann mit den hier ermittelten Ergebnissen nicht bestätigt werden.

Die Bedeutung der Glukose als Energiequelle für den Fetus soll nicht in Frage gestellt werden. Bezweifelt werden muß jedoch die *Ausschließlichkeit* des zuvor beschriebenen Konzepts schon deshalb, weil in gleicher Weise wie bei der Glukose auch für die UVFS signifikante maternofetale Korrelationen und arteriovenöse Konzentrationsdifferenzen in der Nabelschnur nachgewiesen werden konnten. Letzteres gilt nicht nur für die Summe der UVFS, sondern auch für einzelne UVFS einschließlich der mehrfach ungesättigten Fettsäuren. Eine Eigensynthese dieser sog. essentiellen Fettsäuren im Säugetierorganismus wird allgemein verneint. Tierexperimente haben ergeben, daß Rattenfeten essentielle Fettsäuren ebenfalls nicht synthetisieren können.

Neben dem Beweis einer direkten Einschleusung maternaler Fettsäuren in die fetale Zirkulation rechtfertigen auch die bereits besprochenen Literaturhinweise auf eine Utilisation mütterlicher Lipide durch den fetoplazentaren Stoffwechsel die Annahme direkter Beziehungen zwischen mütterlichem und fetalem Lipoproteinmetabolismus.

Die hier erstmals nachgewiesenen signifikanten Korrelationen zwischen den VLDL und IDL im mütterlichen Blut und im Nabelschnurblut deuten darauf hin, daß die Plazenta am Lipoproteinstoffwechsel teilnimmt.

Die vorliegenden Befunde lassen es denkbar erscheinen, daß beim VLDL-Katabolismus in der Schwangerschaft die aus den äußeren Anteilen der VLDL- und IDL-Molekülkomplexe freigesetzten Lipide auf der mütterlichen Seite der Plazenta z. T. aufgenommen, evtl. weiter in ihre Komponenten aufgetrennt und nach Transfer auf die kindliche Seite dort in Lipoproteine sehr niedriger Dichte inkorporiert werden.

Nicht nur aus methodischen Gründen dürfte es schwierig sein, dieses Konzept zweifelsfrei experimentell zu erhärten. Auch die Regulationsmechanismen im Metabolismus der Lipoproteine sind noch vielfach ungeklärt.

Der zelluläre Transport von Lipiden, insbesondere die Fettaufnahme und -abgabe in Zellen arterieller Gefäße, ist Gegenstand laufender Forschungen. Die derzeitigen Vorstellungen über die metabolischen Vorgänge am Plazenton, der kleinsten funktionellen Einheit der Plazenta (Schuhmann 1981), reichen für die Angabe weiterer Einzelheiten der transplazentaren Transportmechanismen der Lipide nicht aus. Zumindest ein direkter freier Transfer mütterlicher Lipoproteine zum Fetus durch die Plazenta oder über maternofetale Shunts läßt sich durch die vorliegenden Befunde weitgehend ausschließen, da für Lipoproteine mit kleinerem Moleküldurchmesser (LDL und HDL) trotz eines hohen maternofetalen Gradienten keine Korrelationen zwischen mütterlichen und fetalen Konzentrationen nachweisbar waren.

Der plazentare Transfer von Lipiden scheint − ähnlich wie der der Aminosäuren (Rathgen 1980b) − durch mehrere unterschiedliche Transportmechanismen gleichzeitig zu erfolgen: Die Lipidkomponenten der Lipoproteine werden offenbar durch Pinozytose, die UVFS durch Diffusion transportiert (Moll 1981 b). Die Komplexität der Austauschvorgänge ist groß: Im Fruchtwasser sind Fettsäuren (Hagenfeldt 1976; Keirse et al. 1977), Lipide (Helmy u. Hack 1962) und Lipoproteine (Blackett u. McConathy 1982; Gebhardt u. Beukers 1981) nachweisbar, deren zumindest partielle intestinale Aufnahme durch den Fetus angenommen werden kann.

Die mittlere arteriovenöse Konzentrationsdifferenz in der Nabelschnur betrug für die Summe der UVFS 47 µmol/l, für die Glukose 540 µmol/l. Berücksichtigt man, daß bei der Oxidation eines Moleküls einer langkettigen Fettsäure etwa die 3fache Energiemenge wie bei der eines Moleküls Glukose gewonnen wird, so bedeutet dies, daß zumindest unter der Geburt ungefähr ein Viertel der Energiezufuhr zum Fetus durch UVFS erfolgt.

Die vorliegenden Befunde stellen außer Zweifel, daß dem Fettstoffwechsel für die fetale Versorgung eine größere Bedeutung zukommt, als bisher angenommen wurde. Dies gilt es auch bei zukünftigen Untersuchungen über nutritive Formen der Plazentainsuffizienz zu berücksichtigen.

Zusammenfassung

Zur Frage der Bedeutung der gestationsbedingten Hyperlipoproteinämie für die nutritive Leistung der menschlichen Plazenta wurden unter standardisierten Bedingungen insgesamt 112 Kreißende sowie deren Neugeborene bei Abnabelung untersucht. Die Bestimmung der Serumlipide und die qualitative und quantitative Analyse der mittels diskontinuierlicher Ultrazentrifugation aufgetrennten Lipoproteine ergibt einen für alle Lipoproteine bestehenden erheblichen maternofetalen Lipidgradienten. Unabhängig davon korrelieren die mütterlichen Lipoproteine der Dichteklassen unter 1,019 g/cm³ (VLDL und IDL) — im Gegensatz zu Lipoproteinen höherer Dichteklassen (LDL, HDL) — signifikant mit den fetalen Lipoproteinen der gleichen Dichteklasse im Nabelschnurblut.

Die mütterlichen Serumkonzentrationen der gaschromatographisch bestimmten langkettigen unveresterten Fettsäuren erfahren unter der Geburt einen signifikanten Anstieg: Bei Abnabelung ist die Summe der mütterlichen Serumkonzentrationen der UVFS 3,7fach höher als die der kindlichen. Für die einzelnen Fettsäuren lassen sich derartige Konzentrationsunterschiede sowie signifikante Korrelationen zwischen mütterlichen und fetalen Serumkonzentrationen nur für UVFS der Kettenlänge C_{12} bis C_{18} nachweisen. Die Serumspiegel dieser UVFS sowie der Gesamt-UVFS sind im Nabelvenenblut signifikant höher als im Nabelarterienblut.

Die Plazenta ist offensichtlich am Lipoproteinstoffwechsel beteiligt. Viele Befunde sprechen dafür, daß aus Lipoproteinen der niedrigeren Dichteklassen freigesetzte Lipide nach diaplazentarem Transport in fetale Lipoproteine gleicher Dichte eingebaut werden.

Auch der Nachweis signifikanter arteriovenöser Konzentrationsdifferenzen für UVFS in der Nabelschnur rechtfertigt die Annahme, daß dem Fettstoffwechsel für die fetale Versorgung mit energiereichen Substraten eine wesentlich größere Bedeutung zukommt, als bisher vermutet wurde.

Literatur

Bellmann O (1978) Zur Regulation des Kohlenhydratstoffwechsels beim Foeten und beim Neugeborenen − ein Konzept. Gynäkologe 11:88−91

Biezenski JJ (1969) Role of placenta in fetal lipid metabolism. Am J Obstet Gynecol 104:1177−1189

Blackett PR, McConathy WJ (1982) Comparison of lipids and apolipoproteins in amniotic fluid, neonatal urine and cord serum. Ann Clin Lab Sci 12:288−295

Brockerhoff P, Weiss H, Rathgen GH (1979) Hormonale Kontrazeption und Fettstoffwechsel. Fortschr Med 97:1856−1861

Brockerhoff P, Höckel M, Holzer A, Schwenzer E, Rathgen GH (1982) Serumlipoproteine im normalen Menstruationszyklus. Gynakol Rundsch 22:194−203

Brockerhoff P, Holzer A, Schwenzer E, Rathgen GH (1984) Serumlipoproteine bei gesunden Schwangeren. Gynakol Rundsch 24:73−84

Burger H, Florian HJ, Pesendorfer H (1970) Über das Verhalten des Serumlipidstoffwechsels unter der Geburt. Arch Gynakol 208:203−214

Dancis J, Jansen V, Kayden HJ, Schneider H, Levitz M (1973) Transfer across perfused human placenta. II. Free fatty acids. Pediatr Res 7:192

Duyne CM van, Havel RJ (1959) Plasma unesterified fatty acid concentration in fetal and neonatal life. Proc Soc Exp Biol Med 102:599−602

Elphick MC, Harrison AT, Lawlor JP, Hull D (1978a) Cord blood hypertriglyceridemia as an index of fetal stress: Use of a simple screening test and results of further biochemical analysis. Br J Obstet Gynaecol 85:303−310

Elphick MC, Filshie GM, Hull D (1978b) The passage of fat emulsion across the human placenta. Br J Obstet Gynaecol 85:610−618

Emerson K, Saxena BN, Poindexter EL (1972) Caloric cost of normal pregnancy. Obstet Gynecol 40:786−794

Fairweather DVI (1965) Changes in serum nonesterified fatty acid levels in spontaneous and in oxytocin induced labour. J Obstet Gynaecol Br Commonw 72:408−415

Gebhardt DOE, Beukers H (1981) The occurrence of an apoA-I- and an apoA-II-enriched lipoprotein in term amniotic fluid. Med Sci 9:715

Hagenfeldt (1976) Individual free fatty acids in amniotic fluid and in plasma of pregnant women. Br J Obstet Gynaecol 83:383−386

Hardell LI (1978) Serum lipids and lipoproteins at birth and in early childhood. University, Uppsala

Helmy FM, Hack MH (1962) Comparison of the lipids in maternal and cord blood and of human amniotic fluid. Proc Soc Exp Biol Med 110:91−94

Herre HD (1969) Die Insulinwirkung in der normalen Schwangerschaft, unter der Geburt und im Wochenbett sowie bei Nichtschwangeren unter dem Einfluß der Hormontherapie. Habilitationsschrift, Universität Rostock

Herre HD, Kyank H (1970) Kohlenhydratstoffwechsel in der normalen Schwangerschaft. Med Klin 65:477−483

Höckel M, Dünges W, Holzer A, Brockerhoff P, Rathgen GH (1980) A microliter method for the gas-chromatographic determination of long-chain non-esterified fatty acids in the human serum or plasma. J Chromatogr 221:206−214

Jaisle F (1969) Die Wehenauslösung durch Lipide. III. Die Ursache der Wehenauslösung durch Fettsäuren. Geburtshilfe Frauenheilkd 29:640−647

Keirse MJNC, Hicks BR, Mitchell MD, Turnbull AC (1977) Increase of the prostaglandin precursor, arachidonic acid, in the amniotic fluid during spontaneous labour. Br J Obstet Gynaecol 84:937−940

Kleine U (1967a) Gaschromatographische Untersuchungen der Fettsäuren der Neutralfette, der Phospholipide und Cholesterinester reifer menschlicher Placentazotten in vitro. Clin Chim Acta 17:479−486

Kleine U (1967b) Der in-vitro-Einbau von (1-^{14}C)Acetat in Neutralfette, Phospholipid und Cholesterin reifer menschlicher Placentazotten. Z Physiol Chem 348:891−898

Liappis N, Schlebusch H, Hildenbrand G (1981) Lipid- und Lipoproteinspektrum im Nüchternserum von gesunden Neugeborenen und Vergleich zu Erwachsenen. Klin Padiatr 193:444−448

Liedtke B, Bartsch G, Schulte HJ, Klöck FK (1976) Vergleichende Lipiduntersuchungen in den Seren von mütterlichem Blut, von Nabelarterien- sowie Nabelvenenblut zur Frage des Zusammenhanges zwischen mütterlichem und fetalem Lipidstoffwechsel. Z Geburtshilfe Perinatol 180:342−348

Moll W (1981a) Theorie des plazentaren Transfers durch Diffusion. In: Becker V, Schiebler TH, Kubli F (Hrsg) Die Plazenta des Menschen. Thieme, Stuttgart, S 129−139

Moll W (1981b) Transplazentarer Austausch nichtflüchtiger Stoffe. In: Becker V, Schiebler TH, Kubli F (Hrsg) Die Plazenta des Menschen. Thieme, Stuttgart, S 153−171

Nelson GH, Zuspan FP, Mulligan LT (1965) Placental and cord blood lipis. Am J Obstet Gynecol 91:949−952

Parawesch MR, Radzun HJ, Buchholz F (1977) Früherkennung angeborener Fettstoffwechselstörungen im Nabelschnurblut. Med Welt 28:569−571

Portmann OW, Behrmann RE, Soltys P (1969) Transfer of free fatty acids across the primate placenta. Am J Physiol 216:143

Potter JM (1977) Perinatal plasma lipid concentrations. Aust NZ J Med 7:155−160

Potter JM, Nestel PJ (1979) The hyperlipidemia of pregnancy in normal and complicated pregnancies. Am J Obstet Gynecol 133:165−170

Quinto P, Bottiglione F, Flamigni C (1967) Metabolic studies in healthy pregnant women. J Obstet Gynaecol Br Commonw 74:544−555

Rathgen GH (1980a) Kohlenhydratstoffwechsel. In: Friedberg V, Rathgen GH (Hrsg) Physiologie der Schwangerschaft. Thieme, Stuttgart, S 125−153

Rathgen GH (1980b) Aminosäuren. In: Friedberg V, Rathgen GH (Hrsg) Physiologie der Schwangerschaft. Thieme, Stuttgart, S 163−179

Renkonen O (1966) Serum lipids of labouring mothers and newborn babies. Ann Med Exp Fenn [Suppl 10] 44:2−48

Roux JF, Romney SL (1967) Plasma free fatty acids and glucose concentrations in the human fetus and newborn exposed to various environment conditions. Am J Obstet Gynecol 97:268−276

Sabata V, Wolf H, Lausmann S (1968) The role of free fatty acids, glycerol, ketone bodies and glucose in the energetic metabolism of the mother and the fetus during delivery. Biol Neonat 13:7−17

Schuhmann R (1981) Plazenton: Begriff, Entstehung, funktionelle Anatomie. In: Becker V, Schiebler TH, Kubli F (Hrsg) Die Plazenta des Menschen. Thieme, Stuttgart, S 199−207

Sheath J, Grimwade J, Waldron K, Bickley M, Taft P, Wood C (1972) Arteriovenous nonesterified fatty acids and glycerol differences in the umbilical cord at term and their relationship to fetal metabolism. Am J Obstet Gynecol 113:358−362

Skrzydlewki Z, Bielecki M, Lotocki W, Lazewska M, Jaworski S, Lenczewski A (1980) Vergleichende Untersuchungen des Spiegels der Lipidkomponenten bei Gebärenden mit EPH-Gestose und bei deren Neugeborenen. Zentralbl Gynakol 102:1151−1153

Slemons JM, Stauder HJ (1923) The lipoids of maternal and fetal blood at the conclusion of labor. John Hopkins Hosp Bull 34:7−10

Stuber A, Meszaros C (1979) Investigation of serum cord blood components. J Perinat Med 7:171−181

Szabo AJ, Grimaldi RD (1970) The metabolism of the placenta. Adv Metab Dis 4:185−228

Szabo AJ, Szabo O (1974) Placental free-fatty-acid transfer and fetal adipose-tissue development: An explanation of fetal adiposity in infants of diabetic mothers. Lancet II:498−499

Watson WC (1957) Serum lipids in pregnancy and puerperium. Clin Sci 16:475−480

Wolf H, Löhr H (1961) Aktuelle Probleme des Fettstoffwechsels im Säuglings- und Kindesalter. Med Ernahr 2/3:57−60

Zuspan FP, Whaley WH, Nelson GH, Ahlquist RP (1966) Placental transfer of epinephrine. I. Maternal-fetal metabolic alterations of glucose und nonesterified fatty acids. Am J Obstet Gynecol 95:284−289

Zum Wochenbettverlauf nach Mehrlingsschwangerschaft

L. Beck, H. G. Bender u. K. Schnürch

Einleitung

Der Graviditätsverlauf bei Mehrlingsschwangeren ist Gegenstand zahlreicher Untersuchungen, und die Darstellung seiner Besonderheiten nimmt – ebenso wie die Geburtsleitung bei der Mehrlingsentbindung – einen breiten Raum in den einschlägigen Handbüchern ein. Nur wenige Arbeiten beschäftigen sich dagegen mit dem Wochenbettverlauf nach einer Mehrlingsentbindung, obwohl zahlreiche Einflüsse während der Mehrlingsschwangerschaft und die höhere Rate an operativen vaginalen und abdominalen Entbindungen ungünstige Voraussetzungen für einen komplikationslosen Wochenbettverlauf darstellen.

Wegen der zu erwartenden ausgeprägteren Dehnung der Uterusmuskulatur mit einer größeren Plazentahaftfläche gehen die Autoren von Handbucharti-keln über Mehrlingsschwangerschaften davon aus, daß die Involution verzögert abläuft und die Rate an Wochenbettinfektionen höher ist als nach Einlings-schwangerschaften (Waidl 1964; Zilliacus 1967; Hindemann 1984). Mehrlings-schwangerschaften werden häufiger zu einem früheren Zeitpunkt beendet und führen zu einer stärkeren Stoffwechselbelastung. Vorstellbar sind Engpässe bei begrenzt verfügbaren Nährstoffen; bekannt ist der gehäufte Eisenmangel, der zu 2- bis 3mal häufiger auftretender Anämie im Wochenbett führt (Heidecker 1974; Tabelle 3). Neben diesen klinischen und physiologisch-chemischen Einflußgrößen muß auch die psychische Belastung der Mehrlingswöchnerin in Rechnung gestellt werden, die vor der nicht zu unterschätzenden Aufgabe steht, 2 Neugeborene nach wenigen Tagen überwiegend allein versorgen zu müssen; diese zusätzliche Belastung der bereits durch den Schwangerschaftsverlauf und – im statistischen Mittel – durch die Entbindungsart mehr belasteten Mehr-lingsmutter kann als weiterer Einflußfaktor für einen komplizierten Wochen-bettverlauf angesehen werden.

In der vorliegenden Arbeit soll die Frage beantwortet werden, ob die Son-derstellung der Mehrlingsschwangeren im Vergleich zur Einlingsschwangeren mit der Entbindung beendet ist oder ob sich dieser Zustand auch in die Wo-chenbettzeit mit charakteristischen Risiken für bestimmte Wochenbettkompli-kationen fortsetzt.

Wenn ein von besonderen Komplikationsmerkmalen betroffener Wochen-bettverlauf bei Mehrlingsmüttern zu verzeichnen ist, so stellt sich die Frage, ob ganz bestimmte Einflußfaktoren während des Schwangerschaftsverlaufs und/ oder während der Entbindung diese Komplikationen herbeiführen; wenn sol-che Einflußgrößen nachgewiesen werden können, ergibt sich die Folgefrage, ob durch vorsorgliche Maßnahmen das Auftreten der Komplikationsrisiken redu-ziert und damit die Komplikationsrate im Wochenbett gesenkt werden kann.

Material und Methode

In einer retrospektiven Analyse von Krankenblättern der Universitäts-Frauenklinik Düsseldorf aus den Jahren 1972—1982 wurden die Daten von 125 Mehrlingsschwangeren (122 Zwillingsmütter, 3 Drillingsmütter) erfaßt. Mit Hilfe der geburtshilflichen Datenbank der UFK Düsseldorf wurde nach dem „Matched-pairs"-Verfahren ein Vergleichskollektiv von Einlingsmüttern ermittelt. Dieses Vergleichskollektiv entspricht bezüglich der Parität, der Entbindungsart und des Alters der Mutter dem Mehrlingskollektiv (Tabelle 1).

Der Faktor „Alter der Mutter" wurde mit einer Toleranz $\pm$ 1 Jahr eingegeben, so daß in der Tabelle eine Ungleichverteilung von einer Mutter am Schnittpunkt „28 Jahre" durchaus in Einklang mit den „Matched-pairs"-Kriterien steht. Aus Tabelle 1 läßt sich eine Sectiofrequenz von 26,4% bei Mehrlingsschwangeren ablesen. Im gleichen Zeitraum betrug die durchschnittliche Sectiofrequenz für Einlingsmütter an der Universitätsfrauenklinik Düsseldorf 15,4%. 52% der Mehrlingsmütter trugen ihre erste Schwangerschaft aus (gegenüber 47,1% im Kollektiv aller Einlingsmütter zwischen 1972 und 1982); 41% der Mehrlingsmütter waren jünger als 28 Jahre (gegenüber 47,9% im Kollektiv aller Einlingsmütter zwischen 1972 und 1982).

Die den Krankenblättern entnommenen Daten können, bezogen auf den Wochenbettverlauf, in 2 Gruppen geordnet werden: zum einen in die Einflußfaktoren, die während der Schwangerschaft und insbesondere während der Entbindung auftreten, zum anderen in die eigentlichen Wochenbettmerkmale, die in der vorliegenden Untersuchung als Zielgrößen angesehen werden können (Tabelle 2).

Zur Auswertung wurden sämtliche Faktoren mit ihren Untergruppen sowohl im Mehrlings- als auch im Einlingskollektiv miteinander korreliert. Diese Daten bilden die Grundlage für den Globalvergleich der beiden Kollektive Einlings- vs. Mehrlingsmütter und im weiteren für die vergleichende Analyse der Einflußfaktoren und Wochenbettparameter in ihren verschiedenen Ausprägungsgraden in verschiedenen Kollektiven und Untergruppen. Die vorliegende Arbeit konzentriert sich auf eine detaillierte Aufarbeitung der Daten in bezug

Tabelle 1. Verteilung der Paarbildungskriterien in den beiden Kollektiven

Parameter		Einlings- mütter	Mehrlings- mütter
Alter	< 28 Jahre	50	51
	≧ 28 Jahre	75	74
Parität	I	65	65
	II	42	42
	III +	18	18
Entbindungsart	vaginal	92	92
	abdominal	33	33

Tabelle 2. Liste der erfaßten Merkmale aus Schwangerschaft, Geburt und Wochenbett

Erfaßte Merkmale		Differenzierung
Schwanger-schaft:	Alter der Mutter	≥ 28 vs. $> = 28$ Jahre
	Parität	I vs. II vs. III +
	Zervixcerclage	Nein vs. ja
	Tokolyse	Nein vs. ja
	Schwangerschaftsdauer	36 vs. > 36 Schwangerschaftswochen
Entbindung:	Entbindungsmodus	Vaginal vs. abdominal
	Dauer der Geburt	≤ 6 h vs. > 6 h
	Blutverlust unter der Geburt	> 3 g% Hb-Abfall: nein vs. ja
	Fieber unter der Geburt	$> 38,5$ °C: nein vs. ja
Wochenbett:	Stilltätigkeit	Nein vs. ja
	Rooming-in	Nein vs. ja
	Fieber	$> 38,0$ °C über 2 Tage: n/j
	Anämie	$< 8,5$ g% Hb: nein vs. ja
	Wundheilungsstörung	Nahtdehiszenz: nein vs. ja
	Harnwegsinfekt	Urinkultur positiv: n/j
	Mastitis	Nein vs. ja
	Tiefe Thrombose	Nein vs. ja
	Antibiotika	Nein vs. ja
	Lochialstau	Nein vs. ja
	Involution	(s. Text)
	Dauer des stationären Aufenthals	≤ 6 vs. > 6 Tage

auf 6 Wochenbettparameter: 1) Anämie im Wochenbett, 2) Fieber im Wochenbett, 3) Subinvolution des Uterus, 4) stationäre Aufenthaltsdauer, 5) Rooming-in, 6) Stillen.

In der Analyse der Einflußnahme von Schwangerschafts- und Entbindungsfaktoren sowie anderer Wochenbettfaktoren auf diese 6 Parameter wurden Mehrfeldertafeln mit diesen Größen erstellt, die mit dem Chi-Quadrat-Test oder – bei geringer Belegung der Felder – mit dem exakten Fisher-Test auf eine statistisch signifikante Verteilung überprüft wurden.

Da alle Faktoren in 2 Ausprägungsgrade aufgeteilt werden, ergibt die Korrelation eines Wochenbettparameters des Einlings- und Mehrlingskollektiv mit einem weiteren Einflußfaktor eine 8-Felder-Tafel. Diese 8 Felder können zu 4 verschiedenen 4-Felder-Tafeln rekombiniert werden, so daß für jede dieser Korrelationen 4 p-Werte ermittelt werden können. Diese Analyse ermöglicht eine Aussage zu der Frage, ob der spezifische Einflußfaktor im Einlings- oder Mehrlingskollektiv einen statistisch relevanten Bezug zur Zielgröße „Wochenbettparameter" aufweist. Diese Aufarbeitung der Einflußfaktoren auf die oben genannten 6 Zielgrößen ermöglicht eine Aussage über die Bedeutung dieser einflußnehmenden Faktoren für einen veränderten Wochenbettverlauf im Mehrlingskollektiv.

Ergebnisse

Vorangestellt werden soll das Ergebnis des Globalvergleichs zwischen Einlings-
und den Mehrlingsmüttern bezogen auf Therapiemaßnahmen während der
Schwangerschaft, Merkmale der Entbindung und Ereignisse im Wochenbett.
Daran schließt sich eine detaillierte Analyse der Zusammenhänge zwischen
Einflußfaktoren im Einlings- bzw. Mehrlingskollektiv und den folgenden
6 Zielgrößen an: Anämie im Wochenbett, Fieber im Wochenbett, Subinvolution des Uterus, Aufenthaltsdauer, Rooming-in, Stillen.

Globalvergleich

Der direkte Vergleich der beiden Kollektive Mehrlings- bzw. Einlingsmütter in
bezug auf die untersuchten Merkmale der Schwangerschaft, der Entbindung
und des Wochenbetts weist mehrere statistisch signifikante Ungleichverteilungen auf (Übersicht in Tabelle 3; Definitionen in Tabelle 2).

Schwangerschaft. Im Mehrlingskollektiv wurden häufiger Zervixcerclagen
durchgeführt. (p = 0,01) und häufiger eine Tokolysetherapie angewandt

Tabelle 3. Globalvergleich Einlingsmütter/Mehrlingsmütter bezüglich der erfaßten Merkmale
aus Schwangerschaft, Entbindung und Wochenbett mit statistischer Bewertung der Verteilung

Erfaßte Merkmale	Einlings-mütter		Mehrlings-mütter		Signifikanz (p)
	Ja	Nein	Ja	Nein	
Zervixcerclage	7	117	21	104	0,01
Tokolyse	22	102	67	58	0,001
Schwangerschaftsdauer ≦ 36 Wochen	10	115	34	91	0,001
Geburtsdauer ≦ 6 h	70	40	58	37	n.s.
Blutverlust unter der Geburt	2	122	13	112	0,01
Fieber unter der Geburt	12	113	4	121	0,05
Manuelle Plazentalösung bei vaginaler Entbindung	9	82	21	71	0,05
Stilltätigkeit	80	43	47	78	0,001
Rooming-in	41	82	21	102	0,01
Fieber im Wochenbett	3	121	13	112	0,05
Anämie im Wochenbett	2	122	9	116	0,05
Wundheilungsstörung	13	110	6	119	n.s.
Harnwegsinfekt	0	123	8	117	0,01
Mastitis	0	123	0	125	n.s.
Tiefe Thrombose	0	123	1	124	n.s.
Antibiotika	17	107	41	84	0,001
Lochialstau	0	123	3	122	n.s.
Subinvolution	50	74	60	59	n.s.
Stationär ≦ 6 Tage	50	74	12	113	0,001

(p = 0,001). Die Schwangerschaftsdauer war bei Mehrlingsmüttern signifikant kürzer (p = 0,001).

Entbindung. Während die Geburtsdauer − gemessen am Schnittpunkt 6 h − keinen statistisch bedeutsamen Unterschied aufweist, erleiden die Mehrlingsmütter gehäuft einen relevanten Blutverlust (p = 0,01).

Wochenbett. Eine signifikante Häufung der Anämie im Wochenbett ist bei Mehrlingsmüttern nachweisbar (p = 0,05). Während die Merkmale „Lochialstau", „Mastitis während des stationären Aufenthalts", „Thrombose" sowie „Wundheilungsstörungen" und die Erfordernis einer Sekundärnaht keine relevante unterschiedliche Verteilung in den beiden Kollektiven aufweisen, finden sich im Mehrlingskollektiv statistisch gehäuft Harnwegsinfekte (p = 0,01). Fieber während des stationären Aufenthalts tritt ebenfalls bei Mehrlingsmüttern häufiger auf (p = 0,05), während die mangelhafte Rückbildung zum Zeitpunkt der Entlassung keinen Unterschied in den beiden Kollektiven zeigt. Die Stilltätigkeit ist bei Mehrlingsmüttern signifikant geringer (p = 0,001); das Rooming-in wird von weniger Mehrlingsmüttern als Einlingsmüttern durchgeführt (p = 0,01).

Die durchschnittliche Liegedauer in Tagen wurde im Zwillingskollektiv im Mittel mit 10,9 Tagen festgestellt (Standardabweichung ± 3,5 Tage), das zugeordnete Einlingskollektiv weist eine mittlere stationäre Aufenthaltsdauer von 7,9 Tagen (Standardabweichung 3,7 Tage) auf.

Detailanalyse von Wochenbettmerkmalen

Anämie im Wochenbett (Hb $\leqq$ 8,5 g%)

Um die Frage nach Zusammenhängen zwischen Schwangerschaftsmerkmalen, Entbindungs- oder sonstigen Wochenbettmerkmalen mit der Anämie im Wochenbett zu erkennen, wurden die in Frage kommenden Merkmale zu dem Parameter „Anämie im Wochenbett" korreliert, unterteilt nach Einlingen und Mehrlingen.

Die statistische Bearbeitung dieser Tabelle erfolgte für jeden möglichen Einflußfaktor getrennt im Einlingskollektiv, Mehrlingskollektiv, im Kollektiv mit nachgewiesener Anämie für Einlings- und Mehrlingsmütter sowie für das Kollektiv ohne Anämie im Wochenbett, ebenfalls bestehend aus Einlings- und Mehrlingsmüttern. Weder im Einlings- noch im Mehrlingskollektiv noch in der Gruppe aller Mütter mit Anämie noch im Kollektiv aller Mütter ohne Anämie finden sich statistisch signifikante Häufungen für die unterschiedlichen Ausprägungen folgender vermuteter Einflußgrößen: „Geburtsdauer", „Parität", „Entbindungsart", „Alter der Mutter" und „Subinvolution" (Tabelle 4).

Der Zusammenhang „Tokolyse in der Schwangerschaft" zur „Anämie im Wochenbett" zeigt eine relevante Korrelation: Im Kollektiv der Patientinnen (Einlings- und Mehrlingsmütter) ohne Anämie im Wochenbett finden sich statistisch signifikant weniger Einlingsmütter mit Tokolyse. Hier dürfte die Ungleichverteilung der Tokolyseanwendung in den Kollektiven ursächlich sein.

Tabelle 4. Übersicht über die Korrelationen verschiedener Einflußgrößen zur Anämie im Wochenbett; Absolutzahlen und p-Werte der 4 möglichen Vierfeldertafeln (alle Einlinge, alle Mehrlinge, alle Mütter mit Anämie im Wochenbett, alle Mütter ohne Anämie im Wochenbett)

Einflußgrößen	Anämie im Wochenbett							
	Ja		Nein		p-Werte (n.s. = p < 0,05)			
	Ein-lings-mütter	Mehr-lings-mütter	Ein-lings-mütter	Mehr-lings-mütter	Ein-lings-mütter	Mehr-lings-mütter	Ja	Nein
Alter der Mutter								
< 28 Jahre	1	5	48	46				
≥ 28 Jahre	1	4	74	70	n.s.	n.s.	n.s.	n.s.
Parität								
I	0	7	65	58				
II+	2	2	57	58	n.s.	n.s.	n.s.	n.s.
Tokolyse								
Ja	1	5	21	62				
Nein	1	4	101	54	n.s.	n.s.	n.s.	0,001
Entbindungsmodus								
Vaginal	0	6	91	86				
Abdominal	2	3	31	30	n.s.	n.s.	n.s.	n.s.
Geburtsdauer								
≤ 6 h)	0	5	69	53				
> 6 h	0	3	40	35	n.s.	n.s.	n.s.	n.s.
Fieber sub partu								
Ja	0	1	12	3				
Nein	2	8	110	113	n.s.	n.s.	n.s.	0,05
Fieber im Wochenbett								
Ja	0	1	3	12				
Nein	2	8	119	104	n.s.	n.s.	n.s.	0,05
Harnwegsinfekt								
Ja	0	1	0	7				
Nein	2	8	121	109	n.s.	n.s.	n.s.	0,01
Subinvolution								
Ja	0	3	48	55				
Nein	2	5	73	56	n.s.	n.s.	n.s.	n.s.

Betrachtet man den Einfluß des Fiebers unter der Geburt auf die Anämie im Wochenbett, so findet sich lediglich bei den Patientinnen ohne Anämie eine statistisch relevante Ungleichverteilung. Es sind signifikant weniger Mehrlingsmütter mit Fieber nachzuweisen. Somit scheint das Fieber unter der Geburt in unserem selektionierten „Matched-pair"-Kollektiv der Einlingsmütter einen Zusammenhang mit der Anämie im Wochenbett aufzuweisen, nicht aber das Mehrlingskollektiv. Beim Fieber im Wochenbett stellen sich die Verhältnisse andersherum dar: Im Kollektiv der Patientinnen ohne Anämie im Wochenbett finden sich statistisch relevant weniger Einlingsmütter, die auch Fieber im Wochenbett aufweisen. Somit erscheint das Fieber im Wochenbett in unserem Einlingskollektiv keinen Zusammenhang mit der Anämie im Wochenbett zu haben, während das Mehrlingskollektiv häufiger eine Konstellation „Fieber"/ „Anämie im Wochenbett" aufweist. Der Zusammenhang zwischen Harnwegsinfekt und Anämie im Wochenbett zeigt eine ähnliche Konstellation; bei allen Patientinnen ohne Anämie im Wochenbett finden sich statistisch signifikant weniger Einlingsmütter mit einem Harnwegsinfekt, dagegen aber mehr Mehrlingsmütter mit einem Harnwegsinfekt.

Die beschriebenen statistisch signifikanten Ungleichverteilungen in den Kollektiven ohne Anämie im Wochenbett erlangen ihre statistische Relevanz offensichtlich über die größere Anzahl von Patientinnen in den einzelnen Feldern; im übrigen spiegeln die Ergebnisse die Verhältnisse im Globalvergleich wider.

Die Analyse der Merkmale „Fieber im Wochenbett", „Subinvolution", „Rooming-in", „Stillen" und „Aufenthaltsdauer" erfolgt nach dem gleichen Muster.

Tabelle 5. Übersicht über die Korrelationen verschiedener Einflußgrößen zum Fieber im Wochenbett; Absolutzahlen und p-Werte der 4 möglichen Vierfeldertafeln (alle Einlingsmütter, alle Mehrlingsmütter, alle Mütter mit Fieber im Wochenbett, alle Mütter ohne Fieber im Wochenbett)

Einflußgrößen	Fieber im Wochenbett							
	Ja		Nein		p-Werte (n.s. = $p < 0,05$)			
	Ein-lings-mütter	Mehr-lings-mütter	Ein-lings-mütter	Mehr-lings-mütter	Ein-lings-mütter	Mehr-lings-mütter	Ja	Nein
Alter der Mutter								
< 28 Jahre	0	3	49	48				
$\geqq 28$ Jahre	3	10	72	64	n.s.	n.s.	n.s.	n.s.
Parität								
I	2	7	63	58				
II+	1	6	58	54	n.s.	n.s.	n.s.	n.s.
Entbindungsmodus								
Vaginal	0	7	91	85				
Abdominal	3	6	30	27	0,05	n.s.	n.s.	n.s.
Geburtsdauer								
$\leqq 6$ h	2	5	67	53				
> 6 h	1	6	39	31	n.s.	n.s.	n.s.	n.s.
Fieber sub partu								
Ja	1	0	11	4				
Nein	2	13	110	108	n.s.	n.s.	n.s.	n.s.
Harnwegsinfekt								
Ja	0	2	0	6				
Nein	3	11	120	106	n.s.	n.s.	n.s.	0,05
Subinvolution								
Ja	0	6	50	54				
Nein	3	5	70	54	n.s.	n.s.	n.s.	n.s.

Fieber im Wochenbett (> 38,0 °C an mindestens 2 aufeinanderfolgenden Tagen)

Weder im Einlings- noch im Mehrlingskollektiv noch im Kollektiv mit oder ohne Fieber im Wochenbett fanden sich statistisch relevante Beziehungen zu den Faktoren „Geburtsdauer", „Fieber unter der Geburt", „Parität", „Alter der Mutter" und „Subinvolution" (Tabelle 5).

Das selektionierte Kollektiv der Einlingsmütter zeigt eine Häufung von Fieber im Wochenbett bei abdominalen Entbindungen, während dies im Mehrlingskollektiv nicht zu verzeichnen ist. Die statistisch signifikante Ungleichver-

Tabelle 6. Übersicht über die Korrelationen verschiedener Einflußgrößen zur Subinvolution; Absolutzahlen und p-Werte der 4 möglichen Vierfeldertafeln (alle Einlingsmütter, alle Mehrlingsmütter, alle Mütter mit Subinvolution, alle Mütter ohne Subinvolution)

Einflußgrößen	Subinvolution							
	Ja		Nein		p-Werte (n.s. = p < 0,05)			
	Einlingsmütter	Mehrlingsmütter	Einlingsmütter	Mehrlingsmütter	Einlingsmütter	Mehrlingsmütter	Ja	Nein
Alter der Mutter								
< 28 Jahre	27	27	22	24				
≧ 28 Jahre	23	33	52	35	0,01	n.s.	n.s.	n.s.
Parität								
I	28	33	36	31				
II +	22	27	38	28	n.s.	n.s.	n.s.	n.s.
Schwangerschaftsdauer								
≦ 36 Wochen	7	18	3	15				
> 36 Wochen	43	42	71	44	0,05	n.s.	0,05	0,001
Entbindungsmodus								
Vaginal	32	38	59	48				
Abdominal	18	22	15	11	n.s.	0,05	n.s.	n.s.
Geburtsdauer								
≦ 6 h	21	25	48	49				
> 6 h	20	14	20	22	0,05	n.s.	n.s.	n.s.
Fieber sub partu								
Ja	5	0	11	34				
Nein	45	60	67	55	n.s.	n.s.	0,05	n.s.
Fieber im Wochenbett								
Ja	0	6	3	5				
Nein	50	54	70	54	n.s.	n.s.	0,05	n.s.
Anämie im Wochenbett								
Ja	2	5	0	3				
Nein	48	55	73	65	n.s.	n.s.	n.s.	n.s.
Stillen								
Ja	29	24	51	21				
Nein	21	36	22	38	n.s.	n.s.	n.s.	0,001

teilung im Kollektiv ohne Fieber im Wochenbett spiegelt die globale Häufung von Harnwegsinfekten bei den Mehrlingsmüttern wider. Eine Übersicht über die Absolutwerte und Ergebnisse der Vierfelderüberprüfung zeigt Tabelle 5.

Subinvolution des Uterus

Aus Tabelle 6 lassen sich bei einer entsprechenden Analyse der Zahlen folgende Aussagen treffen: Es findet sich keinerlei Zusammenhang zwischen der Parität, der Anämie im Wochenbett und der Subinvolution des Uterus.

Die beiden letzten Spalten der Tabelle 6 spiegeln die Ungleichverteilungen entsprechend dem Globalvergleich wider: Tokolyse ist häufiger bei Mehrlingsmüttern angewandt worden, so auch in dem Kollektiv mit Subinvolution. Fieber unter der Geburt ist seltener aufgetreten bei Mehrlingsmüttern, so auch im Kollektiv mit Subinvolution; Fieber im Wochenbett ist häufiger aufgetreten bei Mehrlingsmüttern, so auch im Kollektiv mit Subinvolution; eine Schwangerschaftsdauer $\leq$ 36 Wochen ist häufiger bei Mehrlingen zu finden, so auch in dem Kollektiv mit Subinvolution. Im Globalvergleich finden sich bei den Mehrlingsmüttern statistisch signifikant weniger stillende Mütter, so auch in dem Kollektiv ohne Subinvolution. Das hier selektionierte Einlingskollektiv weist zusätzlich eine statistisch signifikante Häufung von Subinvolutionen bei einer Schwangerschaftsdauer > 36 Wochen auf; dieser Zusammenhang findet sich nicht bei den Mehrlingsmüttern. Zusätzlich weist das Einlingskollektiv eine Häufung der Subinvolutionen bei jüngeren Einlingsmüttern ($\leq$ 28 Jahre) auf, während im Mehrlingskollektiv keine Ungleichverteilung in den Altersgruppen zu beobachten ist.

Stilltätigkeit

Keinerlei statistisch bedeutsame Zusammenhänge bestehen zwischen der Geburtsdauer, der Parität, der Entbindungsart, der Anämie, dem Fieber im Wochenbett einerseits und der Stilltätigkeit andererseits.

Eine statistische Relevanz zeigt sich bei der Korrelation der Schwangerschaftsdauer mit der Stilltätigkeit: Während etwa ein Drittel der nichtgestillten Mehrlinge Frühgeborene waren, finden sich im Einlingskollektiv nur 4 von 43 nichtgestillten Kindern, die vor der 37. Woche geboren wurden. Im Mehrlingskollektiv findet sich eine weitere relevante Beziehung: Die Mütter, die kein Rooming-in durchführen, stillen seltener. Diese Beziehung läßt sich für das Einlingskollektiv nicht darstellen (Tabelle 7).

Rooming-in

Geburtsdauer und Lebensalter der Mutter zeigen keinerlei Beziehung zum Rooming-in. Während die Schwangerschaftsdauer bei den Einlingsmüttern keine statistisch belegbare Beziehung zur Rooming-in-Aktivität aufweist, führen bei den Mehrlingsmüttern signifikant weniger Frühentbundene das Rooming-in durch. Der Entbindungsweg zeigt einen Einfluß auf die Rooming-in-Aktivität bei den Einlingsmüttern. Unerwartet viele abdominal-operativ entbundene Einlingsmütter führen das Rooming-in durch im Vergleich zu den vaginal entbundenen (48% gegenüber 28%). Darüber hinaus waren im Einlingskollektiv signifikant mehr I-Parae als Mehrparae zum Rooming-in bereit.

Tabelle 7. Übersicht über die Korrelationen verschiedener Einflußgrößen zum Stillen; Absolutzahlen und p-Werte der 4 möglichen Vierfeldertafeln (alle Einlingsmütter, alle Mehrlingsmütter, alle stillenden Mütter, alle nichtstillenden Mütter)

Einflußgrößen	Stillen							
	Ja		Nein		p-Werte (n.s. = p < 0,05)			
	Ein-lings-mütter	Mehr-lings-mütter	Ein-lings-mütter	Mehr-lings-mütter	Ein-lings-mütter	Mehr-lings-mütter	Ja	Nein
Alter der Mutter								
< 28 Jahre	33	15	15	36				
≧ 28 Jahre	47	37	28	42	n.s.	n.s.	n.s.	n.s.
Parität								
I	46	27	18	38				
II+	34	20	25	40	n.s.	n.s.	n.s.	n.s.
Schwangerschaftsdauer								
≦ 36 Wochen	6	8	4	26				
> 36 Wochen	74	39	39	52	n.s.	0,05	n.s.	0,01
Entbindungsmodus								
Vaginal	59	27	31	55				
Abdominal	21	10	12	23	nś.	n.s.	n.s.	n.s.
Geburtsdauer								
≦ 6 h	45	18	23	40				
> 6 h	27	17	13	20	n.s.	n.s.	n.s.	n.s.
Fieber im Wochenbett								
Ja	2	4	1	9				
Nein	78	43	42	69	n.s.	n.s.	n.s.	n.s.
Anämie im Wochenbett								
Ja	0	1	2	8				
Nein	80	46	41	70	n.s.	n.s.	n.s.	n.s.
Rooming-in								
Ja	31	14	10	7				
Nein	49	33	33	71	n.s.	0,01	n.s.	0,05

Die bekannten Ungleichverteilungen im Globalvergleich schlagen sich auch in der Detailanalyse nieder: Die kürzere Schwangerschaftsdauer, die höhere Anämierate im Wochenbett sowie das häufigere Fieber im Wochenbett zeigen relevante Ungleichverteilungen in Beziehung zum Rooming-in-Verhalten (Tabelle 8).

Stationäre Behandlungsdauer

Während weder im Einlings- noch im Mehrlingskollektiv statistisch signifikante Beziehungen zwischen „Harnwegsinfekt", „Subinvolution", „Fieber unter der Geburt", „Fieber im Wochenbett", „Anämie im Wochenbett" und „Blutverlust" zur Aufenthaltsdauer zu verzeichnen waren, finden sich im Kol-

Tabelle 8. Übersicht über die Korrelationen verschiedener Einflußgrößen zum Rooming-in; Absolutzahlen und p-Werte der 4 möglichen Vierfeldertafeln (alle Einlingsmütter, alle Mehrlingsmütter, alle Mütter mit Rooming-in, alle Mütter ohne Rooming-in)

Einflußgrößen	Rooming-in							
	Ja		Nein		p-Werte (n.s. = p < 0,05)			
	Einlingsmütter	Mehrlingsmütter	Einlingsmütter	Mehrlingsmütter	Einlingsmütter	Mehrlingsmütter	Ja	Nein
Alter der Mutter								
< 28 Jahre	17	7	31	44				
≧ 28 Jahre	24	14	51	60	n.s.	n.s.	n.s.	n.s.
Parität								
I	31	13	33	52				
II+	10	8	49	52	0,001	n.s.	n.s.	n.s.
Schwangerschaftsdauer								
≦ 36 Wochen	4	2	6	32				
> 36 Wochen	37	19	76	72	n.s.	0,05	n.s.	0,001
Entbindungsmodus								
Vaginal	25	16	65	78				
Abdominal	16	7	17	26	0,05	n.s.	n.s.	n.s.
Geburtsdauer								
≦ 6 h	20	7	48	51				
> 6 h	15	9	25	28	n.s.	n.s.	n.s.	n.s.
Fieber im Wochenbett								
Ja	0	3	3	10				
Nein	41	18	79	94	n.s.	n.s.	0,05	n.s.
Anämie im Wochenbett								
Ja	1	0	1	9				
Nein	40	21	81	95	n.s.	n.s.	n.s.	0,05

lektiv der Mütter, die mehr als 6 Tage in stationärer Behandlung blieben, folgende Häufungen: Patientinnen mit Harnwegsinfekt bei Zustand nach Mehrlingsentbindung, Patientinnen mit Fieber unter der Geburt bei Einlingsentbindung, Patientinnen mit relevantem Blutverlust unter der Entbindung bei Mehrlingsmüttern. Die Subinvolution des Uterus in dem länger stationär behandelten Kollektiv zeigt eine statistisch signifikante Häufung von Mehrlingsmüttern mit Subinvolution gegenüber Einlingsmüttern mit Subinvolution. Hier zeigt sich die erwartete höhere Rate von Subinvolutionen bei den Mehrlingsmüttern. Ältere Einlingsmütter bleiben häufiger mehr als 6 Tage stationär. Das Kollektiv der Mehrlingsmütter weist bei allerdings sehr weit häufiger vorkommender längerer Liegedauer keine Abhängigkeit vom Alter der Mutter auf. Wie erwartet zeigt die Enbindungsart in beiden Kollektiven eine strenge Korrelation zur Aufenthaltsdauer.

Die Durchführung einer Shirodkar-Cerclage hat lediglich bei Einlingsmüttern die Auswirkung, daß Patientinnen mit Cerclage gehäuft länger als 6 Tage

Tabelle 9. Übersicht über die Korrelationen verschiedener Einflußgrößen zur stationären Aufenthaltsdauer post partum; Absolutzahlen und p-Werte der 4 möglichen Vierfeldertafeln (alle Einlingsmütter, alle Mehrlingmütter, alle Mütter $\leq$ 6 Tage, alle Mütter >6 Tage)

Einflußgrößen	Stationär post partum							
	$\leq$ 6 Tage		> 6 Tage		p-Werte (n.s. = p < 0,05)			
	Ein-lings-mütter	Mehr-lings-mütter	Ein-lings-mütter	Mehr-lings-mütter	Ein-lings-mütter	Mehr-lings-mütter	Ja	Nein
Alter der Mutter								
< 28 Jahre	25	7	24	44				
$\geq$ 28 Jahre	25	5	50	69	0,05	n.s.	n.s.	n.s.
Parität								
I	23	3	42	62				
II+	27	9	32	51	n.s.	0,05	n.s.	n.s.
Zervix-cerclage								
Ja	0	1	7	20				
Nein	50	11	67	93	0,05	n.s.	n.s.	n.s.
Tokolyse								
Ja	3	4	19	63				
Nein	47	8	55	50	0,01	n.s.	0,05	0,001
Schwangerschaftsdauer								
$\leq$ 36 Wochen	5	5	5	29				
> 36 Wochen	45	7	66	84	n.s.	n.s.	0,01	0,01
Entbindungsmodus								
Vaginal	50	12	41	80				
Abdominal	0	0	33	33	0,001	0,05	n.s.	0,05
Fieber sub partu								
Ja	3	0	9	4				
Nein	47	12	65	109	n.s.	n.s.	n.s.	0,05
Blutverlust sub partu								
Ja	0	0	2	13				
Nein	50	12	72	100	n.s.	n.s.	n.s.	0,05
Fieber im Wochenbett								
Ja	0	0	3	13				
Nein	50	12	71	100	n.s.	n.s.	n.s.	n.s.
Anämie im Wochenbett								
Ja	0	0	2	9				
Nein	50	12	72	104	n.s.	n.s.	n.s.	n.s.
Harnwegsinfekt								
Ja	0	1	0	7				
Nein	49	11	74	106	n.s.	n.s.	n.s.	0,05
Subinvolution								
Ja	24	7	26	53				
Nein	25	4	48	55	n.s.	n.s.	n.s.	0,05

post partum stationär behandelt werden verglichen mit Patientinnen ohne Cerclage. Im Mehrlingskollektiv ist diese Beziehung nicht signifikant.

Eine gleichgerichtete Beziehung besteht für die Anwendung der Tokolyse während der Schwangerschaft für die Einlingsmütter; Patientinnen mit Tokolyse bleiben statistisch signifikant länger in stationärer Behandlung post partum. Diese Beziehung gilt nicht für Mehrlingsmütter.

Die Parität zeigt im Mehrlingskollektiv eine relevante Ungleichverteilung: Hier beenden statistisch signifikant häufiger die Mehrparae den stationären Aufenthalt nach 6 oder weniger Tagen gegenüber den Erstgebärenden. Eine Übersicht über die Absolutwerte und die Ergebnisse der statistischen Überprüfung zeigt Tabelle 9.

Übersicht über die Detailanalyse

In Tabelle 10 sind für beide Kollektive diejenigen Faktoren aus Schwangerschaft, Geburtsverlauf und Wochenbett aufgelistet, die eine statistisch signifikante Korrelation zu den genannten 6 Wochenbettparametern aufweisen.

Tabelle 10. Liste der statistisch relevanten Einflußfaktoren aus Schwangerschaft, Geburtsverlauf und Wochenbett für 6 Wochenbettmerkmale, getrennt für Einlings- und Mehrlingsmütter

Wochenbettparameter	Einflußfaktoren	
	Einlingsmütter	Mehrlingsmütter
Anämie (Hb < 8,5 g%)	Ø	Ø
Fieber (> 38,5 °C)	Entbindungsmodus (Sectio)	Ø
Subinvolution (ja)	Schwangerschaftsdauer (≦ 36 Wochen)	Ø
	Alter der Mutter (< 28 Jahre)	Ø
	Geburtsdauer (> 6 h)	Ø
Stillen (nein)	Ø	Schwangerschaftsdauer (≦ 36 Wochen)
		Rooming-in (nein)
Rooming-in (nein)	Entbindungsmodus (vaginal)	Schwangerschaftsdauer (≦ 36 Wochen)
	Parität (≧ II)	Ø
Stationär post partum (> 6 Tage)	Zervixcerclage (ja)	Parität (I.)
	Tokolyse (ja)	Entbindungsmodus (Sectio)
	Alter der Mutter (≧ 28 Jahre)	Ø
	Entbindungsmodus (Sectio)	Ø

Die Palette der untersuchten Einflußfaktoren weist weder bei den Einlings- noch bei den Mehrlingsmüttern einen Zusammenhang mit dem Auftreten einer Anämie im Wochenbett auf.

Fieber im Wochenbett > 38,5 °C bei Einlingsmüttern findet sich signifikant häufiger bei abdominal-operativer Entbindung (3 von 33 Sectiones) als bei vaginaler Entbindung (0 von 91). Die Verteilung im Mehrlingskollektiv ist gleichmäßiger (abdominale Entbindung: 6 von 33 Patientinnen mit Fieber, vaginale Entbindung: 7 von 92).

Im Einlingskollektiv finden sich signifikante Zusammenhänge der Subinvolution des Uterus mit einer kürzeren Schwangerschaftsdauer, jüngeren Müttern und längerer Geburtsdauer. Ein statistisch relevantes Ergebnis findet sich in gleicher Weise für den Zusammenhang zwischen dem Alter der Mutter und der Dauer des stationären Aufenthalts.

Ein Zusammenhang zwischen Stilltätigkeit und Rooming-in ist nur bei den Mehrlingsmüttern statistisch signifikant.

Diskussion

Berichte über den Wochenbettverlauf nach Mehrlingsentbindungen sind spärlich. So führt der *Index medicus* in der Zeit zwischen 1966 und Oktober 1985 keine Veröffentlichung, die den Wochenbettverlauf nach Mehrlingsentbindung beim Menschen zum Thema hat. Handbücher der Gynäkologie und Geburtshilfe berichten von häufigeren Infektionen im Puerperium, häufiger auftretenden postpartalen Gestosen, Zystopyelitiden, Lochialstauungen, häufigeren Anämien sowie Mastitiden.

Tabelle 11 enthält neben den hier untersuchten Mehrlingsmüttern die Kollektive von Bach u. Kiffe (1962), von Heidecker (1974) sowie von Lysikiewics u. Sternadel (1974). Dabei bieten die Kollektive von Bach und Lysikiewics keinen Vergleich zu Einlingen; Heidecker korreliert die Anämie und die Frequenz der Subinvolution des Uterus mit einem Einlingskollektiv von 1092 Fällen. Am Düsseldorfer Kollektiv kann durch die „Matched-pairs"-Analyse ein direkter Vergleich unabhängig vom Alter der Mutter, der Parität und der Art der Entbindung dargestellt werden; die statistische Überprüfung auf einem Signifikanzniveau von 5% ermöglicht die Aufdeckung von relevanten Ungleichverteilungen (Tabelle 10).

Tabelle 3 ergibt im Globalvergleich eine Bestätigung der bekannten Tatsachen, daß Mehrlingsmütter wahrscheinlich wegen der stärkeren Dehnung der Uterusmuskulatur zu frühzeitigen Wehen neigen. Auch kommt es häufiger zur vorzeitigen Zervixreifung mit einer Zervixcerclage im Gefolge. Die Schwangerschaftsdauer (als Ausdruck effektiver Frühgeburtsbestrebungen) ist im Mehrlingskollektiv signifikant kürzer.

Wie aus Tabelle 3 hervorgeht, sind Mehrlingsmütter statistisch signifikant häufiger von Fieber, Anämien und Harnwegsinfekten im Wochenbett betroffen und bleiben bei gleicher Sectiofrequenz signifikant länger in stationärer Behandlung. In diesem Globalvergleich läßt sich keine Häufung der Subinvolu-

Tabelle 11. Komplikationshäufigkeit im Wochenbett bei Mehrlingsmüttern. Angaben der Literatur (Bach et al. 1962; Lysikiewics et al. 1974; Heidecker 1974) im Vergleich mit den Düsseldorfer Daten. (– keine Angabe)

Komplikationen im Wochenbett	Quellen					
	Bach	Lysikiewics	Heidecker		Düsseldorf	
	Mehrlingsmütter (n = 255) [%]	Mehrlingsmütter (n = 76) [%]	Einlingsmütter (n = 1092) [%]	Mehrlingsmütter (n = 274) [%]	Einlingsmütter (n = 125) [%]	Mehrlingsmütter (n = 125) [%]
Harnwegsinfekt	3,3	–	–	3,3	0	6,8
Anämie	2,4	19	11,7 (Hb < 10 g%)	23,3	1,6 (Hb < 8 g%)	7,2
Fieber	–	28	–	–	2,5	11,6
Mastitis	1,9	5	–	–	0	0
Lochialstau	2,4	–	–	1,1	0	2,4
Thrombose	–	3	–	2,2	0	0,8
Subinvolution	–	–	27,6	42,2	40,3	49,6

tion des Uterus nachweisen; als Grund für diese Diskrepanz zu den Zahlen anderer Autoren ist die Erfassungsmethode anzusehen: Die Beschreibung des Geburtshelfers zum Zeitpunkt der Entlassungsuntersuchung wurde als Maß für die Involution erfaßt. Die Rückbildungsüberwachung auf der Wöchnerinnenstation erfolgt zwar täglich, die hier zugrundegelegten Basisdaten enthalten hingegen lediglich den Befund bei der Entlassungsuntersuchung. Da der Zeitpunkt der Entlassung bei den Zwillings-(Drillings-)Müttern signifikant später lag, verbleibt den Mehrlingsmüttern eine längere Zeitspanne zwischen Entbindung und Uterusbewertung. Ein nicht signifikanter Unterschied im Globalvergleich vermag also keine korrekte vergleichende Aussage über die Involutionsgeschwindigkeit in den beiden Kollektiven zu machen.

Die recht geringen Zahlen für Lochialstau und – relativ gesehen – auch für die Subinvolution spiegeln gewiß die intensivere Aufmerksamkeit des Geburtshelfers und der Hebamme sowie der Schwestern der Wöchnerinnenstation bei Mehrlingsmüttern im Wochenbett wider. In diesem Zusammenhang werden Uterotonika sowohl prophylaktisch als auch bei geringfügigen Befunden großzügiger angewandt; der Fundusstand als Maß für die kontinuierliche Uterusrückbildung wird häufiger kontrolliert, es werden häufiger Antibiotika verabreicht, nicht zuletzt wegen der manuellen intrauterinen Manipulationen im Verlauf einer vaginalen Mehrlingsentbindung.

Grundsätzlich ist zu bemerken, daß dem Begriff „Lochialstau" die mechanische Vorstellung einer nicht ausreichend drainierten Uterushöhle zugrundeliegt, die sicherlich für die überwiegende Mehrzahl der fieberhaften Wochenbettverläufe nicht zutrifft. Zumeist liegt dem benannten Phänomen eine Endometritis zugrunde, die mit einer Subinvolution einhergeht.

Unter der Geburt erleiden Mehrlingsmütter signifikant häufiger einen größeren Blutverlust, dagegen seltener Temperaturen > 38,5 °C. Die Geburtsdauer zeigt keine Differenz, wenn man von einer Geburtsdauer von 6 h als Grenze für die Gruppenbildung ausgeht. Der verstärkte Blutverlust (bei 12% im Mehrlings- gegenüber 2% im Einlingskollektiv) führt unmittelbar zu der beschriebenen Häufung einer Anämie im Wochenbett.

Die nicht verlängerte Geburtsdauer bei vaginaler Entbindung der Mehrlingsmütter ist wohl teilweise auf die bereits erfolgte Erweichung der Zervix zurückzuführen; eine zunehmende Wehentätigkeit und Zervixöffnung sind erfahrungsgemäß die Gründe für die − bezogen auf den Geburtsfortschritt − günstigere Ausgangsposition bei Aufnahme in den Kreißsaal.

Fieber unter der Geburt findet sich bei den Mehrlingsmüttern seltener. Diese Differenz kann ihre Ursache im „Matched-pairs"-Verfahren haben: Während die Indikation zu einem Kaiserschnitt bei den Zwillings-(Drillings-)Müttern häufig aus geburtsmechanischen Gründen gestellt wird, findet sich in dem nach der „Matched-pairs"-Technik ausgesuchten Kollektiv der Einlingsmütter aus statistischen Gründen ein höherer Anteil von Müttern, die wegen ansteigenden Fiebers sekundär per Kaiserschnitt entbunden werden mußten. Demgegenüber findet sich im Kollektiv der Mehrlingsmütter häufiger Fieber im Wochenbett; sicherlich ist das Eingehen der Hand des Geburtshelfers nach der Geburt des ersten Kindes während der vaginalen Entbindung als wesentlicher Ursachenkomplex dafür anzusehen. Als weiterer disponierender Faktor muß die relativ größere Wundfläche in der Gebärmutter in Rechnung gestellt werden.

Die statistische Häufung von Harnwegsinfekten bei Mehrlingsmüttern im Wochenbett hat keine direkt ableitbare Ursache; zwischen der Anämie im Wochenbett und dem Auftreten von Harnwegsinfekten läßt sich in unseren Kollektiven kein Zusammenhang herstellen. Zu vermuten ist, daß die Weitstellung der ableitenden Harnwege bei Mehrlingsmüttern noch ausgeprägter erfolgt und überlagert wird durch mechanische Abflußbehinderungen, die eine weitere Prädisposition für eine Infektion darstellen. Die in die Basisdaten eingeflossene Diagnose „Lochialstau" findet sich nur selten in unserem Kollektiv; dies deckt sich mit den Angaben von Heidecker (1974).

Die zwar nicht statistisch relevante, aber absolut recht hohe Zahl von Subinvolutionen sowohl bei den Einlings- als auch bei den Mehrlingsmüttern kann in Zusammenhang mit der Erfassungsmethode stehen. Als retrospektive Analyse wurden die Tastbefunde vieler verschiedener Untersucher bewertet und dabei alle Uteri zum Zeitpunkt der Entlassung als unvollständig rückgebildet angesehen, die als mannsfaustgroß oder größer beschrieben worden sind. Diese Methode bringt sicherlich eine Unschärfe wegen der Subjektivität des Befundes und wegen des Zeitpunkts der Untersuchung mit sich.

Die Dauer des stationären Aufenthalts nach der Entbindung ist hochsignifikant länger bei den Mehrlingsmüttern. Dieses Ergebnis ist unabhängig von der Kaiserschnittfrequenz, da der Entbindungsmodus eines der Kriterien für die Bildung der „Matched-pairs" darstellt. Wenn als Trennpunkt eine Aufenthaltsdauer von 6 Tagen genommen wird, finden sich in dem Kollektiv der vaginal Entbundenen 50 von 91 Einlingsmüttern und nur 12 von 92 Mehrlingsmüttern, die 6 Tage oder kürzer stationär geblieben sind. Die Absolutzahlen für den stationären Aufenthalt nach der Entbindung spiegeln diesen Unterschied ebenfalls deutlich wider. Dies deckt sich mit den Angaben von Heidecker (1974; Mehrlinge 8,4 ± 2,9 Tage/Einlinge 6,8 ± 2,2 Tage) und Zilliacus (1967; Mehrlinge

8,8/Einlinge 4,9 Tage). Zu der verlängerten Aufenthaltsdauer tragen die oben genannten gehäuft auftretenden Komplikationen bei und in besonderer Weise die weniger faßbaren Effekte der relativ höheren Belastung der Mehrlingsmütter während der gesamten Schwangerschaft und auch während der Entbindung.

Nicht berücksichtigt wurde bei der Betrachtung des Wochenbettverlaufs das Belastungsgefühl der Mütter; die Mehrlingsmutter findet hier eine unmittelbare Fortsetzung der Ausnahmesituation in der Schwangerschaft, indem sie sich auf die Versorgung von 2 Säuglingen einstellen und somit aus einer relativ schlechteren Ausgangsposition bei stärkerer Erschöpfung mit einer vergleichsweise stärkeren Belastung rechnen muß. Diese Situation mag in Einzelfällen durchaus zu einer verzögerten Rekonvaleszenz beitragen.

Die Analyse der Einflußfaktoren für die beiden Kollektive führt zu weiteren Überlegungen. Die kürzere Aufenthaltsdauer der Mütter unter 28 Jahren führt häufiger zu der Beurteilung „Subinvolution", da der Rückbildungsvorgang zeitlich entsprechend früher beurteilt wird. Es kann vermutet werden, daß eine verlängerte Geburtsdauer in der Lage ist, zu einer stärkeren Erschöpfung der Uterusmuskulatur zu führen und damit die kontraktionsabhängigen Rückbildungsvorgänge langsamer ablaufen zu lassen.

Der Zusammenhang zwischen einer kürzeren Schwangerschaftsdauer und einer häufigeren Subinvolution im Einlingskollektiv bleibt unklar. Möglicherweise besteht zu früheren Schwangerschaftszeitpunkten eine relative Unreife der endokrin-physiologischen Abläufe zur Unterstützung der Rückbildungsvorgänge post partum. Da das Mehrlingskollektiv für die erwähnten Faktoren keinen Zusammenhang mit der Subinvolution aufweist, kann vermutet werden, daß dieser Unterschied zwischen Einlings- und Mehrlingsmüttern auf der prophylaktischen Gegensteuerung des betreuenden Personals beruht — bedingt durch frühere Erfahrungen mit gehäuften fieberhaften und gelegentlich auch dramatischen Wochenbettverläufen bei Mehrlingsmüttern. Die kompensatorisch großzügige Medikation mit Uterotonika kann auch als Grund für den fehlenden Zusammenhang der Subinvolution mit der Frühgeburtlichkeit bei den Mehrlingsmüttern dargestellt werden.

Die bei den Mehrlingsmüttern beobachtete deutlich geringere Stilltätigkeit bei einer Entbindung vor der 37. Schwangerschaftswoche weist auf die Faktoren der Frühgeburtlichkeit und Unreife der Neugeborenen hin; im Zusammenhang mit der auf die Wöchnerin zukommenden stärkeren Belastung durch 2 zu versorgende Säuglinge addieren sich an dieser Stelle die reduzierte Stillfähigkeit und die verminderte Stillmotivation.

Das beobachtete häufigere Rooming-in bei Einlingsmüttern nach der Schnittentbindung mag auf einer reaktiv durch Versagensgefühle gesteigerten Motivation beruhen. Die Rooming-in-Aktivität bei Mehrlingsmüttern ist unabhängig von der Parität; dieses unerwartete Ergebnis beruht u. a. auf dem Phänomen der kleinen Zahl: Nur 21 von 123 Mehrlingsmüttern haben die Neugeborenen im Wochenbett selbst versorgt gegenüber 41 von 123 Einlingsmüttern. Die deutlich geringere Rooming-in-Aktivität weist einen klaren Zusammenhang mit dem Schwangerschaftsalter zum Zeitpunkt der Entbindung auf: Hier führt die überproportionale Frühgeburtlichkeit bei den Mehrlingsmüttern zu einer erhöhten Rate von Neugeborenenverlegungen in die Kinderklinik.

Die stationäre Aufenthaltsdauer von Einlingsmüttern ist stärker von Einflußfaktoren abhängig als die der Mehrlingsmütter: Bereits in der Schwangerschaft aufgetretene Komplikationen wie Zervixinsuffizienz und vorzeitige Wehen und des weiteren das mütterliche Alter lassen die empfohlene stationäre Überwachungsdauer von 6 Tagen im statistischen Mittel überschreiten, während diese Effekte bei Mehrlingsmüttern durch einen generell längeren Aufenthalt auf der Wochenstation überdeckt werden.

Schlußfolgerung

Die Gegenüberstellung ähnlicher Kollektive, die sich durch das Merkmal Einlings- bzw. Mehrlingsschwangerschaft unterscheiden, verhilft zur Antwort auf die Frage, durch welche Merkmale sich der Wochenbettverlauf einer Mehrlingsmutter von dem einer Einlingsmutter unterscheidet. Die vorliegende Untersuchung gibt darauf − in Übereinstimmung mit den Erfahrungen früherer Untersucher − die Antwort, daß die Mehrlingsschwangere häufiger Fieber im Wochenbett bekommt, häufiger eine Anämie und häufiger einen Harnwegsinfekt. Es werden häufiger Antibiotika verabreicht, und sie bleibt auch nach vaginaler Entbindung deutlich länger in stationärer Betreuung.

Ansatzpunkte für Präventivmaßnahmen bieten sich aus den gewonnenen Erkenntnissen über die Wochenbettkomplikationen kaum. Nicht zuletzt durch die großzügige Anwendung von Uterotonika werden Subinvolution und Endometritis im Wochenbett zurückgedrängt; andere infektiöse Komplikationen des Wochenbetts werden durch großzügige und auch präventive Antibiotikaanwendung vermindert; immerhin erhalten 41 von 125 Zwillingsmüttern im Wochenbett Antibiotika, dagegen nur 17 von 124 Einlingsmüttern (p = 0,001). Dabei läßt sich kein statistisch relevanter Zusammenhang zwischen der Antibiotikaanwendung und der Stilltätigkeit finden.

In Anbetracht häufiger auftretender stärkerer Blutungen unter der Geburt oder in der Nachgeburtsperiode empfiehlt es sich, die Eisendepots der Mehrlingsschwangeren durch frühzeitige Substitution vor der Erschöpfung zu bewahren.

Angesichts der relativ häufigen Infekte der ableitenden Harnwege von Mehrlingsmüttern im Wochenbett ist zu empfehlen, der Prophylaxe − also der sorgfältigen Technik beim Blasenkatheterismus und einer großzügigen Indikationsstellung zur mikrobiologischen Urinuntersuchung − besondere Aufmerksamkeit zu widmen.

Literatur

Babenerd J (1973) Mehrlingsschwangerschaft und Mehrlingsgeburt. Med Klin 68:1577−1582
Bach HG, Kiffe M (1962) Die Zwillingsgeburten an der Universitäts-Frauenklinik Heidelberg 1950−1959. Arch Gynecol 196:609−621

Heidecker K (1974) Die Zwillingsgeburt im Spiegel der Statistik. Inauguraldissertation, Universität Tübingen
Hindemann P (1984) Schwangerschaftsverlauf und Geburtsleitung bei Mehrlingen. In: Käser O, Friedberg V, Ober KG, Thomsen K, Zander J (Hrsg) Gynäkologie und Geburtshilfe, 2. Aufl, Bd II/2. Thieme, Stuttgart New York
Lysikiewicz A, Sternadel Z (1974) The course of puerperium after twin labor. Acta Genet Med Gemellol (Roma) [Suppl] 23:78 – 80
Niedner K (1967) Physiologie und Pathologie des Wochenbettes. In: Schwalm H, Döderlein G (Hrsg) Klinik der Frauenheilkunde und Geburtshilfe, Bd 7. Urban & Schwarzenberg, München Berlin Wien, S 301 – 445
Vorherr H (1984) Das Wochenbett. In: Käser O, Friedberg V, Ober KG, Thomsen K, Zander J (Hrsg) Gynäkologie und Geburtshilfe, 2. Aufl, Bd II/2. Thieme, Stuttgart New York
Waidl E (1964) Die Mehrlingsgeburt. In: Schwalm H, Döderlein G (Hrsg) Klinik der Frauenheilkunde und Geburtshilfe, Bd 1. Urban & Schwarzenberg, München Berlin, S 327
Zilliacus H (1967) Physiologie und Pathologie des Wochenbetts. In: Käser O, Friedberg V, Ober KG, Thomsen K, Zander J (Hrsg) Gynäkologie und Geburtshilfe, 1. Aufl, Bd II. Thieme, Stuttgart New York

Operative Techniken – Beitrag zu Fortschritt und Wandel in der Gynäkologie

H. Hepp u. P. Scheidel

Vorbemerkungen

In einem Zeitalter, in welchem das Wort „Fortschritt" mit mehr Skepsis betrachtet wird und in vielen Bereichen auch die Relativität des Fortschritts deutlich wird, muß man sich um ein besonderes Maß an Objektivität bemühen, um zu diesem Thema Stellung zu nehmen. Die Entscheidung darüber, ob eine Neuentwicklung einen wirklichen Fortschritt darstellt, kann jedoch vernünftig nur nach längerer Erprobungszeit eines Verfahrens bzw. einer Technik getroffen werden. Die Vielzahl von Neuentwicklungen, alle unter dem Postulat „schneller, einfacher, besser" präsentiert, erfahren immer häufiger eine frühzeitige, manchmal nur auf Intuition basierende Beurteilung. Darüber hinaus kommt zunehmend das Argument „billiger" in diese Reihung der Komparative. In einer Zeit, in der populärwissenschaftliche Organe bereits den Fortschritt verkünden, teilweise bevor wir diese Techniken überhaupt beherrschen, stehen wir gegenüber der Öffentlichkeit unter einem besonderen Druck, dem wir uns nicht entziehen können. Besonders deutlich wurde dieses in letzter Zeit am Beispiel der organerhaltenden Therapie des Mammakarzinoms. Während die Empfehlungen der Fachgesellschaften diese Therapie auf Studien beschränkt wissen möchten (Bastert et al. 1985), wird sie von den Medien bereits als etablierter Fortschritt dargestellt (Bopp 1985). Der daraus resultierende Druck von seiten der Patientinnen führt fraglos zu einer Zunahme dieser Operationen und zu einer Spaltung der Ärzte in „konservative" und „fortschrittliche" Operateure. Eine Lösung dieses Problems ist nicht absehbar und die damit verbundene Verunsicherung für das Arzt-Patienten-Verhältnis offenkundig, denn gerade in der Onkologie haben in der letzten Zeit viele schnelle, vielleicht zu schnelle Urteile über fortschrittliche Techniken zu einer Situation geführt, die viele Fortschritte auch mit Skepsis betrachten lassen. Dies gilt in besonderer Weise für unterschiedliche Therapieformen des Ovarialkarzinoms (Richardson et al. 1985).

Hält man sich unter dem Eindruck dieser Entwicklungen mit der Einführung neuer Techniken zurück, gerät man in die Gefahr – häufig ungerechtfertigt – als rückständig zu gelten. Hinzu kommt gerade bei den operativen Techniken die Gefahr, daß Neuerungen nicht nur in qualitativem sondern auch in quantitativem Sinne auf die Operationen einwirken. Durch die Vereinfachung operativer Techniken besteht die Gefahr, daß Indikationen „erweitert" und „liberalisiert" werden. Die für unser Fachgebiet resultierenden Probleme sind dargelegt worden (Kindermann 1979).

Ein weiteres Beispiel für diese Problematik stellt die Entwicklung von automatischen Nähgeräten (Staplern) für die kolorektalen Anastomosen in der Allgemeinchirurgie dar, welche in den Vereinigten Staaten auch von vielen gynäkologischen Onkologen für Enteroanastomosen benutzt werden. Es ist unbestreitbar, daß in Einzelfällen durch diese Stapler tiefe Anastomosen im Rektumbereich erleichtert werden. Vergleichende Untersuchungen der Chirurgen kamen jedoch zunächst zu dem Ergebnis, daß im Grunde diese automatischen Nähapparate keinen Fortschritt darstellen (Otten et al. 1982). Neuere Hoffnungen gehen jedoch dahin, die Vorteile der absorbierbaren Nahtmaterialen mit denen der Stapler zu kombinieren (Thiede 1985).

Ein ähnliche Entwicklung kommt auch auf die Gynäkologie zu. Durch die Entwicklung eines neuen Klammerinstruments (TA 55 Premium[1]) kann nach Ansicht der Hersteller die Vagina gleichmäßig und hämostatisch mit einer Doppelreihe absorbierbarer Polysorbklammern verschlossen werden. Dieses Klammergerät ersetzt den Verschluß bzw. das Säumen der Vagina zur Blutstillung und schließt auch die Verwendung einer transvaginalen retroperitonealen Drainage des Wundgebiets nicht aus. Das Prädikat „einfacher und schneller" wird man diesem neuen Instrument nicht verwehren können, das Prädikat „billiger" jedoch auf jeden Fall. Ob und in welchen Fällen die mit diesem neuen Instrument verbundenen Mehrkosten vertretbar sind, ist derzeit völlig offen. Ob sinnvoll oder nicht, man wird davon ausgehen können, daß dieser vaginale „Verschlußapparat" Eingang in die Gynäkologie finden wird, denn wir müssen uns darüber im klaren sein, daß wir weitgehend als Gesetzmäßigkeit akzeptieren müssen: Jedes Produkt schafft sich im gewissen Sinne seine Nachfrage selbst (Kindermann 1979).

Dennoch soll nicht bestritten werden, daß es im Laufe der Jahre erhebliche Fortschritte im Bereich der operativen Gynäkologie gegeben hat und dabei sowohl durch Entwicklungen im Bereich neuer Instrumente als auch in einer veränderten Einstellung zur operativen Gynäkologie eine positive Weiterentwicklung für unsere Patientinnen zu sehen ist. Wir möchten nachfolgend schlaglichtartig auf einige dieser Neuerungen eingehen, welche vielleicht teilweise noch nicht den Bekanntheitsgrad erlangt haben, der ihnen u. E. zukommt. Dabei haben wir eine subjektive Auswahl getroffen und wollen nicht in Anspruch nehmen, dieses Thema umfassend behandeln zu können. Die Frage, ob es sich bei den dargestellten Entwicklungen um einen Fortschritt handelt, möchten wir jedem einzelnen nach entsprechender Erprobung und kritischer sowie auch selbstkritischer Wertung selbst überlassen.

Laparotomie

Die klassische Pfannenstiel-Inzision kann nicht mehr für sich in Anspruch nehmen, der Standardzugang bei abdominalen Operationen zu sein. Wird aus kosmetischen Gründen ein suprasymphysärer Hautquerschnitt gewünscht, so stellt der Wechselschnitt mit Längseröffnung der Faszie ebenso wie die Bauchdeckeneröffnung nach Joel-Cohen (1978) eine sinnvolle und in vielen Fällen

---

[1] Fa. Auto-Suture GmbH Deutschland.

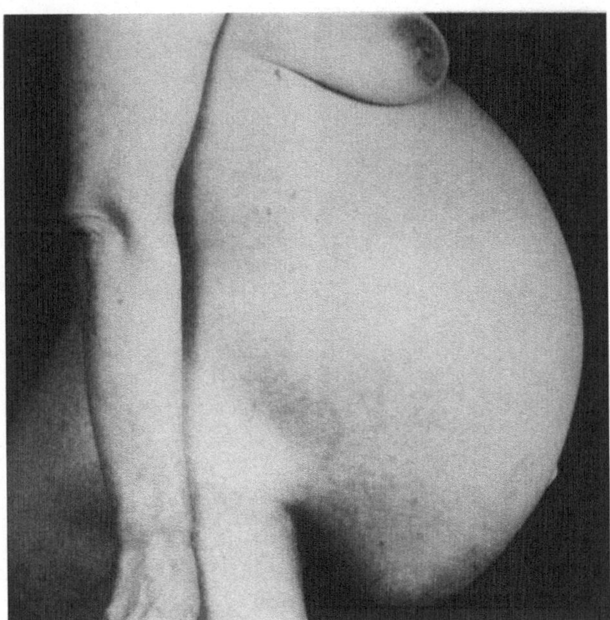

Abb. 1. Präoperativer Befund bei einer 48jährigen Patientin mit überwiegend zystischem Ovarialtumor

probate Alternative dar. Darüber hinaus hat sich auch in der Gynäkologie die Erkenntnis durchgesetzt, daß ein medianer Unterbauchlängsschnitt um den Nabel herum in den Oberbauch verlängert werden kann. Dieser Zugang sollte bei großen Ovarialtumoren gewählt werden, da er erlaubt, den Tumor in toto zu entfernen. Das früher häufig geübte Punktieren solcher Tumoren zur Verkleinerung kann nur noch in wenigen Ausnahmefällen wegen der Gefahr der intraoperativen Tumorzellverschleppung akzeptiert werden. Ein solcher Längsschnitt, welcher in vielen Fällen das gesamte Abdomen freilegt, kann mit einer fortlaufenden Allschichtnaht nach Everett (1970) verschlossen werden (Abb. 1 und 2). Die fortlaufende Allschichtnaht bietet gegenüber dem schichtweisen Verschluß einige wesentliche Vorteile. Zum einen wird bei intraabdomineller Druckerhöhung (z. B. beim Husten) die Belastung auf die gesamte Nahtreihe verteilt, zum anderen zeigen theoretische Berechnungen und experimentelle Untersuchungen, daß eine Allschichtnaht, welche auf beiden Seiten viel Gewebe einschließt, die Wunde gegenüber Dehiszenzen resistenter macht, da ihre extrinsische Stärke größer ist (Hohl 1985).

Darüber hinaus kann bei der Allschichtnaht durch lockere Adaptation der gesamten Bauchdecke eine weitgehend komplette Blutstillung erzielt werden, eine Nischenbildung wird vermieden. Eine subfasziale Saugdrainage erübrigt sich bei diesem Vorgehen. Wenige Einzelknopfnähte, welche nur die Faszie erfassen, können diese Naht, welche mit einer Doppelschlingennaht (atraumatisch armierte Nadel) durchgeführt wird, sichern. Nach unseren Erfahrungen meinen wir, daß die fortlaufende Allschichtnaht eine sichere und komplika-

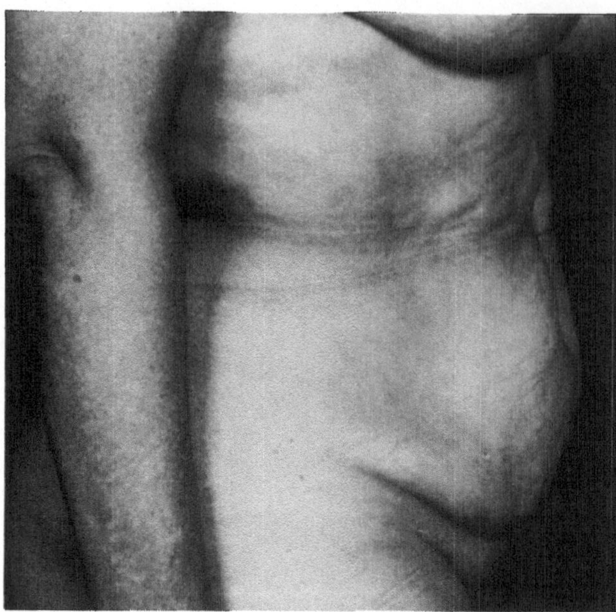

Abb. 2. Zustand nach Längsschnitt von der Symphyse bis zum Xiphoid, Entfernung eines 24 kg schweren Ovarialtumors und fortlaufender Allschichtnaht zum Verschluß der Bauchdecke

tionsarme Methode des Bauchdeckenverschlusses beim Faszienlängsschnitt darstellt.

Eine weitere Technik, welche Erwähnung finden sollte, ist bei extrem adipösen Patienten die quere, periumbilikale Eröffnung der Bauchdecke (Krebs u. Helmkamp 1984). Bei diesen adipösen Patientinnen ist häufig zu beobachten, daß der Nabel in Höhe der Spina iliaca anterior superior zu liegen kommt. In diesen Fällen führen wir die quere Inzision supraumbilikal durch. In anderen Fällen wird die Inzision infraumbilikal im Sinne eines Mackenrodt-Maylard-Schnitts (Ober u. Meinrenken 1964) gelegt. Durch die quere Durchtrennung aller Bauchdeckenschichten ist ein Zugang zu allen Regionen des kleinen Beckens möglich. Gerade bei adipösen Patientinnen wird der Vorteil zum Tragen kommen, daß eine quere Inzision der Bauchdecke eine wesentlich bessere Wundheilungstendenz aufweist als eine Längsinzision (Tauber 1979). Von diesem querverlaufenden Zugang zum Abdomen sind alle gynäkologischen Eingriffe einschließlich eines eingeschränkten paraaortalen Stagings in der gynäkologischen Onkologie durchführbar.

Durch die angestrebte Individualisierung des abdominalen Zugangs sind Operationen auch bei geriatrischen und extrem adipösen Patientinnen möglich geworden. Der Zugang nach Joel-Cohen erlaubt z. B. bei der Sectio caesarea eine rasche Eröffnung der Bauchdecken und damit eine verkürzte Entwicklungszeit des Kindes. Die Eröffnung der Bauchdecken erfolgt dabei z. T. durch stumpfe Dehnung. Blutgefäße werden lediglich beiseite geschoben und nur selten verletzt. Den queren suprasymphysären Hautschnitt mit Längseröffnung der Faszie führen wir häufig bei Relaparotomien durch und vermeiden dadurch die Präparation im vooperierten Gebiet. Auch bei mikrochirurgischen Eingriffen, welche scheinbar paradoxerweise einen sehr großzügigen Zugang erfordern, hat sich die Individualisierung des abdominalen Zugangs bewährt. Wählt man die konventionelle Pfannenstiel-Inzision und die Operation erfordert einen größeren Zugang, kann an die Tatsache erinnert werden, daß eine Abtrennung der Rektusbäuche an ihrem sehnigen Ansatz eine einfache und schnelle Hilfe zur Erweiterung des Zugangs darstellt.

Wir sehen in diesen vielfältigen Möglichkeiten, welche sich in den letzten Jahren zunehmend verbreitet haben, einen Fortschritt, welcher gewährleistet, daß für die jeweilige Patientin das individuell günstigste Verfahren angestrebt werden kann. Diese Individualisierung ist auch durch die Entwicklung moderner Nahtmaterialen und Nahttechniken möglich geworden, welche es uns erlauben, die zu Recht gefürchteten Komplikationen der Wunddehiszenz und auch der postoperativen Infektionen zu senken (Hepp u. Scheidel 1985).

Mammachirurgie

In einem sich ständig wandelnden Gebiet sind derzeit die Entwicklungen der ablativen und rekonstruktiven Mammachirurgie nur schwer absehbar. Es kann jedoch an dieser Stelle auf technische Entwicklungen hingewiesen werden, welche das kosmetische Resultat bei ablativer und rekonstruktiver Mammachirurgie positiv beeinflussen können.

Die querverlaufende Narbe nach Ablatio mammae stellt eine relativ ungünstige kosmetische Ausgangssituation für den Wiederaufbau der Brust dar. Diese Narbe, welche v. a. bei voluminösen Brüsten häufig bis zum Sternumrand verläuft, läßt es trotz erfolgreicher Rekonstruktion der Brust nicht zu, daß die Patientinnen tief ausgeschnittene Kleider tragen (Abb. 3). Patientinnen, die mit der Rekonstruktion der Brust sehr zufrieden sind, leiden besonders unter diesem Umstand. Wir meinen deshalb, daß bei Patientinnen, welche einen Wunsch nach Rekonstruktion der Brust vor Operation erkennen lassen, im medianen Anteil eine etwas schräg verlaufende Schnittführung gewählt werden sollte, welche auch in einem tiefer ausgeschnittenen Kleid die Narbe nicht erscheinen läßt.

Die Hautfaltenbildung, im Englischen „dog ear" oder auch (seltener) „pig ear" genannt, welche dieser häufig verlängerten Schnittführung zugrunde liegt, tritt grundsätzlich auf, wenn in einem bestimmten Winkel aufeinander zulaufende Inzisionen verschlossen werden sollen, wie dies bei der Ablatio mammae der Fall ist. Bei der typischen ovalären Umschneidung von Mamille und Areola kommt es beim Wundverschluß medial zur Zone der maximalen Spannung, die nach beiden Seiten hin abnimmt. In den Wundwinkeln kann es zu einer Aufhebung der Spannung durch überflüssige Haut kommen, und als resultierende Hautfalte entsteht ein liegender Konus. Dieser liegende Konus stellt nicht nur ein kosmetisches Problem dar, sondern ist vor allen Dingen unter dem Arm für die Patientinnen häufig sehr störend bei der Bewegung. Um diese Art von Fal-

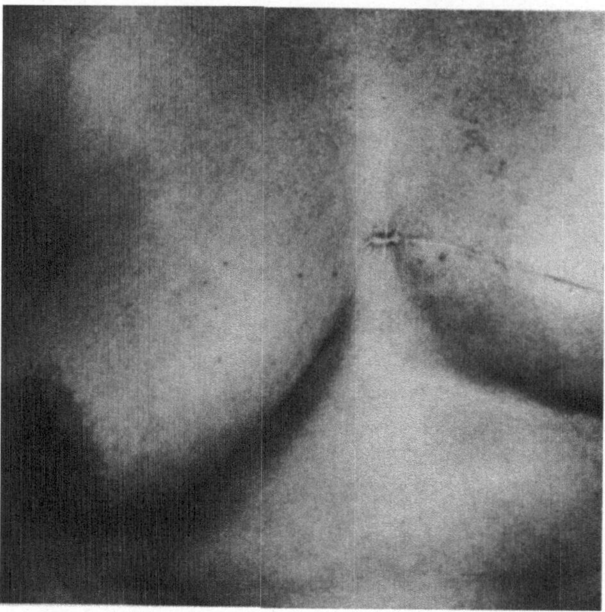

Abb. 3. Patientin im Zustand nach Ablatio und sekundärer Einlage einer Radovan-Prothese. Kosmetisch ungünstige, hypertrophe Narbe im medialen Anteil über dem Sternum

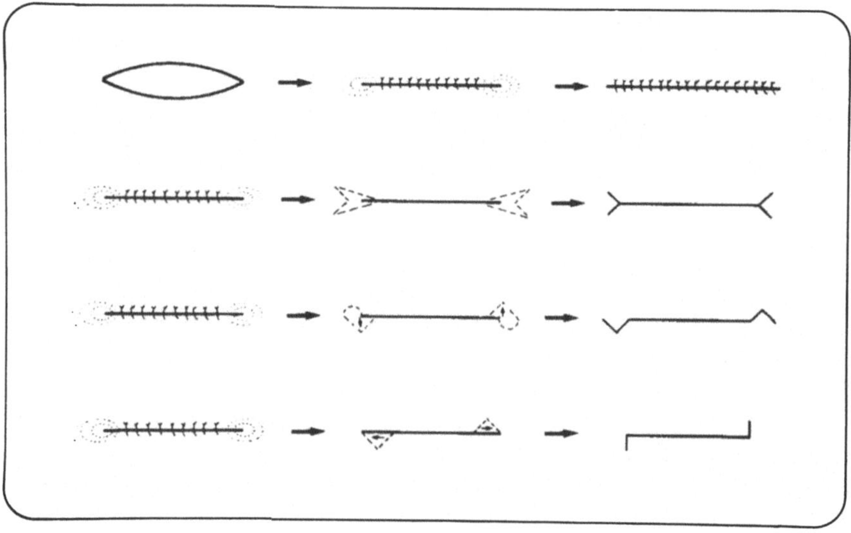

Abb. 4. Korrektur resultierender Hautfalten („dog ears") bei querovalärer Umschneidung. (Nach Borges 1982)

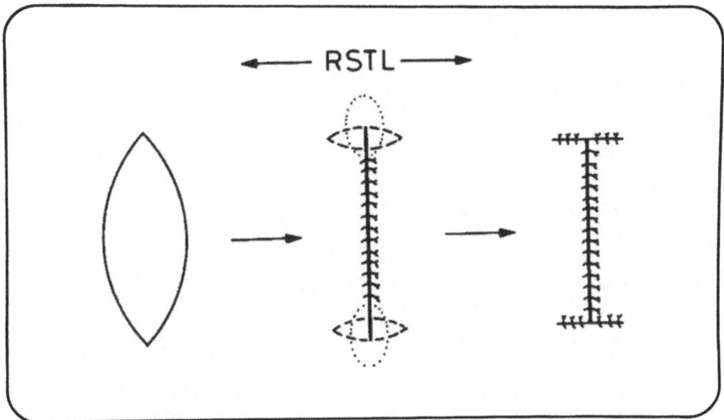

Abb. 5. Korrektur resultierender Hautfalten bei längsovalärer Umschneidung; *RSTL* Verlauf der Spaltlinien. (Nach Borges 1982)

ten zu beseitigen, bietet sich als einfachste Möglichkeit die einer Verlängerung der Inzision an, wodurch das Verhältnis von Breite und Länge der ursprünglichen Inzision korrigiert wird.

Um jedoch kosmetischen Gesichtspunkten, wann immer möglich, Rechnung zu tragen, scheint es sinnvoll, alternative Möglichkeiten der Beseitigung dieser Hautfalten zu kennen. Dabei müssen auch die Spaltlinien der Haut berücksichtigt werden. Bei querverlaufenden Narben im Bereich des Thorax bestehen im Prinzip 3 Möglichkeiten, eine resultierende Hautfalte ohne wesentliche Verlängerung des Schnitts zu korrigieren (Abb. 4). Bei längs verlaufenden Exzisionen sollte unter Berücksichtigung der Spannungslinien der Haut die Korrektur quer zur Inzisionslinie verlaufen (Abb. 5). Bei schräg zu den Spannungslinien der Haut verlaufenden Inzisionen können diese überschüssigen Hautränder ebenfalls auftreten. Bei sehr sorgfältiger Vereinigung der Wundränder lassen sie sich jedoch in der Regel vermeiden. Sollten jedoch solche „dog ears" auftreten, bestehen ebenfalls leicht nachvollziehbare Möglichkeiten, diese zu beseitigen (Abb. 6).

Diese Möglichkeiten sollten dem Operateur bekannt sein, denn es gelingt damit nicht nur, kosmetisch ein besseres Resultat zu erzielen, sondern es können auch für die Patientin sehr unangenehme Folgen vermieden werden (Borges 1982). Selbstverständlich gelten die dargelegten Prinzipien auch zur Korrektur überschüssiger Haut bei Laparotomien, evtl. mit großzügiger Exzision von Narben oder auch bei der Bauchdeckenplastik.

Mag dieser Hinweis auch u. U. in absehbarer Zeit durch die Zunahme brusterhaltender Operationen weniger relevant sein, so erscheint uns dennoch eine weitere Entwicklung der Mammachirurgie bemerkenswert.

Wurde früher nach Inzision mit dem Skalpell die Haut zur Erleichterung der Präparation meist mit scharfen Klemmen (z. B. nach Kocher) gefaßt, so werden in letzter Zeit zunehmend weniger traumatisierende Klemmen (z. B. nach Allis) verwendet. Aber auch diese Klemmen hinterlassen häufig in der Nähe der Wunde unschöne „Kratzspuren", welche zumindest direkt postopera-

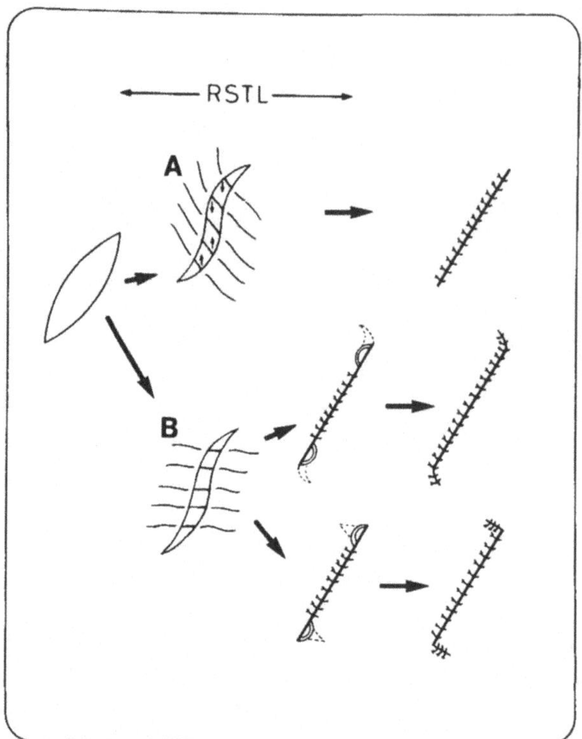

Abb. 6. Prävention und Korrektur resultierender Hautfalten bei schrägovalärer Umschneidung; *RSTL* Verlauf der Spaltlinien. (Nach Borges 1982)

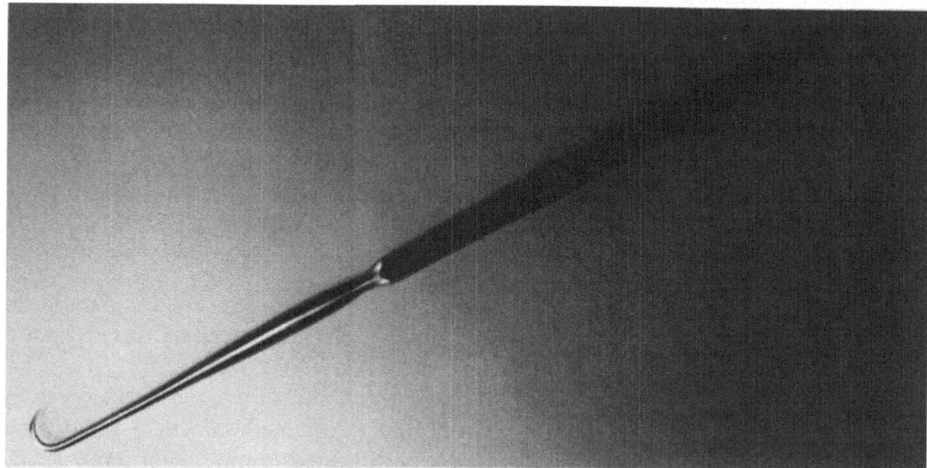

Abb. 7. Dissektionshäkchen zur schonenden Retraktion der Wundränder bei Mammaoperationen

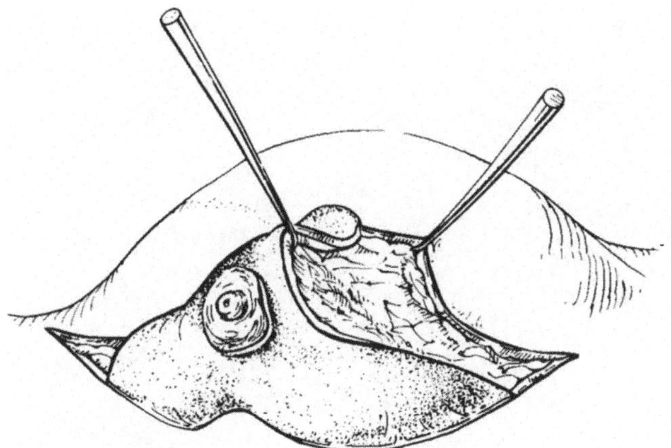

Abb. 8. Darstellung des Präparationsgebiets mit Dissektionshäkchen am Beispiel der subkutanen Reduktionsmastektomie

tiv das kosmetische Ergebnis beeinträchtigen. Unter kosmetisch optimalen Gesichtspunkten sollte deshalb auf ein Anklemmen der Haut womöglich verzichtet werden. Durch die Verwendung von kleinen gebogenen Häkchen, welche lediglich das subkutane Gewebe erfassen, ist eine ausgezeichnete Darstellung des Wundgebiets und ein exaktes schichtengerechtes Präparieren ohne kosmetische Nachteile möglich (Abb. 7 und 8).

Für die Naht, gleich welche Hauttechnik man bevorzugt, sollte im Idealfall keine Pinzette zum Greifen der Haut benutzt werden. Häufig wird dies aber nicht durchführbar sein. Dann können für die Hautnaht speziell konstruierte, äußerst feine chirurgische Pinzetten, welche nur mit einer geringen Traumatisierung der Haut einhergehen, verwendet werden. Diese Pinzetten haben sich bei allen Formen des Hautverschlusses bewährt (Abb. 9).

Aufgrund immer noch hoher Komplikationsraten, der nur mäßigen plastischen Ergebnisse und möglicher Interpretationsschwierigkeiten der Nachfolgemammogramme wurde in den letzten Jahren die Indikation zur subkutanen Mastektomie zunehmend eingeschränkt (Hüter 1983). Aufgrund der vorgenannten Situation hat sich zunehmend der Versuch durchgesetzt, die subkutane Mastektomie durch einen Aufbau mit homoioplastischem Material, und zwar mit dem epithelisierten Coriumlappen durchzuführen (Meyer-Menk et al. 1981).

Unter Berücksichtigung der Tatsache, daß die präoperative Karzinomdiagnostik noch immer problematisch ist, wird verständlich, daß die subkutane Mastektomie nach wie vor kontrovers diskutiert wird (Arabin et al. 1985). Unter dem Eindruck der Spätkomplikationen und auch einem hohen Anteil sog. „Reparaturchirurgie" bei einem größeren Patientenkollektiv nach außerhalb durchgeführten Eingriffen haben wir uns in den letzten Jahren entschlossen, wann immer möglich und von der Patientin akzeptiert, auf eine primäre Protheseneinlage zu verzichten (Scheidel et al. 1985).

Die dabei gewählte Technik beruht auf der bekannten Strömbeck-Umschneidungsfigur, wobei die Ausräumung des Drüsenkörpers von lateral her er-

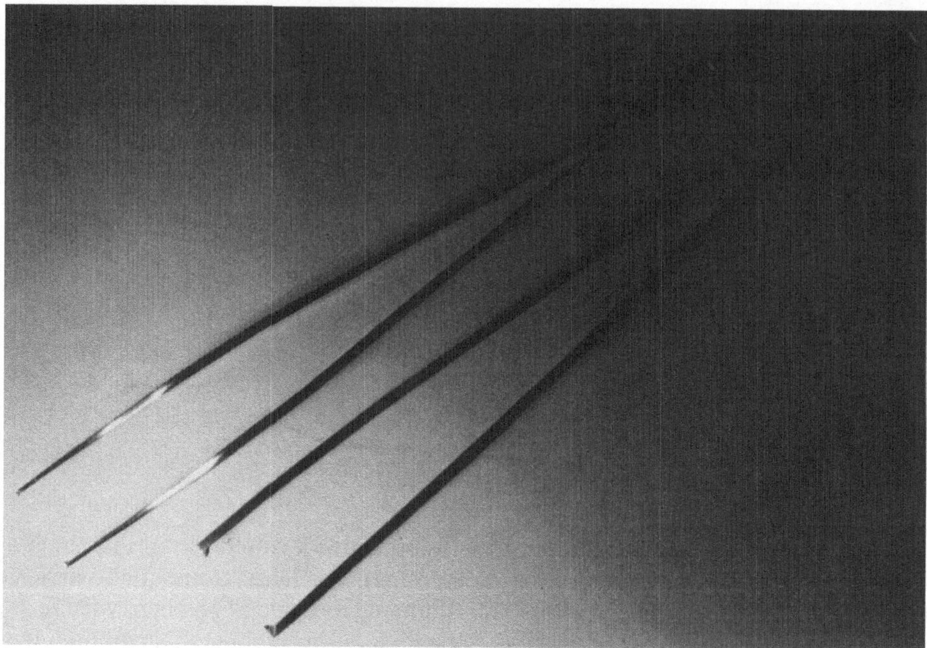

Abb. 9. Feine Adson-Pinzette zur Hautnaht im Vergleich mit einer üblichen chirurgischen Pinzette

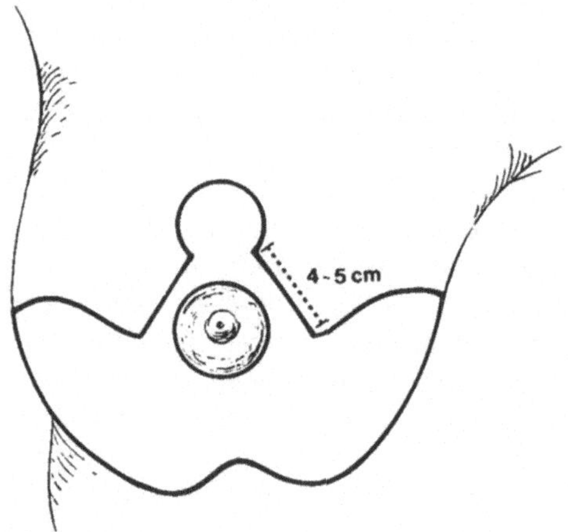

Abb. 10. Anzeichnung der Reduktionsfigur mit Schablone nach Strömbeck (evtl. verkürzter kaudaler Steg)

folgt (Abb. 10 und 11). Dieser Zugang ermöglicht v. a. eine hohe Radikalität im retromamillären Bereich und auch eine komplette Ausräumung des Processus axillaris. Zur Einnaht der transponierten Mamille ist oft nur eine kleine Inzision auf der medialen Seite erforderlich, so daß eine Versorgung der Mamille von kranial, medial und kaudal erfolgt.

In einem Zeitraum von 6 Jahren haben wir diesen Eingriff bei 42 Patientinnen durchgeführt. Dabei wurde in 31 Fällen beidseitig operiert und in 11 Fäl-

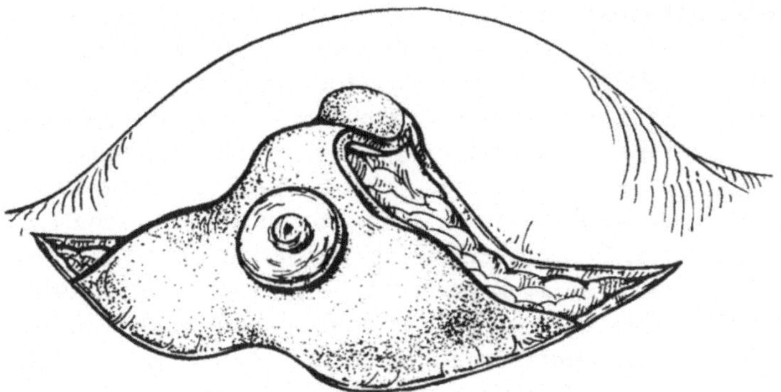

Abb. 11. Desepithelisierung zur kraniokaudalen Stielung von Mamille und Areola, großzügiger Zugang für die subkutane Mastektomie

len eine einseitige subkutane Mastektomie zur Angleichung der Brust im Zustand nach Ablatio der kontralateralen Seite durchgeführt. In nur 3 Fällen bestand eine Patientin auf einer primären Protheseneinlage, und nur 2mal wünschten die Patientinnen ca. 6 Monate später eine sekundäre Augmentation. Das bedeutet, daß wir bei 42 Patientinnen mit indizierter subkutaner Mastektomie in 37 Fällen auf eine Protheseneinlage ohne Nachteil für die Patientinnen verzichten konnten. Als Komplikationen dieses operativen Vorgehens haben wir in einem Fall eine semilunare Mamillennekrose, welche komplikationslos abheilte, beobachten können. In 2 Fällen traten Narbenbeschwerden auf, die einmal konservativ und einmal operativ behoben werden konnten. Eine hypertrophe Narbenbildung konnte ebenfalls erfolgreich konservativ therapiert werden.

Nach unseren Erfahrungen halten wir wegen der seltenen Komplikationen die subkutane Mastektomie mit Eigenaufbau, oder wie sie auch genannt wird, die subkutane Reduktionsmastektomie, für ein vorteilhaftes Verfahren.

Mit dieser Technik — im Prinzip eine Kombination zwischen der Strömbeck-Anzeichnungsfigur und der Mamillenstielung nach McKissock (Snyder 1980) — lassen sich auch bei der Reduktionsplastik, v. a. dann, wenn die Makromastie die Ptose überwiegt, sehr gute kosmetische Resultate erzielen.

Blutstillung

Auf dem Gebiet der Blutstillung haben sich in den letzten Jahren bemerkenswerte Veränderungen beobachten lassen. Die lange Zeit neben der Ligatur zur Blutstillung ausschließlich verwendete (monopolare) Hochfrequenzelektrochirurgie ist durch eine Fortentwicklung der Medizintechnik wesentlich sicherer und exakter dosierbar geworden. Mit Übergang auf die Halbleitertechnik (volltransistorisierte Geräte) ist es gelungen, das zuvor ungünstige Verhältnis zwischen Spitzenspannung und Effektivspannung (Crest-Faktor) zu verbessern.

Die früher notwendigen Betriebsspannungen verhinderten aus physikalischen Gründen die Realisierung der unbedingt zu fordernden Mindestwerte für sog. niederfrequente Leckströme. Zusätzlich wurde die Modulation des Stroms zum exakten Schneiden bzw. Koagulieren verbessert und damit die Wärmeentwicklung im Gewebe (Nekrosezone) vermindert. Dennoch liegt es in der Natur des monopolaren Stroms, daß je nach applizierter Leistung die Koagulationszone unterschiedlich ist und damit bei fehlerhafter Koagulation durch falsche Leistungsdosierung unbeabsichtigt Gewebsbezirke nekrotisiert werden, in denen u. U. Nerven oder Gefäße liegen. Diese Tatsache und die schwer kontrollierbare Ausbreitung des Stroms haben dazu geführt, im gefäßnahen Bereich auf die Anwendung der Hochfrequenzkoagulation zu verzichten. Neben den Gefäßclips aus Metall kommt in letzter Zeit zunehmend deshalb auch die Bipolarkoagulation v. a. bei der Präparation großer Gefäße, z. B. in der Lymphknotenchirurgie, zur Anwendung. Die Verwendung einer bipolaren Koagulationspinzette, wie sie in der Gynäkologie aus der Tubensterilisation allgemein bekannt ist (Hirsch et al. 1977), findet in der Mikrochirurgie schon seit geraumer Zeit Verwendung. Dabei wird eine Spezialpinzette so konstruiert, daß ihre beiden Branchen gegeneinander isoliert sind. Auf die beiden Pinzettenbranchen wird aus einem erdschlußfreien Generator Hochfrequenzstrom geleitet, der jedoch nur durch das zwischen den beiden Pinzettenspitzen eingeklemmte Gewebe fließt und dort Wärme (Koagulation) erzeugt. Durch diese kontrollierte Form der Energieausbreitung kann eine unbeabsichtigte Verletzung nahegelegener großer Gefäße vermieden werden, was zu einer Verbreitung der bipolaren Koagulationstechnik auch bei makrochirurgischen Operationen in der Gynäkologie geführt hat (Kubli 1984, persönliche Mitteilung).

Im Gegensatz zu den Chirurgen wird der Gynäkologe wesentlich seltener mit diffusen parenchymatösen Blutungen konfrontiert sein. Diese Blutungen können jedoch in unserem Fachgebiet, dann wenn sie auftreten, erhebliche therapeutische Probleme verursachen. Dies gilt zum einen für nicht komplett resezierbare intra- und retroperitoneale Tumoren, ebenso wie für Blutungen aus einem weit fortgeschrittenen Karzinom. Versagte die lokale Blutstillung beim fortgeschrittenen Karzinom durch appliziertes Radium, war bisher die Ligatur der A. iliaca externa oder die selektive Katheterembolisation unvermeidlich. Beide Verfahren stellen eine invasive Methode dar und sind nicht frei von Komplikationen. Durch die Entwicklung eines neuen Infrarotsaphirkoagulators (ISC 81)[1] ist hier ein entscheidender Fortschritt in der lokalen Behandlung diffuser Blutungen zu sehen (Lauterjung et al. 1982). Das Prinzip dieses Koagulationsgeräts beruht auf der bekannten Infrarotkoagulation, welche in unserem Fachgebiet auch zur Behandlung benigner Erkrankungen der Cervix uteri eingesetzt wird (Hilgarth 1981). Durch die Kombination mit einem Saphireinkristall besitzt dieses Prinzip wesentliche Vorteile, weil zum einen die Karbonisierung der Gewebeoberfläche und die damit unerwünschte Klebewirkung nur verzögert einsetzt. Durch das Prinzip der Infrarotkontaktkoagulation ist diese Methode sowohl dem Laser als auch der Elektrokoagulation überlegen, da sie das Gewebe auch in der Tiefe bis zu 5 mm koaguliert und nicht nur eine ober-

---

[1] Hersteller: Labor für Medizintechnik, 8000 München 70.

flächliche Karbonisierung erreicht. Hinzu kommen als weitere Vorteile eine große Andruckfläche für größere flächenhafte Blutungen, verschiedene Geometrien von Infrarotkoagulationssonden zur Blutstillung an schwer zugänglichen Stellen, die thermische und klinische Unzerstörbarkeit des Koagulationskopfs sowie eine ungefährliche Betriebsspannung. Wir konnten dieses Koagulationsgerät in Zusammenarbeit mit den Kollegen der chirurgischen Klinik im Klinikum Großhadern mehrfach bei den vorgenannten Indikationen einsetzen und sind mittlerweile komplett von dem Alternativverfahren, der Fibrinklebung, abgekommen. Experimentelle Untersuchungen konnten mittlerweile auch die Gleichwertigkeit bzw. Überlegenheit der Infrarotsaphirkoagulation gegenüber der Fibrinklebung z. B. bei der Leberresektion zeigen (Faist et al. 1985).

Interessanterweise wurde dieses Prinzip der Infrarotkontaktkoagulation experimentell auch mit gutem Erfolg für die lokale hyperthermische Therapie solider Tumoren eingesetzt (Lersch et al. 1984).

Wir meinen, daß die Vorteile dieses Geräts einen deutlichen Fortschritt in der lokalen Blutstillung aus parenchymatösen Organen ermöglicht.

Schlußbemerkungen

Wie einleitend erwähnt, war es nicht unsere Absicht, alle Fortschritte auf dem Gebiet der operativen Gynäkologie darzustellen. Bei den Techniken gilt dies insbesondere für die plastische Chirurgie (Knapstein u. Friedberg 1985). Auch bei Nahtmaterial und Instrumenten hat sich eine Entwicklung vollzogen. Bei letzteren soll v. a. die Entwicklung von atraumatischen Hysterektomieklemmen nicht unerwähnt bleiben (Krieglsteiner et al. 1981). Mit Interesse können auch Neuentwicklungen verfolgt werden, die bislang noch keinen Eingang in die klinische Routine gefunden haben, wie z. B. die hysteroskopische Laserkoagulation bei therapieresistenten Blutungsstörungen, z. B. von Patientinnen mit hämatologischen Erkrankungen (Decherney 1985, persönliche Mitteilung). Viele kleine Einzelbausteine, welche nicht erwähnt werden konnten, haben bewirkt, daß in der operativen Gynäkologie kein Stillstand eintritt. Dabei hat v. a. die interdisziplinäre Zusammenarbeit mit anderen operativen Fächern einen großen Teil zu dieser Entwicklung beigetragen. Die operative Gynäkologie hat von der Entwicklung operativer Techniken wie der Mikrochirurgie und der plastischen Chirurgie, welche zunächst aus anderen Fachgebieten entstanden sind, profitiert. Es sollte unsere Aufgabe sein, dafür zu sorgen, daß in Zukunft auch andere Fachdisziplinen von einer Weiterentwicklung der operativen Gynäkologie profitieren können.

Literatur

Arabin B, Fournier D von, Kubli F, Müller A, Weber E (1985) Probleme und Grenzen der mammographischen Karzinomdiagnostik. Geburtshilfe Frauenheilkd 45:595

Bastert G, Nagel GA, Rauschecker H, Sauer R, Schauer A (1985) Basisempfehlungen zur Diagnostik, Therapie und Nachsorge beim Mammakarzinom. Dtsch Ärztebl 31/32:2258

Bopp A (1985) Brustkrebs-Operation. Weniger ist mehr. Die Zeit Nr. 34, 16. August 1985

Borges AF (1982) Dog-ear repair. Plast Reconstr Surg 69:707

Everett WG (1970) Suture materials in general surgery. Prog Surg 8:14

Faist E, Witte J, Siskind B, Rodgers G, Duray P, Baue AE (1985) Zur Parenchym-Versiegelung nach Leberresektionen: Fibrinklebung vs. Infrarot-Saphir-Coagulation. In: Stelzner F (Hrsg) Chirurgisches Forum 85 für experimentelle und klinische Forschung. Springer, Berlin Heidelberg New York Tokyo

Hepp H, Scheidel P (1985) Nahtmaterialien und Nahttechniken in der operativen Gynäkologie. Urban & Schwarzenberg, München Wien Baltimore

Hilgarth M (1981) Infrarot-Koagulation. Eine einfache Methode zur Behandlung benigner Erkrankungen der Cervix uteri. Fortschr Med 99:1077

Hirsch HA, Herbst S, Decker K (1977) Tubensterilisation durch bipolare Elektrokoagulation. Geburtshilfe Frauenheilkd 37:869

Hohl MK (1985) Bauchdeckeneröffnung und -verschluß. In: Hepp H, Scheidel P (Hrsg) Nahtmaterialien und Nahttechniken in der operativen Gynäkologie. Urban & Schwarzenberg, München Wien Baltimore

Hüter J (1983) Die subcutane Mastektomie. Mitt Dtsch Gynakol Geburtshilfe 7:19

Joel-Cohen SJ (1978) The place of the abdominal hysterectomy. Clin Obstet Gynecol 5:1978

Kindermann G (1979) Krebsfrüherkennung und operative Gynäkologie. Geburtshilfe Frauenheilkd 39:89

Knapstein P, Friedberg V (1985) Plastische Chirurgie in der Gynäkologie (Musterkapitel). Thieme, Stuttgart New York

Krebs H-B, Helmkamp BF (1984) Transverse periumbilical incision in the massively obese patient. Obstet Gynecol 63:241

Krieglsteiner HP, Erhardt W, Wriedt-Lübbe C, Blümel G (1981) Vergleichende Untersuchungen von Hysterektomieklemmen. Geburtshilfe Frauenheilkd 41:580

Lauterjung KL, Nath G, Heberer G (1982) Blutstillung mit einem neuen Infrarot-Saphir-Coagulator (ISC 81). Chirurg 53:88

Lersch C, Hammer C, Ganghoff O, Meyer J, Brendel W, Krombusch F, Nath G (1984) Infrared coagulation: A new approach for local hyperthermic therapy of solid animal tumors. Oncology 41:442

Meyer-Menk W, Klingemann H, Schinzel T, Hüter J (1981) Gang der Entwicklung der subcutanen Mastektomie mit Wiederaufbau. Arch Gynecol 232:725

Ober KG, Meinrenken H (1964) Gynäkologische Operationen. Springer, Berlin Heidelberg New York (Allgemeine und spezielle chirurgische Operationslehre, Bd 9)

Otten G, Heymann H, Menne HJ, Birkenfeld U, Lieth H von der, Kaiser W, Düben W (1982) Nahttechnik am Rektum − Maschinelle oder manuelle Naht. In: Thiede A, Hamelmann H (Hrsg) Moderne Nahtmaterialien und Nahttechniken in der Chirurgie. Springer, Berlin Heidelberg New York

Richardson GS, Scully RE, Nikrui N, Nelson JH (1985) Common epithelial cancer of the ovary (second of two parts). N Engl J Med 312:474

Scheidel P, Schüßler B, Hepp H (1985) Plastisch-ästhetische Resultate der Mamma-Rekonstruktion nach subkutaner Mastektomie ohne Protheseneinlage. Arch Gynecol 238:545

Snyder GB (1980) The combined use of the Strombeck pattern and the McKissok keyhole pattern in marked macromastia. Plast Reconstr Surg 65/2:231

Tauber R (1979) Kann der postoperativen abdominalen Wunddehiszenz durch eine anatomiegerechte Schnittführung vorgebeugt werden? In: Gschnitzer F, Margreiter R (Hrsg) Kongreßbericht 20. Tagung der Österreichischen Gesellschaft für Chirurgie. Demeter, Gräfelfing

Thiede A (1985) Moderne synthetische Nahtmaterialien und aktuelle Nahtverfahren in der gastrointestinalen Chirurgie. In: Hepp H, Scheidel P (Hrsg) Nahtmaterialien und Nahttechniken in der operativen Gynäkologie. Urban & Schwarzenberg, München Wien Baltimore

Mikrochirurgische Operationsverfahren zur Behandlung der extrauterinen Gravidität

J. Inthraphuvasak

Die Salpingektomie gilt seit 1884, nachdem Tait diese Notoperation zum ersten Mal bei einer Tubargravidität durchführte, als eine weltweit anerkannte Behandlungsmethode. Obwohl bereits 10 Jahre später Prochownik (1894) über eine Frau berichtete, bei der durch eine konservative Operation der Eileiter erhalten werden konnte, blieb dieser Anstoß zunächst ohne großen allgemeinen Anklang. Er blieb für längere Zeit in Vergessenheit.

Erst Caffier (1941) hat die konservative Therapie der Tubargravidität wieder aufgegriffen. 1953 publizierte Stromme die Salpingotomie als Behandlungsmethode einer Tubargravidität. Während der letzten 3 Jahrzehnte haben sich weitere Autoren (Tompkins 1956; Reist 1961; Grant 1962; Skulj et al. 1964; Timonen u. Niemienen 1967; Järvinen et al. 1972; Swolin u. Fall 1972; Hallat 1975; Henry-Suchet et al. 1979; Bronson 1979; Stangel u. Gomel 1980; Siegler et al. 1981; Hepp u. Scheidel 1982; Künzig et al. 1983) intensiv mit der Frage des konservativen, organerhaltenden Operationsverfahrens bei der Behandlung der Tubargravidität beschäftigt.

Nach Einführung der mikrochirurgischen Behandlungsverfahren der tubaren Sterilität stellte sich aktuell auch die Problematik einer konservativen, organerhaltenden Operation und deren Folgen in der Behandlung der Tubargravidität gegenüber der bisher meist praktizierten und anerkannten Salpingektomie (Scheidel u. Hepp 1985). Während der letzten Jahre ist die Zahl der Extrauteringraviditäten angestiegen (Strathy et al. 1984). Als Ursache werden in diesem Zusammenhang diskutiert:

1) Eine Zunahme der akuten Entzündung des inneren Genitales bei jungen Frauen (Washington et al. 1984; Weström 1975). Weström konnte anhand seines Krankengutes feststellen, daß sich nach einem akuten „pelvic inflammatory disease" (PID) das Risiko einer Extrauteringravidität (EU) um das 6- bis 7fache erhöht.
2) Die Zunahme der Intrauterinspirale als Antikonzeptionsmaßnahme und des damit verbundenen erhöhten Risikos für Infektionen des inneren Genitales und damit wiederum verbunden eine erhöhte EU-Rate (Weekes u. Sutherst 1975). Weström et al. (1981) konnten feststellen, daß bei Frauen mit liegendem Intrauterinpessar (IUP, engl. IUD) bei Auftreten einer ungewollten Schwangerschaft eine erhöhte EU-Rate besteht, im Vergleich zu Frauen, die andere bzw. keine kontrazeptiven Maßnahmen anwenden.

Durch die leistungsfähigeren diagnostischen Methoden (β-HCG; Ultraschallgeräte mit höherer Auflösung, diagnostische Laparoskopie) können wir EU häufiger im Frühstadium erfassen. DeChernay u. Kase (1979) und Weström (1981) konnten anhand retrospektiver Studien eine Zunahme nichtrupturierter und darauf basierend eine Zunahme der organerhaltenden Operationen bei der EU von 8% auf etwa 35% feststellen. Künzig et al. (1983) sowie Paavonen u. Vesterinen (1980) und Paavonen et al. (1985) konnten in ihrem Untersuchungsgut keinen negativen Effekt auf die nachfolgende Schwangerschafts- und EU-Rezidivrate bei konservativ durchgeführten EU-Operationen im Vergleich zur unilateralen Salpingektomie finden. Die Rezidivrate nach einer konservativen Tubargraviditätsoperation liegt bei 9,6%. Diese Zahl entspricht den früheren Angaben anderer Autoren (Järvinen et al. 1972; Timonen u. Niemenen 1967; DeCherney et al. 1982; Schenker u. Evrom 1983). In Sammelstatistiken (Brosens et al. 1980; Bruhat et al. 1980; Hepp u. Scheidel 1982) sind EU-Raten zwischen 20% und 60% sowie Rezidivraten von 1–20% nach konservierender Operation angegeben. Aufgrund dieser Angaben ist es heutzutage gerechtfertigt, bei jüngeren Frauen, die noch keine Schwangerschaft ausgetragen haben, sowie bei Frauen, bei denen nur noch eine Adnexe vorhanden ist, zu versuchen, möglichst eine organerhaltende Operation durchzuführen. Die Salpingektomie sollte lediglich im Falle von EU, bei denen es wegen der Ausdehnung des Befundes zu einer Ruptur der Tube gekommen ist, angewendet werden. Ziel einer konservierenden Operation bei Tubargraviditäten ist die Organerhaltung, möglichst unter Beachtung mikrochirurgischer Prinzipien. Dieses Ziel gilt insbesondere für jüngere Frauen mit Kinderwunsch und für Patientinnen mit pathologisch veränderter kontralateraler Tube sowie bei Fehlen einer Tube. Die Wahl eines adäquaten Verfahrens zur organerhaltenden Therapie bei Tubargravidität wird zum einen bestimmt vom Sitz der Gravidität, zum anderen von der Ausdehnung bzw. dem Alter der Gravidität (Scheidel u. Hepp 1985). Entsprechend den topographisch-anatomischen Verhältnissen und dem Sitz der EU im isthmischen oder ampullären Bereich der Tube können *folgende Verfahren* angewendet werden:

1) Resektion des betreffenden Tubenabschnitts einschließlich des Schwangerschaftsproduktes mit anschließender End-zu-End-Anastomose oder sekundäre Rekonstruktion unter mikrochirurgischen Bedingungen.
2) Salpingotomie mit oder ohne Verschluß der Inzisionswunde.
3) Exprimieren („milk-out") des Schwangerschaftsproduktes.
4) Keilexzision mit anschließender Anastomose nach Swolin (1980).

In unserer Arbeitsgruppe bevorzugten wir die Salpingotomie mit primärem Verschluß der Inzisionswunde sowohl bei isthmischem als auch bei ampullärem Sitz der Tubargravidität.

Operatives Vorgehen

Als erstes wird die Tube mit der Tubargravidität in eine Operationsebene gebracht. Nach Orientierung des Situs wird die Inzisionsstelle gewählt, unter Bevorzugung der dünnsten Stelle der Tubenwand. Mit Hilfe einer Mikroelektrode wird diese Stelle unabhängig von ihrem Sitz mit einer kleinen Inzision eröffnet (Abb. 1).

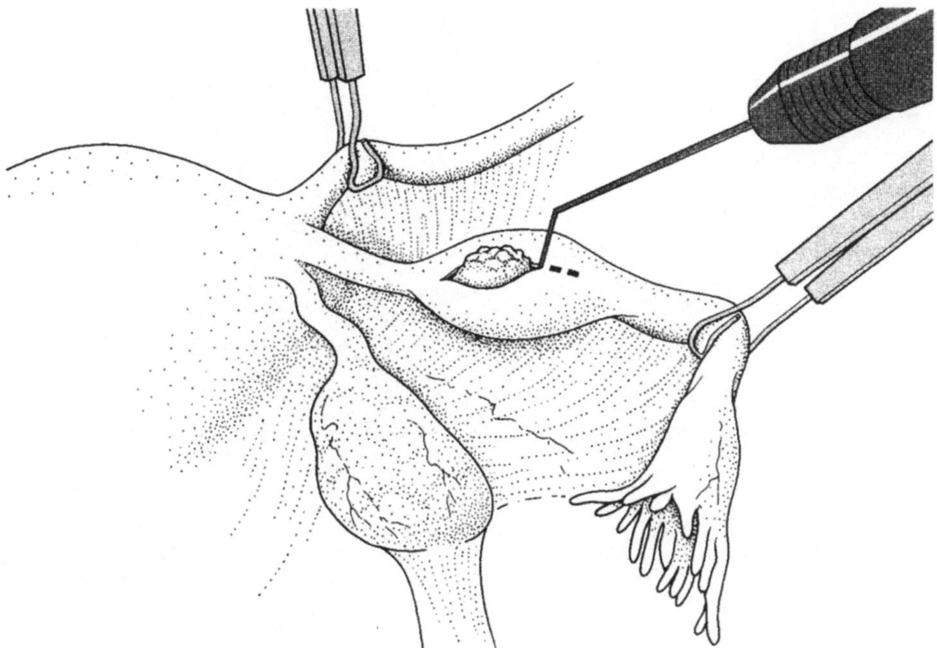

Abb. 1. Eröffnung der Tubenwand im Bereich der Innenseite der Tube bei einer im Isthmus lokalisierten Tubargravidität mit der Mikroelektrode. Die primäre Inzision ist je nach Ausdehnung der primären Tubargraviditätsgröße 1 – 2 cm lang. Der Schnitt kann bei Bedarf, z. B. zum Zwecke der Blutstillung nach medial bzw. lateral erweitert werden

Unter leichtem Fingerdruck zwischen Daumen und Zeigefinger wird das Schwangerschaftsprodukt aus dem Tubenlumen exprimiert.

Mit Hilfe einer anatomischen Pinzette ist das gesamte Schwangerschaftsprodukt leicht und vollständig zu entfernen.

Unter gleichzeitiger Spülung mit Ringer-Lösung und Heparinzusatz des Operationsgebietes können dabei evtl. auftretende Blutungen im Bereich des Plazentabettes unter gleichzeitiger Drosselung der blutzuführenden Gefäße durch Daumen- und Zeigefingerdruck mit der bipolaren Pinzette verkocht werden. Mit dieser Koagulationstechnik lassen sich die meisten Blutungen stillen. In seltenen Fällen ist zur Blutstillung zusätzlich eine Umstechung der zuführenden Gefäße im Bereich der Mesosalpinx erforderlich. Nach exakter Blutstillung wird die Inzisionswunde primär mit 7/0 oder 8/0 monofilem nichtresorbierbarem Nahtmaterial einschichtig verschlossen.

Bei den blutstillenden Umstechungsligaturen im Bereich der Mesosalpinx wird ebenfalls atraumatisches, monofiles, nichtresorbierbares Nahtmaterial in gleicher Stärke verwendet. Einige Autoren haben festgestellt, daß bei Vorliegen einer Tubargravidität im isthmischen Bereich eine Resektion des betroffenen Tubenanteils mit primärer Tuben-End-zu-End-Anastomose durchführbar ist.

Falls seitens der Patientinnen eine Unsicherheit bezüglich des späteren Kinderwunsches besteht oder bei Patientinnen, die sich noch nicht zu einer defini-

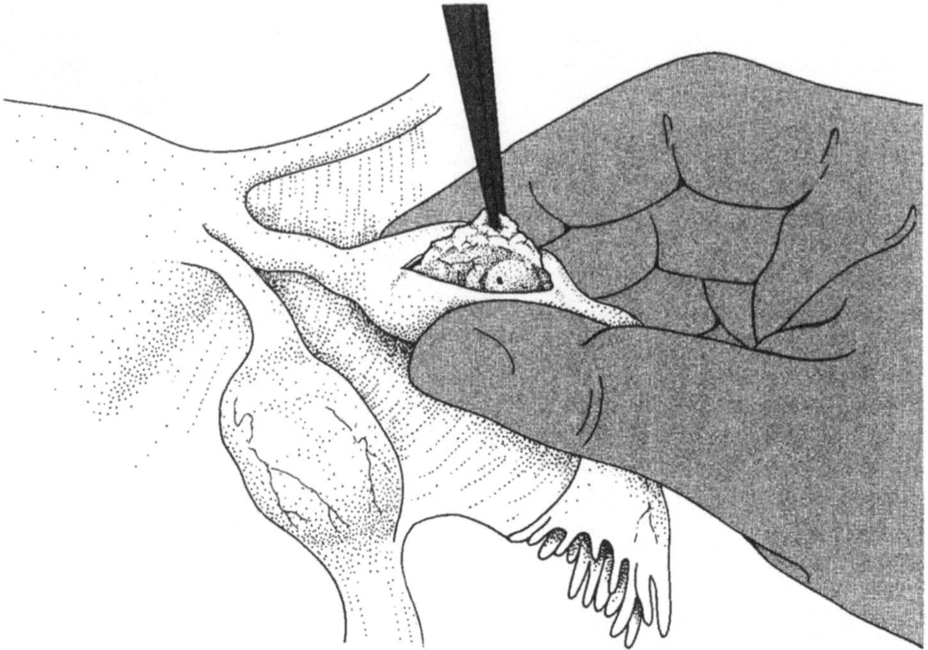

Abb. 2. Unter leichtem Fingerdruck zwischen Daumen und Zeigefinger und gleichzeitigem leichtem Zug mit einer anatomischen Pinzette wird das Schwangerschaftsprodukt in toto extrahiert

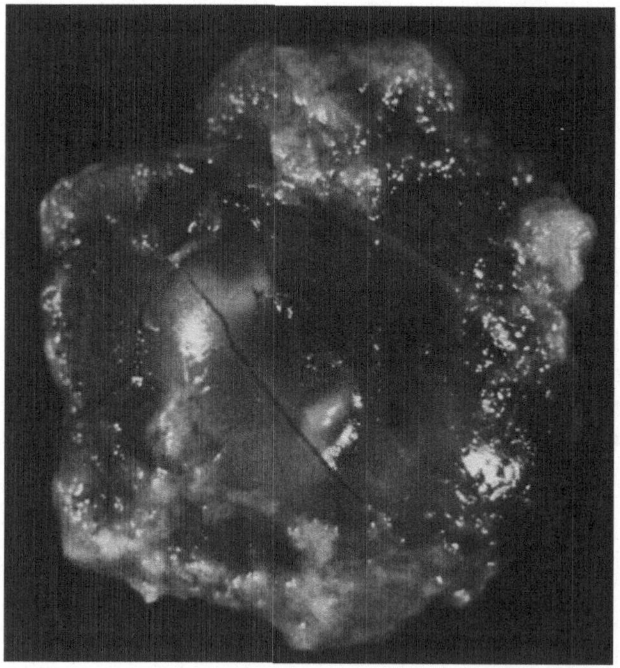

Abb. 3. Extrahiertes, vollständiges Schwangerschaftsprodukt einer Tubargravidität in der 10. SSW

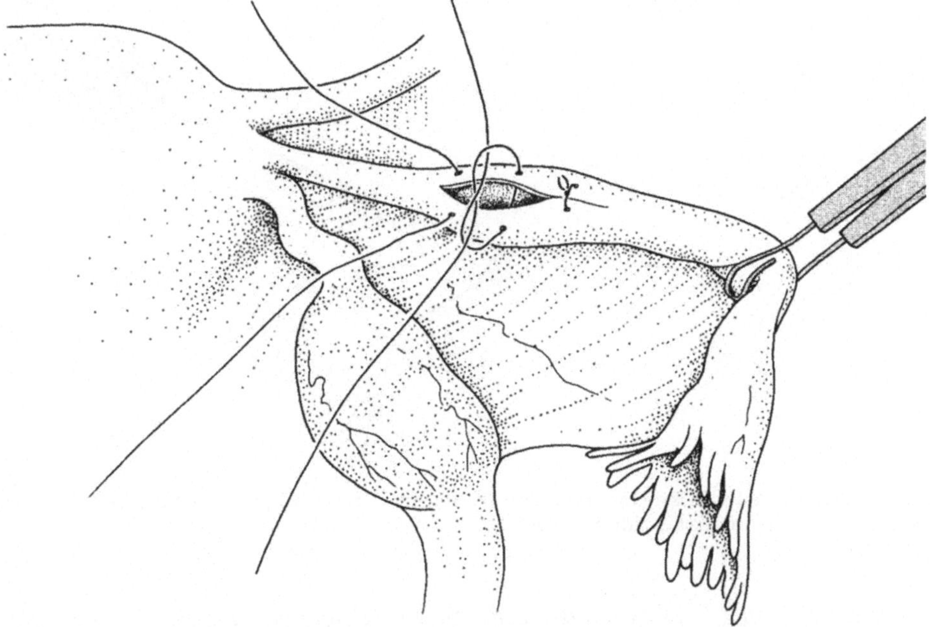

Abb. 4. Einschichtiger Verschluß der Inzisionswunde mit 7/0 oder 8/0 monofilem nichtresorbierbarem Nahtmaterial. Die angelegten Nähte sollten die Tubenmukose nicht mitfassen

tiven Kontrazeption entschlossen haben, ist die primäre Tubenteilresektion im isthmischen Bereich empfehlenswert. Nach der Resektion werden die beiden Tubenstümpfe mit nichtresorbierbarem Nahtmaterial (2/0) ligiert und anschließend durch Versenken in das Lig. latum retroperitonealisiert. Eine Rekonstruktion der Tuben kann zu einem späteren Zeitpunkt je nach Wunsch und Dringlichkeit durch eine sekundäre Anastomosierung unter mikrochirurgischen Bedingungen erreicht werden.

Bei einer fortgeschrittenen Tubargravidität im Bereich der Ampulla mit akutem Wanddurchbruch oder kurz vor der Perforation haben wir das Verfahren der Keilexzision angewandt (Swolin 1980; Abb. 5).

Dabei muß die Grenze des Resektionsrandes sehr genau betrachtet werden. Hier gelten grundsätzlich die bekannten mikrochirurgischen Prinzipien („Sowenig wie möglich und soviel wie nötig"). Nach Resektion des Schwangerschaftsproduktes mit dem erkrankten Tubenabschnitt erfolgt die Blutstillung im Bereich des Resektionsrandes durch bipolare Elektrokoagulation. Anschließend wird die Tuben-End-zu-End-Anastomose mit Hilfe von 7/0 oder 8/0 monofilen nichtresorbierbaren Nähten durchgeführt. Hierbei ist darauf zu achten, daß die Tubenmukosa nicht mitgefaßt wird.

In unserer Klinik wird nur in Ausnahmefällen einzeitig operiert. Bei jüngeren Frauen wird die Tubargraviditätsoperation möglichst organerhaltend durchgeführt, so daß eine Rekonstruktion in zweiter Sitzung erfolgen kann. Wir

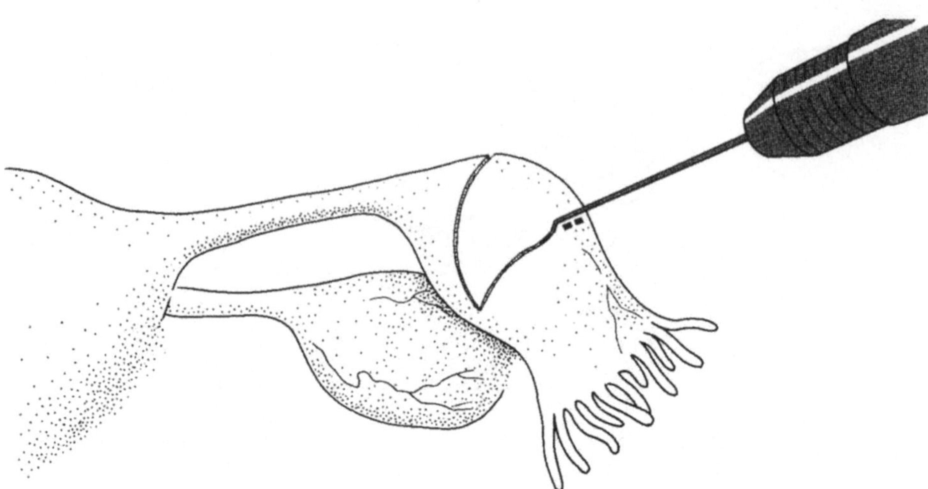

Abb. 5. Mit Hilfe der Mikroelektrode wird keilförmig der betroffene Tubenabschnitt und das Schwangerschaftsprodukt exzidiert. (Nach Swolin 1980)

sind der Meinung, daß durch die zeitliche Verschiebung zwischen Primär- und Sekundäreingriff 2 Vorteile zu sehen sind:

1) Der mikrochirurgische Eingriff schafft als solcher unter optimalen Operationsbedingungen und normalen Gewebsbeschaffenheiten eine bessere Voraussetzung für den Operationserfolg.
2) Die zeitliche Verschiebung gibt der Patientin die Möglichkeit, ihre Wünsche nochmals realistisch zu überdenken und ohne Zeitdruck sich mit der Frage nach dem Kinderwunsch auseinanderzusetzen.

Die meisten Patientinnen sind nach präoperativer Besprechung der obengenannten Gründe mit dem zweizeitigen Vorgehen einverstanden. Durch die Entscheidung für einen zweiten mikrochirurgischen Eingriff erfolgt außerdem eine Selektion der Patientinnen mit aktivem Kinderwunsch.

Bei der Patientengruppe, die primär durch eine *Salpingotomie* mit primärem Wundrandverschluß behandelt worden ist, empfehlen wir generell eine antikonzeptionelle Maßnahme mit Ovulationshemmern über 6 Monate. Bevor eine erneute Schwangerschaft angestrebt wird, sollte eine Second-look-Laparoskopie mit Chromopertubation zur Beurteilung des Operationserfolges durchgeführt werden. Dadurch wird eine Beurteilung des Situs möglich, insbesondere unter der Fragestellung, ob in Abhängigkeit von den topographisch-anatomischen Verhältnissen eine erneute Rekonstruktionsoperation notwendig ist oder nicht.

Die einzeitige funktionswiederherstellende Anastomose nach Resektion führen wir nach der von Stangel et al. (1976) zusammengestellten Indikationsstellung durch, jedoch unter Berücksichtigung des Gesichtspunktes, daß bei Patientinnen, die bereits über 33 Jahre alt sind und bei denen ein ausgeprägter Kinderwunsch besteht, ein Zeitverlust vermieden wird. Wie es auch sei, letztlich wird die Operationsausdehnung immer wieder durch äußere Umstände beeinflußt und von Fall zu Fall verschieden sein. Prinzipiell sind vor allen Dingen für jüngere Patientinnen optimale Ausgangssituationen zu schaffen, die es ihnen ermöglichen, später selbst eine eigene Entscheidung zu treffen. Der Operateur sollte möglichst vermeiden, daß es bei einer jungen Patientin durch ihre übereilte Entscheidung später zu einer ungewollten Tubarsterilität kommt.

In seltenen Fällen bleiben die Tubargraviditäten im Bereich der *Fimbrienenden* liegen. Es gelingt meist, durch digitale Expression („milk-out") und mit Hilfe von atraumatischen Pinzetten das Schwangerschaftsprodukt zu extrahieren. In Organisation befindliches Plazentarestgewebe kann mit atraumatischer Pinzette sorgfältig von der Tubenschleimhaut abgezogen werden. Falls dies nicht gelingt und es zu einer stärkeren Blutung im Bereich des Plazentabettes kommt oder bei beginnender Phimose des Fimbrientrichters sollten die Versorgung dieser Blutung und die Ausräumung des Schwangerschaftsproduktes durch einige kleine Inzisionen im Bereich des Infundibulums (wie oben beschrieben) erleichtert werden. Nach sorgfältiger bipolarer Blutstillung wird die Tubenschleimhaut vorsichtig nach außen ausgekrempelt. Hierbei wird 7/0 oder 8/0 nichtresorbierbares monofiles Nahtmaterial verwendet (Modifikation nach Tompkins 1956). Eine Alternative stellt die longitudinale Inzision nach Gomel (1983) dar. Andere Autoren (wie z. B. Stromme 1973) bevorzugen eine Resektion und die Bildung einer neuen Tubenöffnung mit der *Cuff*technik.

In ganz seltenen Fällen bei *interstitiellem Sitz* der Tubargravidität und beginnender Tubenruptur ist eine primäre Resektion des Schwangerschaftsproduktes mit Ligatur der beiden Tubenstümpfe die Methode der Wahl. Eine Rekanalisation der Tube zu einem späteren Zeitpunkt unter optimalen mikrochirurgischen Bedingungen ist möglich (Henry-Suchet et al. 1979).

Perioperative Behandlung

Generell sollte die organerhaltende Operation der Tubargravidität unter mikrochirurgischen Prinzipien durchgeführt werden. Eine antibiotische Prophylaxe bzw. Therapie erfolgt nur gezielt bei klinischem Hinweis auf eine sekundäre Infektion. Intraoperativ wird mit Ringer-Lösung mit Heparinzusatz gespült und vor dem peritonealen Verschluß die vollständige Blutstillung sowie die vollständige Entfernung von Blutkoageln überprüft. Intraabdominell werden zirka 500 ml Ringer-Lösung mit 1000 mg Kortisonzusatz im Sinne eines künstlichen Aszites eingebracht. Postoperativ sollte eine absteigende Kortisontherapie durchgeführt werden. Eine postoperative Hydropertubationsserie wenden wir nur in der Gruppe von Patientinnen an, die einer Salpingotomie oder einer Fimbrioplastik unterzogen wurden. Generell empfehlen wir eine postoperative Kontrazeptionsmaßnahme mit Ovulationshemmern über mindestens 6 Monate.

Ergebnisse und Diskussion

An der Universitätsfrauenklinik Mainz wurden vom 01. 01. 1978 bis 31. 12. 1984 insgesamt 129 Patientinnen wegen einer Tubargravidität operiert, von denen bei 71 Patientinnen eine organerhaltende Operation durchgeführt wurde. Die betroffenen Patientinnen wurden retrospektiv 1 – 6 Jahre nach der Operation befragt. Die Fragebögen wurden bezüglich bestehendem Kinderwunsch, postoperativer Gravidität, Aborten und EU-Rezidiven ausgewertet. In den zur Untersuchung gelangten Jahren hat die organerhaltene Chirurgie der Tubargravidität an unserer Klinik deutlich zugenommen. Während 1978 noch keine einzige EU konservierend operiert wurde, lag der Höchststand der organerhaltenden Tubargraviditätsoperation im Jahre 1982 bei 78,2%. Durchschnittlich hat die konservierend-organerhaltende Operation einen Anteil von 55% an allen operierten Tubargraviditäten. Bei der Gießener gynäkologischen Fortbildung 1981 hat Hepp grundlegend und sehr kritisch über die Erfolgsergebnisse nach einer konservierenden Tubargraviditätsoperation formuliert, daß ein wirklicher Beweis für den Erfolg einer konservativen Operation jene seltenen Fälle sind, in denen bei Existenz nur noch einer Tube oder bei einwandfrei nachweisbarem Verschluß der kontralateralen Seite eine konservative Operation durchgeführt wird. Der Autor berichtete über die Kollektive der internationalen Literatur, die allerdings nur geringe Fallzahlen umfassen.

Tabelle 1. Ergebnisse nach konservativ-operativer Therapie (nur eine Tube)

Autoren	n	IUG	Eu-Rez.
Stromme (1973)	5	2	2
Skulj et al. (1964)	10	9	1
Järvinen et al. (1972)	10	5	3
Caffier (1941)	10	6	–
Reist (1961)	7	5	1
Bruhat[a] et al. (1980)	5	3	–

[a] Laparoskopie (Operation)

In unserem eigenen Kollektiv, in dem nur Patientinnen zusammengefaßt sind, bei denen aufgrund einer vorausgegangenen Erkrankung eine Tube bzw. die Adnexe bereits entfernt worden waren oder die Tube auf der kontralateralen Seite krankhaft verschlossen war, konnten wir folgendes feststellen:

Tabelle 2. Ergebnisse nach organerhaltend operierten Tubargraviditäten (nur eine Tube vorhanden oder Tubenverschluß der kontralateralen Seite; UFK Mainz 1978–1984)

n	Abort	Partus	EU-Rez.
11	1	6	1

Von 11 organerhaltend operierten Patientinnen wurden 8 schwanger; 6 Schwangerschaften führten zur Geburt eines Kindes; 1 Schwangerschaft endete als Abort in der 8. SSW. Bei einer Patientin mußte wegen eines EU-Rezidivs eine Salpingektomie durchgeführt werden; 3 Patientinnen hatten während dieser Umfrage nach der Operation keinen Kinderwunsch mehr. Aufgrund der relativ kleinen Zahl dieser Patientinnengruppe ist das Ergebnis im Hinblick auf den Operationserfolg nur mit Vorsicht und mit Einschränkungen zu interpretieren.

In der obengenannten von Hepp u. Scheidel (1982) erstellten Sammelstatistik von Fällen mit der schlechtesten Ausgangssituation sind nach 47 organerhaltenden Operationen 30 Intrauteringraviditäten und 7 EU aufgetreten.

Unsere eigenen Ergebnisse zeigen ebenso keine höhere Gefahr für das Auftreten einer EU nach organerhaltender Operation der Tubargravidität. Dies ermutigte uns um so mehr, den Trend der konservativen Einstellung bei der Operation zur Behandlung der Tubargravidität, insbesondere bei Patientinnen mit nur einem Eileiter und bei Patientinnen, bei denen die Familienplanung noch nicht abgeschlossen ist, voranzutreiben.

Eine sorgfältige Aufklärung der Patientin über die Art des Eingriffs ist vor der Operation selbstverständlich. Prinzipiell ist u. E. bei jüngeren Frauen ohne bewußte Familienplanung eine organerhaltende Therapie anzustreben. Notfalls ist auch bei unklarer Entscheidung seitens der Patientin dieser anzuraten, primär nur eine Resektion der Tubargravidität durchführen zu lassen, um sekundär zu einem späteren Zeitpunkt im Bedarfsfalle eine Rekonstruktion der Tuben unter mikrochirurgischen operativen Prinzipien durchführen zu können.

Zusammenfassung

Es werden die verschiedenen Methoden der organerhaltenden Tubenchirurgie bei Eileiterschwangerschaften dargestellt. Die Indikationsstellung der einzelnen Verfahren und ihre zeitliche Folge wird im Hinblick auf das generative Verhalten der Patientin und ihres Alters diskutiert. Hervorzuheben ist, daß die Entscheidung zu den verschiedenen Verfahren unter dem Gesichtspunkt des Erfolges in Abhängigkeit und in Absprache mit der Patientin getroffen werden sollte.

Literatur

Bronson RA (1979) Tubal pregnancy and infertility. In: Wallach I, Kempers R (eds) Modern trends in infertility and conception control. Williams & Wilkins, Baltimore

Brosens I, Boeckx W, Gordts S, Vasquez G (1980) Funktionserhaltende Operationen bei Ovarialendometriose, Tubenschwangerschaft und Tubenokklusion. Gynakologe 13:153

Bruhat MA, Manhes H, Mage G, Pouly JL (1980) Treatment of ectopic pregnancy by means of laparoscopy. Fertil Steril 33:411

Caffier P (1941) Die konservative Operation des schwangeren Eileiters. Zentralbl Gynakol 66:119

DeCherney A, Kase N (1979) The conservative surgical management of unruptured ectopic pregnancy. Obstet Gynecol 54:451

DeCherney A, Maheaux HR, Naftolin F (1982) Salpingostomy for ectopic pregnancy in the sole patent oviduct: Reproductive outcome. Fertil Steril 37:619

Grant A (1962) The effect of ectropic pregnancy on fertility. Clin Obstet Gynaecol 5:861

Hallatt JG (1975) Repeat ectropic pregnancy: A study of 123 consecutive cases. Am J Obstet Gynecol 122:520

Henry-Suchert J, Tesquier L, Loffredo V, Loron Y, DeBrux J (1979) La chirurgie conservative de la grossesse extrauterine. In: Brosens JA et al. (eds) Oviducte et fertilité. Masson, Paris

Hepp H, Scheidel P (1982) Operatives Vorgehen bei der Extrauteringravidität. In: Künzel W, Rauskolb R (Hrsg) Gießener gynäkologische Fortbildung (1981). Thieme, Stuttgart

Järvinen PA, Nummi S, Pietilä K (1972) Conservative, operative treatment of tubal pregnancy with postoperative daily hydropertubation. Acta Obstet Gynecol Scand 51:169

Künzig HJ, Nittner G, Seitz E (1983) Tubargravidität: Aktuelle Aspekte in Diagnostik und Therapie. Geburtshilfe Frauenheilkd 43:658

Paavonen J, Vesterinen E (1980) Intrauterine contraceptive device use in patients with acute salpingitis. Contraception 22:107

Paavonen J, Varjonen-Taivonen M, Komulainen M, Heinonen PK (1985) Diagnosis and management of tubal pregnancy: Effect on fertility outcome. Int J Gynaecol Obstet 23:129

Prochownick L (1894) Zur Mechanik des Tubaraborts. Arch Gynakol 49:177

Reist A (1961) Über konservierende Operationen der Extrauteringravidität. Geburtshilfe Frauenheilkd 21:633

Scheidel P, Hepp H (1985) Organerhaltende Chirurgie der Tubargravidität. Geburtshilfe Frauenheilkd 45:691

Schenker JG, Evrom S (1983) New concepts in the surgical management of tubal pregnancy and the consequent postoperative results. Fertil Steril 40:709

Siegler AM, Wang CF, Westoff C (1981) Management of unruptured tubal pregnancy. Obstet Gynecol Surv 36:599

Skulj V, Pavlic Z, Stroilikovic C, Bacic G, Drazancic A (1964) Conservative operative treatment of tubal pregnancy. Fertil Steril 15:634

Stangel JJ, Gomel V (1980) Techniques in conservative surgery for tubal gestation. Clin Obstet Gynecol 23:1221

Stangel JJ, Reyniak JV, Stone ML (1976) Conservative surgical management of tubal pregnancy. Obstet Gynecol 48:241

Strathy JH, Coulam CB, Marchbanks P, Annegers JF (1984) Incidence of ectopic pregnancy in Rochester, Minnesota, 1950−1981. Obstet Gynecol 64:37

Stromme WB (1973) Salpingotomy for tubal pregnancy. Obstet Gynecol 1:472

Swolin K (1980) A tubal surgeon's recommendation for the surgical treatment of ectopic pregnancy. J Reprod Med 25:38

Swolin K, Fall M (1972) Ectopic pregnancy. Acta Eur Fertil 3:147

Tait RL (1984) Five cases of extrauterine pregnancy operated upon the time of rupture. Br Med J I:1250

Timonen S, Niemenen U (1967) Tubal pregnancy, choise of operative method of treatment. Acta Obstet Gynecol Scand 46:327

Tompkins P (1956) Preservation of fertility by conservative surgery for ectopic pregnancy. Fertil Steril 7:448

Washington AE, Cates W, Zaidi AA (1984) Hospitalization for pelvic inflammatory disease. Epidemiology and trends in the United States, 1975−1981. JAMA 251:2529

Weekes ARL, Sutherst JR (1975) Ectopic pregnancy and the I.U.D. Lancet II:1144

Weström L (1975) Effect of acute pelvic inflammatory disease on fertility. Am J Obstet Gynecol 121:707

Westström L, Bengtsson LPH, Märdh P-A (1981) Incidence, trends, and risks of ectopic pregnancy in a population of women. Br Med J 282:15

Häufigkeit der weiblichen Harninkontinenz und deren Krankheitswert aus der Sicht der Patientin und des Arztes

J. Heidenreich

Einleitung

Unter dem Begriff Harninkontinenz versteht man die Unfähigkeit, den Urin zurückzuhalten.

Nach der Definition der International Continence Society (ICS) wird von einer Harninkontinenz gesprochen, wenn der unwillkürliche Urinverlust ein soziales und hygienisches Problem ist und objektiv nachgewiesen oder dargestellt werden kann. Nach der ICS unterscheiden wir verschiedene Formen der Harninkontinenz. Diese Definitionen werden heute allgemein angewandt:

Klassifikation der Harninkontinenz

Streßinkontinenz:	unfreiwilliger Urinabgang infolge einer Insuffizienz des Harnblasenverschlusses
Urgeinkontinenz:	unfreiwilliger Urinabgang bei starkem Harndrang
– motorisch:	und ungehemmte (wellenförmige) Detrusorkontraktionen
– sensorisch:	ohne Detrusorkontraktionen
Reflexinkontinenz:	unfreiwilliger, unbemerkter Urinabgang bei anormaler, spinaler Reflexaktivität des Detrusors
Überlaufinkontinenz:	unfreiwilliger Urinabgang beim Anstieg des intravesikalen Druckes als Folge der passiven Überdehnung der Blasenwand ohne Detrusorkontraktionen
Extraurethrale Inkontinenz:	Urinabgang durch Kanäle außerhalb der Harnröhre

Erfahrungsgemäß wird aus der Sicht der betroffenen Frauen, die bei ihnen bestehende Harninkontinenz als krankhaft angesehen, wenn sie den unwillkürlichen Urinabgang als behandlungsbedürftige Störung empfinden. Der mit der Diagnostik und Therapie befaßte Arzt sollte heute in der Regel einen objektivierbaren Nachweis einer Harninkontinenz mittels klinischer und urodynamischer Untersuchungen anstreben. Wegen möglicher sich ergebender Diskrepanzen erscheint es sinnvoll, eine analytische Betrachtung über die Wertigkeit des unwillkürlichen Urinabgangs der Frau von den verschiedenen Standpunkten aus vorzunehmen. In der Gynäkologie, insbesondere unter dem Aspekt der obigen Bemerkungen, sind die am häufigsten vorkommenden Formen der Harninkontinenz:

1) Inkontinenz als Folge einer gestörten Funktion des Blasenverschlusses (Streßinkontinenz oder Belastungsinkontinenz).
2) Inkontinenz als Folge einer Blasenfunktionsstörung im Sinne von nicht beeinflußbaren Detrusorkontraktionen und Blasenhypertonus (motorische oder sensorische Urgeinkontinenz, Detrusorhyperreflexie, Detrusorinstabilität usw.).
3) Inkontinenz als Folge eines gleichzeitigen Vorkommens einer Streß- und Urgeinkontinenz.

Auf diese Formen der Harninkontinenz soll im einzelnen eingegangen werden. Auf andere Formen (Reflexinkontinenz, Überlaufinkontinenz, extraurethrale Inkontinenz) wird nicht eingegangen, da sie hinsichtlich des prozentualen Vorkommens im Sinne der Fragestellung nur eine zweitrangige Bedeutung haben.

Die durch den unwillkürlichen Urinabgang ausgelösten subjektiven Beschwerden sind nur schwierig zu erfassen, denn sie sind nur individuell einzuschätzen. Somit ist auch die Häufigkeit der Harninkontinenz bei Frauen schlecht zu quantifizieren und in der Wertigkeit zuzuordnen. Es verwundert daher nicht, daß eine Diskrepanz zwischen den Angaben über die Häufigkeit von unwillkürlichem Urinabgang, der Quantifizierung der Beschwerden und den urodynamisch erfaßbaren Befunden besteht (Faber 1985; Friedberg 1983; Heidenreich 1971; Petri u. Thüröff 1983). Die unterschiedliche Einstellung und Krankheitswertung der einzelnen Frau zu dem Symptom Harninkontinenz ist die Ursache, daß wir über die Häufigkeit keine gesicherten Kenntnisse haben. Auch der Wert epidemiologischer Untersuchungen ist eingeschränkt, da dem unwillkürlichen Urinverlust bei der Frau unterschiedliche pathophysiologische Ursachen zugrunde liegen. Aus praktischer Erfahrung ist bekannt, daß die Bewertung des Symptoms Harninkontinenz regional verschieden und von der Bevölkerungsstruktur bzw. der sozialen Schichtung abhängig ist.

In der Literatur wird die Häufigkeit der einzelnen Inkontinenzformen in der Praxis und an urodynamischen Zentren unterschiedlich hoch angegeben. Gleichzeitig hat sich in den letzten Jahren herausgestellt, daß die Strukturierung des Patientengutes an einzelnen urodynamischen Zentren und Untersuchungsstellen ebenfalls im Wandel begriffen ist. Während in der Praxis die Insuffizienz des Harnblasenverschlusses (Streßinkontinenz) die häufigste Ursache für einen unfreiwilligen Urinabgang darstellt, haben Frauen, die unter der Diagnose Streßinkontinenz in den letzten Jahren an größere Kliniken zur Operation eingewiesen wurden, nur in etwa 40% der Fälle eine reine Insuffizienz des Harnblasenverschlusses (Bates et al. 1976; Frimodt-Möller u. Hald 1972; Glen u. Rowan 1973; Heidenreich 1972; Melchior 1979). Dies konnte auch durch eigene Untersuchungen festgestellt werden (Abb. 1).

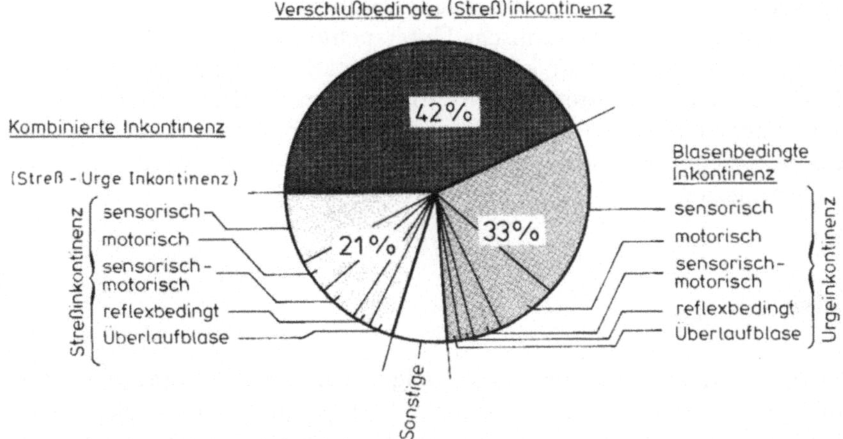

Abb. 1. Ursachen der Harninkontinenz (322 Fälle an der Universitätsfrauenklinik Düsseldorf im Jahre 1977; nach Heidenreich et al. 1977)

Patientengut und Untersuchungsmethoden

Die Untersuchungsergebnisse wurden an Frauen in 2 deutschen Großstädten mit über 500 000 Einwohnern, einschließlich des näheren und weiteren Einzugsgebietes (Kleinstadt und Landbevölkerung), und einer Mittelstadt von 50 000 Einwohnern mit dem dazugehörigen ländlichen Einzugsgebiet erhoben. Die Ergebnisse der anamnestischen Befragung und klinischen Untersuchung wurden ausschließlich an Frauen, welche zur Krebsvorsorgeuntersuchung den Gynäkologen aufsuchten, gewonnen. Die Erhebungen und urodynamischen Untersuchungen erstreckten sich über einen Zeitraum von 12 Jahren. In diesem Zeitraum wurden 7241 Frauen anläßlich der gewünschten Krebsvorsorgeuntersuchung anhand einiger Standardfragen befragt und klinisch untersucht. Gefragt wurde, ob eine Harninkontinenz (unwillkürlicher Urinabgang) besteht. Gleichzeitig wurden Fragen nach bestehenden Symptomen gestellt. Bei jeder Frau wurde ein klinisch-gynäkologischer Untersuchungsbefund erhoben und registriert. Besonders wurde auf das Vorliegen eines Urinabgangs beim Pressen und auf einen Descensus uteri et vaginae geachtet. Alle Patientinnen, welche eine Inkontinenzoperation irgendwelcher Art durchgemacht hatten, wurden von der Befragung ausgeschlossen. Im Kollektiv der Befragten befinden sich jedoch auch Frauen, bei denen gynäkologische Operationen wie Laparotomien, Sectio caesarea und auch Hysterektomien sowohl vaginal als auch abdominal durchgeführt worden sind.

Eine Harninkontinenzsymptomatik während einer Gravidität und im Wochenbett wurde nicht gewertet.

Bei 1438 Frauen mit anamnestischer Angabe eines unwillkürlichen Urinabgangs wurde zusätzlich eine weitere Abklärung, insbesondere eine urodynamische Untersuchung (Uroflow, Zystometrie, Urethrozystometrie, EMG des Bekkenbodens, Urinuntersuchung, klinische Untersuchung) durchgeführt.

Alle Ergebnisse wurden auf einen Dokumentationsbogen übertragen und mit Hilfe der EDV ausgewertet. Gleichzeitig wurden die Resultate der urodynamischen Untersuchungen der Urodynamischen Ambulanz (Labor) des Krankenhauses St.-Joseph-Stift, Bremen, für das Jahr 1984 ausgewertet und zum Vergleich herangezogen.

Ergebnisse

Im Rahmen von Krebsvorsorgeuntersuchungen wurden 7241 Frauen im Hinblick auf eine bestehende Harninkontinenz befragt und gynäkologisch untersucht. Aufgrund der Bewertung in bezug auf die anamnestisch angegebene oder negierte Harninkontinenzsymptomatik waren 4063 (56,1%) der Frauen kontinent und hatten laut Befragung nie in ihrem Leben (außer während einer Schwangerschaft und im Wochenbett) einen unwillkürlichen Urinabgang festgestellt. Von den insgesamt 3178 (43,9%) der Frauen mit einem unwillkürlichen Urinabgang in der Anamnese (Schwangerschaft und Wochenbett ausgenommen) konnte die Inkontinenz (nach ICS) wie folgt klassifiziert werden (in Klammern sind die Prozentzahlen in bezug auf die 3178 Frauen mit anamnestischer Inkontinenz angegeben): bei 1945 = 26,8% (61,2%) der Frauen fand sich eine Streßinkontinenz, bei 753 = 10,4% (23,7%) eine Urgeinkontinenz und bei 480 = 6,7% (15,1%) eine kombinierte Urge-/Streßinkontinenz (Tabelle 1).

Den 3178 Frauen, welche aufgrund der Befragung und der klinischen Untersuchung anläßlich der durchgeführten Krebsvorsorgeuntersuchung als inkontinent klassifiziert worden sind, wurde eine weitere Abklärung ihrer Beschwerden angeboten, insbesondere die Durchführung einer urodynamischen Untersuchung und, falls erforderlich, auch die Behandlung ihrer Beschwerden. Nur 1438 von 3178 Frauen (45,2%), die als inkontinent eingestuft wurden bzw. 19,8% vom Gesamtkollektiv von 7141 Frauen haben von diesem Angebot Gebrauch gemacht. Bei diesen 1438 Frauen mit anamnestischer Harninkontinenz wurde eine weitere spezifizierte Befragung anhand eines Erhebungsbogens und eine urodynamische Untersuchung (Uroflow, Zystometrie, Urethrozystometrie und EMG des Beckenbodens, Urinuntersuchung, klinische Untersuchung) durchgeführt.

Die Meßergebnisse der urodynamischen Untersuchung ergaben, daß 68 (4,7%) der Frauen von 1438 Frauen mit anamnestischer Harninkontinenzsymptomatik kontinent waren. Bei ihnen fand sich urodynamisch auch kein Anhalt für eine Blasenfunktionsstörung im Sinne einer Urgeinkontinenz, „Urgency" oder Blasenentleerungsstörung. Soweit dies im Einzelfall geklärt werden konnte, lag die Ursache für die anamnestisch angegebene Harninkontinenz in einer psychosomatischen bzw. psychosexuellen Störung, in einem als krankhaft interpretierten einmalig aufgetretenen unwillkürlichen Urinabgang ohne ersichtliche Ursache, in einem zum Zeitpunkt der Befragung evtl. vorhandenen Harnwegsinfekt oder ähnlichen Ursachen.

Tabelle 1. Ergebnisse der anamnestischen Angaben und die Häufigkeit der Inkontinenzursache

Diagnose aufgrund anamnestischer Angaben	n	[%]
Kontinenz	4063	(56,1)
Alle inkontinenten Frauen	3178	(43,9)
Streßinkontinenz	1945	(26,8)
Urgeinkontinenz	753	(10,4)
Kombiniert Urge-/Streß-inkontinenz	480	(6,7)
Alle Frauen	7241	(100)

Tabelle 2. Korrelation der Diagnosen aufgrund anamnestischer Angaben (subjektive Beschwerden) mit objektiven urodynamischen Untersuchungsbefunden

	Diagnose nach Anamnese		Diagnose nach urodynamischer Untersuchung	
	n	[%]	n	[%]
Kontinenz	0		68	(4,7)
Streßinkontinenz	959	(66,7)	737	(51,3)
Urgeinkontinenz	248	(17,3)	301	(20,9)
Kombinierte Urge-/ Streßinkontinenz	231	(16,0)	332	(23,1)

Von den 1370 (95,3%) Frauen, welche aufgrund der urodynamischen Untersuchung als harninkontinent klassifiziert worden sind, lag bei 737 (51,3%) eine Streßinkontinenz vor. 301 (20,9%) Frauen hatten eine Urgeinkontinenz und bei 322 (23,1%) fand sich eine kombinierte Urge-/Streßinkontinenz (Tabelle 2).

Als Grund für die Ablehnung oder die Nichtinanspruchnahme der angebotenen weiteren Abklärung, einschließlich einer urodynamischen Untersuchung, wurden folgende Gründe aufgeführt:

- fehlendes Krankheitsgefühl,
- keine wesentliche Störung und Beeinträchtigung des Lebensablaufes durch den Urinabgang,
- Angst vor der Untersuchung,
- keine Zeit für die Durchführung einer Untersuchung,
- Ablehnung einer Untersuchung, die aus ihrer Sicht nicht unbedingt notwendig sei, da sie keine weitere Behandlung wünschten,
- Ablehnung einer für sie zu weiten Anreise zur Untersuchung,
- Ablehnung, weil sie einfach in Ruhe gelassen werden wollten,
- Ablehnung einer weiteren Behandlung, auch wenn sich von seiten der Befunde ein Krankheitswert aus der Sicht des Arztes ergeben sollte.

Tabelle 3. Ursachen der Harninkontinenz aufgrund der urodynamischen Untersuchung (Krankenhaus St.-Joseph-Stift, Bremen, Verteilung für das Jahr 1984)

Diagnose aufgrund urodynamischer Untersuchungen	n	[%]
Kontinenz	30	(5,8)
Verschlußbedingte (Streß)inkontinenz	154	(29,9)
Blasenbedingte (Urge)inkontinenz	103	(19,9)
Kombinierte Urge-/Streß- inkontinenz	229	(44,4)
Alle Patientinnen	516	(100)

Im Jahre 1984 wurden an das St. Joseph-Stift, Bremen, 516 Patientinnen zur urodynamischen Untersuchung von Ärzten verschiedener Fachrichtungen (Gynäkologen, Urologen, Ärzte für Allgemeinmedizin, Internisten, Pädiater, Neurologen) überwiesen. Die Überweisung aller 516 Patientinnen erfolgte wegen anamnestisch angegebener, urodynamisch (Basisuntersuchungen) festgestellter oder bei unter einer medikamentösen Therapie weiterbestehenden Harninkontinenz. Von den 516 urodynamisch untersuchten Patientinnen hatten 154 (29,9%) eine Streßinkontinenz, bei 103 (19,9%) lag eine Urgeinkontinenz vor, und bei 229 (44,4%) bestand eine kombinierte Urge-/Streßinkontinenz, wobei teilweise die Streß-, teilweise die Urgekomponente im Vordergrund der Beschwerden stand. 30 (5,8%) der untersuchten Frauen waren aufgrund der urodynamischen Untersuchung kontinent (Tabelle 3). Bei ihnen fand sich urodynamisch auch kein Anhalt für eine Blasenfunktions- oder Blasenentleerungsstörung. Die Ursache für die anamnestisch angegebene Harninkontinenz lag überwiegend in einer psychosomatischen bzw. psychosexuellen Störung, depressiven Verstimmung, Depression usw.

Diskussion

Die Erhebung und Untersuchung über Häufigkeit einer Harninkontinenz und Ergebnisse der durchgeführten urodynamischen Messungen ergaben keinen signifikanten Unterschied in Abhängigkeit vom Wohnort und Einzugsgebiet (Groß-, Mittelstadt, ländliches Einzugsgebiet). Dies schließt jedoch nicht aus, daß bei gezielten Untersuchungen in verschiedenen Regionen mit unterschiedlicher Bevölkerungsstruktur sich solche Unterschiede ergeben könnten.

Aufgrund der vorliegenden Untersuchungsresultate können keine Aussagen über die Wertigkeit des psychosozialen Umfeldes, in welchem die Frau lebt, in bezug auf eine Bewertung der Harninkontinenz als Krankheit gemacht werden, da sich die Untersuchungen über einen zu langen Zeitraum erstreckten und das untersuchte Patientengut zu inhomogen ist.

Der Krankheitswert bezüglich des Symptoms Harninkontinenz ist in erster Linie abhängig von der Strukturierung, insbesondere dem persönlichen Hygienebegriff der einzelnen Frau. Bei den von uns untersuchten Frauen finden sich welche, die nur sehr selten (im Abstand von mehreren Wochen oder Monaten) einige Tropfen Urin nach eigenen Angaben verloren haben und dies als störend und krankhaft ansahen. Andere Frauen werteten einen eindeutigen, öfters auftretenden Urinabgang, welcher auch bei der klinischen Untersuchung nachweisbar war, nicht als krankhaft und empfanden auch diesen als nicht sehr störend. Definitionsgemäß handelt es sich in diesen Fällen um eine Harninkontinenz.

Bei den 7241 befragten und untersuchten Frauen, die den Arzt zur Durchführung einer Krebsvorsorgeuntersuchung aufsuchten, gaben 3178 Frauen (43,9%) einen unwillkürlichen Urinabgang zu irgendeinem Zeitpunkt in ihrem Leben oder auch einen ständigen Urinabgang an. Von diesen Frauen waren jedoch nur 1438 (19,8% vom Gesamtkollektiv bzw. 45,2% vom Kollektiv der Frauen mit unwillkürlichem Urinabgang in der Anamnese) bereit, von der ihnen angebotenen Möglichkeit einer weiteren Abklärung mittels urodynamischer Untersuchungsmethoden Gebrauch zu machen. Die Gründe für die Nichtinanspruchnahme der angebotenen Untersuchung bzw. die Ablehnung solcher Maßnahmen waren vielfältig. Als Gründe wurden genannt:

- fehlendes Krankheitsgefühl,
- keine wesentliche Störung und Beeinträchtigung der Lebensqualität durch den Urinabgang,
- Angst vor der Untersuchung,
- keine Zeit für die Durchführung einer solchen Untersuchung,
- Ablehnung einer Untersuchung, die aus ihrer Sicht nicht unbedingt notwendig war, da sie ohnehin keine weitere Behandlung wünschten,
- Ablehnung einer für sie zu weiten Anreise, mit der eine weitere Untersuchung verbunden wäre,
- Ablehnung, weil sie einfach in Ruhe gelassen werden wollten,
- Ablehnung einer weiteren Behandlung, auch unter Berücksichtigung des Umstands, daß sich aufgrund der Befunde ein Krankheitswert herausstellen könnte.

In der Literatur finden sich mehrere Angaben zur Häufigkeit der Harninkontinenz bei der Frau (Hartl 1953, 1959; Heidenreich 1974; Ingelman-Sundberg 1972; Kremling et al. 1982; Langreder 1961). Danach kommt der gelegentliche, unfreiwillige Urinabgang bei 10–20% der Frauen vor und verursacht in 2–10% der Fälle klinische Beschwerden. Als Ursache wird in erster Linie eine anlagebedingte Schwäche der Harnröhrenmuskulatur und des periurethralen Bindegewebes angeführt (Beck 1969) und auch ein Zusammenhang mit dem aufrechten Gang des Menschen gesehen (Faber 1985).

Bei Untersuchungen an 1327 Studentinnen im Alter von 17–25 Jahren, die noch keine Kinder geboren hatten, fand sich bei Erhöhung des intraabdominalen Druckes bei 695 (52%) Studentinnen ein gelegentlicher, unfreiwilliger Urinabgang. Nur bei 36 (2,9%) Studentinnen war der Urinabgang Anlaß zur ärztlichen Konsultation und Behandlung (Nemir u. Middleton 1954). In einer Umfrage bei 4211 gesunden Krankenschwesternschülerinnen gaben 50,7% einen gelegentlichen, unfreiwilligen Urinabgang und 16,2% einen wiederholten Urinverlust an (Wollin 1969).

Bei einer Befragung von 1000 Frauen mit Inkontinenz mittels eines Fragebogens mit anschließender Computerauswertung ergab sich bei 28% der Frauen eine Streßinkontinenz, 9% hatten eine Urge- und 14% eine kombinierte Streß-Urgeinkontinenz (Osborn 1976).

Bei einer postalischen Umfrage unter 22 430 Bewohnern von London klagten 8,5% der Frauen bis 64 und 11,6% über 64 Jahre über eine beeinträchtigende Harninkontinenz (Thomas et al. 1980). Bei diesen Untersuchungen erfolgte keine weitere Abklärung bezüglich der Ursachen.

Bei den von uns untersuchten 1438 Frauen (45,2% der Frauen mit anamnestischer Harninkontinenz, bei welchen eine urodynamische Abklärung erfolgte) waren 68 (4,7%) kontinent. Von den übrigen 1370 inkontinenten Frauen lag bei 737 (51,3%) eine Streßinkontinenz vor, 301 (20,9%) hatten eine Urgeinkontinenz, und bei 322 (23,1%) fand sich eine kombinierte Streß-Urgekomponente als Ursache für den unfreiwilligen Urinabgang. Demgegenüber wurde die Harninkontinenz aufgrund der anamnestischen Angaben bei 959 (66,7%) Frauen als Streßinkontinenz, bei 248 (17,3%) als Urgeinkontinenz und bei 16,0% als kombinierte Streß-Urgeinkontinenz klassifiziert. Daraus ergibt sich eine deutliche Diskrepanz in der Klassifizierung der Harninkontinenz unter Zugrundelegung der Einteilung der ICS aufgrund der anamnestischen Angaben einerseits und aufgrund der urodynamischen Untersuchungsergebnisse andererseits. Damit bestätigen unsere Untersuchungsresultate erneut die Angaben der Literatur (Friedberg 1983; Petri u. Thüroff 1983). Es zeigt sich, daß bei einer nur auf die anamnestischen Angaben gestützten Diagnose der Harninkontinenz der Frau mit einer erheblichen Fehlerquote, die zwischen 20 und 30% beträgt, gerechnet werden muß. In dem urodynamisch untersuchten Kollektiv von 1438 Frauen mit anamnestischer Harninkontinenz waren 68 (4,7%) kontinent. Bei ihnen fand sich urodynamisch keine Störung des Blasenverschlusses und der Blasenfunktion.

Die Ursache für die anamnestische Inkontinenz könnte in einer psychosomatischen bzw. psychosexuellen Störung, in einem als krankhaft eingestuften einmaligen unwillkürlichen Urinabgang mit Überbewertung dieser Tatsache bei entsprechender Strukturierung der Patientin ohne urodynamisch nachweisbare Ursache oder in einem zum Zeitpunkt der Befragung vorliegenden Harnwegsinfekt liegen.

Auffällig ist auch die unterschiedliche Häufigkeit der einzelnen Inkontinenzursachen bei unserem Untersuchungsgut von Frauen anläßlich einer Krebsvorsorgeuntersuchung und bei denen, welche zur urodynamischen Abklärung an eine spezialisierte urodynamische Untersuchungsstelle überwiesen werden. Es ist weiterhin festzustellen, daß sich diese Häufigkeiten der einzelnen Ursachen in den letzten Jahren auch im Bereich der urodynamischen Überweisungspraxis verändert haben. So ist eine deutliche Veränderung im eigenen Untersuchungsgut im Sinne einer Abnahme der Frauen mit reiner Streßinkontinenz von 43% im Jahre 1977 auf nur 30% im Jahre 1984 festzustellen. Auch der Anteil von Frauen mit Urgeinkontinenz nimmt im gleichen Zeitraum von 33 auf 20% ab. Demgegenüber steigt der Anteil der Frauen mit einer kombinierten Streß-Urgeinkontinenz von 21 auf 44% an. Interessant ist auch die Tatsache, daß ein Teil der Frauen (30 $\cong$ 5,8%), welche zur urodynamischen Abklärung einer Harninkontinenz überwiesen wurden, urodynamisch kontinent war.

Hier handelt es sich um Frauen, bei denen eine psychosomatische bzw. psychosexuelle Störung unterschiedlichen Ausmaßes (teilweise auch mit Persönlichkeitsveränderungen) vorlag.

Die Ursache für die Veränderung der Häufigkeit in den letzten Jahren bezüglich der vorliegenden Inkontinenzform bei Überweisungen von Ärzten unterschiedlicher Fachgebiete (Gynäkologen, Urologen, Pädiater, Ärzte für Allgemeinmedizin, Neurologen usw.) liegt in der bereits in der Praxis stattfindenden Vorselektionierung der Patientinnen. An spezialisierte urodynamische Untersuchungsstellen werden heute Frauen überwiesen, bei denen z. T. schon eine urodynamische Basisabklärung erfolgt ist und bei denen bereits auch eine Behandlung bzw. ein Behandlungsversuch durchgeführt worden ist. Für diese spezialisierten urodynamischen Untersuchungseinrichtungen bedeutet diese Veränderung einen vermehrten Personal- und Geräteaufwand, insbesondere aber einen größeren Zeitaufwand, verbunden mit der Notwendigkeit von Spezialwissen sowie einem hohen Untersuchungsstandard. Es bedeutet weiterhin, daß Kliniken, welche eine solche spezialisierte urodynamische Untersuchungsstelle neu einzurichten planen, primär vor schwerer lösbare Probleme hinsichtlich der Ausbildung des Personals und des Standards der Meßtechnik, insbesondere aber bezüglich der erforderlichen Zeit gestellt werden.

Aufgrund der von uns durchgeführten Erhebungen, der klinischen und urodynamischen Untersuchungen ergibt sich eine unterschiedliche Wertigkeit des Symptoms Harninkontinenz aus der Sicht der betroffenen Frauen und des Arztes, insbesondere unter Berücksichtigung urodynamischer Untersuchungsresultate. Der Arzt muß kritisch die Frage prüfen, ob eine von ihm als notwendig erachtete Behandlung, auch aus der Sicht der Patientin mit unwillkürlichem Urinabgang, notwendig ist und der Betroffenen sinnvoll erscheint. Er muß weiterhin beachten, wie unter diesen Gesichtspunkten eine Therapie gewertet werden wird, wenn diese aus der Sicht der Patientin als nicht erfolgreich angesehen werden sollte. Weiterhin muß der Arzt abwägen, welche Art der Behandlung erforderlich ist, sowohl aus seiner, wie auch aus der Sicht der betroffenen Frau. Ein besonderes Problem stellen die urodynamisch kontinenten Frauen mit anamnestischer Inkontinenz dar, bei denen der Verdacht auf eine psychosomatische bzw. psychosexuelle Störung besteht.

Jeder Arzt, welcher Frauen mit einer Harninkontinenz betreut oder behandelt, muß sich der Tatsache bewußt sein, daß die Harninkontinenz nur ein Symptom ist, welches auch bei objektivem Nachweis der Inkontinenz nicht in jedem Fall von der Betroffenen als behandlungsbedürftige Krankheit angesehen wird, und daß in Abhängigkeit von der Persönlichkeit der Patientin ein unterschiedliches Vorgehen in bezug auf Anamnese, Beratung, notwendige diagnostische Maßnahmen und Therapie erforderlich ist.

Literatur

Bates CP, Bradley WE, Glen E, Melchior H, Rowan D, Sterling A, Hald T (1976) Die Funktion der unteren Harnwege. Urologe [Ausg A] 15:93

Beck L (1969) Morphologie und Funktion der Muskulatur der weiblichen Harnröhre. Enke, Stuttgart

Bors E, Comarr AE (1971) Neurological urology. Karger, Basel

Faber P (1985) Harninkontinenz. In: Käser O, Friedberg V, Ober KG, Thomsen K, Zander J (Hrsg) Gynäkologie und Geburtshilfe, Bd III/1. Thieme, Stuttgart New York, S 7.7

Friedberg V (1983) Moderatorenbericht — Arbeitsgemeinschaft für gynäkologische Urologie — Gründungsversammlung. Arch Gynecol 235:44

Frimodt-Möller C, Hald T (1972) Clinical urodynamics. Scand J Urol Nephrol 6 (Suppl): 15:143

Glen ES, Rowan D (1973) Continuous flow cystometry and urethral pressure profile measurements with monitored intravesical pressure. A diagnostic and prognostic investigation. Urol Res 17:97

Hartl H (1953) Die funktionelle Harninkontinenz der Frau. Enke, Stuttgart

Hartl H (1959) Die Diagnostik der Harninkontinenz. Arch Gynecol 193:449

Heidenreich J (1974) Diagnostik und Therapie — Kontrolle der Stress-Inkontinenz der Frau mit Hilfe der Urethro-Zysto-Tonometrie. Habiliationsschrift, Düsseldorf

Heidenreich J (1979) Diagnostik der Harninkontinenz. Gynäkol Rundsch 19:24

Heidenreich J, Beck L (1971) Simultane Druckmessung in Harnblase und Harnröhre zur Diagnostik der Harninkontinenz. Arch Gynecol 211:325

Heidenreich J, Faber P, Deck HJ, Herberger J (1977) Moderne präoperative Diagnostik der Harninkontinenz der Frau. Arch Gynecol 228:314

Ingelman-Sundberg A (1972) Gynäkologische Urologie. In: Käser O, Friedberg V, Ober KG, Thomsen K, Zander J (Hrsg) Gynäkologie und Geburtshilfe, Bd III. Thieme, Stuttgart, S 845

International Continence Society (1976) First report on the standardization of terminology of lower urinary tract function. Br J Urol 48:39

Kremling H, Lutzeyer W, Heintz R (1982) Gynäkologische Urologie und Nephrologie. Urban & Schwarzenberg, München

Langreder W (1961) Gynäkologische Urologie. Thieme, Stuttgart

Melchior H (1979) Harninkontinenz — Diagnostik und Therapie. Therapiewoche 26:5645

Nemir A, Middleton RP (1954) Stress incontinence in young nulliparous women. A statistical study. Am J Obstet Gynecol 68:1166

Osborn J (1976) Post-menopausal changes in micturition habits and in urine flow in urethral pressure studies. In: Campbell S (ed) Management of the menopause and post-menopausal years. Medical and technical Publishing, Lancaster, S 291

Petri E, Thüroff JW (1983) Differentialdiagnostik der Harninkontinenz. In: Petri E (Hrsg) Gynäkologische Urologie. Thieme, Stuttgart New York, S 212

Thomas TM, Plymat KR, Blannin J, Meade TW (1980) Prevalence of urinary incontinence. Br Med J 281:1243

Wollin LH (1969) Stress incontinence in young, healthy nulliparous female subjects. J Urol 101:545

Therapeutische Konsequenzen der urodynamischen Diagnostik

E. Petri

Einführung

Geht man davon aus, daß durchschnittlich 10% aller Frauen über eine belästigende, 50% aller jungen Frauen und 85% aller Multiparen über eine gelegentliche Harninkontinenz klagen, so verbleibt selbst bei Berücksichtigung der Tatsache, daß viele Frauen den Zustand als normal bzw. nicht krankhaft empfinden, ein großes Patientengut, für welches dieses Leiden eine erhebliche psychosoziale Belastung darstellt (Abb. 1). Fortschritte in der Entwicklung diagnostischer Techniken, insbesondere der Urodynamik, der funktionellen Röntgendiagnostik und der Elektromyographie haben uns in den letzten Jahrzehnten viele neue Erkenntnisse zur Morphologie und Funktion des unteren Harntrakts ermöglicht und die Aussage von Rehfisch aus dem Jahre 1897: „Der einfache, unkomplizierte Bau der Harnblase, ihre noch einfachere Funktion ist fast jedem Laien verständlich" inzwischen gründlich korrigieren lassen. Die Regulation und Koordinierung von Harnspeicher- und Entleerungsfunktion ist sehr komplex und unterliegt vielfältigen Störungsmöglichkeiten. Neuere Erkenntnisse

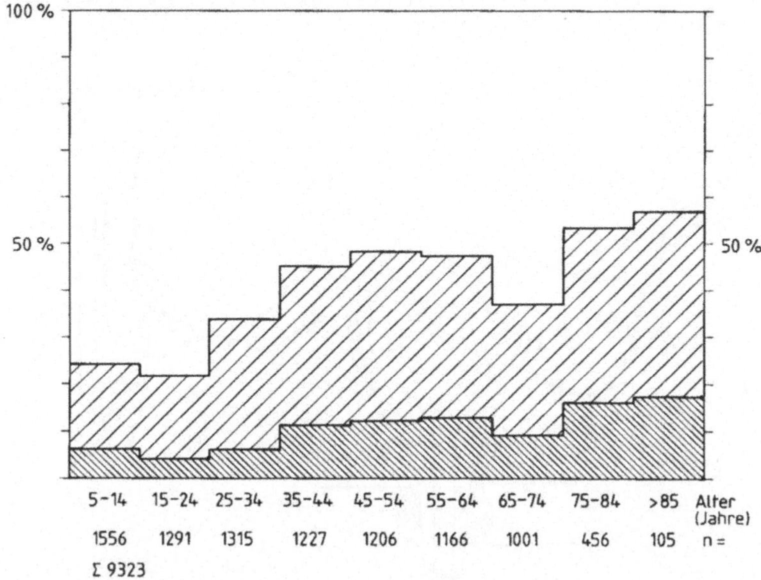

Abb. 1. Inzidenz leichter und schwerer Harninkontinenz bei einer anonymen Umfrage in London. (Nach Thomas et al. 1980)

der Neuroanatomie und Neurophysiologie des unteren Harntrakts beschreiben
das Ineinandergreifen von Regelkreisen und unterschiedlichen Innervationssy-
stemen mit spezifischen Rezeptoren und Neurotransmittern.

Pathophysiologie und Morphologie

Der glattmuskuläre Detrusor wird von den parasympathischen Nn. pelvici aus
den intermediolateralen Kernen des sakralen Miktionszentrums ($S_2 - S_4$) motorisch innerviert (Abb. 2). Die präganglionären Axone verlassen das Spinalmark
über die vorderen Wurzeln, die Umschaltung erfolgt im Plexus pelvicus oder in
intramuralen Ganglien. Die sympathischen Nn. hypogastrici entspringen den
intermediolateralen Kernen der Segmente $Th_{10} - L_2$. Die präganglionären Axone kommen über die ventralen Spinalwurzeln zum Grenzstrang, formen sodann
die Nn. hypogastrici und erreichen die Zielorgane im Plexus hypogastricus.
Der Sympathikus versorgt den Detrusor mit betaadrenergen Nerven, die z. B.
die motorische Inhibition bewirken. Trigonum, Blasenhals und hintere Urethra
werden motorisch mit α-Rezeptoren versorgt (Abb. 3). Der quergestreifte
Sphincter externus wird, wie die übrige Beckenbodenmuskulatur, vom somatischen N. pudendus innerviert, der den Vorderhornzellen des Sakralmarks der
Segmente $S_2 - S_4$ entspringt. Die Reservoirfunktion der Harnblase wird dadurch sichergestellt, daß motorische Aktivitäten des Detrusors zentral gehemmt
werden, während der Tonus des glattmuskulären und quergestreiften Sphinkters in der Speicherphase ungehemmt bleibt. Bei der normalen Miktion erfolgt
eine Umkehr dieses Mechanismus; die Detrusorkontraktion erfolgt synerg mit
der Relaxation des Sphinktermechanismus, so daß eine unobstruierte, ununter-
brochene und restharnfreie Miktion resultiert.

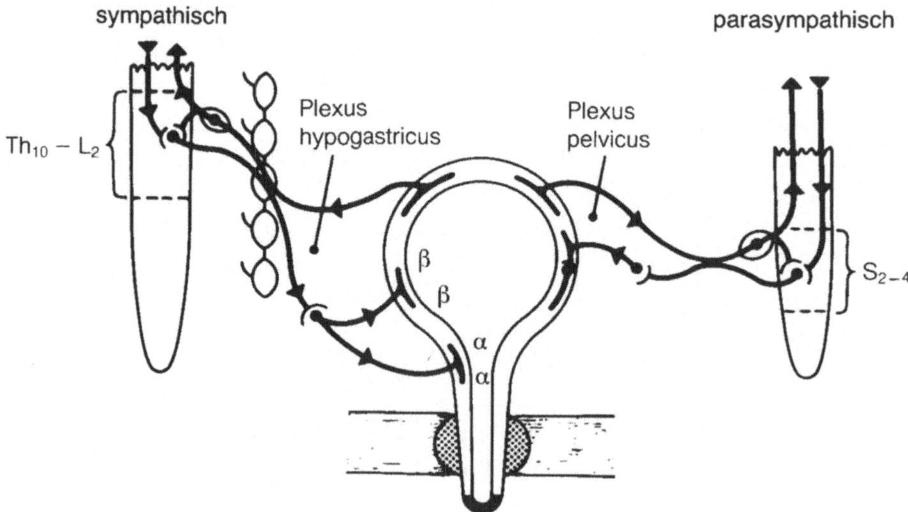

Abb. 2. Innervation des Detrusors

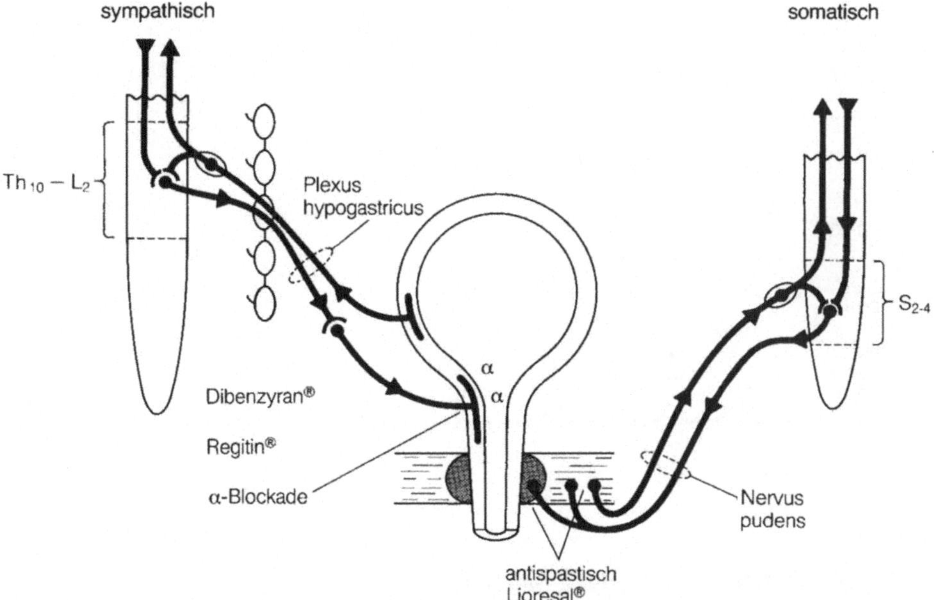

Abb. 3. Innervation des M. sphincter vesicae

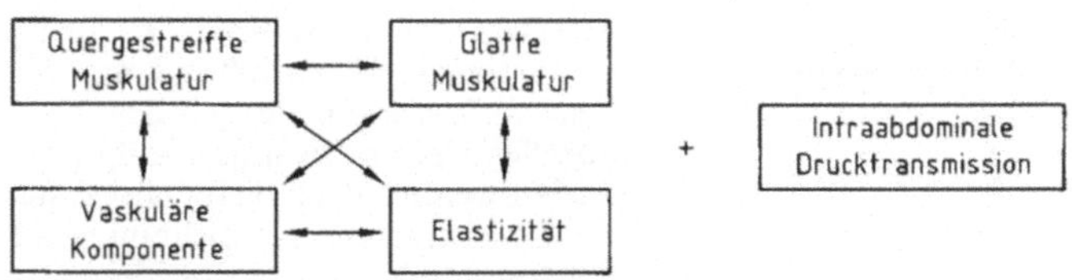

Abb. 4. Komponenten der Kontinenzerhaltung. (Mod. nach Rud et al. 1980)

Auch die Morphologie von Blase und Harnröhre stellt sich weitaus komplizierter dar, als in vielen älteren Lehrbüchern angegeben. So existiert kein eigentlicher innerer Sphinkter, auch der „Sphincter externus" ist, wie neuere histochemische Untersuchungen zeigen, ein sehr komplexes System. Mit entsprechenden Färbemethoden lassen sich langsamkontraktile und schnellkontraktile Phasen differenzieren, die für die Erhaltung der Dauerkontinenz oder der Kontinenz unter Belastung verantwortlich sind. Glatte und quergestreifte Muskulatur leisten letztendlich aber nur einen Teilbeitrag zur Kontinenzerhaltung. Wie experimentelle Untersuchungen von Rud et al. (1980) zeigen konnten, spielen die Füllung der periurethralen Venenplexus sowie die Elastizität der Urethra eine ebenso wichtige Rolle (Abb. 4). Die Durchblutung ist zu entscheidenden Teilen auch hormonell reguliert, welches die höhere Inzidenz der Streßinkontinenz, funktionell besser „Sphinkterinkompetenz" bei postmenopausalen Frauen unter anderen Faktoren verständlich macht. Entscheidender Faktor für die Erhaltung der Kontinenz unter Belastungsbedingungen ist jedoch die intraabdominale Druckübertragung auf die Harnröhre. Bei intraabdominalen Druck-

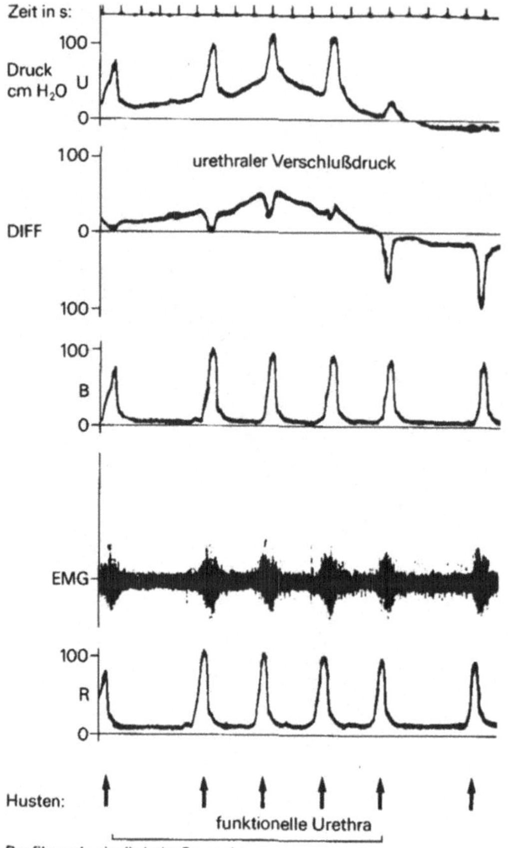

Abb. 5. Urethrastreßprofil. Bei intermittierenden Hustenstößen kann der Verschlußdruck im Bereich der funktionellen Urethra zwar geringfügig reduziert werden, doch bleibt ein positiver Druckgradient zur Sicherung der Kontinenz

erhöhungen, wie z. B. Husten, Niesen und Pressen, übersteigt der Blaseninnendruck den Harnröhrenverschlußdruck in Ruhe meist beträchtlich. Trotzdem besteht bei Gesunden Kontinenz, da die intraabdominale Druckerhöhung nicht nur auf die Blase, sondern auch simultan auf die proximale, intraabdominal gelegene Harnröhre übertragen wird. Der intravesikale Druck übersteigt somit den intraurethralen Verschlußdruck nicht (Abb. 5). Neben der passiven Übertragung des intraabdominellen Drucks auf den proximalen Teil der Urethra kommt es unter Streßbedingungen zu einer aktiven Kontraktion von quergestreiften Sphinkter- und Beckenbodenmuskeln. Ist es nun nach mehreren Entbindungen, Voroperationen, allgemein bestehender Bindegewebsschwäche zu einer Relaxation des Beckenbodens gekommen, tritt eine hormondefizitär bedingte Absenkung des Urethraverschlußdrucks hinzu, so kann eine Streßinkontinenz entstehen. Aus diesen Veränderungen resultieren zum einen eine mangelhafte passive Übertragung des intraabdominalen Drucks unter Streß, zum anderen eine abgeschwächte bis fehlende reflektorische Kontraktion der Beckenbodenmuskulatur und des M. sphincter urethrae, wodurch die intravesikale Drucksteigerung im Moment der intraabdominalen Druckbelastung nur man-

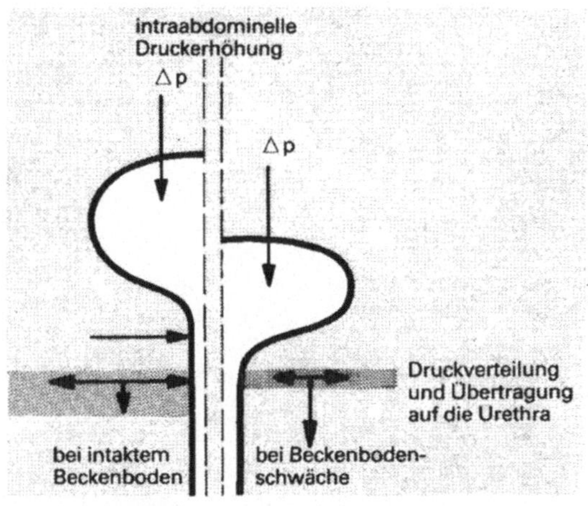

Abb. 6. Dynamische Drucktransmission auf die Urethra unter Streßbedingungen bei intaktem Beckenboden und bei Beckenbodenschwäche

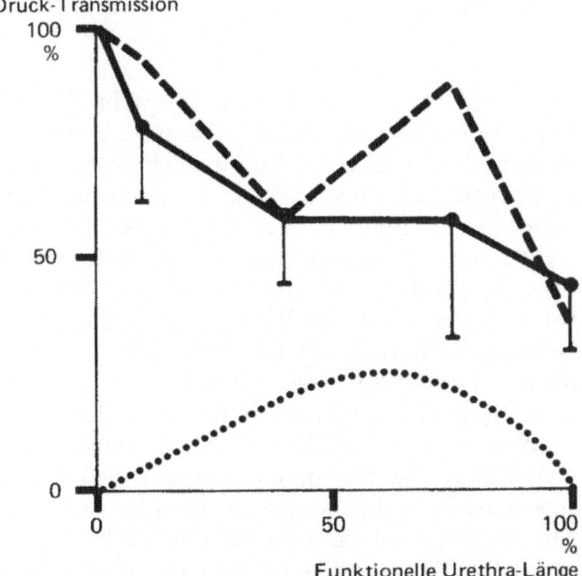

Abb. 7. Drucktransmission auf die Harnröhre bei Streßinkontinenz. Gegenüber der normalen Drucktransmission (*gestrichelte Linie*) wird eine deutliche Reduzierung des reflektorischen Drucktransmissionsparameters als Ausdruck der Beckenbodenschwäche gefunden

gelhaft kompensiert werden kann (Abb. 6). Wie derartige Untersuchungen zeigen konnten, liegt der Punkt der maximalen Drucktransmission unter Belastungsbedingungen am Übergang zwischen mittlerem und äußerem Drittel der Harnröhre, welches für die entscheidende Rolle der Beckenbodenmuskulatur spricht (Abb. 7).

Die Aufrichtung des Menschen zum zweibeinigen Gang stellt phylogenetisch eine späte Erwerbung dar, die die für die vierbeinige Fortbewegung gerü-

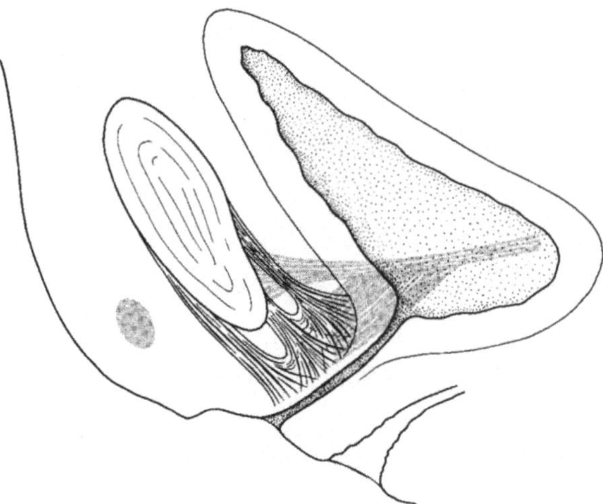

Abb. 8. Ligg. pubourethralia. (Aus Richter 1983)

stete Beckenbodenmuskulatur auf eine schwere Belastungsprobe stellt. Bei der
Frau gesellt sich hier die Bürde der Fortpflanzung hinzu, die den Beckenboden
in jeder Hinsicht zu einem locus minoris resistentiae abstempelt (Richter 1983).
Schon bei kontinenten, erst recht bei urogenitalen Senkungen finden sich Veränderungen, die schon bei der einfachen vaginalen Untersuchung deutlich werden. Dabei fallen Blase und Urethra unter Belastung nicht wie im freien atmo-
sphärischen Raum einfach auf den Beckenboden, sondern sie bewegen sich teils
mit dem Eingeweidepaket selbst, teils durch ihre bindegewebigen Verankerun-
gen eingeschränkt mehr oder weniger flottierend hin und her. Harnröhrenbla-
senübergang und inneres Genitale sind durch die Ligg. vesicouterina, durch das
zeltförmig an der Zervix ansetzende Lig. supravaginale, in das die Fascia vagi-
nalis einströmt, sowie durch Verbindungen der seitlichen Blasenwand mit den
Ligg. cardinalia auf das engste verknüpft. Die paarig und kräftig ausgebildeten
Ligg. pubourethralia posteriores befestigen die proximale Harnröhre an der
Hinterfläche der Symphyse (Abb. 8). Da die ligamentären und sonstigen Verbindungen einer brüsken Beanspruchung auf die Dauer nicht standhalten können, kommt der Widerstandsfähigkeit des Beckenbodens, insbesondere den
Diaphragmen sowie allen für die Aufrechterhaltung des abdominopelvinen
Gleichgewichts verantwortlichen Mechanismen bei der Sicherung der Kontinenz und der Entstehung der Inkontinenz besondere Bedeutung zu (Richter
1983).

Therapeutisches Dilemma

Wie aus den bisherigen Betrachtungen zu ersehen, stellt die Sphinkterinkompetenz (Streßinkontinenz) als Symptom eine Addition verschiedener Störungen

der topographischen und funktionellen Anatomie, der lokalen Durchblutung, und des Hormonstatus dar. Alter und Parität sowie vielfältige weitere Faktoren kommen hinzu. In praxi treten aber bereits primär oder als Folgeerscheinung zusätzliche, nicht streßbedingte Inkontinenzformen hinzu, die nicht nur die Diagnostik, sondern auch den therapeutischen Ansatz erschweren. Wie eigene Untersuchungen zeigen konnten, muß bei mindestens 20% der inkontinenten Frauen z. B. mit Mischformen einer Streß- und einer Urgeinkontinenz gerechnet werden (Abb. 9). Diese Vorbemerkungen machen jedoch auch verständlich, warum 100%ige Erfolgsraten bei der Behandlung der weiblichen Harninkontinenz unmöglich sind. Sowohl eine pharmakologische als auch eine operative Therapie kann immer nur Teilkomponenten korrigieren, unmöglich aber eine Restitutio ad integrum von Topographie, Funktion, Innervation, Durchblutung, Hormonstatus usw. erreichen.

Das Ziel jeglicher prätherapeutischer Diagnostik muß somit darin bestehen, das Symptom Harninkontinenz in seinen Komponenten ätiologisch zu erfassen und zu prüfen, welche dieser Faktoren korrekturbedürftig bzw. korrekturfähig sind. Im Idealfall müßten dann über den zielgerichteteren therapeutischen Ansatz die Behandlungsergebnisse nicht nur verbessert werden können, sondern gerade in Zusammenhang mit dem hohen Anspruch auf Patientenaufklärung und Hinweisen auf die Erfolgschancen sogar eine Optimierung erfahren.

Die spezifische differentialdiagnostische Klassifikation der Harninkontinenz ist letztlich nur durch eine gezielte urodynamische und morphologische Exploration möglich. Der Anzahl der verwandten Techniken und der erhobenen Meßdaten sind jedoch aus praktischen Überlegungen Grenzen nach oben gesetzt, die von den personellen und finanziellen Möglichkeiten des Untersuchers bzw. der Abteilung und nicht zuletzt von der Zusammensetzung des Patientengutes und den daraus resultierenden Fragestellungen bestimmt sein müssen. Gleichzeitig zwingt die Kostensituation im Gesundheitswesen zu einer Beschränkung des technischen und personellen Aufwands auf ein vernünftiges

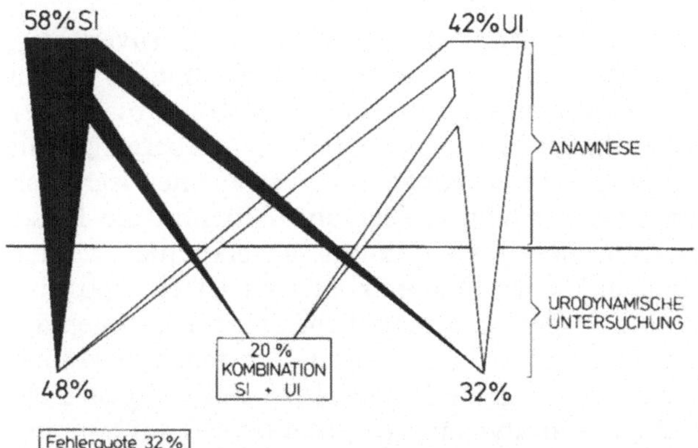

Abb. 9. Korrelation subjektiver Beschwerden mit objektiven urodynamischen Befunden. *SI* Streßinkontinenz, *UI* Urgeinkontinenz

Maß, ohne jedoch die Qualität der Diagnostik zu mindern. Die Forderung nach einer generellen urodynamischen Untersuchung für jede harninkontinente Frau würde über das Ziel hinausschießen. Zudem würde die aktuelle Kapazität der urodynamischen Meßplätze dieses nicht erlauben. Eine gewisse Selektion muß erfolgen und erscheint dann gerechtfertigt, wenn beim unkomplizierten Primärfall eine gute Übereinstimmung des subjektiven Beschwerdebildes mit dem klinischen Befund vorliegt. Bei normaler Zusammensetzung des Patientengutes erscheint in diesen Fällen eine Fehldiagnose bei etwa 5 – 8 % der Frauen vorzuliegen, zumal die ggf. korrigierte Streßkomponente mindestens einen Teil des Gesamtbeschwerdebildes darstellt und somit schon korrigiert ist. Eine Forderung nach subtiler urodynamischer Abklärung würde man dann stellen, wenn eine augenfällige Diskrepanz zwischen den subjektiven Klagen der Patientin und dem klinischen Bild besteht, ebenso bei allen Rezidivfällen.

Prätherapeutische Diagnostik

Zum diagnostischen Programm bei der weiblichen Harninkontinenz zählen anamnestische, klinische und apparative Untersuchungen. Auf die Problematik einer Diagnosestellung auf dem Boden nur anamnestischer Daten wurde bereits hingewiesen (Abb. 9). Dem erfahrenen Arzt erlauben allerdings wenige gezielte Fragen eine grobe diagnostische Zuordnung der Inkontinenz. Pollakisurie und Urinverlust bei Harndrang sowie eine Nykturie sprechen für eine Dranginkontinenz, Harnverlust unter körperlicher Belastung für eine Streßinkontinenz.

Die gynäkologische Untersuchung bei der Harninkontinenz beginnt mit voller Blase. Dabei ist auf Urethrozelen, Zystozelen und v. a. auf Veränderungen im Bereich des zystourethralen Übergangs ebenso zu achten wie auf die Verhältnisse im Bereich der hinteren Vaginalwand und etwaige Enterozelen. Die Veränderungen beim Husten und Pressen geben eine erste Information über die Verankerung der Hohlorgane.

Der immer wieder zitierte Bonney-Test ist leider nur wenig zuverlässig, nachdem Bhathia u. Bergman (1983) und auch eigene Untersuchungen zeigen konnten, daß bei dieser Untersuchung praktisch immer eine Kompression der Urethra resultiert, das heißt bei Anheben des zystourethralen Übergangs mit 2 Fingern ohnehin praktisch niemals ein Urinabgang zu verzeichnen ist. Nach dieser ersten gynäkologischen Untersuchung entleert die Patientin die Blase, wobei ein Mittelstrahl zur Bestimmung der Urinkultur abgenommen werden kann. Bei 5 – 10% aller Frauen mit einer Dranginkontinenz ist eine positive Urinkultur nachweisbar. Bei eindeutigem anatomischem Substrat (ausgeprägter Descensus uteri et vaginae, Urinverlust beim Husten auf dem gynäkologischen Stuhl) und typischer Anamnese kann bei Primärfällen und völligem Fehlen oder mangelnder Kapazität eines urodynamischen Meßplatzes auf eine solche Untersuchung verzichtet werden. Eine urodynamische Untersuchung kann auch dann unterbleiben, wenn aus einer gynäkologischen Indikation operiert werden muß und die Inkontinenz als Nebenbefund gewertet werden kann.

Eine meßtechnische Diagnostik hat sich an der personellen und instrumentellen Ausrüstung der jeweiligen Abteilung, wesentlich aber an der Zusammensetzung des Patientengutes zu orientieren. Von der einfachen Zystometrie als Basisuntersuchung und Ausschlußkriterium bis zu Kombinationsmeßplätzen mit simultaner Urethrozystometrie, Beckenbodenelektromyographie unter videographischer Kontrolle, evtl. telemetrischen Untersuchungstechniken bietet sich ein weites Spektrum moderner Funktionsdiagnostik. Die einzelnen Untersuchungstechniken wurden an anderer Stelle beschrieben (Petri 1983). Bei Beschränkung der weiteren Betrachtung auf die weibliche Streßinkontinenz (Sphinkterinkompetenz) erscheinen 3 Untersuchungstechniken bedeutsam.

1) Die Zystometrie gibt Auskunft über die Leistungen des Detrusors, sei es eine Hyperaktivität bei der Dranginkontinenz oder verschiedenen Formen einer neurogenen Blasenentleerungsstörung oder eines schlaffen Detrusors bei einer Überlaufblase oder iatrogenen Blasendenervierungen.

2) Das Urethraverschlußdruckprofil gibt objektive Meßdaten zur Verschlußfunktion des Sphinkters, sei es einer schon in Ruhe schlechten Kontraktilität der Urethra auf dem Boden vaskulärer, hormoneller oder struktureller Veränderungen, sei es einer schlechten Drucktransmission auf die Urethra unter Belastungsbedingungen (Abb. 6).

3) Das seitliche oder halbseitliche Urethrozystogramm gibt eine topographische Vorstellung von der Lage, v. a. der funktionell wichtigen Blasenhalsregion im kleinen Becken. So kann die Blasenhalsregion schon in Ruhe tief unterhalb der unteren Symphysenkante bzw. der Sitzbeine zu liegen kom-

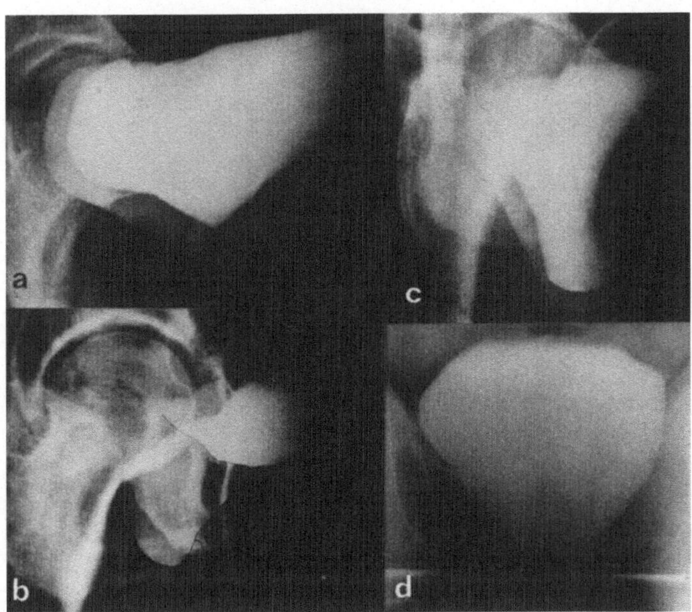

Abb. 10a–d. Typische Befunde im halbseitigen Urethrozystogramm. **a** Normalbefund, **b** rotatorischer Deszensus, **c** Zystozele, **d** vertikaler Deszensus

men, wenn die Beckenbodenmuskulatur und der gesamte Aufhängeapparat versagen, oder erst unter Belastung um eine Rotationsachse um die Symphyse nach dorsal-kaudal absinken. Beim vertikalen Deszensus wird unter Belastung die proximale Urethra „vesikalisiert", welches für eine mangelhafte Verankerung der Blasenhalsregion bei Erschlaffung oder Zerreißung der Ligg. pubourethralia und ein Versagen der Beckenbodenmuskulatur spricht (Abb. 10).

Die Parameter der Urethradruckprofilmessung und des lateralen Urethrozystogramms sind durch operative Maßnahmen sehr unterschiedlich zu verändern. So zeigt sich, daß eine alleinige Kolporrhaphie die Druckübertragung nur unwesentlich verbessert, der Harnröhrenverschlußdruck durch die partielle Denervierung bei der Präparation sogar signifikant absinkt. Bei Schlingenoperationen läßt sich die Druckübertragung wesentlich verbessern, auch der Urethraruhedruck steigt geringgradig an, ein allzu starker Anstieg zeigt eine Obstruktion bei Überkorrektur an. Die stärkste Verbesserung der Drucktransmission bewirken die abdominalen Verfahren der Kolposuspension bzw. Urethrovesikopexie nach Burch (1961), Cowan u. Morgan (1979), Hirsch (1979) und mod. nach Marshall et al. (1949). Bei der Urethrovesikopexie nach Burch kommt es zusätzlich zu einem leichten Ansteigen des Urethraruhedrucks, welches durch

Kolporrhaphie

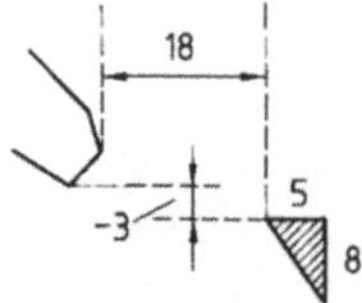

Schlingenplastik

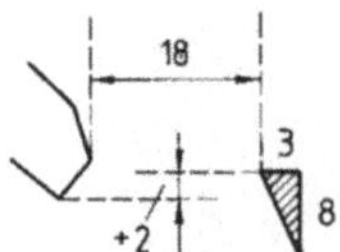

Kolposuspension

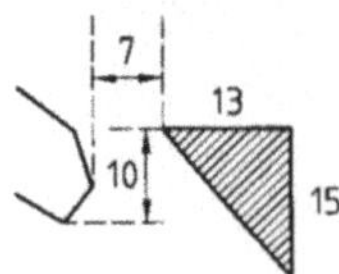

Distanz zum hinteren Symphysenrand in mm

Höhe in Bezug zum unteren Symphysenrand in mm

operationsbedingte Verlagerung

Abb. 11. Lageveränderung der Blasenhalsregion bei verschiedenen Inkontinenzoperationen. (Mod. nach Eberhard 1984)

die Verlängerung der Urethra und die dadurch bedingte Dehnung der muskulären Anteile erklärt werden kann (Bruschini et al. 1977; s. folgende Übersicht).

Veränderungen des Urethradruckprofils durch Inkontinenzoperationen

	Vesikourethrale Drucktransmission	Urethraruhedruck
Kolposuspension	↑↑↑	↑
Schlinge	↑↑	↑
Kolporrhapie	↑	↓

Wie Untersuchungen von Eberhard (1984) zeigen konnten, wird die anatomische Lage der Blasenhalsregion durch verschiedene Inkontinenzoperationstechniken sehr unterschiedlich verändert (Abb. 11). So gelingt die gewünschte Kranioventralverlagerung in Richtung auf die Symphyse bei der Kolporrhaphie nur in geringem Ausmaß, wesentlich besser bei Schlingenplastiken und am ausgeprägtesten bei der Urethrovesikopexie.

Insgesamt dient die Röntgendiagnostik weniger der Diagnosestellung als vielmehr einer verbesserten Therapieplanung, d. h. Auswahl des geeigneten Operationsverfahrens.

Therapiekonzept

Die Erkenntnisse der modernen urodynamischen Funktionsdiagnostik und der radiologischen Untersuchungstechniken haben gezeigt, daß das Versagen des Verschlußmechanismus der Harnblase der Frau ein komplexes Geschehen ist. Es wird hieraus verständlich, daß es nicht nur *ein* Operationsverfahren zur Behandlung der weiblichen Harninkontinenz geben kann, da jedes einzelne Verfahren nur bestimmte Teilaspekte der Anatomie und Funktion beeinflussen kann. Gleichzeitig wird verständlich, daß keines der operativen Verfahren ein 100%iges Erfolgsergebnis bieten kann, nachdem Faktoren wie lokale Durchblutung, Östrogenisierung, Kontraktilität und Elastizität der Muskulatur nicht beeinflußt werden. Diese können im Rahmen eines therapeutischen Gesamtkonzepts konservativ angegangen werden, wobei natürliche Kontraindikationen (hochdosierte Östrogentherapie, Alphasympathikomimetika) und nicht zuletzt eine mangelhafte Patientencompliance (Einnahme von Medikamenten, konsequente Beckenbodengymnastik) berücksichtigt werden müssen. Unter diesem Aspekt müssen die z. T. recht euphorischen Publikationen mit Behandlungserfolgen von weit über 90% relativiert werden; entweder wird über ein hochselektioniertes „ideales" Patientengut berichtet, oder die Nachkontrollen erfolgten über einen nicht ausreichend langen Zeitraum.

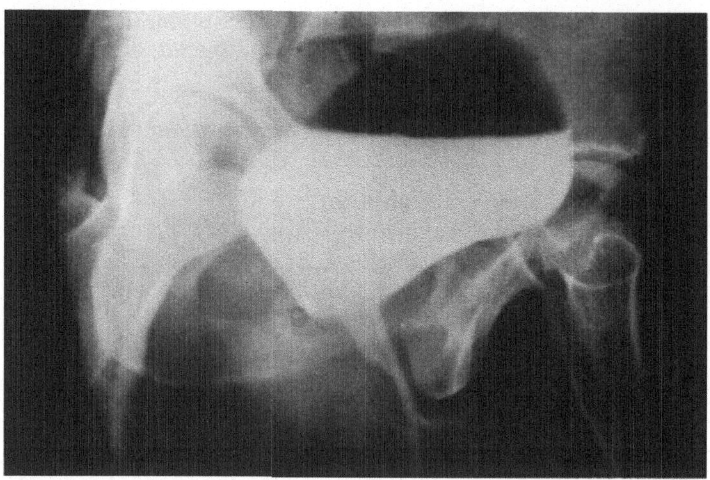

Abb. 12. Falsche Positionierung einer Schlinge unter das mittlere Urethradrittel mit resultierender obstruktiver Miktionsstörung

Es wird auch verständlich, daß operative Eingriffe, die physiologische Gegebenheiten mißachten, funktionelle Aspekte zugunsten anatomischer Korrekturen vernachlässigen, zwar ebenfalls zum Erfolg führen können, jedoch mit einer deutlich höheren Komplikationsrate belastet sind. Dazu gehören, zumindest als Primäreingriff, die Schlingenplastiken, die, da vermeintlich technisch einfach, sicher in etwas zu hoher Frequenz durchgeführt werden. Sie verlangen eine saubere Positionierung der jeweiligen Schlinge und erhebliches Fingerspitzengefühl bei der Dosierung des Zuges, nachdem objektive Parameter zur Intensität der Spannung des Bandes trotz gegenteiliger Meldungen in der Literatur nicht bestehen (Abb. 12). Die punktuelle Fixation, teilweise Obstruktion der Urethra im Bereich der Blasenhalsregion zieht eine hohe Rate an obstruktiven Miktionsbeschwerden und Dranginkontinenzen nach sich. Die gröblichste Mißachtung anatomischer und funktioneller Aspekte stellt wohl die Teflonunterspritzung dar, wie sie von vielen Urologen lange Zeit geliebt wurde, die lediglich in einer infravesikalen Obstruktion resultiert.

Eine der wesentlichen Kritiken, die in den letzten Jahren gegenüber der Urodynamik geäußert wurden, war der angeblich fehlende Hinweis auf die therapeutischen Konsequenzen. Begründet wurde dies mit dem Hinweis darauf, daß einzelne ausgewählte Parameter prognostisch ohne Bedeutung bzw. ihre Veränderung durch ein bestimmtes Operationsverfahren zu variabel seien. Die komplexe Morphologie und Funktion des unteren Harntrakts läßt aber eine Reduktion auf einen einzelnen Parameter nicht zu, sondern fordert immer eine Gesamtbeurteilung aller Parameter. Die Wertung und Umsetzung dieser Daten erfordert aber eine gewisse Grundkenntnis im Bereich der gynäkologischen Urologie, welche, zusammen mit der nur schwierigen Abkehr von dem einen seit Jahren vermeintlich so erfolgreich eingesetzten Operationsverfahren, die Durchsetzung eines etwas differenzierteren Konzepts in der Klinik vielfach schwierig gestaltet. Eine Verbesserung der bei kritischer und ehrlicher Nachuntersuchung durchweg bescheidenen Therapieerfolge bei der weiblichen Harninkontinenz (60—70% nach 5—10 Jahren sind gute Heilungserfolge) ist nur durch eine differenzierte Anwendung verschiedener Operationstechniken, somit Erweiterung des operativen Repertoires möglich.

Betrachtet man zunächst nur die rein morphologischen Ergebnisse (Kombination des gynäkologischen Befundes und des lateralen Zystogramms), so ist ohne Zweifel bei der primären Beckenbodeninsuffizienz mit Ausbildung einer Zystozele oder eines rotatorischen Deszensus und tiefer Blasenhalsregion der vaginale Zugang mit Rekonstruktion der Beckenbodenanatomie (Diaphragmaplastik, „vordere Kolporrhaphie", Kolpoperineoplastik) die Therapie der Wahl. Bei nur flachem Deszensus oder Zustand nach mehreren vaginalen Korrekturversuchen ist der neuerliche vaginale Zugang ebenso sinnlos wie beim radiologisch nachgewiesenen vertikalen Deszensus, nachdem mit dieser Methode eine weitere Elevation der Blasenhalsregion sicher nicht möglich ist. Andererseits stellen die ausgedehnte Urethrozystozele, Rektozele und Enterozele bei Deszensus der Scheide oder eines Scheidenblindsacks eine Überforderung für eine alleinige Kolposuspension, z. B. nach Burch (1961) dar. Diese ermöglicht zwar eine exzellente Elevation der Blasenhalsregion, kann bei Nichtkorrektur der Zystozele oder Enterozele jedoch über einen Quetschhahnmechanismus nicht nur eine Dranginkontinenz und obstruktive Miktionsbeschwerden, sondern ausgedehnte Douglasozelen provozieren (Abb. 13).

Zusammenfassend beeinflußt die radiologische Diagnostik unter Mißachtung von Winkeln, die wohl keine wesentliche Bedeutung haben, das therapeutische Vorgehen dahingehend, daß bei relativ tiefer Lage der Blasenhalsregion und allen Formen der Zelenbildung inklusive des rotatorischen Deszensus die vaginale Korrektur zumindest Teil des Therapiekonzepts sein muß. Anderer-

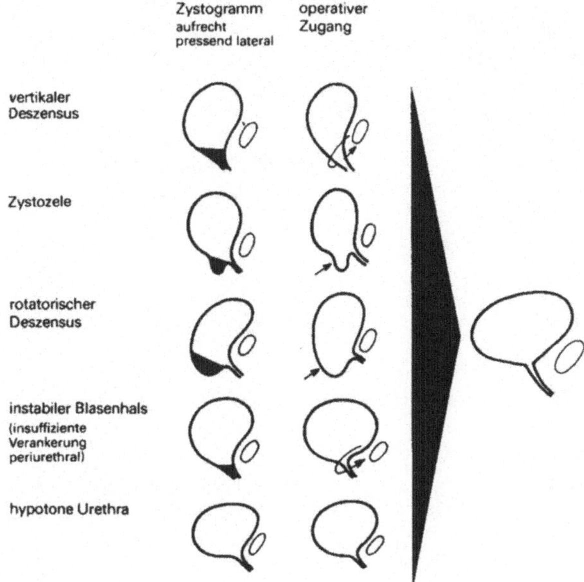

Abb. 13. Operativer Zugang in Abhängigkeit vom radiomorphologischen Befund (s. auch Abb. 14)

Hohes Urethraruhedruckprofil

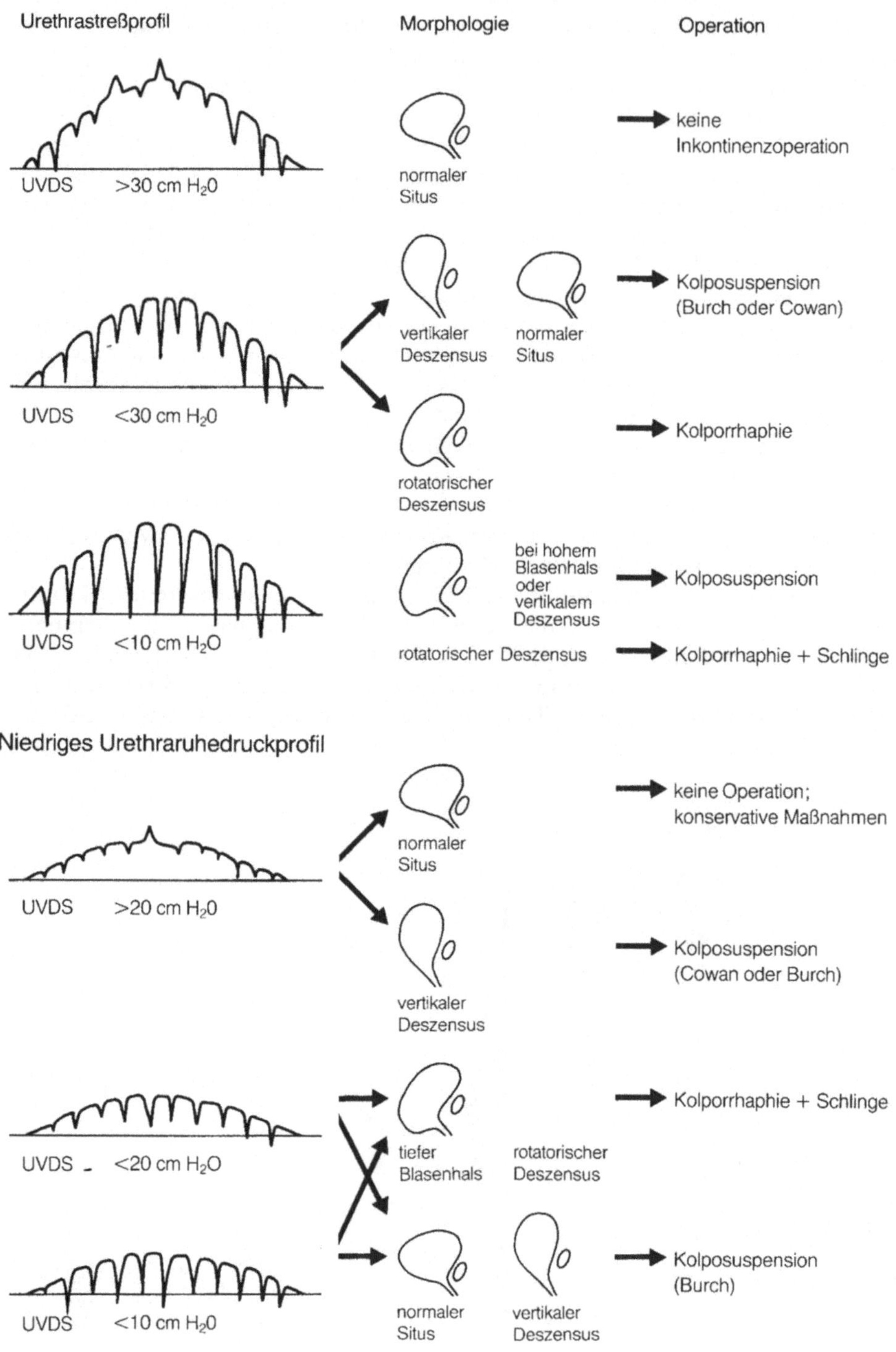

seits ist es sinnlos, bei radiologisch hochstehender Blasenhalsregion (im Bereich der Symphysenmitte oder Symphysenoberkante) einen vaginalen Zugang zu wählen, nachdem dieser eine Verbesserung dieser Lage nicht möglich macht. Schlingenoperationen scheinen unter radiologischen Aspekten dann gerechtfertigt, wenn bei ausgeprägtem Deszensus ein Quetschhahnmechanismus vermutet wird, der nach Korrektur der Senkung eine Streßinkontinenz erwarten läßt, sowie bei Patientinnen mit hypotoner Urethra, wobei hier bei kräftigerem Anziehen der Schlinge das kalkulierte Risiko von obstruktiven Miktionsbeschwerden eingegangen wird. Eberhard hat 1984 ein Therapiekonzept publiziert, welches sich mit dem unsrigen weitgehend deckt und relevante tonometrische, radiologische und klinische Befunde in das operative Behandlungskonzept einbezieht. Er differenziert 3 verschiedene meßtechnische Gruppen: Eine mit hohem Urethraruhedruckprofil, eine mit niedrigem Profil und eine mit dem sog. Quetschhahnphänomen (Abb. 14).

Wie aus den Schemata zu ersehen ist, ergibt sich bei bestimmten Befundkonstellationen durchaus die Situation, eine operative Therapie abzulehnen. Hier scheint mir eine wesentliche Bedeutung der urodynamischen und morphologischen Diagnostik, die mittlerweile auch prognostische Aussagen erlaubt und somit einzelnen Patienten eine sinnlose Operation ersparen kann. Hier haben die Erkenntnisse der modernen Funktionsdiagnostik auch zum Umdenken im Umgang mit der Patientin gezwungen, wo man z. B. der 73jährigen, die gelegentlich beim Joggen oder Tennisspielen etwas Urin verliert, klarmachen muß, daß hier eine Therapiemaßnahme ohne Aussicht auf wesentliche Besserung des Zustands ist. Andererseits erspart die urodynamische Diagnostik Enttäuschungen, z. B. beim Subtotalprolaps der Scheide mit Streßinkontinenz I. Grades, bei der unter konventioneller vaginaler Korrektur postoperativ eine Streßinkontinenz II.–III. Grades resultieren kann, welche bei entsprechender Befundkonstellation z. B. durch simultane Schlingeneinlage vermieden wird.

Ohne nun die einzelnen Operationsverfahren diskutieren zu wollen, muß betont werden, daß es, im Gegensatz zu einigen Publikationen in der jüngsten Vergangenheit, keine operativen „Rundum-glücklich-Programme" in der Inkontinenztherapie geben kann. Im Wettstreit mit unserer urologischen Nachbardisziplin ist es weder sinnvoll, auf dem rein vaginalen Operationsweg zu beharren, noch voll auf die urologisch-chirurgische Linie des allein abdominalen Vorgehens einzuschwenken. Eine subtile prätherapeutische Diagnostik erlaubt es, bei diesem doch großen Patientengut (s. auch Beitrag Heidenreich) eine differenzierte Therapieplanung durchzuführen. Dabei kommt sowohl der prä- als auch der postoperativen Zusatzbehandlung große Bedeutung zu. So ist z. B. die Kolposuspension nach Burch bei der postmenopausalen Frau häufig erst nach längerfristiger lokaler Applikation von Östrogen in Form von Cremes oder Vaginalovula, evtl. unter zusätzlicher Einlage von Pessaren überhaupt möglich. Andererseits muß postoperativ durch Auswahl eines adäquaten Blasendraina-

Abb. 14. Operatives Therapiekonzept der Streßinkontinenz in Abhängigkeit von urodynamischen Meßdaten und Radiomorphologie. (Nach Eberhard 1984; Petri 1985). *UVDS* elektronisch gemessener Urethraverschlußdruck unter Streß

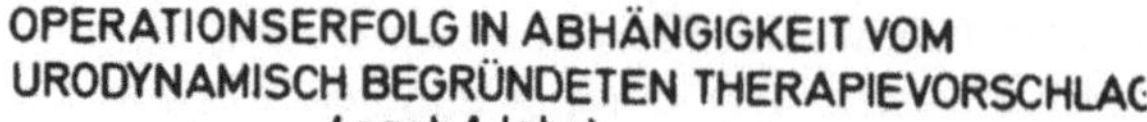

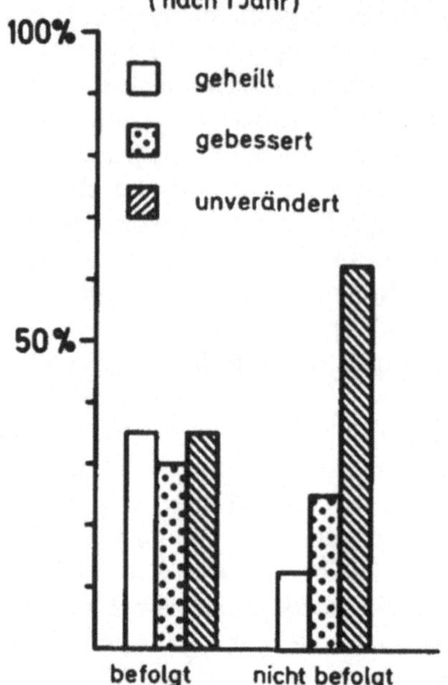

Abb. 15. Operationserfolg nach 1 Jahr in Abhängigkeit vom urodynamisch begründeten Therapievorschlag. (Aus Petri 1985)

geverfahrens, entsprechendem Miktionstraining und Beckenbodenaktivierung bei möglicherweise zusätzlicher Pharmakotherapie eine Optimierung des Operationserfolgs zu erreichen versucht werden. Bei differenziertem Einsatz der therapeutischen Möglichkeiten ist unter Zugrundelegung urodynamischer und radiologischer Meßdaten somit durchaus eine Verbesserung der Therapieerfolge möglich (Abb. 15).

Literatur

Bhatia NN, Bergman A (1983) Urodynamic appraisal of the Bonney test in women with stress urinary incontinence. Obstet Gynecol 62:696

Bruschini H, Schmidt RA, Tanagho EA (1977) Effect of urethral stretch on urethral pressure profile. Invest Urol 15:107

Burch JC (1961) Urethrovaginal fixation to Cooper's ligament for correction of stress incontinence, cystocele and prolapse. Am J Obstet Gynecol 81:281

Cowan W, Morgan HR (1979) A simplified retropubic urethropexy in the treatment of primary and recurrent urinary stress incontinence in the female. Am J Obstet Gynecol 133:295

Eberhard J (1984) Diagnostik und Therapie der weiblichen Harninkontinenz. Speculum 2:8

Hirsch HA (1979) Über eine neue Modifikation der vesikourethralen Suspension. Arch Gynecol 228:326f

Marshall VF, Marchetti AA, Rantz KE (1949) The correction of stress incontinence by simple vesicourethral suspension. Surg Gynecol Obstet 88:509

Petri E (1983) Aktuelle Diagnostik der weiblichen Harninkontinenz. Gynakologe 16:190
Petri E (1985) Möglichkeiten und Grenzen urodynamischer Diagnostik. Thieme, Stuttgart New York
Rehfisch E (1897) Über den Mechanismus des Harnblasenverschlusses und der Harnentleerung. Virchows Arch Anat Klin Med 150:111
Richter K (1983) Pathologie der Streßinkontinenz und die anatomischen Möglichkeiten ihrer chirurgischen Behandlung. In: Petri E (Hrsg) Gynäkologische Urologie-Aspekte der interdisziplinären Diagnostik und Therapie. Thieme, Stuttgart New York, S 227
Rud T, Assmussen M, Andersson KE, Hunting A, Ulmsten U (1980) Factors maintaining the intra-urethral pressure in women. Invest Urol 17:343
Thomas TM, Plymat KR, Blannin J, Meade TW (1980) Prevalence of urinary incontinence. Br Med J 281:1243

Angiogenese: Perspektiven für den klinischen Einsatz ihrer Mediatoren und Inhibitoren in Gynäkologie und Geburtshilfe

M. HÖCKEL

Einleitung

Als Angiogenese bezeichnet man den biologischen Vorgang der Bildung neuer Blutkapillaren. Aus den Kapillaren entstehen sekundär die größeren Gefäße (Arterien, Venen). Angiogenese findet sowohl während der Embryonalentwicklung als auch postembryonal im Rahmen vieler physiologischer und pathologischer Prozesse statt. Die Bildung neuer Blutgefäße ist wesentlicher Bestandteil der Wundheilungsreaktion, immunologischer Prozesse und hyperplastischer Gewebereaktionen. Das Tumorwachstum ist angiogeneseabhängig. Ohne den Prozeß der Neovaskularisation bleiben solide Malignome klinisch unbedeutende Zellhaufen von höchstens 2–3 mm Durchmesser und offenbar ohne Metastasierungspotential.

Eine pathologische Einschränkung der Angiogenese findet man in vorbestrahltem Gewebe, bei Verbrennungen und bei bakteriellen Infekten; Wundheilungsstörungen, Nekrose-, Ulkus- und Fistelbildungen können die Folgen sein. Umgekehrt kann eine pathologische Steigerung der Angiogenese zur Funktionseinschränkung bzw. zum Funktionsverlust der betroffenen Organe führen. Beispiele hierfür sind die retrolentale Fibroplasie – gefürchtete Komplikation bei sauerstoffbeatmeten Frühgeborenen – oder die diabetische Retinopathie, die beide zur Erblindung führen können.

Weitere pathologische Blutgefäßbildungen kommen bei arthrotischen Veränderungen und in Psoriasisherden vor.

Hämangiome, primäre Blutgefäßtumoren, können zu lebensbedrohlichen Blutungen führen, eine intravasale Gerinnung auslösen oder durch arteriovenöse Fistelbildungen Kreislaufbelastungen hervorrufen.

In der Physiologie der weiblichen Fortpflanzungsorgane spielt die fortlaufende Neubildung von Blutgefäßen eine besondere Rolle. Das Follikelwachstum und insbesondere die Transformation zum Gelbkörper ist an einen Neovaskularisationsprozeß gekoppelt, ebenso wie der zyklische Endometriumaufbau. Die schwangerschaftsbedingten hyperplastischen Veränderungen des Myometriums und der Brustdrüse (Laktogenese) setzen Angiogenese voraus. Gefäßneubildungen größten Ausmaßes finden in der Plazenta statt. Hier wurden von allen benignen, d. h. geregelten Angiogeneseprozessen die höchsten Endothelzellumsatzraten gemessen. Einen vergleichbaren Mitoseindex für Endothelzellen weist nur die ständig fortschreitende Blutgefäßneubildung in soliden malignen Tumoren auf.

Zellbiologische Grundlagen der Blutgefäßneubildung

Wo und unter welchen Bedingungen auch immer Gefäßneubildung stattfindet, der zellbiologische Mechanismus der Angiogenese scheint weitgehend einem einheitlichen Prinzip zu folgen. Neue Blutgefäße entstehen aus vorhandenen Blutgefäßen ohne Muskelschicht, in der Regel aus Kapillaren und kleinen Venolen. Bestimmte auf die Endothelzellen der Kapillaren und kleinen Venolen wirkende Signalsubstanzen lösen die Angiogenese aus. Sie werden als *Angiogenesefaktoren* oder *-mediatoren* bezeichnet. Die zur Angiogenese aktivierten Endothelzellen entwickeln Enzymaktivitäten, z. B. Kollagenase und Plasminogenaktivator, die zum lokalen Abbau ihrer Basalmembran führen. Durch solche „Basalmembranlöcher" wandern zunächst Zytoplasmaausläufer und dann die gesamte Endothelzelle in den Extrazellulärraum. Dabei bleibt sie in Kontakt mit weiteren Endothelzellen, die ebenfalls ihre Ruheposition verlassen und der führenden Endothelzelle in bipolarer Anordnung folgen. Der auf diese Weise entstandene Kapillarsproß bildet nun ein Lumen aus. Dafür werden 2 Mechanismen diskutiert: extrazelluläre Lumenformation durch bogige Veränderung des Zytoskeletts der Endothelzelle oder intrazelluläre Lumenbildung durch konfluierende Vakuolen (Folkman u. Haudenschild 1980).

Die Endothelzellen in der Mitte des Kapillarsprosses beginnen sich zu teilen und liefern damit das Zellsubstrat für die Fortsetzung der Blutgefäßbildung. Die führenden Zellen des Kapillarsprosses zeigen keine Mitosen. Durch Anastomose zweier Kapillarsprossen entsteht eine Kapillarschleife („loop"), und die Perfusion setzt ein. Nach Anlagerung von Perizyten und Ausbildung einer Basalmembran sind neue Kapillaren entstanden. Viele der neuen Mikrogefäße regredieren wieder, andere können bis zur Arterie oder Vene ausreifen.

Viele Einzelheiten dieses komplexen zellulären Geschehens sind noch unbekannt. In den letzten 15 Jahren hat aber besonders die Entwicklung neuer Methoden zum Studium der Angiogenese durch Judah Folkman und seine Mitarbeiter von der Harvard Medical School wesentliche Erkenntnisse über die Auslösung und Aufrechterhaltung des Vorgangs der Blutgefäßneubildung und über die Rolle, die Angiogenesefaktoren dabei spielen, erbracht.

Angiogenesefaktoren

Der erste Angiogenesefaktor wurde 1971 von Folkman et al. beschrieben. Sie konnten zeigen, daß ein Zellprodukt des Walker-256-Karzinoms in der gefäßlosen Kornea das Einwachsen von Kapillaren hervorruft. Seither wurden eine Vielzahl von angiogenen Faktoren von unterschiedlichem Molekulargewicht und verschiedenen Stoffklassen sowohl aus Tumorzellen als auch aus nichtneoplastischen Zellen oder Geweben beschrieben (Übersicht bei Simpson et al. 1973; Folkman 1985). Die meisten dieser Faktoren wurden nur teilweise gereinigt, der Beweis der direkten Wirkung auf Endothelzellen wurde ebenfalls nur in wenigen Fällen erbracht.

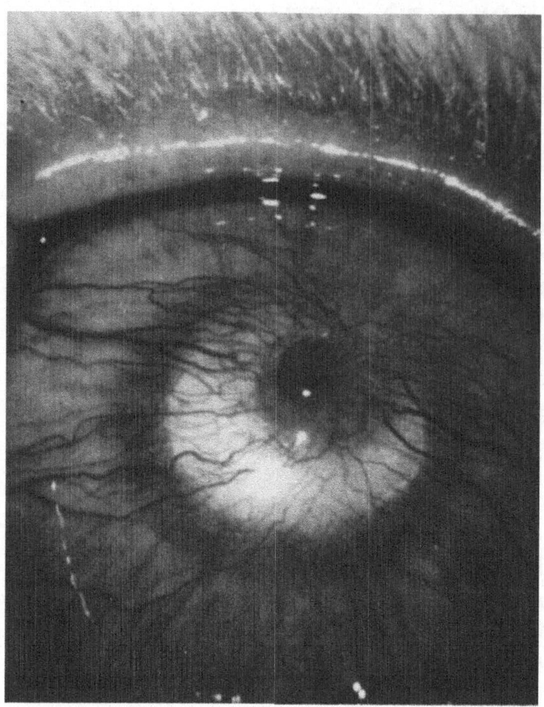

Abb. 1. Angiogenese in vivo: Neovaskularisation der physiologischerweise gefäßlosen Kaninchenkornea durch den Angiogenesefaktor Monozytoangiotropin (MAT). 10 Tage nach Injektion von 50 fmol MAT haben die vom Limbus einsprossenden neuen Blutkapillaren die zentrale Injektionsstelle erreicht und ein fast die gesamte Hornhaut erfassendes Mikrokreislaufsystem ausgebildet

In-vitro-Studien mit geklonten Endothelzellen haben gezeigt, daß es offenbar 2 Klassen von direkt wirksamen Angiogenesefaktoren gibt:

1) Migrationsfaktoren,
2) Wachstumsfaktoren („growth factors").

Migrationsfaktoren stimulieren entweder die ungerichtete Wanderung in Kultur gehaltener Kapillarendothelzellen (Chemokinesis) oder bewirken eine Richtungswanderung entlang dem Gradienten des jeweiligen Faktors (Chemotaxis).

Wachstumsfaktoren stimulieren die Proliferation von Kapillarendothelzellen in der nicht konfluenten Zellkultur.

Dem deutschen Biochemiker Wissler gelang es erstmals, mit biotechnischen Methoden wägbare Mengen eines hochgereinigten Angiogenesefaktors zu isolieren (Wissler 1984). Ausgehend von lektinaktivierten Monozytenkulturen aus 10 000 l Schweineblut konnte er etwa 8 mg der angiogenen Substanz vom Molekulargewicht 4500 darstellen. Der als *Monozytoangiotropin (MAT)* bezeichnete Angiogenesefaktor hat die stärkste bekannte In-vivo-Aktivität. Bereits Pikogrammengen genügen, um bei lokaler Applikation in allen bisher untersuchten Spezies und Geweben neue hämodynamisch wirksame Blutgefäße zu bilden. Abb. 1 zeigt die Neovaskularisation der primar gefäßlosen Kaninchenkornea durch die einmalige Injektion von 200 pg MAT in das Hornhautstroma. Höckel und Mitarbeiter haben die Wirkung dieses angiogenen Monokins in vitro und in vivo untersucht (Höckel et al. 1984, 1985).

Monozytoangiotropin: monozytärer Angiogenesefaktor mit direkter Wirkung auf Kapillarendothelzellen

Im Gegensatz zu den Angiogenesefaktoren aus Tumoren und anderen Endothelzellmitogenen aus nichtneoplastischen Geweben stimuliert der monozytäre Angiogenesefaktor (MAT) in subkonfluenten Kulturen aus Rinderkapillarendothelzellen nicht die Zellproliferation, führt jedoch konzentrationsabhängig (maximale Konzentration 0,1 ng/ml) zu einer signifikanten Steigerung der Endothelzellmigration. MAT löst bei Kapillarendothelzellen einen starken chemokinetischen Effekt aus.

Die augenfälligste Wirkung entfaltet der monozytäre Angiogenesefaktor an konfluenten Monolayern von Kapillarendothelzellen. Die Kapillarendothelzellen lösen sich aus ihrem primären, durch Kontaktinhibierung konstant gehaltenen Zellverband und ändern ihre Morphologie von plumpen polygonalen Zellen über das Stadium der Abrundung zu extrem langgestreckten Zellen mit langen bipolaren zytoplasmatischen Ausläufern. Sie entwickeln zunächst bipolare Vakuolen, die durch eine Kernbrücke voneinander getrennt sind. Schließlich konfluieren die beiden Vakuolen unter Verdrängung des Kerns an den Rand der Zelle. Diese Phänomene laufen konzentrationsabhängig und reversibel ab. Bei weiterer Einwirkung von MAT kommt es insbesondere in der Peripherie der Zellkulturplatte, in der die Zelldichte geringer ist, zur Parallelausrichtung der Zellen. Das Zytoplasma ist jetzt wieder optisch dichter, Vakuolen sind nicht mehr zu erkennen. Auf der Oberseite der ersten Zellschicht (Monolayer) bilden sich strangartige regelmäßige Endothelzellformationen, die in ihrem Aufbau bei lichtmikroskopischer Betrachtung Kapillaren ähnlich sind (Abb. 2). Die elektronenoptische Untersuchung gleicher, allerdings durch Tumormedien hervorgerufener Strukturen in 2 Ebenen zeigte, daß es sich dabei um Röhren han-

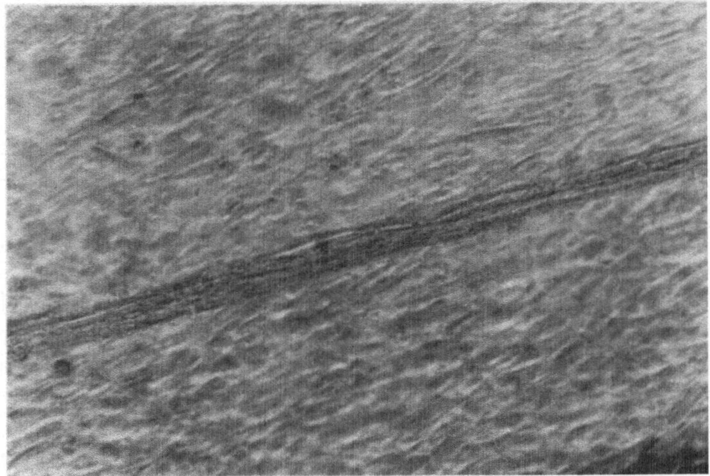

Abb. 2. Angiogenese in vitro: Geklonte Kapillarendothelzellen in konfluenter Zellkultur bilden unter dem Einfluß von MAT in Konzentrationen von pg/ml auf der primären Zellschicht kapillarähnliche Strukturen aus. (Phasenkontrastaufnahme, Vergr. 800:1)

delte, die mit amorphem und fibrillärem Material gefüllt waren (Folkman u. Haudenschild 1980).

Diese In-vitro-Ergebnisse weisen darauf hin, daß der monozytäre Angiogenesefaktor (MAT) offenbar ein Kommunikationsmolekül zwischen Makrophagen und Kapillarendothelzellen darstellt, das Endothelzellen (möglicherweise durch Aktivierung eines Gens) veranlaßt, aus dem durch Kontaktinhibierung fixierten Zellverband im Primärgefäß auszubrechen, in den angrenzenden Interzellulärraum hineinzuwandern und wieder eine Röhrenformation zu bilden. Die angiogene Aktivität des monozytären Angiogenesefaktors ist in vitro nicht mit Endothelzellproliferation verbunden.

Die Gewebereaktionen, die MAT in vivo auslöst, wurden in der primär avaskulären Kornea und in der Haut als primär vaskularisiertem Modell makroskopisch und lichtmikroskopisch beobachtet.

In die Hornhaut des Kaninchens wurden inerte „Slow-release"-Systeme implantiert, die den monozytären Angiogenesefaktor über einen Zeitraum von etwa 2 Wochen in das Stroma abgeben. Der Beginn der Angiogensereaktion zeigt sich bereits 12 h nach Implantation an der Dilatation der angrenzenden Limbusgefäße. Vor Beginn der Ausbildung von Gefäßsprossen entsteht ein flüchtiges Korneaödem. In diesem Stadium lassen sich auch polymorphkernige Leukozyten im Stroma nachweisen, die in charakteristischen Infiltrationsstraßen angeordnet sind. Die Gefäßsprossen und die sich daraus entwickelnden neuen Kapillaren wachsen dann dem Angiotropingradienten zentripetal entgegen (Chemotaxis). In dieser Phase besteht keine perivaskuläre leukozytäre Infiltration mehr. Nach vollständiger Abgabe des Angiogenesefaktors regredieren die neuen Blutgefäße wieder. Dies geschieht in einem Zeitraum von einigen Wochen. Am Abbau der Neokapillaren sind Makrophagen beteiligt.

Die intradermale Injektion von Angiotropin führt zur Ausbildung von zahllosen neuen kapillarähnlichen Gefäßstrukturen in der Kutis. Die neuen Gefäße entstammen aus vorhandenen Kapillaren und Venolen und sind hämodynamisch aktiv. Mikroskopisch finden sich Endothelreaktionen, die auch für die Entzündungs- und Tumorangiogenese typisch sind. Initial kommt es zur selektiven Diapedese von polymorphkernigen Leukozyten, die sich kurzzeitig extravasal nachweisen lassen. Bereits nach 24 h ist die Neovaskularisation makroskopisch und mikroskopisch erfaßbar. Im weiteren Verlauf zeigen Kapillaren und Venolen Ansammlungen mononukleärer mesenchymaler Zellen, deren Ursprung und Funktion noch unbekannt sind.

Ruhende Haarfollikel werden durch die neuen, zusätzlich ausgebildeten Kapillarnetze aktiviert. Ausschließlich im Gebiet der Angiotropininjektion beginnen Haare zu wachsen. Die Transformation ruhender in aktive Haarfollikel als mögliche Folge eines Neovaskularisationsprozesses könnte beispielhaft für den zellulären Mechanismus der Proliferation anderer Zellverbände, z. B. des Endometriums, ovarieller Follikel und auch des Tumorwachstums sein.

Der Nachweis der angiogenen Potenz des Monozytoangiotropins war Voraussetzung für die weiteren Versuche an einem Autotransplantationsmodell mit ungenügender Perfusion (Höckel u. Wissler 1985 a, b)

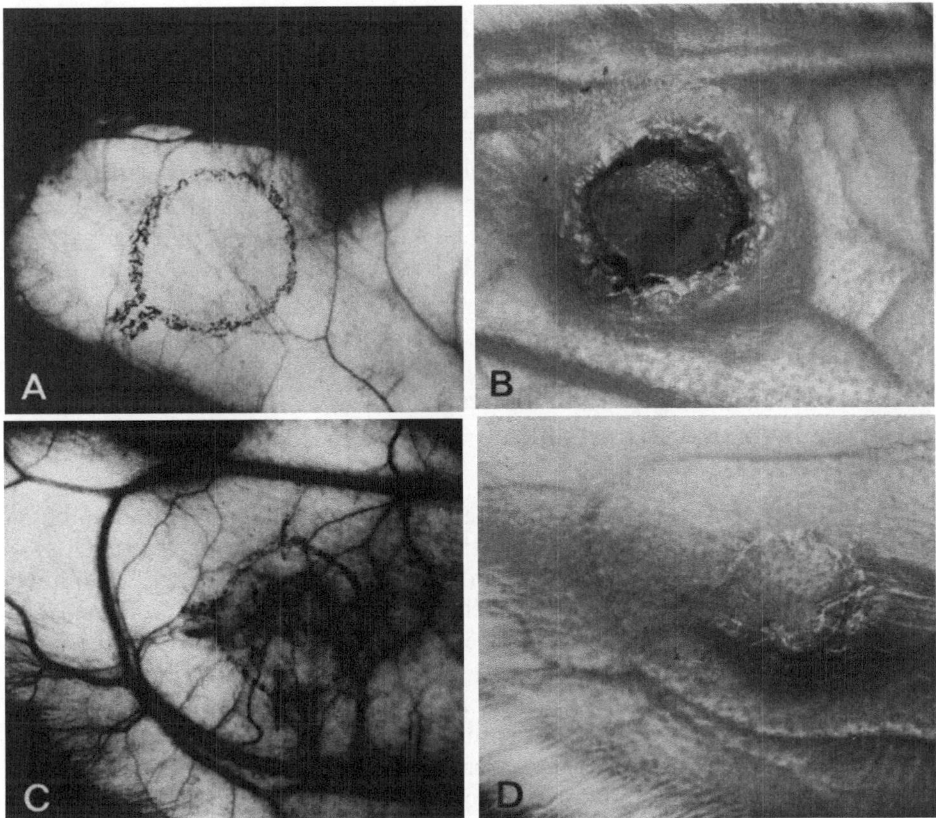

Abb. 3A – D. Therapeutische Angiogenese: Autotransplantationsmodell mit ungenügender Perfusion in der Haut des Kaninchenohrs. Bei normaler Angioarchitektur (**A**) wird der autotransplantierte gestielte Rundlappen abgestoßen und hinterläßt einen bis zur Knorpelunterlage reichenden Hautdefekt (**B**). Nach MAT-induzierter Hypervaskularisation (**C**) heilt das Hauttransplantat mit demselben Stiel-Lappen-Verhältnis primär ein (**D**)

Therapeutische Angiogenese im Tierexperiment

Aus der Rückseite des enthaarten Kaninchenohrs wurden gestielte Rundlappen von ihrer Knorpelunterlage abpräpariert und nach sorgfältiger Blutstillung mit feinem monofilem Nahtmaterial wieder an die Entnahmestelle fixiert. In der ersten Heilungsphase erfolgt die gesamte Blutzufuhr in diesem Modell über den Stiel. Durch Variation der Dimensionen von Transplantat und Stiel kann die kritische Perfusion bestimmt werden.

In einer Versuchsserie mit 8 Kaninchen wurden solche Hauttransplantationen mit einem Stiel-Lappen-Verhältnis von 1:6 durchgeführt. Die Transplantationsstelle an einem Ohr wurde zuvor durch 2 im Abstand von 48 h intradermal injizierte MAT-Applikationen hypervaskularisiert (Abb. 3C). In die spiegelbildlich gelegene Transplantationsstelle am anderen Ohr wurde das Medium (Puffer + Trägerprotein) ohne Zusatz von MAT injiziert, wodurch die primäre

Angioarchitektur nicht verändert wird (Abb. 3A). Alle unbehandelten Transplantate wurden ischämisch nekrotisch und hinterließen nach Abstoßung Defekte, die bis zum Knorpel reichten und einen Granulationswall am Wundrand aufwiesen (Abb. 3B). Die hypervaskularisierten Transplantate heilten primär ein, in der Hälfte der Fälle unter vollständigem Erhalt der Epidermis und der Hautanhanggebilde (Abb. 3D). In 4 Fällen kam es zu meist geringen Epitheldefekten, die Dermis blieb jedoch in jedem Fall erhalten, es traten keine bis zum Knorpel reichenden Defekte auf. Die Versuche zeigen, daß es prinzipiell möglich ist, ischämische Nekrosen mit Hilfe von Angiogenesefaktoren zu verhindern.

Klinische Anwendungsmöglichkeiten von Angiogenesefaktoren in Gynäkologie und Geburtshilfe — Zukunftsperspektiven

Die Bedeutung der Angiogenese für eine Vielzahl physiologischer und pathologischer Prozesse, die eingangs kurz skizziert wurden, lassen breite Anwendungsmöglichkeiten von Angiogenesefaktoren in nahezu allen klinischen Disziplinen erwarten. Im folgenden soll der Versuch unternommen werden, aufgrund der Kenntnis der biologischen Wirkungsweise von Angiogenesefaktoren und der aktuellen Probleme in Gynäkologie und Geburtshilfe Einsatzmöglichkeiten von Angiogenesefaktoren und deren Antagonisten für dieses Fach aufzuzeigen. Es muß betont werden, daß es sich dabei um Perspektiven handelt; Überlegungen, die in jedem Fall erst nach geeigneten präklinischen Versuchen bewertet und in die klinische Praxis umgesetzt werden können.

In der *gynäkologischen Diagnostik* wurde bisher von dem klinischen Phänomen der Angiogenese im Rahmen der kolposkopischen Beurteilung der Portio und bei der thermographischen Untersuchung der Brustdrüsen Gebrauch gemacht. In beiden Fällen werden Neovaskularisationsprozesse als potentielle präneoplastische Marker nachgewiesen. Das Vorhandensein atypischer Gefäße bei der kolposkopischen Untersuchung weist i. allg. auf ein Carcinoma in situ oder ein bereits invasives Zervixkarzinom hin.

Hyperplastische Brustdrüsenveränderungen führen zu einer thermographisch erkennbaren lokalen Temperaturerhöhung. Die Fähigkeit neoplastischer Zellen, Angiogenese zu induzieren, ist jedoch nicht abhängig von ihrer Dignität. Klinisch benigne Hyperplasien können bereits stark angiogen wirken, während mikroinvasive Karzinome nicht in jedem Fall die Neovaskularisation stimulieren. Darüber hinaus können chronische Entzündungsprozesse ebenfalls die Bildung neuer Blutgefäße hervorrufen.

Prinzipiell ist es möglich, mit radioaktiv markierten Antikörpern gegen Angiogenesemediatoren kleine Angiogenesezonen zu lokalisieren. Wegen der oben genannten Einschränkungen sind derartige diagnostische Verfahren jedoch allenfalls bedingt oder in Kombination mit anderen Daten zur Malignomfrüherfassung geeignet.

Möglicherweise könnten Angiogenesefaktoren jedoch für die *geburtshilfliche Diagnostik* bedeutsam werden. Die Plazentavaskularisation ist der intensivste nichtmaligne Neovaskularisationsprozeß. Angiogenesefaktoren wurden in relativ hoher Konzentration in Plazentahomogenaten nachgewiesen und teilweise gereinigt (Büki u. Seppä, im Druck).

Vaskularisationsstörungen der Plazenta führen zu den schwerwiegendsten perinatalen Komplikationen: Fehlgeburt, Frühgeburtlichkeit, Mangelentwicklung, intrauteriner Kindstod, vorzeitige Plazentalösung, intrapartale kindliche Asphyxie. Bisher sind Vaskularisationsstörungen der Plazenta nur post partum durch die histologische Untersuchung des Mutterkuchens erfaßbar.

Sobald die plazentaren Angiogenesefaktoren in reiner Form vorliegen, können immunchemische Nachweismethoden entwickelt werden. Vielleicht besteht sogar Kreuzreaktivität mit anderen bereits bekannten Angiogenesefaktoren oder mesenchymalen Wachstumsfaktoren. Es wird eine lohnende Aufgabe sein, die im Schwangerschaftsverlauf ermittelten Konzentrationen dieser Mediatoren im mütterlichen Blut oder im Fruchtwasser mit der Schwangerschaftsentwicklung, dem Geburtsverlauf und der Plazentahistologie zu korrelieren. Die Zukunft wird zeigen, ob damit im Gegensatz zur endokrinologischen Diagnostik ein idealer Screeningparameter der Schwangerschaftsentwicklung gefunden werden kann oder ob zumindest ein neues, von den bisherigen Meßgrößen unabhängiges Kriterium für die pränatale Diagnostik zur Verfügung stehen wird.

Mit Angiogenesefaktoren könnte es auch möglich sein, *Vaskularisationsstörungen der Plazenta* zu therapieren. Dazu müßten die mediatorbeladenen „Slow-release"-Systeme, die bereits entwickelt wurden, transabdominal ultraschallgesteuert an verschiedenen Stellen in die Plazenta implantiert werden. Alternativ könnte eine Partikelsuspension unter fetoskopischer Sicht selektiv in die Nabelarterie injiziert werden. Die Partikel müßten sich als Mikrothromben gleichmäßig in der fetalen plazentaren Endstrombahn verteilen und könnten hier die Angiogenesefaktoren lokal freigeben.

Technisch viel einfacher ließe sich eine hypervaskularisierte Zone im Endometrium durch Injektion eines Angiogenesefaktors erzeugen. Damit würden möglicherweise bessere Implantationsbedingungen für eine in vitro fertilisierte Eizelle geschaffen, und die Erfolgsrate dieser neuen gynäkologischen Methode würde verbessert.

Für die vorbereitenden Tierversuche können zunächst die bereits vorhandenen Angiogenesefaktoren verwendet werden, so daß in absehbarer Zeit eine derartige Anwendungsmöglichkeit experimentell überprüft werden könnte.

Die Kenntnis der Biomechanismen der Gefäßneubildung und ihrer Pro- und Antagonisten wird vermutlich zuerst die therapeutischen Möglichkeiten in der operativen Medizin und der Onkologie erweitern. Die bereits von Höckel und Mitarbeitern (Höckel u. Wissler 1985a,b) in Tierversuchen erfolgreich durchgeführte *therapeutische Angiogenese* könnte in weiten Bereichen der operativen Gynäkologie Anwendung finden.

In der Vulva- und Mammachirurgie, bei der Genitalrekonstruktion stellen Autotransplantationen von freien Hautlappen oder Hautverschiebelappen häufige operative Teilschritte dar. Hier ließe sich das Prinzip der therapeutischen Angiogenese besonders einfach anwenden, da durch Injektion von Angiogenesefaktoren die präoperative Neubildung zusätzlicher Mikrogefäße im Transplantat immer und im Transplantatbett oft möglich ist. Dadurch stehen in der

Volumeneinheit des Gewebes nicht nur mehr hämodynamisch wirksame Mikrogefäße zur Verfügung, sondern die neuen Gefäße befinden sich auch in einem bereits aktivierten Zustand, der das schnellere Zustandekommen von Anastomosen zwischen den Mikrogefäßen des Transplantats und des Transplantatbetts erwarten läßt. Das Angehen von freien Hautlappen auch in ungünstigen Fällen würde möglich und − wie bereits im Tierexperiment gezeigt − die Geometrie der Verschiebelappen könnte zu einem effektiveren Stiel-Lappen-Verhältnis verbessert werden.

Primär nekrosegefährdete Areale von Hauttransplantaten könnten präoperativ hypervaskularisiert werden. Beispiele hierfür sind die Brustwarze bei der subkutanen Mastektomie und der Brustwarzentransplantation oder spitz zulaufende Transplantatflächen. In Weiterführung dieses Konzepts könnte zum Gewebeersatz bei Defekten, die z. B. nach radikalen Tumoroperationen entstehen, eine bioabbaubare Matrix mit Angiogenese- und Wachstumsfaktoren versetzt werden, die die schnelle und ausreichende Invasion und Proliferation von Endothelzellen, Fibroblasten und anderen mesenchymalen Zellen bewirken. Diese Matrix könnte dann mit einem Spalthautmeshgraft oder einem Monolayer in Kultur gehaltener Epithelzellen beschichtet werden.

Nahtmaterialien, die Angiogenesefaktoren enthalten, könnten zur Adaptation und für die Anastomosen in Geweben mit reduzierter Wundheilungstendenz, insbesondere bei *Operationen in vorbestrahltem Gebiet* Anwendung finden.

Es sollte auch geprüft werden, ob derartige Nahtmaterialien oder Angiogenesefaktoren in anderer Depotform in der konservativen *Tubenchirurgie* eingesetzt werden können. Lokale Mikronekrosen im Nahtbereich lassen sich damit möglicherweise reduzieren. Geringere narbige Diskontinuitäten der Tubenschleimhaut und bessere Fertilitätschancen könnten resultieren.

Angiogenesefaktoren könnten schließlich auch *Fisteloperationen* erleichtern. Insbesondere bei Fisteln, die durch Reduzierung des Mikrogefäßsystems nach lokaler Radiatio entstanden sind (z. B. Fisteln zwischen Scheide und Rektum und/oder Blase nach Radiumeinlagen), sollte versucht werden, ob nicht eine präoperative Neovaskularisation der unmittelbaren Fistelumgebung die Heranführung von Geweben mit zusätzlichen Mikrogefäßen an die Stelle des Fistelverschlusses ersetzen kann. Die operativ aufwendige Transplantation von großem Netz, Fett- oder Muskellappen könnte möglicherweise eingespart werden. Die Fisteloperation ließe sich auf die Exzision der Fistel und den Verschluß durch hypervaskularisiertes benachbartes Gewebe reduzieren.

Angiogeneseinhibitoren − Antiangiogenese als Tumortherapie

Die größten Hoffnungen verbinden die Angiogeneseforscher derzeit mit der klinischen Anwendung der *Antiangiogenese* zur Therapie solider Malignome (Folkman 1972; 1985).

Die grundlegenden Arbeiten von Judah Folkman und seinen Mitarbeitern haben gezeigt, daß die Entwicklung der klinischen Malignität eines neoplastischen Prozesses von der Angiogenese abhängig ist und daß zur Aufrechterhaltung der Tumorvaskularisation die ständige Stimulierung der Angiogenese notwendig ist. Ohne Neovaskularisation bleiben die Malignome Zellpopulationen von 2 – 3 mm Durchmesser, deren Stoffwechsel ausschließlich durch Diffusion erfolgt. Solche avaskulären Kleinsttumoren sehen wir gelegentlich im Rahmen der Peritonealkarzinose beim Ovarialkarzinom als weißliche, bis hirsekorngroße Stippchen.

Avaskuläre solide Tumoren setzen – soweit bisher bekannt – keine, zumindest keine hämatogenen Metastasen und führen kaum zu klinischen Funktionseinschränkungen, bei gynäkologischen Tumoren bedingt durch Lymphstau, Harnaufstau, Tumorblutungen, Ileus, Kachexie und die Ausbildung paraneoplastischer Syndrome. Sie sind empfindlicher gegenüber der körpereigenen Tumorabwehr und, wenn sie lokalisiert werden können, immer operabel.

Auf der Suche nach Angiogeneseinhibitoren fiel der Bostoner Arbeitsgruppe zunächst der Knorpel auf. Osteosarkome invadieren beispielsweise kaum den benachbarten Knorpel, Knochenmetastasen des Mammakarzinoms in den Wirbelkörpern befallen in der Regel nicht die Bandscheiben.

Die Implantation von Knorpelstückchen in die Kornea zwischen die Limbusgefäße und den weiter zentral implantierten Tumor verhinderte das Wachstum neuer Gefäße auf den Tumor zu. Inzwischen konnten Angiogeneseinhibitoren aus Knorpel isoliert und teilweise gereinigt werden. Die antiangiogene Wirkung einiger Knorpelfaktoren beruht offenbar auf ihrer Wirkung als Kollagenaseinhibitoren.

Lokal appliziertes Medroxyprogesteron hemmt im Korneamodell ebenfalls die tumorinduzierte Angiogenese. Diese Wirkung konnte jedoch bei systemischer Gabe bisher nicht nachgewiesen werden. Der erste systemisch wirksame Antiangiogenesefaktor war der Heparinantagonist Protaminsulfat. Wegen der hohen Toxizität dieser Substanz in Dosen, die für die antiangiogene Wirkung notwendig sind, kommt sie jedoch für die klinische Anwendung nicht in Frage.

Völlig unerwartet wurde von Folkman und Mitarbeitern im Tierexperiment eine starke antiangiogene Wirkung mit weitgehender Tumorregression bei der systemischen Gabe einer Kombination von *Heparin und Kortison* gefunden. Inzwischen wurde gezeigt, daß diese Wirkung weder an die Glukokortikoid- noch an die Mineralokortikoidaktivität des Kortikosteroids und auch nicht an die antikoagulatorische Wirkung des Heparins gebunden ist. Ein Hexasaccharidfragment des Heparins ohne bisherige biologische Wirkung in Kombination mit 11α-Epikortisol, das weder Glukokortikoid- noch Mineralokortikoidaktivität aufweist, supprimiert die Neovaskularisation. Der Wirkungsmechanismus ist bislang völlig unbekannt.

Ein weiterer Zugang zur Antiangiogenese wird durch die Gewinnung monoklonaler *Antikörper gegen* die gereinigten *Angiogenesefaktoren* erwartet.

Wie bedeutsam die erfolgreiche Weiterentwicklung einer Angiogeneseinhibierung als lokale und systemische Tumortherapie für die gynäkologische Onkologie sein könnte, liegt auf der Hand.

Zusammenfassung

Als Angiogenese wird der Prozeß der Bildung neuer Blutkapillaren bezeichnet. Angiogenese findet sowohl während der Embryonalentwicklung als auch postembryonal im Rahmen vieler physiologischer und pathologischer Situationen statt. Das Tumorwachstum ist von der Angiogenese abhängig. In der Physiologie der weiblichen Fortpflanzungsorgane spielt die fortlaufende Neubildung von Blutgefäßen eine besondere Rolle.

Der zellbiologische Mechanismus der Angiogenese scheint unabhängig von Ort und Stimulus weitgehend einem einheitlichen Prinzip zu folgen. Bestimmte Signalsubstanzen lösen die Angiogenese aus. Sie werden Angiogenesefaktoren oder -mediatoren genannt.

Der aus aktivierten Monozyten (Makrophagen) gewonnene Angiogenesefaktor Monozytoangiotropin (MAT) führt in vivo bereits in Pikogrammengen in allen untersuchten Geweben und Spezies zur Gefäßneubildung. Geklonte Kapillarendothelzellen werden durch MAT zur Migration angeregt und formieren sich unter dem Einfluß dieses Monokins in vitro zu kapillarähnlichen Strukturen.

Die durch intradermale Injektion von MAT hervorgerufene Hypervaskularisation ließ sich in einem Autotransplantationsmodell in der Kaninchenhaut therapeutisch zur Verhinderung ischämischer Nekrosen im transplantierten Hautlappen nutzen.

Aufgrund ihrer Wirkungsweise lassen Angiogenesemediatoren und -inhibitoren breite Anwendungsmöglichkeiten in nahezu allen klinischen Disziplinen erwarten. Für die gynäkologische Diagnostik erscheint die Erfassung von Gefäßneubildungsprozessen als präneoplastischer Marker interessant. Im Rahmen der geburtshilflichen Diagnostik könnten durch Bestimmung von Angiogenesefaktoren Vaskularisationsstörungen der Plazenta frühzeitig erkannt werden. Solche Plazentavaskularisationsstörungen, die zu schweren perinatalen Komplikationen führen können, lassen sich möglicherweise durch geeignete Gabe bestimmter Angiogenesefaktoren therapieren. Durch lokale Applikation von Angiogenesefaktoren ins Endometrium ließe sich eine hypervaskularisierte Zone mit besseren Implantationsbedingungen für eine in vitro fertilisierte Eizelle schaffen.

Die bereits im Tierversuch erfolgreich durchgeführte „therapeutische Angiogenese" könnte auch in weiten Bereichen der operativen Gynäkologie Anwendung finden; insbesondere bei der Deckung von Hautdefekten, bei nekrosegefährdeten Anastomosen und für den Verschluß radiogener Fisteln.

Die größten Hoffnungen verbinden die Angiogeneseforscher mit der klinischen Anwendung von Angiogeneseinhibitoren zur Therapie solider Tumoren. Die „Antiangiogenese" könnte ein neuartiges Konzept der lokalen und systemischen Tumortherapie für die gynäkologische Onkologie werden.

Literatur

Büki KG, Seppä H (im Druck) A low molecular weight chemoattractant for vascular endothelial cells. FEBS Lett

Folkman J (1972) Anti-angiogenesis: New concept for therapy of solid tumors. Ann Surg 175:409

Folkman J (1985) Tumor angiogenesis. Adv Cancer Res 43:175–203

Folkman J, Haudenschild C (1980) Angiogenesis in vitro. Nature 288:55

Folkman J, Merler E, Abernathy C, Williams G (1971) Isolation of a tumor factor responsible for angiogenesis. J Exp Med 133:275

Höckel M, Wissler JH (1985a) Monokininduzierte Neovaskularisation – ein neuer Weg zur Erweiterung operativer Möglichkeiten. In: Kaiser R (Hrsg) Klinische Forschung in der Gynäkologie und Geburtshilfe. Thieme, Stuttgart New York

Höckel M, Wissler JH (1985b) Prevention of ischemic tissue necrosis in autotransplants of rabbit skin by an angiogenic monokine. Fed Proc 44:1880

Höckel M, Beck T, Wissler JH (1984) Neomorphogenesis of blood vessels in rabbit skin induced by a highly purified monocyte-derived polypeptide (monocyto-angiotropin) and associated tissue reactions. Int J Tissue React 6:323–331

Höckel M, Sasse J, Wissler JH (1985) An isolated monocytic angiogenesis mediator stimulates the migration of capillary endothelial cells in vitro. Biol Chem 366:802

Simpson JG, Fraser RA, Thompson WD (1983) Angiogenesis and angiogenesis factors. Prog Appl Microcirc 1:71–85

Wissler JH (1984) Large scale techniques for production and isolation of cellular effector substance of regenerative tissue morphogenesis by culturing cells in serum-free, synthetic fluids: Design, preparation and use of a novel medium. Blood Cells Nucl Med 2:393–471

Zur Stellung der bildgebenden Verfahren in der gynäkologischen Onkologie

G. KINDERMANN

Das Vertrauen in die Leistungsfähigkeit der apparativen Diagnostik ist bei Ärzten und Patienten groß.

Zuviel Technik?

Unbehagen gegen einen übermäßigen Gebrauch medizinisch-technischer Diagnostik wird aber auch von Kollegen nichtoperativer Fächer geäußert: Der Sozialmediziner und Physiologe Hans Schäfer, der Darmstädter Internist Felix Anschütz, der Internist Rudolf Groß meinen übereinstimmend, daß viele Ärzte vergessen hätten, daß das Gespräch mit dem Patienten zur Diagnose besonders viel, ja mehr beitrage, daß die Anamnese und der unmittelbare klinische Befund unverändert zu 80–90% zur Diagnosestellung führen würden und daß nicht zuletzt durch eine „unerträglich hohe Zahl falsch-positiver Ergebnisse" die medizinisch-technische Diagnostik belastet sei, da sie Gesunde zu Unrecht krank erscheinen lasse. Zitiert wird dabei auch ein Wort, das im November 1985 durch die Medien ging: Nach Ermittlung der Weltgesundheitsorganisation (WHO) sei ein großer Teil der heutigen Röntgendiagnostik überflüssig.

Dahinter stecken auch Sorgen der Kostenentwicklung. So wird den Organisationen der Kassenärzte und der Krankenkasse nachgesagt, daß sie die Verrechnungsweise für technische Leistungen wirksam ändern sollen. „Zuwendungsintensive" Leistungen des Arztes, also vor allem das zeitaufwendige, aber diagnostisch aufschlußreiche und oft auch heilsame Gespräch zwischen dem Patienten und dem Arzt sollen nicht länger zugunsten der technischen Leistung unterbewertet werden, und zudem will man verhindern, daß die Kosten für die Untersuchung mit millionenschweren Großgeräten steil in die Höhe schnellen und dazu beitragen, unser medizinisches Versorgungssystem an den Rand der Bezahlbarkeit zu bringen.

Man sieht eine unheilige Allianz zwischen dem Patienten und dem Arzt heraufziehen, der der „Anbieter technischer Leistungen" hierbei sei. Dem Patienten wird ein Befundaberglaube auf technischen Totalservice unterstellt, und es wird vermutet, daß auch sein eigener drängender Anspruch auf eine derartige Medizin zu „Überdiagnostik" und unnötigen medizinischen Leistungen beitrage.

Differenziertes Vorgehen erforderlich

In der gynäkologischen Onkologie fällt m. E. aufgrund eines einfach erhebbaren klinischen Befundes, einer zumeist bereits ausgereiften morphologischen Diagnostik (z. B. Zervixkrebsfrüherkennung) die Forderung nach einer rationellen Anwendung technischer Zusatzdiagnostik nicht allzu schwer. Hier läßt sich, wie in allen operativen Fächern, Effizienz und Effektivität medizinischer Diagnostik durch die postoperative histologische Untersuchung in der Mehrzahl der malignen Erkrankungen reproduzierbar am Einzelfall überprüfen. Eine pauschale Ablehnung der sog. Apparatemedizin wäre ein irrationaler Akt und mindestens genauso unsinnig wie eine Überschätzung der bildgebenden Verfahren in der Onkologie. Die Frage stellt sich, wie man zweckmäßig bei der technischen Zusatzdiagnostik gynäkologischer Malignome vorgehen solle. Meine Meinung ist: sparsam! Es kann nicht angehen, Ehrgeiz zu entwickeln, durch möglichst viele additive bildgebende Verfahren, wie sie z. B. heute in einer leistungsfähigen, spezialisierten Radiodiagnostik angeboten werden, die ärztliche Forderung nach einer gezielten Indikation zu verwischen. Die Frage, welches Verfahren oder welche Kombination von Verfahren benutzt werden sollen, ist von Organtumor zu Organtumor verschieden und für jede gezielte Fragestellung und Krankheit neu zu stellen. Der Hang zu standardisierten „Programmen" in der prätherapeutischen Diagnostik, aber auch der Tumornachsorge birgt die Gefahr von überflüssigen und oftmals die Patientin auch belastenden, zumindest belästigenden Untersuchungen.

Verfahren in der Tumordiagnostik

Über detaillierte Vorschläge oder sogar Empfehlungen einer rationellen Diagnostik bildgebender Verfahren bei gynäkologischen Tumoren wird man im Einzelfall streiten können und müssen. Denn gynäkologische Tumoren sind keine klinische Entität, sondern stellen eine Vielzahl verschiedenster Gewächse der unterschiedlichen weiblichen Genitalorgane dar. Dementsprechend müssen die Bedingungen für die Diagnostik auch unterschiedlich sein, Verallgemeinerungen würden wenig nützen. Der Trend, moderne diagnostische Verfahren in großer Zahl präoperativ bei allen Erkrankungen anzuwenden, ist aber auch nicht zu übersehen. Was ist nun sinnvoll und erkenntnisfördernd, was unnötig?

Für die präoperative Einschätzung des Ausbreitungsstadiums gynäkologischer maligner Tumoren (Abb. 1) sind traditionelle Methoden bewährt und neuere bildgebende Verfahren empfohlen (s. Übersicht). Keiner der aufgeführten Untersuchungsmethoden ist eine Monopolstellung zuzusprechen. Ihr Wert für die Diagnose und Therapieplanung ist sehr unterschiedlich anzusehen, z. T. ergibt er sich erst durch eine je nach Organtumor differenzierte Addition einzelner Verfahren.

Bildgebende Verfahren für das präoperative Staging gynäkologischer Tumoren

Sonographie	Endoskopie:
Computertomographie	Laparoskopie
Lymphographie	Zystoskopie
Urographie	Rektoskopie
Kolonkontrasteinlauf	Kolposkopie
Kernspintomographie	Hysteroskopie

Nuklearmedizin (Lymph-, Leber-, Knochenszintigraphie)

Endoskopische Methoden

Verallgemeinernd könnte man sagen, daß alle endoskopischen Methoden den Vorteil haben, daß direkt, ggf. auch mit bioptischer (histologischer) Überprüfung Dignität und Ausdehnung eines Tumors der Genitalorgane entschieden werden können. Die Verfahren verursachen vergleichsweise niedrige Kosten. Schon bewährte Methoden sind hier v. a. die Laparoskopie, die Rektoskopie und die Zystoskopie und für die Cervix uteri die Kolposkopie.

Nuklearmedizinische Methoden

Unter dem Gesichtspunkt von Effektivität und Effizienz spielen nuklearmedizinische Untersuchungsmethoden bei den gynäkologischen Tumoren nur eine untergeordnete Rolle. Die Lymphoszintigraphie etwa ist wegen ihrer eingeschränkten Treffsicherheit im Vergleich zur Lymphographie (Kindermann et al. 1970) und vermutlich auch zur Computertomographie, was noch nicht überprüft worden ist, eine Methode, von der man aus reinen diagnostischen Gründen abgerückt ist. Die Bedeutung der Leber- und Knochenszintigraphie ist mit Ausnahme des Ovarialkarzinoms bei malignen Erkrankungen des Beckens gering, weil auch in ausgedehnten lokalen Krebsstadien (Vulva, Vagina, Zervix, Korpus) Fernmetastasen in der Leber und im Knochen eine zu vernachlässigende Rarität darstellen. Daher sind diese Methoden im präoperativen diagnostischen Programm entbehrlich. In der Tumornachsorge erscheinen sie mir im Einzelfall wertvoll. Hier führt dann aber der klinische Verdacht, eine eventuelle Symptomatologie, zu diesen bildgebenden Verfahren.

Computertomographie

Die Nachfrage nach der Computertomographie ist bei den Patienten groß. Irrationale Vorstellungen von einer Art sicherer Ganzkörperdiagnostik scheinen da vorzuherrschen. Aus meiner Sicht ist der Wert der CT, ihre Treffsicherheit im kleinen Becken enttäuschend. So wurde dieses neuere bildgebende Verfahren hinsichtlich der Bestimmung der Dignität von Tumoren der weiblichen Genitalorgane und ihrer kontinuierlichen lokalen Ausdehnung in prospektiven Untersuchungen geprüft. Die Methode enttäuschte beim Vaginalkarzinom, beim Zervixkarzinom, beim Endometriumkarzinom und auch beim Ovarialkrebs. Sie übertraf an Sicherheit keinesfalls die klinische Untersuchung (Staging). Das ist zu wenig. So wurde der Wert der CT in erster Linie in der präoperativen Einschätzung des Lymphknotenstatus gesucht, wo höchstens noch in der Lymphographie (Kindermann et al. 1970) eine ältere Konkurrenzmethode angewandt wird. Die Diagnostik iliakaler, also intrapelviner Lymphknoten durch das CT zeigte eine ganz unzureichende Treffsicherheit in den vorliegenden Studien. Überprüft man nämlich beim Zervixkarzinom die präoperative Aussage des CT über den Lymphknotenstatus postoperativ durch die histologische Aufarbeitung der entfernten Lymphknoten, wie das Christ et al. (1983) berichtet haben, so ergibt sich nur eine Übereinstimmung zwischen präoperativem CT-Befund und postoperativem histologischen Befund in 57% der Fälle. Das ist zu unbefriedigend, um therapeutische Konsequenzen an einem CT-Befund festzumachen.

Wir haben daher auch die routinemäßige präoperative CT-Untersuchung beim Zervixkarzinom aufgegeben. Nur beim inoperablen Krebs können wir in dem CT-Befund eine gewisse Hilfestellung für die radiotherapeutische Planung sehen, wenn es um den Bereich der paraaortalen Lymphknotenstationen geht, bei denen (nicht nach eigenen Untersuchungen, aber nach Berichten der Literatur) die Treffsicherheit des CT-Befundes besser sein soll, als sie sich im Bereich der iliakalen Beckenlymphknoten erwies. Nach unserer Erfahrung ließen sich so zumindest größere Metastasen für die Radiotherapie lokalisieren.

Zu ähnlichen Folgerungen kamen wir beim Ovarialkrebs in einer analogen kooperativen Untersuchung unserer Klinik mit dem Institut für Radiologie der Freien Universität Berlin (Lochner et al. 1982). Die Dignitätsbestimmung der CT bei Ovarialtumoren erwies sich als nicht ausreichend zuverlässig. In 80% der Fälle wurde bei gutartigen Tumoren die Dignität richtig eingeschätzt, bei malignen Geschwülsten jedoch nur in 60%. Wir erklären dies auch dadurch, daß die Dignitätsaussage „maligne" erst bei organüberschreitendem Wachstum, also fortgeschrittenem Stadium sicherer zu treffen war. Der Nachweis einer peritonealen Tumoraussaat ist häufig nicht möglich gewesen, auch metastatisch befallene Lymphknoten beim Ovarialkarzinom entzogen sich dem Nachweis, wenn sie nicht deutlich vergrößert waren. So kam es zum „Understaging" (Lochner et al. 1982).

Wir nutzen daher heute die CT prätherapeutisch nur in fortgeschrittenen inoperablen Situationen eines Vaginal-, Zervix- oder Korpuskarzinoms. Anders verhält es sich bei der Nachsorge, der Verlaufskontrolle. Hier wird die CT gezielt unter der Fragestellung von Lymphknotenrezidiven, insbesondere paraaortal indiziert. Zu routinemäßig ins Nachsorgeprogramm eingesetzten Untersuchungen gehört das CT bei uns nicht.

Kernspintomographie

Dieses neue Verfahren liefert derzeit nach meiner Kenntnis noch keine Untersuchungsergebnisse über Tumoren gynäkologischer Organe. Daher muß die Bewertung für Aufgaben der gynäkologischen Onkologie noch abgewartet werden. Die Erwartung, im Gegensatz zu dem gewohnten bildgebenden Verfahren, hier eine ganz andere Darstellungsart zu erreichen, ist groß. Durch bereits heute anwendbare Magnetfeldstärken können Elemente wie Wasserstoff und Phosphor zur Abbildung genutzt werden. Es wird darauf hingewiesen, daß die Geräte mit den stärkeren Magnetfeldern noch nicht hinlänglich daraufhin geprüft sind, ob der menschliche Organismus darunter nicht Schaden nimmt. Ist diese Gefahr ausgeschlossen und gehen die Hoffnungen in Erfüllung, so wird man vielleicht in Zukunft zu einer Art biochemischer Topographie gelangen, wenn man etwa Gebiete mit energiereichen Phosphaten lokalisieren kann (z. B. gesundes gegen phosphatarmes nekrotisches Gewebe, etwa beim Herzinfarkt).

Sonographie

In der gynäkologischen Tumordiagnostik ist die Sonographie fest verankert. Erwartet wird dabei eine Bestimmung der Artdiagnose (der Dignität), eine Festlegung der Konsistenz, der Beschaffenheit des Tumors, also im Groben die Unterscheidung zumindest des soliden und des zystischen Gewächses, sowie die Bestimmung der Zugehörigkeit des Tumors zu dem oder den Beckenorganen (s. Übersicht). Trotz unbestreitbarer technischer Verbesserungen besitzt allerdings

Bezugskriterien der Sonographie bei gynäkologischen Tumoren

Artdiagnose	— Dignität
Beschaffenheit	— Konsistenz
Organzugehörigkeit	— Ausdehnung

die Sonographie derzeit bei Tumoren der unteren Genitalwege (Vulva, Scheide, Zervix) keine Relevanz (Hackelöer u. Hansmann 1984). Möglicherweise wird aber in naher Zukunft durch neu entwickelte Sonden, wie sie analog in der Urologie und in der Hals-Nasen-Ohren-Heilkunde verwendet werden, auch das Innere des Uterus besser deutbar. Eine besondere Hilfe bietet die Sonographie zur Unterscheidung von intrapelvinen Tumoren an. Hier stellt sie als „sehender Finger" die Idealergänzung zur klinischen Untersuchung dar. Das Verfahren dürfte daher heute als obligatorisch bei der präoperativen Durchuntersuchung intraabdominaler gynäkologischer Tumoren angesehen werden. Es wundert nicht, daß in der Literatur die Methode nahezu uneingeschränkt für die Ovarialtumoren bejaht wird (vgl. Übersicht).

Diagnostische Sicherheit der Sonographie bei Ovarialtumoren

Autoren	n	Richtig	Überwiegend richtig	Falsch
Morley u. Barnett (1970)	178	54%	35%	10%
Cochrane u. Thomä (1973)	201	82%		18%
Schillinger et al. (1976)	199	60%	33%	7%
Lawson u. Albarelli (1977)	251	91%		9%
Kratochwil et al. (1978)	183	86%	7%	7%
Schlensker u. Beckers (1980)	224	80%	9%	11%

Zudem fehlen ihr belastende oder belästigende Nachteile radiologischer oder nuklearmedizinischer Methoden. Die diagnostische Treffsicherheit lag nach der dargestellten Literatur (Auswahl) zwischen 54 und 86%. Was bedeutet das? Die Vorgabe in diesen Untersuchungsreihen war die richtige, postoperative überprüfte Voraussage von Organzugehörigkeit, Konsistenz und Dignität des Tumors. Analysiert man die Ergebnisse, so ergibt sich, daß die letztgenannte Aufgabe am unbefriedigendsten zu lösen war, verständlicherweise, da es sich bei der Sonographie um eine makroskopische morphologische Methode handelt! Eine Ausnahme mögen die fortgeschrittenen Karzinome vor allem dann bilden, wenn ein leicht zu diagnostizierender Aszites oder eine massive Organüberschreitung die Bewertung erleichtern. So sehr die Sonographie heute zum Repertoire jeder präoperativen Untersuchung intrapelviner Tumoren gehören mag, so sehr ist auch vor einer Überforderung der Methode im Sinne einer verläßlichen präoperativen Aussage oder eines korrekten Staging im Falle eines Karzinoms zu warnen. Betrachtet man nämlich wie Meyenburg (1984) in der Studie der Berliner Klinik kritisch die Sonographie unter dem Gesichtspunkt

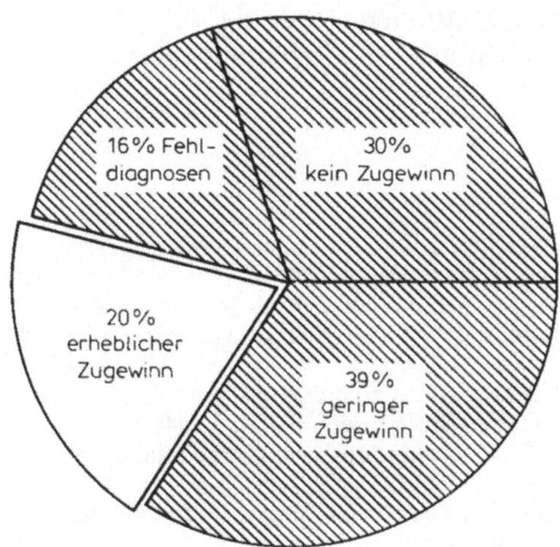

Abb. 1. Diagnostischer Zugewinn durch die Sonographie bei (n = 146) Ovarialtumoren. (Nach Meyenburg 1984)

des diagnostischen Zugewinns bei üblicher klinischer Untersuchung und radiologischer Grunddiagnostik (Inspektion und Palpation; Urographie, ggf. Kolonkontrasteinlauf) so bleibt letztlich auch für diese Methode wie für alle bildgebenden Verfahren die kritische Einschränkung einer ergänzenden Methode (Abb. 1). „Man unterliegt oft genug der Versuchung, Gesehenes mit dem Etikett einer Diagnose zu versehen und wird dann Fehlschläge hinnehmen müssen, die fälschlich der Methode angelastet werden könnten. Kein Tumor produziert ein charakteristisches Echomuster, an dem sich eine Diagnose mit Sicherheit festmachen ließe. Weil die bildgebenden Methoden Interpretation verlangen, sind subjektive Einflüsse nicht ausschließbar. Dennoch läßt sich Zugewinn an Informationen im gynäkologischen Bereich durch die Anwendung der Ultraschallschnittbildmethode erzielen. Dies geschieht wohl am besten durch eine mehr beschreibende Interpretation der Befunde, nicht durch die spekulative Suche nach der einen möglichen Diagnose" (Meyenburg 1984).

Zusammenfassung

In den vielfältigen bildgebenden Verfahren bei der prätherapeutischen Einschätzung gynäkologischer Tumoren, aber auch in der Nachsorge sehe ich wertvolle Ergänzungen des klinischen Befundes. Ihr Nutzen ist bei gezielter Anwendung und individuellen Fragestellungen am größten. Der Gebrauch der Methoden ist unterschiedlich − je nach Organtumor −, und ihre Treffsicherheit ist stets nach Art und Ausbreitungsmodus eines Malignoms und angewandtem Verfahren recht unterschiedlich. Nach meiner Auffassung ist nur in wenigen Bereichen, wie z. B. der Nachsorge, ohne gezielte Indikation, ohne klinischen Hinweisbefund die Anwendung bildgebender Verfahren (z. B. nuklearmedizinische Methoden zum Ausschluß einer Generalisierung einer Erkrankung, Computertomographie zur Beurteilung des Retroperitonealraumes) sinnvoll. Die Indikation zu Einzelverfahren wird also nach Tumorart und -ausbreitung individualisiert erfolgen. Von einer möglichst umfangreichen präoperativen Addition von apparativen diagnostischen Methoden ist wenig zu halten. Sie nährt eher den Verdacht einer unüberlegten ärztlichen Verhaltensweise.

Literatur

Christ F, Clausen CD, Brandt H (1983) Die Wertigkeit der Computertomographie bei der präoperativen Diagnostik des Zervixkarzinoms. Arch Gynecol 235:146
Hackelöer BJ, Hansmann M (1984) Ultraschall in der Gynäkologie. Dtsch Arztebl 9:612
Hermanek P (Hrsg) (1986) Bildgebende Verfahren in der Onkologie. Springer, Berlin Heidelberg New York Tokyo
Kindermann G, Gerteis W, Weishaar J (1970) Was leistet die Lymphographie in der Erkennung von Metastasen beim Zervixkarzinom? Geburtshilfe Frauenheilkd 30:444
Lochner B, Clausen CD, Christ F, Brandt H (1982) Computertomographische Diagnostik von Ovarialtumoren. Strahlentherapie 158:659
Meyenburg M (1984) Wert der Ultraschall-Diagnostik in der Gynäkologie. In: Lutz H, Reichel L (Hrsg) Ultraschall-Diagnostik 1983. Thieme, Stuttgart New York

Aktuelle Tendenzen in der Behandlung des Endometriumkarzinoms Stadium I und II

O. KÄSER

Therapiekonzepte

Das Endometriumkarzinom kann durch Operation, Strahlentherapie oder eine Kombination beider Methoden geheilt werden. Die Ergebnisse der chirurgischen oder der kombinierten Behandlung sind wahrscheinlich denen der reinen Strahlentherapie überlegen, obwohl diesbezüglich keine harten Daten vorliegen. Unklar ist, ob das Wirkungsspektrum der 3 Methoden mehr oder weniger identisch ist, d. h. ob die gleichen Fälle geheilt oder nicht geheilt werden. Nach den Literaturangaben werden 60 – 90 % aller Endometriumkarzinome „geheilt", im Stadium I sind es zwischen 80 und über 90 % (Annual report 1982; Schmidt-Matthiesen u. Bastert 1984; Lotocki et al. 1983; Zippel et al. 1985; Käser 1983). Die Spitzenresultate sind wohl nur an ausgewählten Kollektiven zu erzielen. Eine große retrospektive Studie (über 6000 Fälle) hat gezeigt, daß die primäre Operation mit oder ohne Nachbestrahlung, die v. a. in den USA bis etwa Mitte der 70er Jahre häufig geübte intrakavitäre oder auch externe Vorbestrahlung mit anschließender Hysterektomie oder schließlich die erweiterte Hysterektomie mit pelviner Lymphonodektomie identische Fünfjahresergebnisse liefern (Jones 1975). Eine generelle Erweiterung der Operation, soweit in diesem Risikokollektiv überhaupt möglich, scheint also die Resultate nicht zu verbessern.

Aktuelle Tendenzen in der Behandlung des Endometriumkarzinoms Stadium I und II:

1) Möglichst alle Patientinnen werden der Operation zugeführt. Bei guter perioperativer Betreuung können etwa 90 % der Frauen operiert werden. Die präoperative Bestrahlung wird offenbar nur noch selten angewandt, wie eine Umfrage von McDuff bei etwa 100 amerikanischen und europäischen Operateuren ergab (1983, unveröffentlicht). Die Vorteile der primären Operation sind a) das bessere perioperative und histologische Staging, b) die Möglichkeit, aufgrund der dabei erhobenen Befunde die Behandlung zu erweitern oder zu ergänzen und c) die kürzere Therapiedauer. Morbidität und Letalität einer kombinierten Strahlentherapie sind im übrigen kaum geringer als die der Operation.

2) Die Therapie wird individualisiert, d. h. die „Radikalität" der Operation und die Indikation für Zusatzbehandlungen entsprechend den prä-, intra- und postoperativ erhobenen Befunden (Staging) dosiert, nach dem Motto „soviel wie nötig, sowenig wie möglich". Zu diesem Staging gehört die Narkoseuntersuchung, die Bestimmung der Uterussondenlänge (Stadium IA bis 8 cm, Stadium IB über 8 cm), die fraktionierte Kürettage mit Beurteilung der Histologie, v. a. des „Grading" (G_1, G_2, G_3), die intraoperative Beurteilung der Tu-

morausbreitung in und außerhalb des Uterus, die Peritoneallavage mit zytologischer Beurteilung der Spülflüssigkeit, die sorgfältige histologische Aufarbeitung aller entfernten Gewebe und, wenn möglich, die Bestimmung der Steroidhormonrezeptoren. Möglicherweise läßt sich in Zukunft die Tiefe der myometralen Infiltration durch die Kernspinresonanzuntersuchung messen. Erste Versuche sind vielversprechend.

Prognosefaktoren

Entscheidend für das Therapiekonzept ist die Kenntnis der (negativen) Prognosefaktoren (s. Übersicht). Dazu haben v. a. auch die Untersuchungen der Amerikanischen Gynecologic Oncology Group (GOG) an einem großen Krankenkollektiv von beinahe 1000 Patienten beigetragen (Sevin, im Druck).

Negative Prognosefaktoren

1. Höheres Alter und schlechter Allgemeinzustand
2. Höheres Stadium der Erkrankung
3. Geringerer histologischer Differenzierungsgrad
4. Tiefe myometrale Infiltration
5. Übergreifen des Tumors auf Isthmus und Zervix
6. Gefäßeinbrüche
7. Atypische histologische Bilder
8. Extrauterine Tumorausbreitung
   (Lymphsystem, Adnexe, andere Lokalisationen)
9. Positive Peritonealzytologie
10. Fehlen von Hormonrezeptoren
11. Kombination verschiedener Faktoren

ad 1: Dieser Punkt versteht sich von selbst: ältere und kranke Menschen sterben früher und häufiger, oft an ihrer Grundkrankheit (Hypertonie, Diabetes, Adipositas).

ad 2: Alle Statistiken zeigen eine Verschlechterung der Heilungsergebnisse bei höheren Stadien (I–IV). In runden Zahlen beträgt die Häufigkeit dieser Stadien 75%, 16%, 8% und 1% (Annual report 1982; Zippel et al. 1985). Die Fünfjahresergebnisse liegen bei 75–90%, 50%, 30% und 10%. Die GOG-Ergebnisse für das Stadium I A und I B lauten 84,5% und 66,6% (Sevin, im Druck).

ad 3: Die Häufigkeit der verschiedenen Differenzierungsgrade (G_1, G_2, G_3) liegt nach dem Annual report bei 49%, 37% bzw. 14%. Die Zahlen der GOG sind ähnlich. Die Heilungsergebnisse verschlechtern sich deutlich bei höherem Grading: 70–90% für das Stadium I G_1, 60–75% für das Stadium I G_3 (Annual report 1982; DiSaia u. Creasman 1981; Schmidt-Matthiesen u. Bastert 1984; Zippel et al. 1985).

ad 4: Die Tiefe der myometralen Infiltration beeinflußt die Ergebnisse deutlich (Sevin, im Druck; Lahousen et al. 1985). Ist das äußere Myometriumdrittel mitergriffen, steigt die Frequenz der pelvinen und der aortokavalen Lymphknotenerkrankung auf über 28 bzw. 17% an, im Vergleich zu weniger als 4%, wenn nur das innere Myometriumdrittel infiltriert ist (nach Sevin).

ad 5: Hat das Karzinom auf Isthmus/Zervix übergegriffen, verschlechtern sich die Heilungschancen (Fünfjahresergebnisse um 50% nach Sevin).

ad 6: Die gleiche Feststellung trifft für die Gefäßeinbrüche zu (Lahousen et al. 1985; Sevin, im Druck). Eine Gefäßinvasion wird in etwa 15% der Fälle gefunden.

ad 7: Auch das histologische Bild ist für die Prognose von großer Bedeutung. Relativ günstig sind das endometrioide Adenokarzinom (Häufigkeit um 60%) und das Adenokankroid (um 20%). Die Fünfjahresergebnisse liegen bei beiden zwischen 75 und 85%. Deutlich schlechter ist die Prognose des adenosquamösen Karzinoms (Häufigkeit 7−15%), des klarzelligen (ca. 6%) und des seropapillären (um 5%) sowie anderer seltenerer Formen. Die Fünfjahresergebnisse bewegen sich zwischen 35 und 50% (Zippel et al. 1985; Gray 1977; Sevin, im Druck).

ad 8: Die Häufigkeit der extrauterinen Dissemination geht aus den Tabellen 1 und 2 hervor.

Im Stadium I sind die pelvinen Lymphknoten in rund 10%, im Stadium II in etwa 25% der Fälle karzinomatös. Sind die pelvinen Lymphknoten erkrankt, so findet man bei etwa zwei Dritteln der Fälle auch karzinomatöse aortokavale Lymphknoten. Sind noch andere negative Prognosefaktoren vorhanden, so steigt dieser Prozentsatz weiter an. Andererseits sind die aortokavalen Lymphknoten selten isoliert befallen.

Tabelle 1. Extrauterine Ausbreitung und andere Befunde (n = 932)[a]

Extrauterine Tumorausbreitung	22,6 %
Extrauterine Tumorausbreitung bei isthmischem Befall	46,2 %
Okkultes Stadium II	16,2 %
Positive Peritonealzytologie	15,7 %
Tiefe myometrale Infiltration	23,7 %
Gefäßeinbrüche	11,0 %
Adnexbefall	6,3 %

[a] GOG Study Group 1977–1983 (1985); nach Sevin, im Druck

Tabelle 2. Befall der Lymphknoten (*LK; Stadium I und II ok-kult/Systematische Lymphonodektomie*) (n = 932)[a]

	Pelvine LK positiv	Aortale LK positiv
G_1	3,5 %	2,6 %
G_2	10,5 %	7,6 %
G_3	19,9 %	13,7 %
Gesamt	10,3 %	7,2 %
Pelvine LK positiv:		37,0 %
Pelvine LK negativ:		3,0 %

[a] GOG Study 1977–1983 (1985); nach Sevin, im Druck

Bei negativen Lymphknoten treten (nach Sevin) Rezidive in den ersten 2 Jahren seltener auf (13%) als bei positiven pelvinen (33%) oder aortokavalen (53%). Die Fünfjahresergebnisse bei positiven Lymphknoten sind deutlich schlechter (37−50% gegenüber 70−80%).

ad 9: Eine positive oder suspekte Peritonealzytologie findet man in 10−15% aller Fälle (Creasman u. Weed 1981; Sevin, im Druck). Die Dignität dieses Befundes und damit die therapeutischen Implikationen sind nicht klar. Einige Autoren (Creasman u. Weed sowie Sevin) behandeln diese Fälle durch die systemische Anwendung von Chemotherapeutika oder Radionukliden intraperitoneal, andere beschränken sich auf die Beobachtung (Yazigi et al. 1983).

ad 10: Hormonrezeptornegative Karzinome weisen in jedem Stadium der Erkrankung eine deutlich schlechtere Prognose auf als rezeptor- (E- und/oder P-)positive (Martin et al. 1983).

ad 11: Oft findet man eine Kombination negativer Prognosefaktoren: ein wenig differenzierter Tumor, eine tiefe myometrale Infiltration, Gefäßeinbrüche, eine lymphogene oder andere Dissemination und das Fehlen von Hormonrezeptoren. Die Rezidive treten früher und häufiger auf, und die Fünfjahresergebnisse sind deutlich schlechter.

Operationstaktik

Grundsätzlich ist das abdominelle Vorgehen indiziert. Seltene Ausnahmen sind adipöse Frauen in einem schlechten Allgemeinzustand mit einem hochdifferenzierten Karzinom (G_1), vermutlich kleinem Tumorvolumen (Stadium IA) und evtl. einem Genitalprolaps.

Die Laparotomie beginnt mit sorgfältiger Inspektion und Palpation des Abdomens, besonders aber des kleinen Beckens und der pelvinen und aortokavalen Lymphregionen. Es folgt die Lavage des kleinen Beckens zur zytologischen

Untersuchung. Alle suspekten intraperitonealen Befunde werden biopsiert und histologisch untersucht, vergrößerte Lymphknoten werden punktiert oder exstirpiert, sofern nicht eine systematische Lymphonodektomie geplant ist.

Beim *Stadium I* besteht der nächste Schritt in der Hysterektomie mit beidseitiger Salpingo-Oophorektomie, wobei die Ligg. infundibulopelvica weit kranialwärts abgesetzt werden (*cave:* Ureter). Manche Autoren empfehlen die Resektion einer Vaginalmanschette (Literatur bei Kaiser u. Schulz 1983). Dieser Schritt erfordert aber die Mobilisierung des pelvinen Ureters. Falls der Vaginalstumpf nachbestrahlt wird, ist dieser Schritt u. E. nicht nötig. Wichtig sind sodann die Maßnahmen zur Verhinderung einer Tumordissemination: das voroperative Einlegen eines Alkohol- oder Jodtinkturtupfers vor die Portio, das Vermeiden jeder Traumatisierung des Uterus, das Anlegen von Klemmen an Adnexe und Ligg. lata, das sorgfältige Abdecken des kleinen Beckens vor der Eröffnung der Vagina und schließlich die wiederholte Spülung des Retroperitonealraums und des kleinen Beckens mit Kochsalz- oder Ringer-Lösung. Dadurch sollen karzinomatöse Zellkomplexe eliminiert werden. Manche Operateure nähen auch die Zervix und/oder die Tubenenden zu.

Der entfernte Uterus wird im Operationssaal aufgeschnitten und auf die Tumorausdehnung und die Infiltrationstiefe hin beurteilt. Das weitere Vorgehen hängt von den prä- und intraoperativ erhobenen Befunden ab.

Beim *Stadium IA* (Uteruslänge weniger als 8 cm), einem ausgereiften Karzinom (G_1), einer Tumorinfiltration nur des inneren Myometriumdrittels und einem auf die Fundusregion des Uterus beschränkten Karzinoms ist die Wahrscheinlichkeit einer lymphogenen Aussaat gering. Die Hysterektomie mit beidseitiger Adnexektomie stellt also eine adäquate Therapie dar. Eine vaginale Kontaktbestrahlung ist wahrscheinlich nicht erforderlich, eine externe Nachbestrahlung überflüssig.

Bei *allen anderen Fällen* (weniger differenziertes Karzinom (G_2, G_3), tiefere Tumorinfiltration, Übergreifen auf die Isthmus-/Zervixgegend) ist eine pelvine Lymphonodektomie angezeigt, ebenso eine vaginale Kontaktbestrahlung. Bei extrauteriner Tumordissemination ist eine externe Nachbestrahlung üblich.

In den letzten Jahren wird bei diesen Fällen auch die zusätzliche aortokavale Lymphonodektomie diskutiert und z. B. von den amerikanischen gynäkologischen Onkologen in der Regel auch praktiziert. Ob sich ein Operateur auf diese Erweiterung des Eingriffs einlassen will, hängt davon ab, 1) ob er sich eine einwandfreie Durchführung dieser Operation zutraut, 2) ob die erforderliche Infrastruktur in der Klinik zur Verfügung steht. Dabei ist die „risk benefit ratio" zu bedenken, wobei das Risiko real, der Nutzen („benefit") aber noch nicht nachgewiesen ist. Eine deutliche Verbesserung der Heilungsergebnisse ist davon kaum zu erwarten, weil bei positiven aortokavalen Lymphknoten recht häufig auch schon andere Metastasen vorhanden sind. Technisch ist die Operation nicht allzu schwierig.

Wenn immer möglich, sollte das Tumorgewebe auch auf das Vorhandensein von *Steroidrezeptoren* (Östrogen und Progesteron) untersucht werden.

Fälle mit einem *Stadium II* werden wahrscheinlich heute auch überwiegend primär operiert und nicht mehr vorbestrahlt. Die Argumente sind die gleichen wie für die primär operative Behandlung des Stadiums I. Das Hauptargument ist das zuverlässige chirurgisch-histologische Staging, welches nach einer Bestrahlung nicht mehr möglich ist. Die Therapie besteht (im allgemeinen) in der etwas erweiterten Hysterektomie mit Adnexektomie, der pelvinen und ggf. der aortokavalen Lymphonodektomie und wahrscheinlich in der Mehrzahl der Kliniken, mit anschließender externer oder kombinierter vaginaler und externer Nachbestrahlung.

Kontroversen

Ob eine individualisierende Therapie die Ergebnisse zu verbessern vermag, bleibt zunächst hypothetisch. Nicht bewiesen ist der Nutzen einer Reihe von Maßnahmen:

1) Lymphonodektomie

Für die pelvine Lymphonodektomie spricht der Umstand, daß um die 50% der Fälle mit positiven Lymphknoten nach Operation und Nachbestrahlung die Fünfjahresgrenze überleben. Die zusätzliche Morbidität durch die Lymphonodektomie ist gering. Die aortokavale Lymphknotenentfernung andererseits ist noch im Versuchsstadium und muß heute noch eher als eine „Stagingoperation" bewertet werden. Dieser größere Eingriff sollte mindestens vorläufig die Domäne einiger Zentren mit entsprechend ausgebildeten Operateuren bleiben.

2) Exzision der Parametrien beim Stadium II

Ob eine „radikale" Hysterektomie, wie beim Zervixkarzinom, die Ergebnisse verbessert oder ob auch ein eingeschränkt erweiterter Eingriff (Galvin–Te Linde) genügt, ist nicht bekannt. Wahrscheinlich begnügen sich die meisten Operateure mit dem kleineren Eingriff.

3) Mitentfernung einer Vaginalmanschette

Beim Stadium I ist sie unseres Erachtens nicht erforderlich, sofern eine postoperative Kontaktbestrahlung vorgenommen wird. Beim Stadium II wird wahrscheinlich der oberste Teil der Vagina von den meisten Operateuren entfernt. Der Einfluß dieser Maßnahme auf die Ergebnisse ist nicht bekannt.

4) Nachbestrahlung

Diese Maßnahme wird offensichtlich sehr verschieden häufig indiziert (um 50% nach Sevin; systematisch nach Lahousen et al. 1983). Beim Stadium I konnte ein Nutzen der generellen Nachbestrahlung nicht nachgewiesen werden (Aalders et al. 1980). Beim Stadium II bestrahlen wahrscheinlich die meisten Kliniken nach, auf jeden Fall dann, wenn positive Lymphknoten gefunden wurden. Da Vergleichskollektive fehlen, läßt sich ein Effekt der Bestrahlung nicht beweisen. Im Gegensatz zu der umstrittenen externen Bestrahlung wird die vaginale Kontaktbestrahlung mehrheitlich für sinnvoll erachtet und auch praktiziert.

5) Adjuvante Chemo- oder Hormontherapie

Die Wirkung von präventiven Gestagengaben bei rezeptorpositiven Karzinomen oder von Chemotherapeutika bei rezeptornegativen Tumoren auf Rezidivhäufigkeit und Fünfjahresergebnisse ist nicht bewiesen (Literatur bei Kaiser u. Schulz 1983).

Zusammenfassung

Die Enttäuschung über die stagnierenden Fünfjahresergebnisse der Therapie des Endometriumkarzinoms haben in den 60er Jahren zu dem Versuch geführt, die Resultate durch eine Erweiterung der Operation zu verbessern. Der Erfolg blieb allerdings aus. Seit einigen Jahren wird nun an manchen Kliniken die Behandlung − „Radikalität" der Operation, Indikation von Zusatzbehandlungen − abgestuft, unter Berücksichtigung der prä-, intra- und postoperativ erhobenen Befunde. Die einzelnen Modifikationen werden besprochen. Definitive Ergebnisse liegen noch nicht vor.

Literatur

Aalders J, Abeler V, Kolstad P, Onsrud M (1980) Postoperative external irradiation and prognostic parameters in Stage I endometrial carcinoma − clinical and histopathologic study of 540 patients. Obstet Gynecol 56:419
Annual report (1982) on the results of treatment in gynecological cancer, 18th Vol. City Print, Stockholm
Barber HRK, Sommers SC (1981) Carcinoma of the endometrium − Etiology, diagnosis, and treatment. Masson, New York
Creasman WT, Weed JC (1981) Carcinoma of the endometrium (FIGO stages I & II): clinical features and management. In: Coppleson M (ed) Gynecologic oncology − fundamental principles and clinical practice, Vol 2. Churchill Livingstone, Edinburgh
DiSaia PJ, Creasman WT (1981) Clinical oncology. Mosby, St. Louis
Gray LA Sr (1977) Endometrial carcinoma and its treatment: The role of irradiation, extent of surgery, and approach to chemotherapy. Thomas, Springfield
Jones HW (1975) Treatment of adenocarcinoma of the endometrium. Obstet Gynecol Surv 30:147
Jones HW III (1982) Kommentar zu Ritcher N, Lucas WE, Yon JL Jr, Sanfort FG: Preoperative whole pelvic external irradiation in stage I endometrial cancer. Obstet Gynecol Surv 37:56

Kaiser R, Schulz KD (1983) Gegenwärtige Gesichtspunkte zur Epidemiologie und Aetiologie des Endometriumkarzinoms. Gynäkologe 16:82

Käser O (1983) Operative Möglichkeiten bei der Therapie des Endometriumkarzinoms. Gynäkologe 16 (1983) 99

Lahousen M, Schneeweiss WD, Zechner M (1985) Prognostische Faktoren beim Endometriumkarzinom des Stadium I. Gynäkol Rundsch 25 [Suppl 2]:164

Lotocki RJ, Copeland LJ, DePetrillo AD, Muirhead W (1983) Stage I endometrial adenocarcinoma: Treatment results in 835 patients. Am J Obstet Gynecol 146:141

Martin JD, Hähnel R, McCartney AJ, Woodings TL (1983) The effect of estrogen receptor status on survival in patients with endometrial cancer. Am J Obstet Gynecol 147:322

Schmidt-Matthiesen H, Bastert G (1984) Empfehlungen für die Diagnostik und Therapie des Endometriumkarzinoms. Arbeitsgemeinschaft für gynäkologische Onkologie. Mitteilungsblatt 5:2

Sevin BU (im Druck) Die primär operative Therapie des Korpuskarzinoms. Gynäkologe

Yazigi R, Piver MS, Blumenson L (1983) Malignant peritoneal cytology as prognostic indicator in stage I endometrial cancer. Obstet Gynecol 62:359

Zippel HH, Kaiser R, Breitenecker G (1985) Das Endometriumkarzinom − Neuere Gesichtspunkte zur Epidemiologie, Aetiologie, Diagnose, Histopathologie und Therapie. Speculum 3:3

Zur Frage der Radikalität bei der operativen Behandlung gynäkologischer Malignome

E. Burghardt

Die Entwicklung der operativen Radikalität

Der Begriff der Radikalität in der operativen Karzinombehandlung wird verschieden ausgelegt und hat sich im Laufe der Zeiten verändert. Ursprünglich wurde unter radikaler Krebsoperation die Entfernung eines Karzinoms „im Gesunden" verstanden. Beim Zervixkarzinom hatten sich die Ergebnisse der operativen Behandlung sprunghaft verbessert, als man von der einfachen Totalexstirpation abging und die Resektionsebenen weitab vom Tumor in das Parametrium und in die Scheide verlegte, wobei es zunächst gleichgültig erschien, ob die Operation auf abdominalem oder vaginalem Wege durchgeführt wurde.

Die Frage der regionären Lymphadenektomie wurde schon sehr früh diskutiert. Peiser (1898) hat bereits Gedanken geäußert und anatomische Untersuchungen vorgelegt, denen heute nur mehr wenig hinzuzufügen wäre. Auch Wertheim (1900) hat die Drüsenausräumung gemacht und sich dabei auf Peiser bezogen. Erst der etwas später aufgeflammte „Drüsenstreit" zwischen Schauta und Wertheim hat zu einer nachhaltigen Verunsicherung geführt (Wertheim 1904). Es war zweifellos das Verdienst von Taussig (1943) und v. a. von Meigs (1945), daß die pelvine Lymphadenektomie ab der Mitte unseres Jahrhunderts wieder in die operative Behandlung des Zervixkarzinoms einbezogen worden ist. In der Folge hat die Lymphadenektomie eine zunehmende Zahl von Anhängern gewonnen. Selbst an Kliniken, an denen das vaginale Operieren sehr gepflegt worden ist, wurde, wie an der Grazer Klinik unter Navratil, die abdominale Operation des Zervixkarzinoms mit Lymphadenektomie immer mehr bevorzugt.

In konsequenter Verfolgung der Idee, die Karzinome samt ihren metastatischen Absiedelungen immer radikaler zu operieren, wurden schließlich ultraradikale Operationsmethoden entwickelt, mit denen auch Karzinome behandelt wurden, die bereits auf Nachbarorgane übergegriffen hatten. Bei der von Brunschwig (1948) eingeführten Eviszeration des Beckens wurden außer der radikalen Entfernung des Uterus sämtliche Beckenorgane, also auch Rektum und Harnblase, exstirpiert.

Auf der anderen Seite wurde aber auch versucht, die Radikalität einzuschränken. Die Operation nach Te Linde u. Mattingly (1970) beruht auf der Ansicht, daß es beim Carcinoma in situ (!) und beim sog. Mikrokarzinom nicht nötig sei, so radikal vorzugehen wie beim fortgeschrittenen Krebs. Die Operation wird unter geringerer Dislokation der Ureteren, der Harnblase und des Rektums durchgeführt und somit unter Resektion von weniger Parametrium und Vagina. Auch die Lymphadenektomie wird nur „oberflächlich", also ohne die Dislokation oder Resektion von Gefäßen gemacht.

Eine ganz andere Art der Radikalität hat sich im Rahmen der Behandlung des Ovarialkarzinoms entwickelt. Nach den ersten Erfahrungen mit der zytostatischen Zusatztherapie hat es sich immer deutlicher herausgestellt, daß die Erfolge der Chemotherapie durchaus von der gesamten Tumormasse, aber auch von der Masse des einzelnen Krebsherdes abhingen, der bei der operativen Behandlung zurückgelassen werden mußte. Die Folge waren Bemühungen um eine möglichst weitgehende operative Reduktion der Tumormassen, besonders im FIGO-Stadium III, bei dem sich das Karzinom bereits in die Abdominalhöhle ausgebreitet hat. Beim „debulking" oder der „cytoreduction" werden Resektionen von Darm- und Blasenanteilen, Milzexstirpation, Exstirpationen oberflächlicher Lebermetastasen usw. nach Bedarf durchgeführt, um nur die Ausgangslage für die zytostatische Behandlung möglichst günstig zu machen. Natürlich gehört dazu auch die totale Exstirpation des Uterus samt beiden Adnexen sowie die Netzresektion.

Heutige Entwicklung am Beispiel des Zervixkarzinoms

Die in der Vergangenheit erarbeiteten Behandlungsprinzipien werden heute am ehesten in der Behandlung des Zervixkarzinoms in Frage gestellt. Vielfach wird die Operation zugunsten der Strahlentherapie aufgegeben. Die eindrückliche Verbesserung strahlentherapeutischer Techniken und Möglichkeiten, aber auch die Wirkung sehr einflußreicher radiologischer Schulen, besonders in den USA, haben dazu geführt, daß die operative Behandlung des Zervixkarzinoms zu einem guten Teil von der Strahlentherapie abgelöst worden ist. Unter dem Eindruck dieser Entwicklung ist es heute vielfach zur Regel geworden, das Zervixkarzinom nur mehr im FIGO-Stadium Ib oder bestenfalls im Stadium IIa zu operieren und das Stadium IIb der Strahlentherapie zu überlassen.

In konsequenter Weise hat diese Entwicklung auch zu einer Einschränkung der Radikalität bei der operativen Behandlung des Stadiums Ib geführt. Sie beruht einerseits auf der Vorstellung, daß das kleinere und aufgrund der palpatorischen Beurteilung noch nicht auf das Parametrium übergegriffene Karzinom einer weniger radikalen Operation bedarf, andererseits aber auch auf der Furcht vor urologischen Komplikationen, die von den Radiologen zugunsten der Strahlentherapie immer wieder ins Treffen geführt werden. Es ist mit der Einengung der Indikationsbreite somit auch zu einer Einschränkung der Radikalität bei der Operation des Zervixkarzinoms gekommen.

Staginglaparotomie

Auch die Idee, den Behandlungsweg und die Behandlungsart erst aufgrund einer objektiven prätherapeutischen Stadieneinteilung zu wählen, kommt aus den USA. Ihr Prinzip entbehrt nicht der Logik. Fraglich ist lediglich die Deutung und die Bewertung der erhobenen Befunde.

Beim Zervixkarzinom hat die Staginglaparotomie (Averette et al. 1975) zu einer weiteren Einschränkung der operativen Indikation geführt. Nach der Laparotomie werden zunächst die paraaortalen Lymphdrüsen sowie die Parametrien, ggf. mittels Knipsbiopsie oder Feinnadelpunktion überprüft. Werden in den paraaortalen Knoten oder in den Parametrien Krebsabsiedelungen gefunden, so wird die Operation beendet, um die Patientin der Strahlentherapie zuzuweisen. Somit wird angestrebt, die Operation des Zervixkarzinoms auf das „histologische Stadium I b" zu beschränken.

Meßbare Ergebnisse

Zweifellos trägt die Staginglaparotomie dazu bei, daß der Einzelfall, aber auch das behandelte Kollektiv besser definiert und im Rahmen größerer Studien, wie sie z. B. von der Gynecologic Oncology Group (GOG) in den USA gefördert werden, auch besser vergleichbar wird. Die prospektive Abklärung hat aber auch ihre Schwächen. Sowohl die Lymphadenektomie, die in der Form eines „sampling" gemacht wird, wie auch die Probeexzisionen aus dem Parametrium, haben eine beträchtliche Fehlerbreite (Abschn. „Der lymphatische Abfluß des Ovars", S. 195). Dazu kommt die Frage der Definition des Stadiums I a, das gerade wieder in den USA mit einem maximal zulässigen Tiefenwachstum von nur 1 mm (Averette et al. 1976) besonders restriktiv diagnostiziert wird, womit alle tiefer wachsenden Mikrokarzinome dem Stadium I b zugeordnet werden. Es wäre müßig, über diese Beispiele hinaus weitere Faktoren aufzuzählen, die die schlechte Vergleichbarkeit verschiedener Behandlungskollektive von Zervixkarzinomen ausmachen. Sie sind hinlänglich bekannt und immer wieder herausgestellt worden.

Es ist heute durchaus möglich, therapeutische Resultate mit meßbaren Daten zu belegen. So kann ein operiertes Behandlungskollektiv sehr gut mit der Häufigkeit von Lymphknotenmetastasen definiert werden. In Tabelle 1 wird gezeigt, wie groß diesbezügliche Unterschiede beim Stadium I b sein können.

Tabelle 1. Häufigkeit des Lymphknotenbefalls beim Zervixkarzinom des Stadiums I b

Autoren[a]	Häufigkeit [%]
Meigs et al.	17,9
Grünberger	11,7
Brunschwig	17,7
Masubuchi et al.	4,7
Piver u. Chung	26,8
Morley u. Seski	12,6
Boronow	26,0
Falk et al.	9,2
Baltzer et al.	28,9
Shingleton et al.	15,0
Graz (1984)	31,0

[a] Bibliographische Angaben s. Burghardt E (Hrsg) (1985) Spezielle Gynäkologie und Geburtshilfe; Springer, Wien, S. 73

Da der Zusammenhang zwischen der Größe des Primärtumors und der Häufigkeit des Lymphknotenbefalls als solcher bekannt ist (Burghardt et al. 1985), können aus derartigen Angaben Rückschlüsse auf das Behandlungsgut gemacht werden. Noch zu wenig bekannt ist die Tatsache, daß die Heilungsresultate bei positiven Lymphknoten durchaus auch von der Größe des Primärtumors abhängen. So geht aus Tabelle 5 hervor, daß bei kleinen Karzinomen, die höchstens 20% des Zervixvolumens einnehmen, die Fünfjahresüberlebensrate bei positiven Drüsen 75% ausmacht, während sie bei allen größeren Tumoren zwischen 50 und 60% liegt. Weitere prognostische Faktoren sind ein sichtbarer Gefäßeinbruch des Primärtumors, die Zahl der befallenen Lymphknoten, die Größe der Lymphknotenmetastasen und schließlich der histologisch nachgewiesene Befall des Parametriums. Dabei gibt es eigenartige Wechselbeziehungen, etwa der Art, daß die Auswirkung des Gefäßbefalls auf die Überlebensrate wieder von der Tumorgröße abhängt oder daß der Parametrienbefall allein die Prognose nicht wesentlich verändert, während gleichzeitiger Befall von Parametrium und regionären Lymphknoten die Prognose in hohem Maße negativ beeinflußt (Burghardt et al. 1985).

Durch die besondere histologische Bearbeitung von Operationspräparaten nach operativer Behandlung des Zervixkarzinoms (Abb. 1) ist es gelungen, histologische Auswertungen und Messungen mit großer Genauigkeit zu machen (Burghardt et al. 1985). Damit ist es erstmals möglich geworden, Heilungsergebnisse aufgrund von meßbaren und reproduzierbaren Daten zu errechnen.

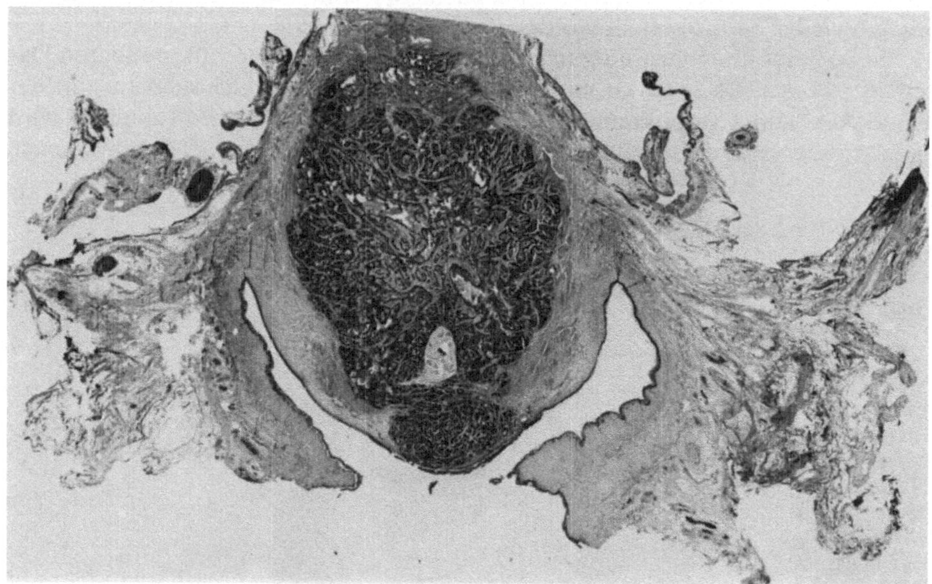

Abb. 1. Großflächenschnitt von dem Operationspräparat nach abdominaler Radikaloperation eines Zervixkarzinoms des klinischen Stadium II b. Das Corpus uteri ist abgetrennt. Im Parametrium (*links*) finden sich 2 Lymphknoten, die histologisch frei sind. Der Schnitt ist nicht für das ganze Parametrium und Parakolpium repräsentativ, da dieses in mehreren Ebenen angeschnitten werden muß. Im vorliegendem Schnitt wurde auch der Zervikalkanal nicht getroffen

Ein schwer einschätzbarer Faktor ist allerdings die Radikalität, mit der der einzelne Operateur seinen Eingriff durchführt. Einschränkungen in der Radikalität, die sich aus der angewandten Operationstechnik ergeben oder die ganz bewußt gemacht werden, betreffen v. a. das Ausmaß der Parametrienresektion. Auch bezüglich der Lymphadenektomie steht es nicht immer fest, inwieweit sie auf die kompromißlose Entfernung aller erreichbaren Knoten zielt.

Das Problem der Parametrien

Wie eingangs erwähnt, hat die Verlegung der Resektionsebene bei der operativen Behandlung des Zervixkarzinoms in die Parametrien, also in eine Ebene möglichst weitab vom Primärtumor, zu eindeutigen Verbesserungen der Behandlungsergebnisse geführt. Damit war die wichtigste Forderung des radikalen Operierens erfüllt. Heute sehen wir das Problem anders. Die Parametrien sind das Leitgewebe für den lymphatischen Abfluß der Zervix. In die parametranen Lymphbahnen sind Lymphknoten eingeschaltet (Abb. 1). Da es für die lymphatischen Absiedelungen weder im Hinblick auf die Lokalisation noch in Abhängigkeit von der Tumorgröße irgendeine Regelhaftigkeit gibt, kann zwar nicht erwartet werden, daß die parametranen Knoten die erste Station der lymphatischen Metastasierung sind, jedoch waren sie beim Stadium Ib, wie es an der Grazer Klinik definiert worden ist (Tabellen 1 und 4), in 11,5% und beim Stadium IIb in 22,0% oder im Gesamtmaterial mit einer Frequenz von 17,4% befallen. In Großflächenschnitten (Abb. 1) wurden parametrane Knoten in rund 76% aller Fälle gefunden (Tabelle 2). Diese Knoten waren in rund 23% metastatisch befallen, wobei die involvierten Knoten in 17,5% in der lateralen Hälfte des Parametriums, d. h. nahe der Beckenwand lokalisiert waren (Tabelle 3).
   Wird heute die Lymphadenektomie aus kurativen Gründen angewandt, und es sollte kein Zweifel an der Bedeutung der Lymphadenektomie bestehen (s. Abschnitte „Lymphadenektomie" und „Radikalität bei der operativen Behand-

Tabelle 2. Häufigkeit von parametranen Lymphknoten in Großflächenschnitten und Lokalisation der Knoten in den Parametrien (Zahlen in Klammern: %)

n	Parametrane Knoten nachweisbar	Medianes Parametrium	Laterales Parametrium	Medial und lateral
293	223 (76,1)	51 (22,9)	74 (33,2)	98 (43,9)

Tabelle 3. Häufigkeit der befallenen parametranen Lymphknoten und Lokalisation der befallenen Knoten in den Parametrien (Zahlen in Klammern: %)

Parametrane Knoten nachweisbar	Befallene Knoten	Medianes Parametrium	Laterales Parametrium	Medial und lateral
223	51 (22,9)	12 (5,4)	15 (6,7)	24 (10,8)

lung des Zervixkarzinoms", S. 192), so ist es durchaus unlogisch, einen Teil der Lymphknotenkette, die von den zervixnahen Abschnitten des Parametriums an die Beckenwand zieht, im Rahmen einer wirklich angestrebten Radikalität zurückzulassen. Beckenwandnah gelegene und befallene parametrane Lymphknoten bewirken einen guten Teil der Beckenwandrezidive.

Lymphadenektomie

Mit der kurativen Lymphadenektomie müssen alle erreichbaren Lymphknoten entfernt werden. Auch das diskontinuierlich wachsende Zervixkarzinom bleibt lange auf das Becken beschränkt und befällt in erster Linie die pelvinen Lymphknoten. Der weitaus größte Teil der metastatischen Absiedelungen betrifft die operativ erreichbaren Knoten. Zu diesen gehören die obturatorischen, die iliakalen externen und die iliakalen kommunen Knoten. Die Frage der paraaortalen Knoten wird eigens zu behandeln sein. Die Lymphadenektomie in den genannten Lymphfeldern darf nicht nur die ventralen Knoten betreffen. Die obturatorische Lymphadenektomie kann nur nach Resektion der obturatorischen Gefäße als komplett angesehen werden und hat bis auf das Niveau der großen Venenkomplexe zu gehen. Im Bereich der iliakalen Gefäße müssen auch die lateralen und tiefen Knoten (Plentl u. Friedman 1971) entfernt werden. Dazu sind die Gefäße von der Beckenwand abzulösen und die dorsale Fläche der Venen besonders zu beachten. Auch die Separation von Vene und Arterie im Bereich der externen Gefäße gehören zu dem Operationsakt.

Über die kurative Bedeutung der paraaortalen Lymphadenektomie bestehen noch Unklarheiten. Meist werden nur Exzisionen vergrößerter Knoten aus Gründen der prognostischen Einschätzung oder zur Festlegung der Behandlungsstrategie (s. oben) gemacht. Erst neuerdings wird auch eine möglichst radikale Lymphadenektomie angestrebt, mit der man trachtet, bis in die Höhe des Nierenstiels zu gelangen, so wie dies besonders von Friedberg (im Druck) beschrieben worden ist. Es ist durchaus vorstellbar, daß die Entfernung von Metastasen, die auf den unteren Abschnitt der paraaortalen Region beschränkt sind, zum Heilungserfolg beitragen können. Problematisch hingegen ist die Konsequenz des Nachweises von positiven paraaortalen Knoten bei der Staginglaparotomie. Der Wert der gezielten Bestrahlung der aortalen Felder ist nicht minder fragwürdig als derjenige der ausgeweiteten Lymphknotenexstirpation. Dazu kommt, daß die notwendigerweise hochdosierten Bestrahlungen zu schweren und lebensbedrohlichen Komplikationen führen, die den Sinn der gezielten Strahlentherapie und damit auch des gesamten intraoperativen Stagingverfahrens vollkommen in Frage stellen (Barber 1985).

Radikalität bei der operativen Behandlung des Zervixkarzinoms

Nach den bisherigen Überlegungen steht fest, daß die operative Behandlung des Zervixkarzinoms darin bestehen muß, das Organ samt dem abführenden Lymphsystem so gründlich zu entfernen, daß die Kontinuität der lymphatischen Wege völlig gewahrt bleibt. Einfacher gesagt, sollen tatsächlich das gesamte seitliche Parametrium bis zur Beckenwand sowie die Gesamtheit der erreichbaren Lymphknoten möglichst bis zu der Grenze entfernt werden, die durch den Nierenstiel gegeben ist. Bezüglich der Parametrien wird dieses Ziel durch breite und tiefe Eröffnung der paravesikalen und pararektalen Räume bis zum Beckenboden erreicht. Dazu gehört auch die weite Abpräparation des Rektums von der medialen Fläche des Rektumpfeilers, wieder bis auf den Beckenboden bzw. auf das Kreuzbein. Die vollkommene Darstellung dieses Ligaments dient mehr zur Herstellung der Verhältnisse, die eine totale Resektion des seitlichen Parametriums ermöglichen, als daß im Ligament Krebsabsiedelungen erwartet werden würden. Für die Abtrennung des seitlichen Parametriums von der Beckenwand verwenden wir heute keine Klemmen mehr, sondern durchtrennen es hart an der Beckenwand in kleinen Schritten mit der Schere, wobei die nicht immer typisch verlaufenden Gefäße schrittweise mit Hemoclips versorgt werden. Selbstverständlich ist auch das zur Scheidenmanschette gehörende parakolpane Gewebe in gleicher Weise zu resezieren. Der Länge der Scheidenmanschette selbst kommt allerdings nicht mehr die Bedeutung zu, die ihr einmal zugemessen worden ist. Es genügt sicher, wenn der Schnittrand in der Scheide 2 Querfinger vom Krebsgewebe entfernt ist. Man muß dabei auf einen evtl. vorhandenen karzinomatösen Randbelag achten, der Teile der Scheide in Form eines intraepithelialen Karzinoms einnehmen kann.

Die Ergebnisse dieses im Laufe der Zeit immer weiter ausgebauten operativen Verfahrens konnten anhand von 293 operativ behandelten Fällen überprüft werden, bei denen die Operationspräparate einer genauen Vermessung und histologischen Auswertung unterzogen worden sind (Burghardt et al. 1985). In Tabelle 4 sind diese Fälle nach klinischen Stadien aufgeschlüsselt. Nochmals ist auf die Häufigkeit des Lymphknotenbefalls in den einzelnen Stadien hinzuweisen. Für die Definition der Tumorgröße wurde der Zervix-Tumor-Quotient verwendet. Er besagt besser als die absolute Größe, wie ausgedehnt die Zervix befallen war oder wie weit das Karzinom an die empfindlichen Randgebiete der Zervix herangekommen sein kann (Kindermann u. Ober 1972). Die Verteilung der Fälle nach 5 Größenklassen geht aus Abb. 2 hervor. Im ganzen ist ersichtlich, daß das behandelte Material zum wesentlich größeren Teil aus fortgeschrittenen Fällen des Stadiums II b oder aus voluminöseren Tumoren besteht, die mehr als 40% des Zervixvolumens einnehmen. Die Abbildung zeigt auf den ersten Blick, daß ein signifikanter Unterschied zwischen den Ergebnissen der kleinsten Tumorklasse und den größeren Tumorkategorien besteht. Letztere zeigen bezüglich der Heilungsergebnisse keine untereinander statistisch gesi-

Tabelle 4. Klinische Stadien und Lymphknotenbefall (n = 293; Zahlen in Klammern: %)

Stadium	n	Lymphknotenbefall
I b	113	35 (31,0)
II a	7	1 (14,3)
II b	173	80 (46,2)

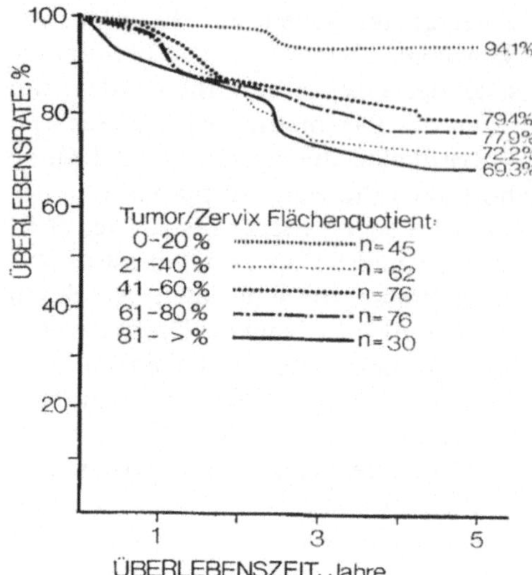

Abb. 2. Zervixkarzinom.   Überlebenskurven bei verschiedenen Tumorgrößen

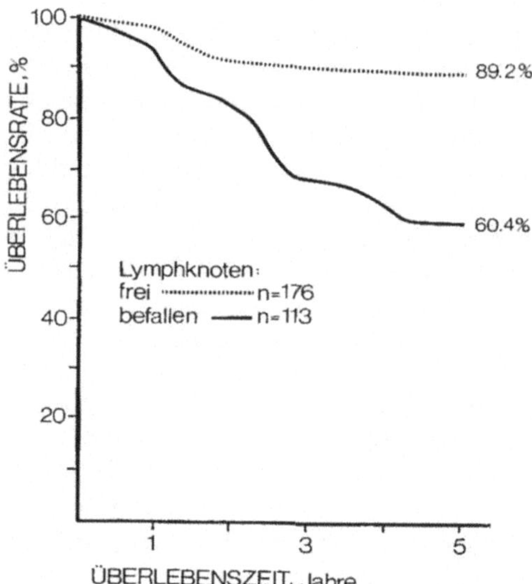

Abb. 3. Zervixkarzinom.   Überlebenskurven bei freien und befallenen Lymphknoten

cherten Differenzen, wobei hervorzuheben ist, daß die voluminös größten Tumoren immer noch in rund 70% die Fünfjahresgrenze erreicht haben. Aus Abb. 3 geht hervor, daß die Heilungsergebnisse bei Lymphknotenbefall, einschließlich Befall der parametranen Lymphknoten, rund 60% betrugen. Wichtig ist aber auch hier der Zusammenhang zwischen Lymphknotenbefall und Tumorgröße in seiner Auswirkung auf die Heilungsresultate (Tabelle 5).

Abbildung 4 zeigt schließlich auch die Heilungsergebnisse bezogen auf die klinischen Stadien, die wieder eingedenk der Tatsache zu betrachten sind, daß im Stadium Ib 31% positive Lymphknoten gefunden worden sind (Tabelle 4).

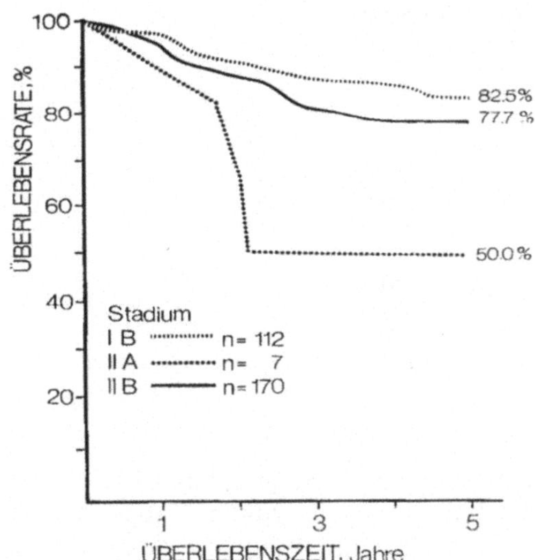

Abb. 4. Zervixkarzinom. Überlebenskurven bei verschiedenen klinischen Stadien

Tabelle 5. Überlebensraten bei Lymphknotenbefall in Relation zur Tumorgröße (in %)

Quotient	(0–20)	(21–40)	(41–60)	(61–80)	(> 80)	Gesamt
Überlebenszeit 5 Jahre	(75,0)	(54,0)	(58,2)	(61,1)	(46,4)	(60,4)
n	10	18	26	44	15	113

Wegen der kleinen Fallzahl muß das Stadium II a außer Betracht bleiben. Aus den Kurven geht die bemerkenswerte Tatsache hervor, daß bei der beschriebenen Radikalität kein statistischer Unterschied in den Heilungsergebnissen der Stadien Ib und IIb besteht. Diese Tatsache scheint geeignet, derzeit bereits sehr fixierte Vorstellungen über die Möglichkeit der operativen Behandlung des Zervixkarzinoms in Frage zu stellen.

Zweifellos sind die erreichten Resultate eindeutig besser als die besten Resultate, die die Strahlentherapie bisher ausgewiesen hat (Di Saia u. Creasman 1981). Darüber hinaus besteht der Unterschied, daß die vorgelegten Operationsergebnisse auf objektiv meßbaren Daten beruhen, während nie wirklich bekannt ist, was strahlentherapeutisch tatsächlich behandelt worden ist.

Ausweitung der Radikalität aufgrund neuer Erkenntnisse

Der lymphatische Abfluß des Ovars

Nach der Schulmeinung wird das Ovar über Lymphgefäße drainiert, die entlang der ovariellen Blutgefäße in die paraaortale Region verlaufen. Die Möglichkeit des Befalls von pelvinen Lymphknoten wurde nicht wirklich in Betracht gezogen. Erst im Jahr 1983 wurde von Averette et al. sowie von Chen und

Tabelle 6. Ovarialkarzinom. Befall der Beckenlymphknoten
(1980–Februar 1985)

FIGO-Stadium	n	Lymphknoten-befall	[%]
I a	2	–	–
I b	2	1	(50,0)
I c	13	2	(15,4)
II b	2	–	–
III	70	49	(70,5)
IV	8	6	(75,0)
Gesamt	97	58	(59,8)

Lee mitgeteilt, daß sie im Rahmen des präoperativen Staging beim FIGO-Stadium III 36,4 bzw. 12,9% positive Beckenlymphknoten gefunden haben. An der Grazer Klinik wird bereits seit dem Jahr 1980 die Frequenz des pelvinen Lymphknotenbefalls beim Ovarialkarzinom systematisch untersucht. Schon in 5 der ersten 10 Fälle des Stadiums III wurden bei systematischer Lymphadenektomie 47,0% positive Beckenknoten nachgewiesen (Pickel et al. 1981). Nach der Auswertung von 70 Fällen des Stadiums III ist die Frequenz positiver Beckenlymphknoten auf 70,5% angestiegen (Tabelle 6). Die Exploration der paraaortalen Knoten, zunächst auch als „sampling" und erst in letzter Zeit als systematische Lymphadenektomie gemacht, ergab hingegen in den Stadien III und IV lediglich einen Befall von 34,6%. In bemerkenswerter Weise wurden positive paraaortale Knoten nur dann gefunden, wenn auch die Beckenlymphknoten befallen waren.

Aufgrund dieser Daten werden die Ansichten über die lymphatische Ausbreitung des Ovarialkarzinoms wahrscheinlich zu revidieren sein. Sie stehen jedenfalls nicht im Widerspruch zu bisher bekannten anatomischen Gegebenheiten. Plentl u. Friedmann (1971) haben auf die Untersuchungen französischer Autoren hingewiesen (Marcille 1902; Cordier 1959), die zwischen den Blättern des Lig. latum eine Lymphbahn gefunden haben, die vom Ovarialhilus zu den interiliakalen (obturatorischen) Knoten führt. Nach Plentl u. Friedmann (1971) sind diese Knoten sowohl mit den iliakalen als auch mit den paraaortalen Knoten verbunden und stellen eine Art von Schaltstelle im kleinen Becken dar. Demnach wäre es durchaus möglich und ist aufgrund der neuesten Ergebnisse auch anzunehmen, daß die paraaortalen Knoten beim Ovarialkarzinom erst sekundär nach den Beckenlymphknoten betroffen werden.

Erweiterte Radikaloperation beim Ovarialkarzinom

Wird im Stadium III die Tumorreduktion im Abdomen auch noch so gründlich durchgeführt, so bleiben doch in 70% der Fälle Beckenlymphknoten zurück, die vom Karzinom befallen sind. Entsprechend werden in letzter Zeit für das Stadium III nach 4 Jahren Überlebensraten angegeben, die 25% nicht überschreiten (Piver 1984; Wharton et al. 1984). Wird also eine totale operative Sanierung des Ovarialkarzinoms angestrebt, so müssen neben den intraperitonealen Absiedelungen auch die Knoten der Beckenwand ebenso gründlich entfernt werden wie beim Zervixkarzinom (s. oben). Aus Tabelle 6 geht hervor, daß positive Knoten schon im Stadium I (Karzinom auf die Ovarien beschränkt) vorhanden waren. Wir führen daher zumindest ab dem Stadium Ic die Lymphadenektomie durch, können aber aufgrund der kleinen Zahlen noch nicht aussagen, welche Bedeutung ihr bei dieser Lokalisation des Ovarialkrebses zukommt.

Ergebnisse der Radikaloperation mit Lymphadenektomie beim Ovarialkarzinom

Die nach der Aktuarialmethode bisher gewonnenen Überlebensdaten beim Stadium III des Ovarialkarzinoms sind mehr als überraschend. Abbildung 5 zeigt die Ergebnisse der Uterusexstirpation, Netzresektion und Tumorreduktion ohne Lymphadenektomie in 37 Fällen. Wie aus Tabelle 7 hervorgeht, waren das im Zeitraum 1976−1979 die unbedingt operablen, also relativ günstigen Fälle aus einer Serie, bei der zum gegebenen Zeitpunkt wesentlich häufiger nur pal-

Tabelle 7. Operative Behandlung des Ovarialkarzinoms im FIGO-Stadium III

Zeitraum	n	Abdominale Total-exstirpation mit Adnexen und Netz-resektion	Radikaloperation mit Lymphaden-ektomie	Nur Biopsie [%]
1976–1979	50	17	–	33 (66,0)
1980–Februar 1985	92	20	61	11 (12,0)

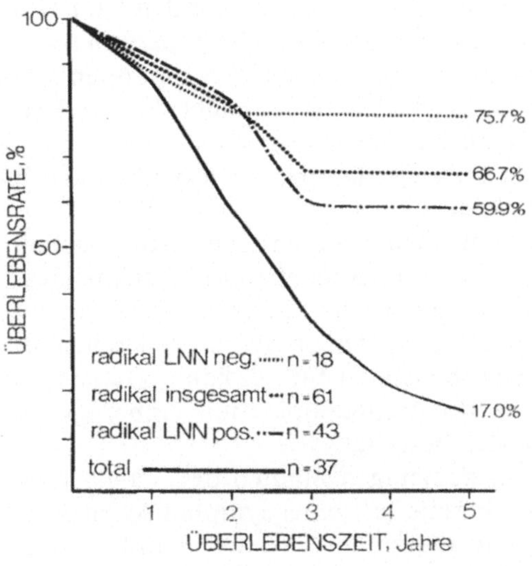

Abb. 5. Ovarialkarzinom. Aktuarialüberlebenskurven nach Operation mit und ohne Lymphadenektomie

Tabelle 8. Sekundäre Lymphadenektomie beim Ovarialkarzinom; Befall der Beckenlymphknoten (1980–Februar 1985)

FIGO-Stadium	n	Lymphknoten-befall	[%]
I c	5	2	(40,0)
III	9	6	(66,7)
IV	1	1	(100,0)
Gesamt	15	9	(60,0)

liativ operiert worden ist. Trotz voller zytostatischer Nachbehandlung, in 10 Fällen mit dem AC-Regime (Adriamycin, Cyclophosphamid), sonst mit dem platinhaltigen PAC-Schema, betrug die Fünfjahresüberlebensrate nur 17%. Nach Lymphadenektomie stieg dieses Ergebnis auf 66,7% an und betrug bei positiven Lymphknoten immer noch rund 60%.

Ein besonders aufschlußreiches Resultat wurde in 15 Fällen erreicht, bei denen die Lymphadenektomie erst anläßlich der „Second-look"-Laparotomie gemacht worden ist (Tabelle 8). Die Frequenz von 66,7% positiven Lymphknoten im Stadium III unterscheidet sich nicht wesentlich von den Resultaten bei der primären Lymphadenektomie (Tabelle 6). Es muß also angenommen werden, daß auch mit dem platinhaltigen zytostatischen Schema eine Sanierung der Lymphknoten zumindest in ihrer Mehrzahl nicht gelingt.

Schlußfolgerungen

Behandlungsresultate, die derartig genau definierten Tumorkollektiven zugeordnet werden können wie beim Zervixkarzinom, geben verläßliche Auskunft darüber, was mit bestimmten Behandlungstechniken erreicht werden kann. Im ganzen sprechen die Ergebnisse für die Anwendung radikaler Operationsverfahren. Damit ist die Entfernung des befallenen Organs und des gesamten Abflußgebiets des Tumors gemeint. Beim Zervixkarzinom bedeutet das die Entfernung des gesamten Parametriums bis zur Beckenwand sowie die Entfernung aller erreichbaren Lymphknoten. Auf diese Weise können auch bei befallenen Knoten hohe Überlebensquoten erzielt werden.

Das Prinzip der Tumorelimination samt dem lymphatischen Abflußgebiet kann bei allen gynäkologischen Karzinomen angewendet werden. Beim Ovarialkarzinom hat es sich gezeigt, daß die systematische Entfernung der erreichbaren Beckenlymphknoten und womöglich auch der paraaortalen Knoten zu einer drastischen Verbesserung der Überlebensraten führen kann. Gerade an diesem Beispiel wurde der Wert der in die Radikaloperation einbezogenen Lymphadenektomie bisher am glänzendsten bestätigt.

Nicht anders kann das Vorgehen bei denjenigen Stadien des Vulva- oder Endometriumkarzinoms sein, bei denen bereits mit einer lymphatischen Ausbreitung gerechnet werden muß. Beim Vulvakarzinom wird die Lymphadenektomie ggf. — und dann vorzugsweise auf extraperitonealem Wege — bis in die Region der iliakalen kommunen Gefäße zu treiben sein, während die Lymphadenektomie beim Endometriumkarzinom nicht anders gemacht wird als beim Zervix- und Ovarialkarzinom. Auch das Karzinom der Tuben ist zu behandeln wie der Krebs des Eierstocks.

So gesehen, dürfte sich die immer wieder aufgeworfene Frage einer abgestuften Radikalität erübrigen. Bei dem Entwurf eines Behandlungsplans gilt es tatsächlich nur abzuwägen, ob das Karzinom im individuellen Fall bereits zu metastasieren vermag oder nicht. Ist das nicht der Fall, so haben wir es mit einer noch lokalisierten Erkrankung zu tun. Eine solche Situation steht bei dem Carcinoma in situ jeglicher Lokalisation außer Frage. Weitgehend bestehen diesbezüglich noch Unklarheiten in den Fällen sog. Mikrokarzinome, wobei immer noch die Frage der Definition im Vordergrund stehen dürfte (Burghardt 1985). Diese ergibt nämlich nur dann einen Sinn, wenn versucht wird, diejenige Größe eines Tumorknotens zu bestimmen, bei der eine Metastasierung noch mit größter Wahrscheinlichkeit ausgeschlossen werden kann. Nach dem bisherigen Wissen ist auch diesbezüglich die Bestimmung des Tumorvolumens verläßlicher als ein einzelnes Maß, etwa das Tiefenwachstum allein. Auch dürfte das kritische Maximalvolumen von Organ zu Organ verschieden sein. Natürlich sind im Rahmen der Diagnostik des Mikrokarzinoms besondere Merkmale, wie Gefäßeinbrüche oder besondere Differenzierungsformen eigens zu registrieren und zu bewerten. Hat man es schließlich mit einem kleinsten Tumor zu tun, dem man eine Metastasierung noch nicht zutraut, so genügt seine lokale Exzision im Gesunden. Das kann an der Zervix mittels einer Konisation gemacht werden, falls diese im Gesunden erfolgt ist. Die Exstirpation des Organs, womöglich unter Mitnahme von Anteilen des seitlichen Parametriums oder der Scheide, ist völlig sinnlos. Das gilt insbesondere für die Anwendung besonderer Operationsverfahren, wie der TeLinde-Operation und auch der vaginalen Radikaloperation nach Schauta. Befürchtet man hingegen, daß das Karzinom bereits streut, so sind diese eingeschränkt radikalen Operationsmethoden wieder nutzlos, da sie die von der Metastasierung am wahrscheinlichsten betroffenen Beckenlymphknoten nicht berühren. In diesem Fall ist die Radikalität anzustreben, die auf die Elimination des erkrankten Organs und seiner lymphatischen Abflußgebiete zielt.

Literatur

Averette HE, Ford JH Jr, Dudan RC, Girtanner RE, Hoskins WJ, Lutz MH (1975) Staging of cervical cancer. Clin Obstet Gynecol 18:215

Averette HE, Nelson JH, Ng ABP, Hoskins WJ, Boyce JG, Ford JH Jr (1976) Diagnosis and management of microinvasive (stage I A) carcinoma of the uterine cervix. Cancer 38:414

Barber HRK (1985) Is pre-treatment laparotomy justifiable in cervical carcinoma? In: Onnis A (ed) New surgical trends and integrated therapies in endometrial, vulvar, trophoblastic neoplasias. S.O.G. Srl Editorial Section, Padua

Brunschwig A (1948) Complete excision of pelvic viscera for advanced carcinoma. Cancer 1:117

Burghardt E (1985) Probleme des mikroinvasiven Karzinoms in der Gynäkologie. In: Burghardt E (Hrsg) Spezielle Gynäkologie und Geburtshilfe. Springer, Wien, S 34

Burghardt E, Pickel H, Haas J (1985) Prognostische Faktoren und operative Behandlung des Zervixkarzinoms. In: Burghardt E (Hrsg) Spezielle Gynäkologie und Geburtshilfe. Springer, Wien, S 72

Cordier G (1959) Quelques précisions sur la vascularisation et sur l'anatomie des lymphatiques de l'ovaire. Bull Fed Soc Gynecol Obstet Lang Fr 11:109

DiSaia PJ, Creasman WT (1981) Clinical gynecology oncology. Mosby, St Louis, p 64

Friedberg V (im Druck) Indikation und Technik der paraaortalen Lymphonodektomie. In: Hepp H (Hrsg) Die Lymphonodektomie in der gynäkologischen Onkologie — Indikation, Technik und Konsequenzen für die Therapieplanung. Urban & Schwarzenberg, München

Kindermann E, Ober KG (1972) Ausbreitung des Zervixkrebses. In: Käser O, Friedberg V, Ober KG, Thomsen K, Zander J (Hrsg) Gynäkologie und Geburtshilfe, Bd 3. Thieme, Stuttgart, S 432

Marcille M (1902) Lymphatiques et ganglions iliopelviens. Thèse pour le doctorat en médecine. Masson, Paris

Meigs JV (1945) Wertheim operation for carcinoma of cervix. Am J Obstet Gynecol 49:542

Peiser E (1898) Anatomische und klinische Untersuchungen über den Lymphapparat des Uterus mit besonderer Berücksichtigung der Totalexstirpation bei Carcinoma uteri. Z Geburtshilfe Gynakol 39:259

Pickel H, Lahousen M, Holzer E (1981) Zur Bedeutung der Lymphadenektomie für die Therapie des Ovarialkarzinoms. Geburtshilfe Frauenheilkd 41:841

Piver MS (1984) Ovarian carcinoma. A decade of progress. Cancer 54:2706

Plentl AA, Friedman EA (1971) Lymphatic system of the female genitalia. In: Friedman EA (ed) Major problems in obstetrics and gynecology, vol 2. Saunders, Philadelphia, p 173

Taussig FJ (1943) Iliac lymphadenectomy for group II cancer of the cervix. Am J Obstet Gynecol 45:733

Te Linde RW, Mattingly RF (1970) Operative gynecology, 4th edn. Lippincott, Philadelphia Toronto

Wertheim E (1900) Zur Frage der Radikaloperation beim Uteruskrebs. Arch Gynecol 61:627

Wertheim E (1904) Bericht über die von der erweiterten Uteruskrebs-Operation zu erwartenden Dauererfolge. Wien Klin Wochenschr 17:783, 1128, 1153

Wharton JT, Creighton LE, Rutledge FN (1984) Long-term survival after chemotherapy for advanced epithelial ovarian carcinoma. Am J Obstet Gynecol 148:997

Die Individualisierung der Behandlung gynäkologischer Krebse

J. Zander u. J. Baltzer

Ergebnisse der klinischen Grundlagenforschung und der angewandten klinischen Forschung haben in den letzten Jahren zu einem Wandel in den Strategien für die Behandlung von Patientinnen mit Genitalkarzinomen geführt. Die Entwicklung von wirksamen Methoden für die Früherkennung haben dazu ebenso beigetragen wie die Erweiterung unseres Wissens über Wachstum und Ausbreitung der Karzinome. Am Beispiel des Zervixkarzinoms wird dies besonders deutlich (Ober u. Huhn 1962; Kindermann u. Ober 1972).

Das Konzept eines grundsätzlich möglichst radikalen operativen Vorgehens in Kombination mit einer postoperativen Strahlenbehandlung, unabhängig von Größe, Ausbreitung und weiteren prognostischen Merkmalen des Tumors, ist heute nicht mehr vertretbar. Es kann im Einzelfall zu einer unerwünschten „Überbehandlung" führen. Diese ist mit einem erhöhten Behandlungsrisiko, u. U. auch mit einer unnötigen Verstümmelung der Frau verbunden, z. B. durch Kastration in der Geschlechtsreifephase.

Demgegenüber hat sich für die Behandlung eine Strategie durchgesetzt, die sich am besten wie folgt charakterisieren läßt: „So radikal wie nötig, so schonend wie möglich." Damit ist die individuelle Anpassung der Behandlung an die Ausdehnung des jeweiligen Krebses gemeint. Sie muß allerdings durch entsprechende Methoden so abgesichert sein, daß für die Patientin kein erhöhtes Risiko besteht.

Grundlage einer der Ausdehnung des Krebses angepaßten Behandlung ist eine enge Kooperation zwischen dem Kliniker, dem Zytologen und dem Histopathologen. Letzterer sollte, wenn möglich, in die Klinik integriert und über die klinische Problematik eines jeden Einzelfalls voll orientiert sein. Nur unter solchen Voraussetzungen lassen sich eine „Unterbehandlung" mit dem erhöhten Risiko eines nicht ausreichend behandelten Krebses und eine „Überbehandlung" mit dem erhöhten Risiko unerwünschter Behandlungsfolgen vermeiden.

Ebenso ist selbstverständlich auch die unmittelbare enge Kooperation mit dem Radiologen und dem Chemotherapeuten Voraussetzung für eine in diesem Sinne optimale Behandlung des Krebses.

Es ist eine weitere Voraussetzung für die dem Krebs angepaßte individualisierte Behandlung, daß Ärzte Klarheit gewinnen über die Entscheidungsprozesse im Verlauf der Diagnostik und Behandlung maligner Tumoren (Zander et al. 1981). Dies soll am Beispiel des Zervixkarzinoms erläutert werden. Der entscheidungsbildende Prozeß besteht in einer Folge von Hypothesen, die aufgrund der Ergebnisse des Histopathologen jeweils bestätigt, modifiziert oder verworfen werden. Die erste Hypothese ist die klinische Diagnose. Wird sie durch Ergebnisse des Histopathologen bestätigt, so bildet der Kliniker mit Hilfe seiner Befunde eine weitere Hypothese über die Ausdehnung des Tumors (klinische Stadieneinteilung). Dabei ist voll zu realisieren, daß diese Hypothese mit erheblichen Fehlern belastet ist. Trotzdem ist sie die Grundlage für die Entscheidung zu Art und Ausdehnung der Primärbehandlung. Sie hat das Ziel, den Tumor von vornherein vollständig zu entfernen oder zu zerstören, andererseits aber auch die Überbehandlung zu vermeiden. Entscheidet sich der Kliniker für eine mehr oder weniger ausgedehnte operative Behandlung, so ist die Prüfung der Richtigkeit der Hypothese nur über eine sehr aufwendige histopathologische Untersuchung des *gesamten* Operationspräparats möglich. Ihr Ziel ist eine zuverlässige Information über die Ausdehnung des Tumors, seine prognostischen Merkmale und eine klare Beantwortung der Frage, ob der Tumor lokal vollständig entfernt wurde. Erst wenn diese Prüfung erfolgt ist, kann die Entscheidung über eine Beendigung der Behandlung oder über weitere Behandlungsmaßnahmen erfolgen.

Dieses stufenweise Vorgehen in der Entscheidungsbildung kann sinngemäß übertragen werden auf die Behandlung aller Malignome. Überlegungen dieser Art für die Krebstherapie mögen zunächst selbstverständlich erscheinen. Die Praxis zeigt aber, daß keineswegs immer konsequent nach ihnen gehandelt wird und daß dann die optimalen Behandlungsmöglichkeiten nicht voll ausgeschöpft werden.

Im folgenden sollen Faktoren, welche heute im Rahmen des Gesamtkonzepts der Individualisierung der Tumorbehandlung für die Karzinome der Cervix uteri, des Endometriums und der Vulva zu beachten sind, dargestellt werden. Vorher geben wir eine kurze Übersicht über die histologische Aufarbeitung der Operationspräparate. Sie kann selbstverständlich in der einen oder anderen Form modifiziert werden. Im Grundsatz ist sie heute jedoch unabdingbare Voraussetzung für eine optimale Tumorbehandlung.

Histologische Aufarbeitung der Operationspräparate

Für den Vergleich der Behandlungsergebnisse ist die klinische Stadieneinteilung ungenau. Sie kann nur als grobe Schätzung gewertet werden. Sehr viel zuverlässiger ist die am Operationspräparat histologisch nachgewiesene Tumorausdehnung (Baltzer et al. 1980). Für die exakte Festlegung von kontinuierlicher bzw. diskontinuierlicher, d. h. metastatischer Tumorausbreitung, hat sich an unserer Klinik eine standardisierte histologische Aufarbeitung der Operationspräparate bewährt (Lohe et al. 1976; Lohe u. Baltzer 1981). Bei Patientinnen mit Zervixkarzinomen wird das auf einem Korkrahmen fixierte Operationspräparat in fortlaufend numerierte Gewebescheiben zerlegt, weitere Gewebeblöcke werden aus dem Corpus uteri und den Adnexen zugeschnitten (Abb. 1). Das bei der Operation gewonnene Lymphknotenfettgewebe wird entsprechend den Lymphknotenstationen präpariert, die Lymphknoten werden gezählt und in 1 mm dicken Scheibchen lamelliert und eingebettet.

Bei Patientinnen mit Endometriumkarzinomen wird das Uteruspräparat mit den anhängenden Adnexen nach Fixierung in systematischer Reihenfolge in fortlaufend numerierte, 5 mm dicke Gewebescheiben zerlegt (Abb. 2).

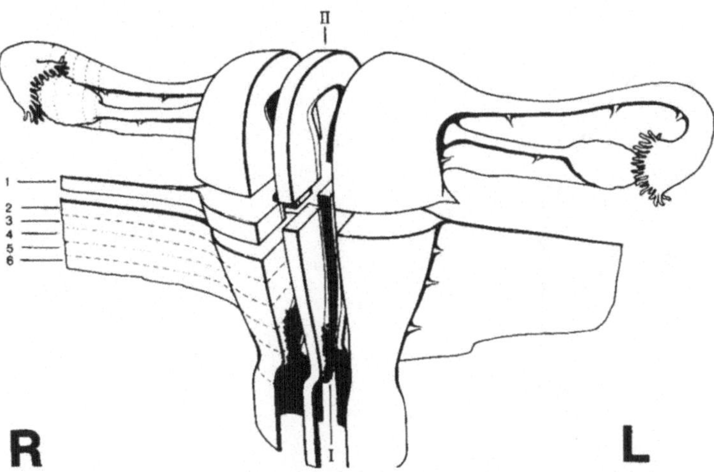

Abb. 1. Histologische Aufarbeitung des Operationspräparats beim Zervixkarzinom

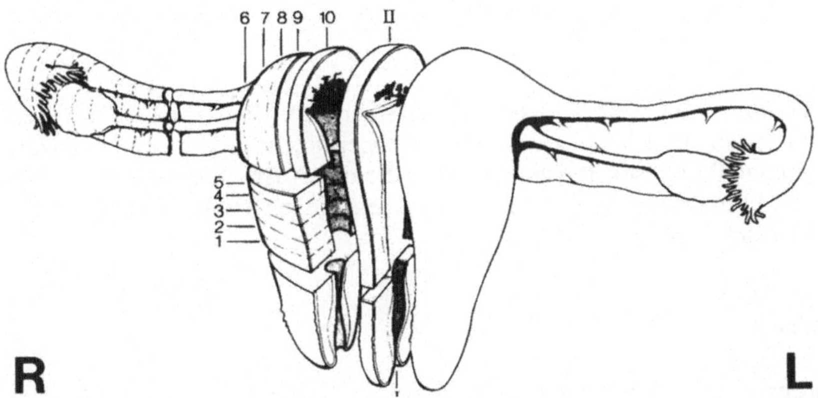

Abb. 2. Histologische Aufarbeitung des Operationspräparats beim Endometriumkarzinom

Hatte das Karzinom die Cervix uteri befallen, so wird auch diese, wie beim Zervixkarzinom, zugeschnitten. Wurden zusätzlich Lymphknoten entfernt, werden auch diese entsprechend der Lymphknotenregion präpariert, gezählt und eingebettet.

Bei Patientinnen mit Vulvakarzinom wird das Vulvektomiepräparat umgehend auf einem Korkrahmen ausgespannt und fixiert. Das fixierte Präparat wird vollständig in systematischer Reihenfolge in 5 mm dicke Gewebeblöcke zerlegt und weiter bearbeitet (Abb. 3).

Die regionären Lymphknoten werden entsprechend der standardisierten Lymphknotenaufarbeitung vom Fettgewebe freipräpariert, gezählt, lamelliert und eingebettet.

Von allen Präparaten werden Großflächenschnitte angefertigt, die eine Übersicht über den gesamten Tumor ermöglichen. Neben der histologisch er-

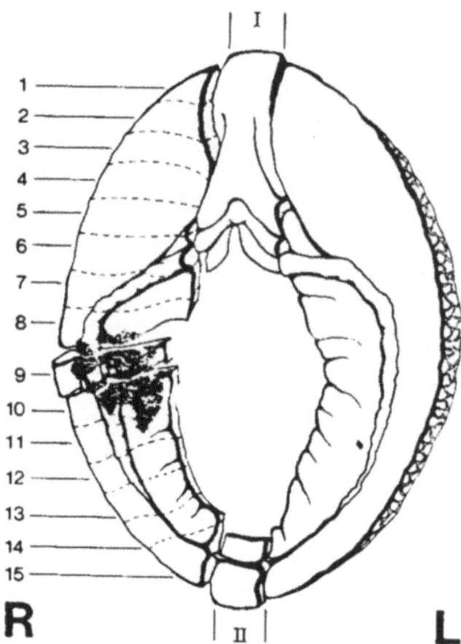

Abb. 3. Histologische Aufarbeitung beim Vulvakarzinom

wiesenen Tumorausdehnung lassen sich bei operierten Patientinnen mit Zer-
vix-, Endometrium- und Vulvakarzinom am Operationspräparat eine Vielzahl
morphologischer Prognosekriterien ableiten, die das Ausmaß einer tumorange-
paßten Individualisierung der Behandlung beeinflussen (Baltzer et al. 1982 a;
Baltzer et al. 1983; Kürzl et al. 1985 a, b).

Zervixkarzinom

Bei Patientinnen mit Vor- und Frühstadien des Zervixkarzinoms richtet sich
das therapeutische Vorgehen nach dem zytologisch vermuteten Schweregrad,
der Lokalisation und Ausdehnung der Veränderung sowie nach dem Alter der
Patientin. Bei der frühen Stromainvasion kann bei jungen Frauen mit Kinderwunsch die Messerkonisation als endgültige Behandlung vertreten werden. Voraussetzung ist, daß am histologischen Präparat des Konus die vollkommene
Entfernung der Veränderung im Gesunden nachgewiesen wurde.

Bei Patientinnen mit Mikrokarzinom der Zervix reicht in der Regel die einfache Uterusexstirpation aus. Wurde bei der präoperativen histologischen Untersuchung allerdings ein Tumoreinbruch in Lymphgefäße registriert, ist die
zusätzliche Entfernung der regionären Lymphknoten ratsam.

Die Behandlungsergebnisse von 419 Patientinnen mit früher Stromainvasion und Mikrokarzinom der Cervix uteri stützen dieses Konzept. Für die frühe
Stromainvasion wurden absolute Heilungsraten von 100 %, für das Mikrokarzinom von 98 % ermittelt (Lohe et al. 1978).

Bei der Behandlung des invasiven Zervixkarzinoms steht die Operation im
Vordergrund. Diese ist indiziert, solange eine Operationsebene zwischen Tu-

mor und Beckenwand sowie eine allgemeine Operabilität der Patientin gewährleistet sind (Friedberg et al. 1972).

Die Rate intra- oder postoperativer Komplikationen ist gering (Baltzer et al. 1980). Auf die obligatorische Entfernung der Ovarien kann bei jungen Frauen in der Regel verzichtet werden, da ein metastatischer Befall der Ovarien in operablen Fällen nur in 0,5 % der Fälle vorliegt (Baltzer et al. 1981).

Gegenstand einer kontroversen Diskussion ist die Frage nach dem Wert einer postoperativen Bestrahlung. Angesichts der Krebserkrankung bestand stets die Neigung, insbesondere beim Nachweis von Lymphknotenmetastasen, ein Maximum an Behandlung vorzunehmen. Morrow (1980) wies darauf hin, daß die Behandlungsergebnisse von Patientinnen mit operiertem Zervixkarzinom auch bei metastatischem Befall von bis zu 3 Lymphknoten durch die zusätzliche Bestrahlung nicht verbessert werden konnten. Auch die Behandlungsergebnisse von Fuller et al. (1982) lassen erkennen, daß die postoperative Bestrahlung nicht zu einer belegbaren Verbesserung der Fünfjahresüberlebensraten führte. Nach Käser (1984) betrug die Heilungsrate bei Frauen mit metastatisch befallenen pelvinen Lymphknoten nach alleiniger Operation 60 %, nach Operation und radiologischer Behandlung 59 %.

Eigene Untersuchungen bei 980 Patientinnen mit operiertem Plattenepithelkarzinom der Zervix haben gezeigt, daß die Behandlungsergebnisse durch eine zusätzliche Bestrahlung nicht verbessert werden konnten. Alle Patientinnen wurden im Rahmen einer kooperativen Studie an 4 Universitäts-Frauenkliniken nach übereinstimmender Indikation und einheitlichem Operationsmodus behandelt. Die Indikation zu einer postoperativen perkutanen Supervolttherapie wurde an den einzelnen Kliniken unterschiedlich gestellt. Die an der Beckenwand angestrebte Herddosis betrug zwischen 40 und 60 Gy. Alle histologischen Schnittpräparate wurden ohne Kenntnis des klinischen Verlaufs erneut durchmustert und histologisch klassifiziert.

Bezogen auf die klinische Stadieneinteilung betrug bei ausschließlicher operativer Behandlung im Stadium Ib die Fünfjahresüberlebensrate der Patientinnen 89 %, bei zusätzlicher Bestrahlung 79,4 %. Der Unterschied ist statistisch auffällig (p < 0,01). Im Stadium II lag die Fünfjahresüberlebensrate von Patientinnen mit ausschließlicher Operation bei 80 %, nach zusätzlicher Bestrahlung bei 70,1 %. Dieser Unterschied ist statistisch nicht zu sichern.

Die klinische Stadieneinteilung kann für einen realistischen Vergleich der erzielten Behandlungsergebnisse nicht herangezogen werden, nur die histologisch erwiesene Tumorausdehnung ist verwertbar. Bei der histologischen Beurteilung der Tumorausdehnung am Operationspräparat wurde zwischen einem auf die Zervix beschränkten, kontinuierlichen Tumorwachstum (histologisch Ib),einem über die Zervix hinausgehenden, kontinuierlichen oder diskontinuierlichen Tumorwachstum (histologisch II) und einem diskontinuierlichen, metastatischen Krebswachstum in den regionären Lymphknoten (histologisch III) unterschieden. Bei Berücksichtigung dieser histologisch erwiesenen Tumorausdehnung betrug bei Patientinnen mit einem kontinuierlichen Tumorwachstum entsprechend dem histologischen Stadium Ib nach alleiniger Operation die Fünfjahresüberlebensrate 90,5 %, nach zusätzlicher Bestrahlung 95,6 %. Im histologischen Stadium II lag die Fünfjahresüberlebensrate in der ersten Gruppe

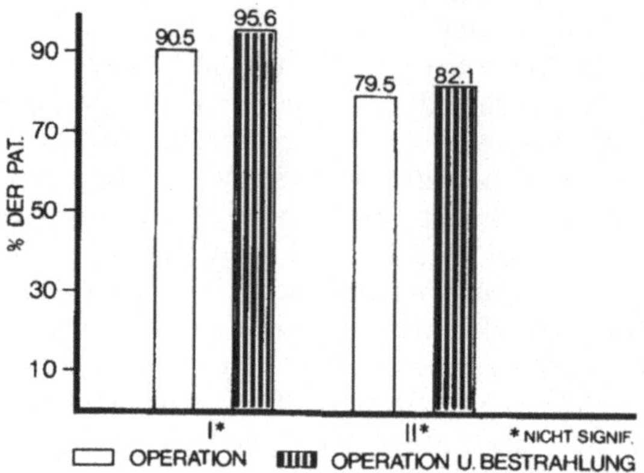

Abb. 4. Fünfjahresüberlebensraten von Patientinnen nach alleiniger operativer Behandlung bzw. Operation und Bestrahlung des Zervixkarzinoms unter Berücksichtigung der histologisch erwiesenen Tumorausdehnung

bei 79,5%, in der zweiten Gruppe bei 82,1%. Die Unterschiede sind statistisch nicht signifikant (Abb. 4). Auch bei Berücksichtigung eines diskontinuierlichen metastatischen Tumorwachstums waren die Unterschiede in den Fünfjahresüberlebensraten von Patientinnen mit alleiniger Operation (72,7 bzw. 75%) und Patientinnen mit angeschlossener Bestrahlung (77,8 bzw. 60,5%) statistisch nicht zu erhärten.

Zur weiteren Prüfung der oben genannten Hypothese wurden zusätzlich tumormetrische Untersuchungen berücksichtigt. Auch hierbei fanden sich für die einzelnen Tumorvolumen keine Unterschiede in den Überlebensraten von Patientinnen mit alleiniger Operation bzw. angeschlossener Bestrahlung.

In gleicher Weise wurden die Behandlungsergebnisse unter Berücksichtigung von speziellen Tumorkriterien wie Tumorwachstum, Tumorgrading, Tumoreinbruch in Lymph- und Blutgefäße analysiert. Auch diese Analysen ließen keine Verbesserung der Überlebensraten von Patientinnen nach zusätzlicher Bestrahlung erkennen. Es zeigte sich, daß die Prognose von Frauen mit prognostisch ungünstigen Tumorkriterien durch eine postoperative Bestrahlung nicht beeinflußt werden konnte.

In gleicher Weise wurden die Behandlungsergebnisse von Patientinnen mit den unterschiedlichen Formen der Metastasierung in die Lymphknoten überprüft (Baltzer u. Köpcke 1979). Auch bei dieser Analyse konnten keine statistisch belegbaren Unterschiede in den Fünfjahresüberlebensraten registriert werden.

Die zusätzliche Analyse der Überlebenszeiten (Mantel-Haenzel-Test) brachte keine von der Auswertung der Fünfjahresüberlebensraten abweichenden Erkenntnisse.

Zur abschließenden Prüfung der Behandlungsergebnisse von Patientinnen mit alleiniger Operation bzw. mit postoperativer Bestrahlung erfolgte die Zwillingspaarbildung. Hierzu wurden die 3 Variablen „Metastasenart", „seitliche

Tumorausdehnung" und „Lymphangiosis carcinomatosa" ausgewählt. Durch die Kombination verschiedener genannter Ausprägungen ergaben sich insgesamt 32 Matchingkategorien. Zusätzlich wurde bei der Paarbildung eine maximale Altersdifferenz von ± 2,5 Jahren berücksichtigt. Jeder Patientin, die der alleinigen Operation unterzogen wurde, ließ sich somit eine Patientin mit entsprechenden morphologischen Tumorkriterien zuordnen, bei der im Anschluß an die Operation eine Bestrahlung erfolgte. Die unter Berücksichtigung der Matchvariablen ermittelten Fünfjahresüberlebensraten von Patientinnen mit alleiniger Operation bzw. angeschlossener Bestrahlung ließen keinen statistisch belegbaren Unterschied erkennen (Baltzer et al. 1984; Ober 1984).

Diese Untersuchung läßt den Schluß zu, daß bei der Mehrzahl der Patientinnen mit Zervixkarzinom die erweiterte abdominale Hysterektomie mit obligatorischer Lymphonodektomie unter Belassung der Ovarien ausreichend ist. Eine Überbehandlung durch die zusätzliche Bestrahlung kann vermieden werden, ohne daß das Risiko einer Unterbehandlung eingegangen wird. Es bleibt fraglich, ob die postoperative Bestrahlung von Patientinnen mit hohem prognostischem Risiko zu einer Verbesserung der Behandlungsergebnisse führen kann (Zander et al. 1981).

Endometriumkarzinom

Das Endometriumkarzinom entwickelt sich über Vorstufen zum invasiven Karzinom. Zu diesen Vorstufen zählen die unterschiedlichen Formen der adenomatösen Hyperplasie (Dallenbach-Hellweg u. Schmidt-Matthiesen 1984). Bei den unterschiedlichen Formen dieser Endometriumhyperplasie (adenomatöse Hyperplasie Grad I, Grad II, Grad III) hängt die Behandlung von Lebensalter und Schweregrad der histologisch nachgewiesenen Veränderung ab.

Bei der jungen Frau mit Kinderwunsch ist ein konservatives Vorgehen mit einer hochdosierten Gestagenbehandlung zu verantworten, allerdings ist die Kontrollkürettage im Intervall von 3—4 Monaten erforderlich.

Das gleiche Vorgehen ist bei Vorliegen einer adenomatösen Hyperplasie Grad I auch bei Frauen in der Prämenopause gerechtfertigt. Bei einer adenomatösen Hyperplasie Grad II ist bei diesen Frauen die Uterusexstirpation indiziert, da ein autonomes Wachstum anzunehmen ist. Bei Frauen in der Postmenopause bzw. bei adenomatöser Hyperplasie Grad III ist die zusätzliche Entfernung der Adnexe ratsam.

Liegt allerdings ein hohes Operationsrisiko vor, erfolgt in ausgesuchten Fällen der Versuch einer konservativen Behandlung mit Gestagenen. In diesen Fällen kann die notwendige Kontrollkürettage als Saugkürettage ohne Narkose vorgenommen werden (Baltzer et al. 1974).

Die Behandlung von Patientinnen mit invasivem Endometriumkarzinom hängt sowohl vom Allgemeinzustand und häufig gravierenden Begleiterkrankungen als auch von Stadium und Differenzierungsgrad des Karzinoms ab. Trotz der häufig vorliegenden Risikofaktoren wie hohes Alter, Adipositas, Hypertonus und Diabetes mellitus ist ein Verzicht auf operative Maßnahmen aus prognostischer Sicht nicht ratsam. Heilungsergebnisse einer reinen Strahlenbehandlung liegen bei vergleichbaren Stadien um 10−20% unter den Ergebnissen eines operativ bzw. operativ-radiologischen Vorgehens (Lochmüller 1978; Schmidt-Matthiesen u. Bastert 1984).

Auch bei Patientinnen mit Endometriumkarzinom ist die Aussagekraft der klinischen Stadieneinteilung eingeschränkt. Nahezu 75% der Patientinnen werden dem klinischen Stadium I zugeordnet. Um eine differenziertere Beurteilung des Stadiums I zu ermöglichen, wurde von der FIGO (1973) eine Stadieneinteilung festgelegt, die die Sondenlänge des Uterus mitberücksichtigt. Nach der Sondenlänge wird das Stadium I in ein Stadium I a mit einer Sondenlänge von 8 cm oder weniger und ein Stadium I b mit einer Sondenlänge von über 8 cm unterteilt. Die kleinere Sondenlänge des Uterus wurde prognostisch günstiger als die große angesehen.

Eigene Untersuchungen bei 216 Patientinnen mit operiertem Endometriumkarzinom ließen nur bei 11 der 23 präoperativ dem Stadium II zugeordneten Patientinnen einen tatsächlichen Tumorbefall der Zervix am Operationspräparat erkennen.

Auch die Sondenlänge hatte nicht die erwartete prognostische Bedeutung (Baltzer et al. 1982 b). Im Gegensatz zu anderen Beobachtungen wurden bei operierten Patientinnen mit kleiner Sondenlänge des Uterus häufiger Rezidive und Fernmetastasen als bei Frauen mit großer Sondenlänge des Uterus registriert.

Eine eindeutigere Korrelation zwischen Häufigkeit des Rezidivs und Häufigkeit von Fernmetastasen lag für das Ausmaß der am Operationspräparat gemessenen Myometriuminfiltrationen vor. Bei einer Myometriuminfiltration bis zu einem Drittel betrug die Rezidivhäufigkeit 1,2%, bei bis zu zwei Dritteln

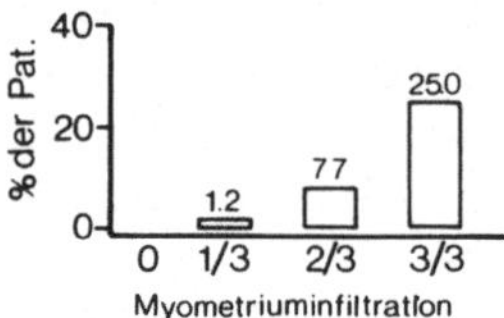

a) Beziehung zwischen Ausmaß der Myometriuminfiltration und Häufigkeit eines Rezidivs.

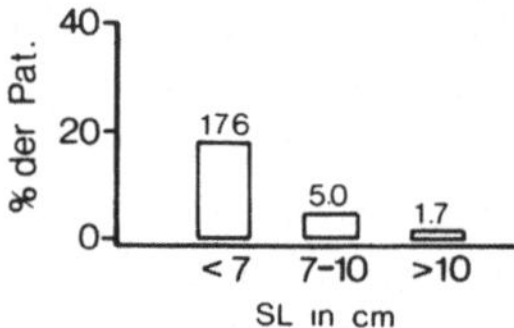

a) Beziehung zwischen gemessener Sondenlange
   des Uterus und Häufigkeit des Rezidivs

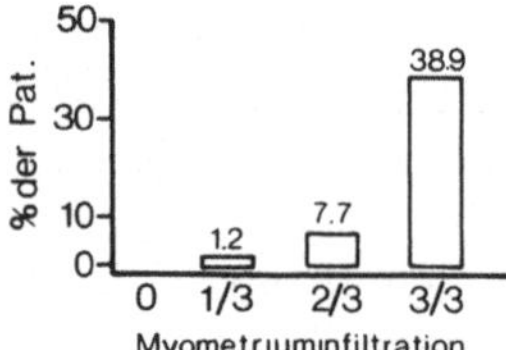

b) Beziehung zwischen Ausmaß der Myometriuminfiltration und Häufigkeit von Fernmetastasen.

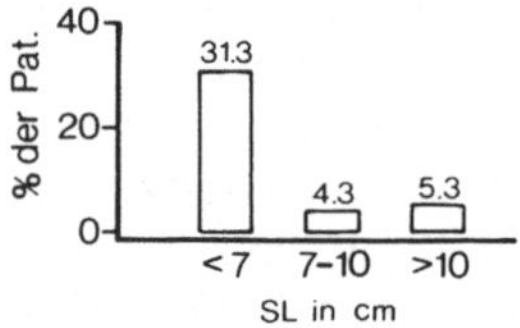

b) Beziehung zwischen gemessener Sondenlange
   des Uterus und Haufigkeit von Fernmetastasen

Abb. 5. Häufigkeit von Rezidiven und Fernmetastasen in Abhängigkeit von der gemessenen Sondenlänge des Uterus bei Patientinnen mit Endometriumkarzinom

7,7% und bei bis zu drei Dritteln 25%. Die Häufigkeit der Fernmetastasen lag bei 1,2 bzw. 7,7 bzw. 38,9% bezogen auf das unterschiedliche Ausmaß der Myometriuminfiltration (Abb. 5).

Prognostisch bedeutungsvoll war das am Operationspräparat nachweisbare Tumorgrading. Patientinnen mit reifem Karzinom hatten Fünfjahresüberlebensraten von 88,9%, bei unreifem Karzinom sanken die Fünfjahresüberlebensraten auf 33,3% ab. Auch der Tumoreinbruch in Lymphgefäße hatte prognostische Bedeutung. Die Fünfjahresüberlebensraten sanken von 84,9% bei Patientinnen ohne Lymphgefäßeinbruch auf 52,9% bei Frauen mit nachgewiesenem Tumoreinbruch in Lymphgefäße ab.

Diese genannten prognostischen Faktoren stehen in enger Korrelation zueinander. Bei reifen, exophytischen Karzinomen ist mit einer geringeren Wandinfiltration und damit geringerer Tendenz zur Metastasierung in die Lymphknoten zu rechnen. Mit Zunahme der Unreife des Karzinoms kommt es zur fortschreitenden Wandinfiltration mit größerer Wahrscheinlichkeit einer metastatischen Absiedelung in die Lymphknoten.

Die Berücksichtigung dieser unterschiedlichen Prognosekriterien ist Voraussetzung für die Indikationsstellung zu einer dem Karzinom angepaßten Behandlung. Bei der Mehrzahl der allgemein und lokal operablen Patientinnen stellt die Hysterektomie mit beidseitiger Adnektomie die Grundlage der Behandlung dar. Die von mehreren Seiten für das klinische Stadium I zur Tumordevitalisierung empfohlene präoperative intrauterine Radiumeinlage hat sich bei uns nicht bewährt. Die Behandlungsergebnisse wurden nicht verbessert, so daß die präoperative Kontaktbestrahlung verlassen wurde (De Waal u. Lochmüller 1982).

Bei der Operation hat das abdominale Vorgehen den Vorteil, daß die Lymphabflußwege im kleinen Becken und paraaortal beurteilt werden können. Die mechanische Traumatisierung des karzinombefallenen Uterus und damit die Möglichkeit einer Tumorverschleppung ist gering. In besonders gelagerten Ausnahmesituationen ist bei adipösen Patientinnen mit hohem internistischem Risiko das vaginale Vorgehen zu verantworten.

Die zusätzliche pelvine bzw. paraaortale Lymphonodektomie ist im Stadium I bei zu erwartender geringer Myometriuminfiltration des Karzinoms (wenig Gewebematerial bei der fraktionierten Kürettage, reifes Karzinom) nicht zwingend. Bei fortgeschrittenem Karzinom (reichlich Gewebematerial bei der fraktionierten Kürettage, undifferenziertes Karzinom) ist die Lymphonodektomie ratsam, da bei diesen Patientinnen vermehrt mit einer Metastasierung in die Lymphknoten gerechnet werden muß.

Im Stadium II mit histologisch nachgewiesenem Karzinombefall der Cervix uteri ist im Hinblick auf die dann gegebene lymphogene Ausbreitung des Karzinoms die Erweiterung der Operation wie beim Zervixkarzinom angezeigt. Diese ausgedehnten Operationen stellen allerdings für die zumeist älteren Patientinnen mit gravierenden Begleiterkrankungen ein hohes Operationsrisiko dar. Da die Behandlungsergebnisse einer alleinigen Strahlentherapie den Behandlungsergebnissen der Operation unterlegen sind, ist die einfache Uterusexstirpation mit Entfernung der Adnexe bzw. die eingeschränkte radikale Operation in Kombination mit einer Strahlentherapie zu erwägen.

Die genannten, am Operationspräparat ermittelten morphologischen Prognosekriterien stellen auch die Basis für eine postoperative perkutane Hochvoltbestrahlung dar. Als Indikation gelten ungünstige Prognosekriterien wie fortgeschrittene Myometriuminfiltration, G 3-Tumoren, sowie G 1- und G 2-Karzinome mit nachgewiesenem Tumoreinbruch in Gefäße.

Bei der kleinen Gruppe von Patientinnen mit prognostisch ungünstiger positiver Peritonealzytologie wird die Möglichkeit der intraabdominellen Radionukleotidinstillation, der Perkutanbestrahlung oder der hochdosierten Gestagenbehandlung diskutiert. Der Wert dieser Maßnahmen bleibt abzuwarten.

Vulvakarzinom

Auch beim Vulvakarzinom ist anzunehmen, daß der Tumor über Vorstufen oder Präkanzerosen wächst. Die „International Society for the Study of Vulvar Disease" (1976) hat vorgeschlagen, diese Präkanzerosen unter dem Begriff „carcinoma in situ" zusammenzufassen. Für die Behandlung dieser Veränderungen sind das Ausmaß sowie das Alter der Patientin ausschlaggebend. Bei jüngeren Frauen mit Carcinoma in situ der Vulva kann bei umschriebener Läsion die Entfernung im Gesunden unter Erhaltung von Anatomie und Funktion der Vulva erfolgen. Für dieses Vorgehen ist die vollständige histologische Untersuchung des entfernten Gewebes unumgänglich. Nur auf diese Weise kann eine klare Aussage zur Frage der Entfernung im Gesunden gemacht werden. Auch bei dem sog. mikroinvasiven Karzinom wird eine eingeschränkte Behandlung angestrebt (Friedrich u. Wilkinson 1985). Allerdings ist zu berücksichtigen, daß selbst bei einer Invasionstiefe von 1−2 mm schon in 7,1% der Fälle Metastasen in den Lymphknoten nachweisbar waren (Bender 1984).

Bei Patientinnen mit Plattenepithelkarzinom der Vulva ergeben sich aus morphologischen Tumorkriterien wie Tumorlokalisation und -ausbreitung, Tumorgröße, Tumorgrading, Invasionstiefe, Einbruch in Blut- und Lymphgefäße und die Metastasierung in die Lymphknoten nicht nur Prognosefaktoren, sondern auch Hinweise auf das weitere therapeutische Vorgehen. Obwohl es sich zumeist um ältere Patientinnen in schlechtem Allgemeinzustand mit gravierenden Begleiterkrankungen handelt, ist durch die Fortschritte in der Anästhesie zumeist die Möglichkeit einer primären chirurgischen Behandlung mit Resektion des Tumors weit im Gesunden und Entfernung der regionalen Lymphknoten gegeben. Die Vulvektomie mit beidseitiger inguinaler und femoraler Lymphonodektomie kann gelegentlich durch eine extraperitoneale pelvine Lymphonodektomie ergänzt werden, wenn intraoperativ histologisch ein metastatischer Befall der inguinalen Lymphknoten nachgewiesen wurde.

In Abhängigkeit der genannten Prognosekriterien sind jedoch auch eingeschränkte operative Behandlungsmethoden möglich. Sie werden in der Regel mit einer Nachbestrahlung kombiniert.

Nach eigenen Untersuchungen bei Patientinnen mit Vulvakarzinom hatten Frauen im Stadium I Fünfjahresüberlebensraten von 73,1%, im Stadium II von 55,2%, im Stadium III von 28,9% und im Stadium IV von 18,2% (Zander et al. 1985).

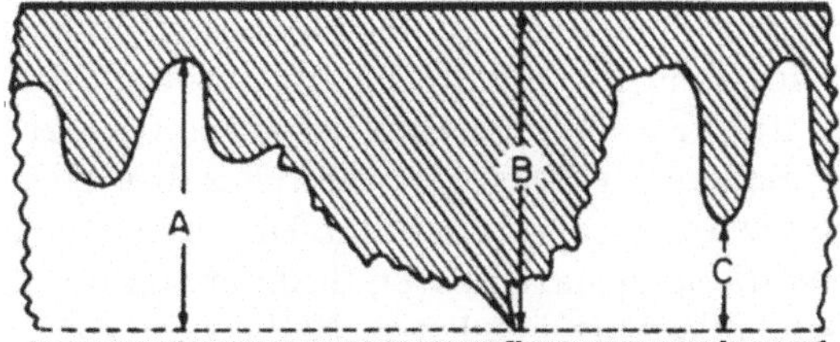

Abb. 6. Messung von Invasionstiefe und Tumordicke am Operationspräparat beim Vulvakarzinom [Methode *A:* Messung der Invasionstiefe, ausgehend von der Basalmembran der oberflächlich gelegenen Papille möglichst tumornaher Lage; Methode *B:* Bestimmung der Tumordicke, d. h. Messung von der Oberfläche zum tiefsten Punkt der Invasion; Methode *C:* Messung der Invasionstiefe, ausgehend von der Spitze des längsten unauffälligen Retezapfens, möglichst tumornah gelegen (nach Wilkinson 1982)]

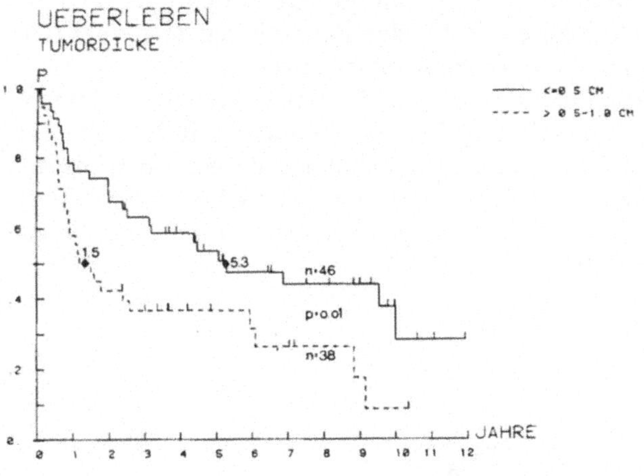

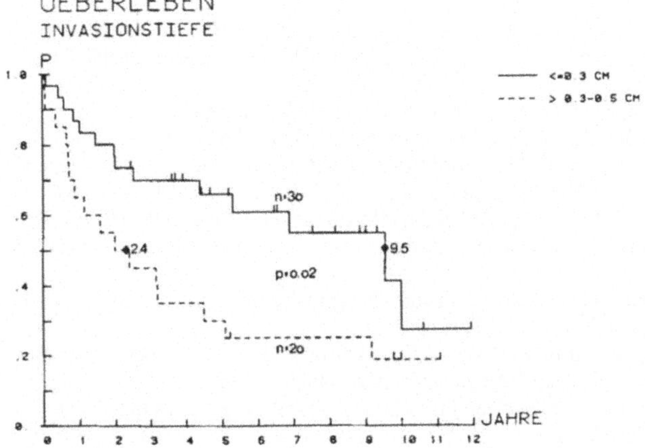

Abb. 7. Überlebensraten in Abhängigkeit von den unterschiedlichen Meßmethoden am Operationspräparat

Bei der systematischen histologischen Untersuchung der Operationspräparate waren auffälligerweise der histologische Reifegrad, die Lokalisation, die Wachstumsform, die Ulzeration und der histologische Hautbefund am Karzinomrand von geringer prognostischer Bedeutung. Dagegen waren das dissoziierende Tumorwachstum, die Lymphangiosis carcinomatosa, der Tumoreinbruch in Blutgefäße und das Ausmaß der lymphoplasmazellulären Stromareaktion in der Tumorumgebung von prognostischem Wert (Kürzel et al. 1985).

Zur vergleichenden morphometrischen Untersuchung wurden die zwei verschiedenen Meßmethoden zur Bestimmung von Invasionstiefe bzw. Tumordikke herangezogen (Abb. 6; Wilkinson et al. 1982a). Bei dem Vergleich zeigte sich, daß die Bestimmung der Tumordicke von der Tumoroberfläche bis zum tiefsten Punkt der Invasion prognostisch ausreichend scharf zwischen Tumoren bis 0,5 und über 0,5 cm Invasionstiefe unterscheidet. Dagegen erwies sich bei den gering infiltrierenden Karzinomen (bis 0,5 cm) nur die Messung von der Spitze des längsten Retezapfens bis zum tiefsten Punkt der Invasion als geeignet, um innerhalb dieser Patientengruppe eine prognostische Unterscheidung vornehmen zu können (Abb. 7).

Patientinnen mit Karzinomen bis 0,5 cm Tumordicke hatten eine mediale Überlebenszeit von 5,5 Jahren, während 50% der Patientinnen mit einer Tumordicke über 0,5 cm bereits nach 1,1 Jahren verstorben waren.

Möglicherweise erklären die unterschiedlichen Meßmethoden die voneinander abweichenden Behandlungsergebnisse bei Patientinnen mit Karzinomen geringer Infiltrationstiefe. Erst eine einheitliche histologische Aufarbeitung der Operationspräparate und eine standardisierte morphometrische Untersuchung des Karzinoms ermöglichen den realistischen Vergleich von Ergebnissen unterschiedlicher Behandlungsmethoden.

Literatur

Baltzer J, Köpcke W (1979) Tumor size and lymph node metastases in sqamous cell carcinoma of the uterine cervix. Arch Gynecol 227:271−278

Baltzer J, Wolf W, Lohe KJ (1974) Die diagnostische Saugkürettage des Uterus. Frauenarzt 3:194−195

Baltzer J, Kaufmann C, Ober KG, Zander J (1980) Komplikationen bei 1092 erweiterten abdominalen Krebsoperationen mit obligatorischer Lymphonodektomie. Geburtshilfe Frauenheilkd 40:1−5

Baltzer J, Lohe KJ, Köpcke W, Zander J (1981) Metastatischer Befall der Ovarien beim operierten Plattenepithelkarzinom der Zervix. Geburtshilfe Frauenheilkd 41:672−673

Baltzer J, Lohe KJ, Köpcke W, Zander J (1982a) Histological criteria for the prognosis in patients with operated squamous cell carcinoma of the cervix. Gynecol Oncol 13:184−194

Baltzer J, Lohe KJ, Kürzl R, Scheer KP, Zander J (1982b) Prognostische Aussagekraft des Stadiums bei Patientinnen mit operiertem Endometriumkarzinom. Geburtshilfe Frauenheilkd 42:394−396

Baltzer J, Lohe KJ, Kürzl R, Scheer KP, Zander J (1983) Prognostic criteria in patients with endometrial cancer. Arch Gynecol 234:121−129

Baltzer J, Köpcke W, Lohe KJ, Kaufmann C, Ober KG, Zander J (1984) Die operative Behandlung des Zervixkarzinoms. Geburtshilfe Frauenheilkd 44:279−285

Bender HG (1984) Tumoren der Vulva. In: Bender HG (Hrsg) Gynäkologische Onkologie für die Praxis. Thieme, Stuttgart New York

Dallenbach-Hellwig G, Schmidt-Matthiesen H (1984) Hyperplasien, Präkanzerosen und Karzinome des Endometrium. Arbeitsgem Gynäkol Onkol (AGO) Mitteilungsbl 5:5−6
De Waal JC, Lochmüller H (1982) Präoperative Kontakttherapie beim Endometriumkarzinom. Geburtshilfe Frauenheilkd 42:394−396
Friedberg V, Käser O, Ober KG, Thomsen K, Zander J (1972) Behandlung der Uteruskarzinome. In: Käser O, Friedberg V, Ober KG, Thomsen K, Zander J (Hrsg) Gynäkologie und Geburtshilfe. Thieme, Stuttgart New York
Friedrich EG, Wilkinson EJ (1985) Das mikroinvasive Karzinom der Vulva. In: Zander J, Baltzer J (Hrsg) Erkrankungen der Vulva. Urban & Schwarzenberg, München Wien Baltimore
Fuller AF, Elliott N, Kosloff C, Lewis JL (1982) Lymphnode metastases from carcinoma of the cervix, stages Ib and IIa: Implications for prognosis and treatment. Gynecol Oncol 13:265−274
International Society for the Study of Vulvar Disease (1976) New nomenclature for vulvar disease. Report of the committee on terminology. Obstet Gynecol 47:122−124
Käser O (1984) Kontroversen in der operativen gynäkologischen Onkologie. In: Stark G (Hrsg) Nürnberger Symposium: Umstrittene Probleme in der Geburtshilfe und Gynäkologie. Demeter, Gräfelfing
Kindermann G, Ober KG (1972) Ausbreitung des Zervixkrebses. In: Käser O, Friedberg V, Ober KG, Thomsen K, Zander J (Hrsg) Gynäkologie und Geburtshilfe, Bd 3. Thieme, Stuttgart New York
Kürzl R, Baltzer J, Lohe KJ (1985a) Vergleichende morphometrische Untersuchungen zur Invasionstiefe beim Vulvakarzinom. Arch Gynecol 238:668−669
Kürzl R, Baltzer J, Lohe KJ (1985b) Prognostische Bedeutung histologischer Merkmale beim Vulvakarzinom. In: Zander J, Baltzer J (Hrsg) Erkrankungen der Vulva. Urban & Schwarzenberg, München Wien Baltimore
Lochmüller H (1978) Das Endometriumkarzinom als chronische Erkrankung. Wacholz, Nürnberg
Lohe J, Baltzer J (1981) Weibliche Genitalorgane, Teil I. In: Hermanek P (Hrsg) Kompendium der klinischen Tumorpathologie. Witzstrock, Baden Baden Köln New York
Lohe KJ, Baltzer J, Zander J (1976) Histologische Diagnose und individuelle Krebsbehandlung in der Gynäkologie. MMW 118:1373−1378
Lohe KJ, Burghardt E, Hillemanns HG, Kaufmann C, Ober KG, Zander J (1978) Early squamous cell carcinoma of the uterine cervix II. Clinical results of a cooperative study in the management of 419 patients with early stromal invasion and microcarcinoma. Gynecol Oncol 6:31−50
Morrow CP (1980) Pannel report: "Is pelvic radiation beneficial in the postoperative management of stage Ib squamous cell carcinoma of the cervix with pelvic node metastases treated by radical hysterectomy and pelvic lymphadenectomy?" A report from the Presidential Pannel at the 1979 Annual Meeting of the Society of Gynecologic Oncologists. Gynecol Oncol 10:262−290
Ober KG (1984) Adjuvante Strahlentherapie operierter gynäkologischer Karzinome. In: Stark G (Hrsg) Nürnberger Symposium: Umstrittene Probleme in der Geburtshilfe und Gynäkologie. Demeter, Gräfelfing
Ober KG, Huhn FO (1962) Die Ausbreitung des Zervixkrebses auf die Parametrien und die Lymphknoten der Beckenwand. Arch Gynäkol 197:262−290
Schmidt-Matthiesen H, Bastert G (1984) Gynäkologische Onkologie, 2. Aufl. Schattauer, Stuttgart New York
Wilkinson EJ, Rico MJ, Pierson KK (1982) Microinvasive carcinoma of the vulvar. Int J Gynecol Pathol 1:29−39
Zander J, Baltzer J, Lohe KJ, Ober KG, Kaufmann C (1981) Carcinoma of the cervix: An attempt to individualize treatment. Results of a 20-year cooperative study. Am J Obstet Gynecol 139:752−759
Zander J, Baltzer J, Lohe KJ (1985) Maligne Tumoren im weiblichen Genitalbereich. In: Gross R, Schmidt CG (Hrsg) Klinische Onkologie. Thieme, Stuttgart New York

Die Verwendung des Rectus-abdominis-Lappens in der gynäkologischen Onkologie

P.-G. KNAPSTEIN, M. MAHLKE, W. POLESKA u. W. ZEUNER

Ein wesentliches Problem in der gynäkologischen Karzinomchirurgie — sei es im Thoraxbereich, sei es im Bereich von Vulva, Vagina oder kleinem Becken — ist die Auskleidung großer Defekte, die nach Tumorresektionen entstehen. Vielfach werden wirklich radikale Eingriffe überhaupt erst durch eine plastische Wiederherstellung möglich.

Die Voraussetzungen zur primären Heilung mit allen Vorteilen — niedrige postoperative Komplikationsrate, rasche Rehabilitierung der Patientin, gutes funktionelles und kosmetisches Ergebnis — sind die spannungsfreie Adaptation der Wundränder und die gute Gefäßversorgung des Gewebes. In den meisten Fällen, in denen ein primärer Wundverschluß nicht durchführbar ist, genügt das Einbringen der umgebenden Haut durch lokale Mobilisierung. Dies geschieht nach den Prinzipien der Verschiebe-, Transpositions- oder Rotationslappenplastik.

Ist jedoch der Defekt zu groß, oder ist das Nachbargewebe durch eine vorangegangene Bestrahlung geschädigt, dann muß durch die aufwendigere Technik der myokutanen Lappenplastik gesundes Gewebe aus entfernten Körperpartien gewonnen werden. In der plastischen Chirurgie benutzt man verschiedene, möglichst lange Muskeln, die als Gefäßstiel dienen und die die darüberliegende Haut versorgen. Bei einer myokutanen Lappenplastik werden Haut und ernährender Muskel in den Defekt eingebracht.

Im Bereich des Thorax oder auch des kleinen Beckens kann dazu der M. rectus abdominis verwendet werden.

Anatomische Besonderheiten

Der paarig angelegte Muskel entspringt an den epigastrischen Rippen und inseriert am oberen Schambeinrand bzw. am Leistenband (Abb. 1). Die A. epigastrica superior versorgt den oberen, die A. epigastrica inferior den unteren Teil, jeweils mit der darüberliegenden Haut. In der Höhe des Nabels anastomosieren beide Gefäßsysteme reichlich, so daß nach Durchtrennung des unteren das obere Gefäß die Ernährung übernimmt und umgekehrt. Da der Muskel über eine lange Strecke geradlinig verläuft und da er parallel ein gutes Gefäßsystem führt, eignet er sich ideal für eine myokutane Lappenplastik.

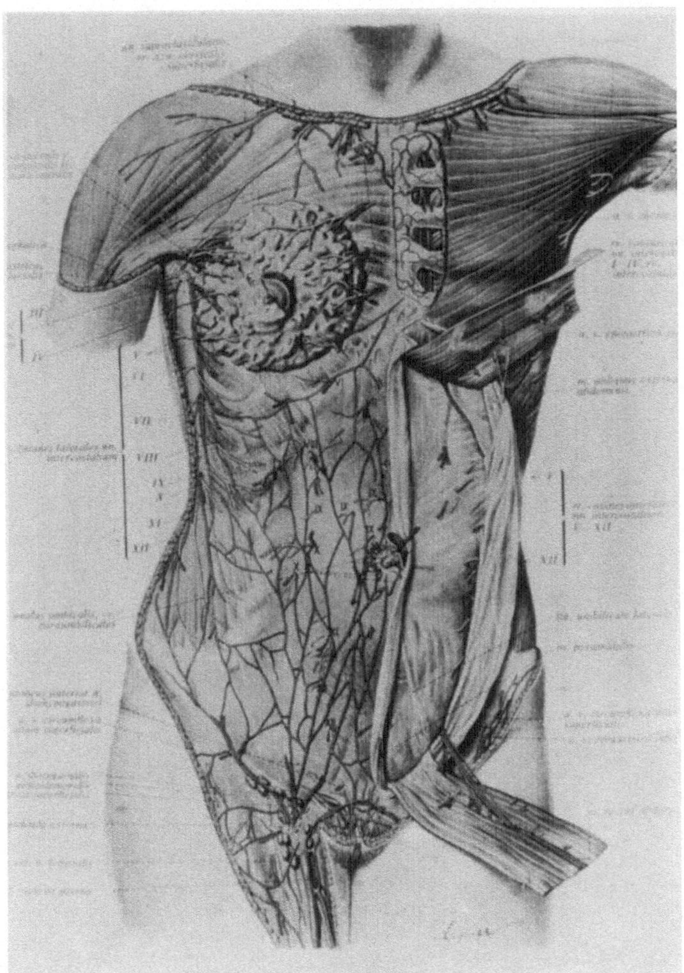

Abb. 1

Defektauskleidung im Thoraxbereich

Aus Abb. 2 (42jährige Patientin mit großem Lokalrezidiv eines rechtsseitigen Mammakarzinoms) wird das Prinzip der Operation ersichtlich:

Bei einem rechtsseitigen Defekt der Thoraxwand mobilisiert man aus dem linken Unterleib ein entsprechend großes Hautareal. Dieses bleibt über den in ganzer Länge freipräparierten linken M. rectus ernährt. Nach Durchtrennung des Muskels über der unteren Insertion wird der Hautlappen mit dem Muskelgefäßstiel durch einen Tunnel zwischen Defekt- und Entnahmestelle in den Thoraxbereich eingebracht und dort fixiert. Abbildung 2 zeigt das Heilungsergebnis 6 Monate nach der Operation.

In Abb. 3–6 soll der Ablauf der plastischen Deckung demonstriert werden.

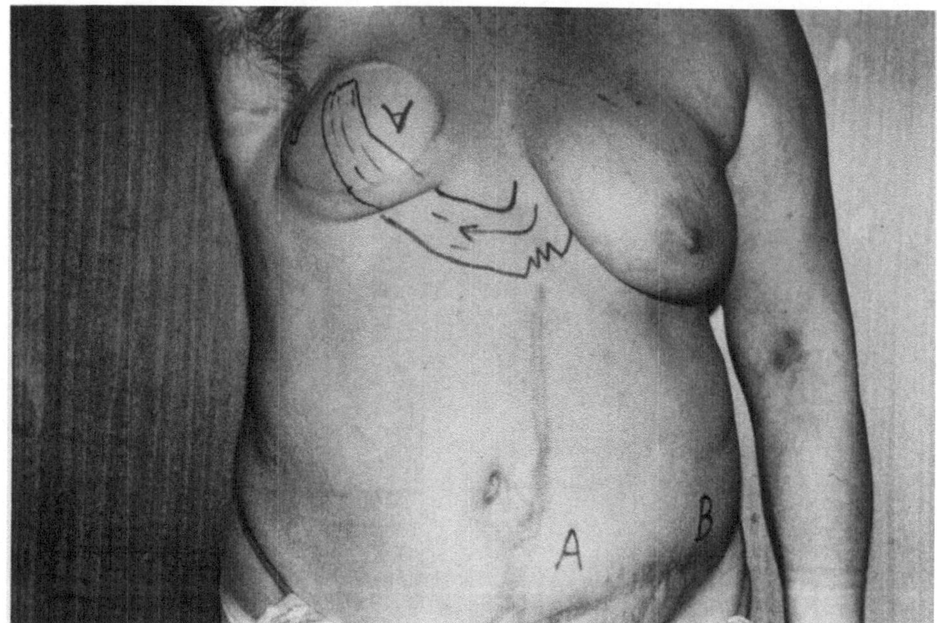

Abb. 2

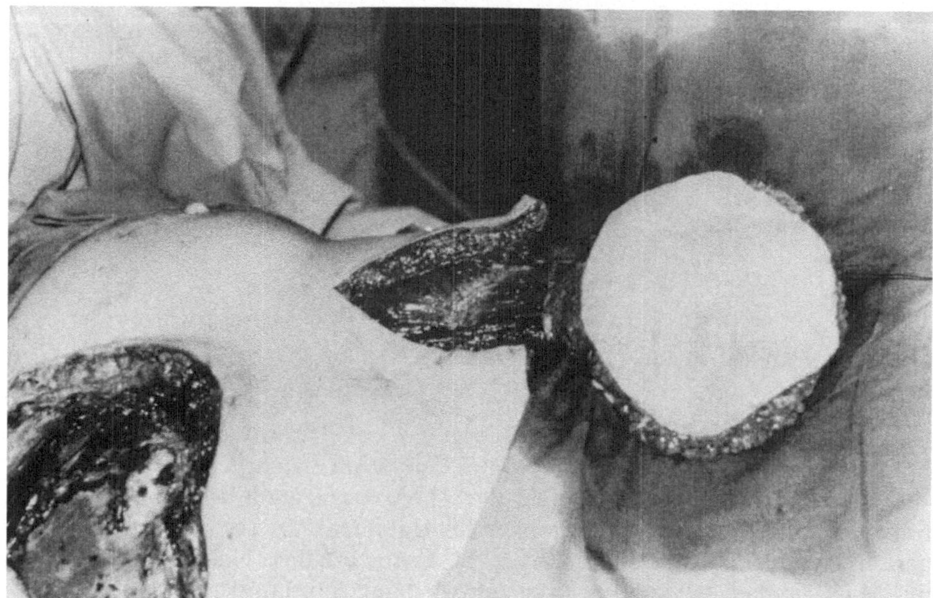

Abb. 3. 45jährige Patientin, bei der wegen eines weit fortgeschrittenen Karzinoms (T_4N_2) die rechte Brust mit der gesamten Haut und der Pektoralismuskulatur reseziert werden mußte. Ein großer Hautlappen aus dem Unterleib ist mit dem linken M. rectus mobilisiert, der am *unteren* Ansatz durchtrennt wurde

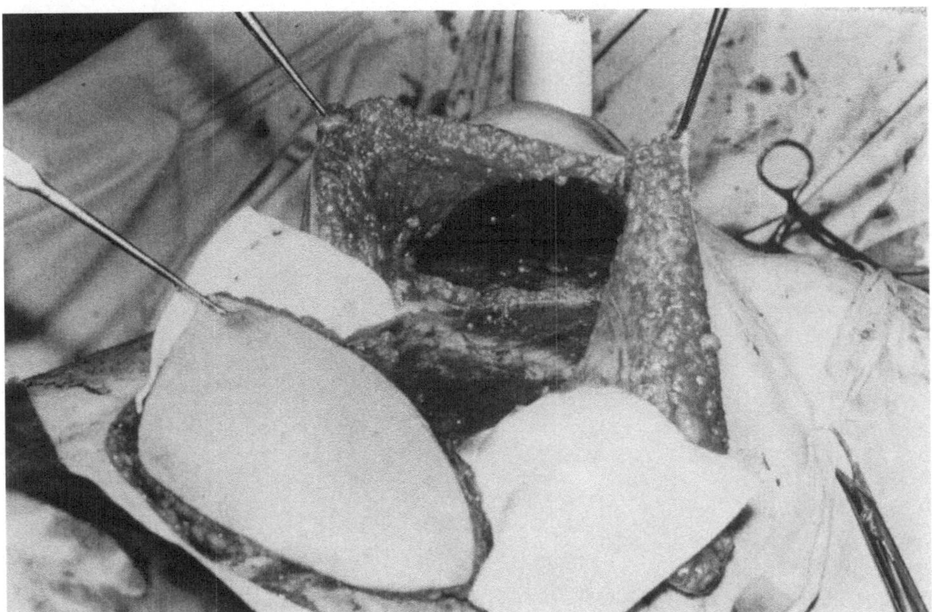

Abb. 4. Die verbleibende Haut der rechten Seite wird abgehoben, so daß ein weiter Tunnel entsteht. Durch diesen soll der myokutane Lappen nach oben gebracht werden

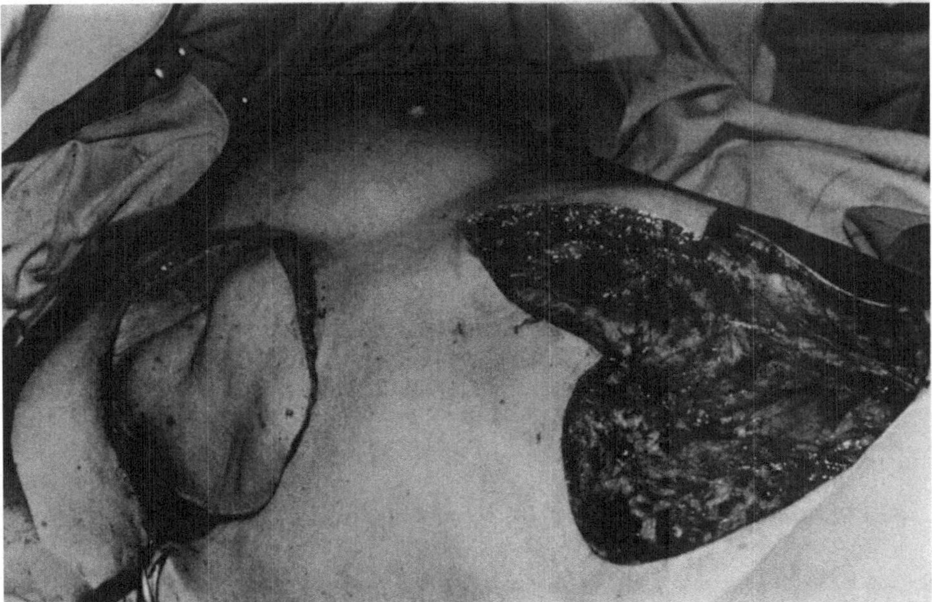

Abb. 5. Der Hautlappen ist in den Defekt eingebracht und wird dort fixiert. Die Entnahmestelle läßt sich wieder primär verschließen, indem die Haut weit in der Umgebung unterminiert wird. Zur Verstärkung der Faszienlücke in der Bauchwand verwendet man ein Vicrylnetz

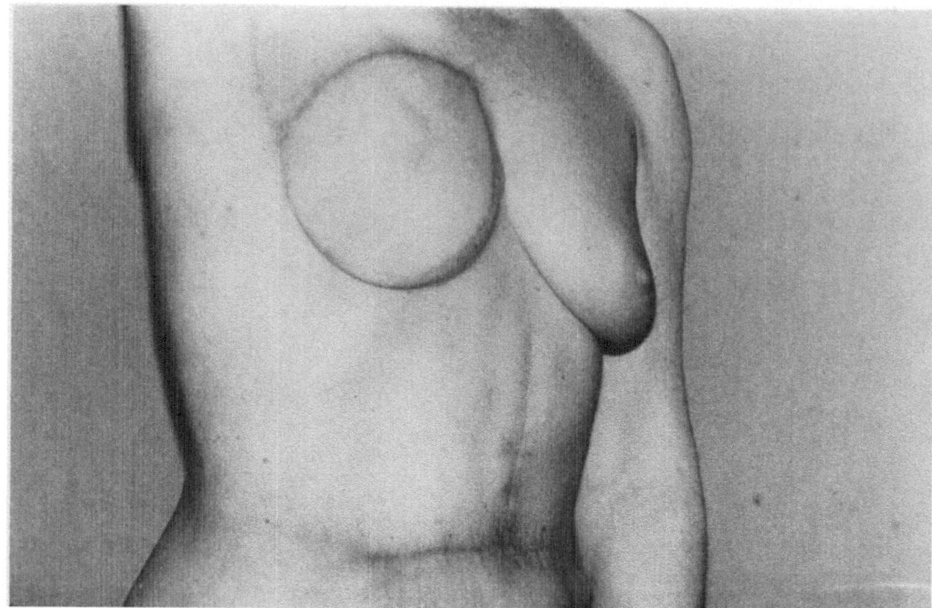

Abb. 6. Heilungsergebnis 8 Monate nach der Operation und nach Abschluß der adjuvanten Chemotherapie

Defektauskleidung im kleinen Becken

In Abb. 7 sieht man, welch riesiger Defekt im kleinen Becken nach einer vorderen und hinteren Exenteration entsteht — hier bei einer 28jährigen Patientin mit einem Plattenepithelkarzinom des Scheidenstumpfes, welches in die Blase und in das Rektum infiltrierend eingewachsen war (2 Jahre nach vaginaler Hysterektomie wegen zervikaler intraepithelialer Neoplasie). Es ist nicht möglich, einen Verschluß der Beckenhöhle nach unten durch Adaptation der Wundränder zu erreichen. Dieser Zustand begünstigt die Ausbildung eines postoperativen Ileus, insbesondere dann, wenn nicht genügend Peritoneum zur Wiederherstellung eines abgeschlossenen Peritonealraums zur Verfügung steht. Die Verwendung myokutaner Lappenplastiken löst dieses Problem (Abb. 8–12).

Sicherung einer postaktinischen Rektovaginalfistel

Beim Verschluß einer postaktinischen Vesiko- oder Rektovaginalfistel trägt es wesentlich zum Heilungserfolg bei, daß die mukomuköse Naht der Blase bzw. des Rektums mit mehreren Schichten gesunden Gewebes überdeckt und entlastet wird. Dies ist jedoch gerade nach einer Bestrahlung erschwert, da alle Gewebsanteile in der Nachbarschaft der Fistel mitgeschädigt sind und eine

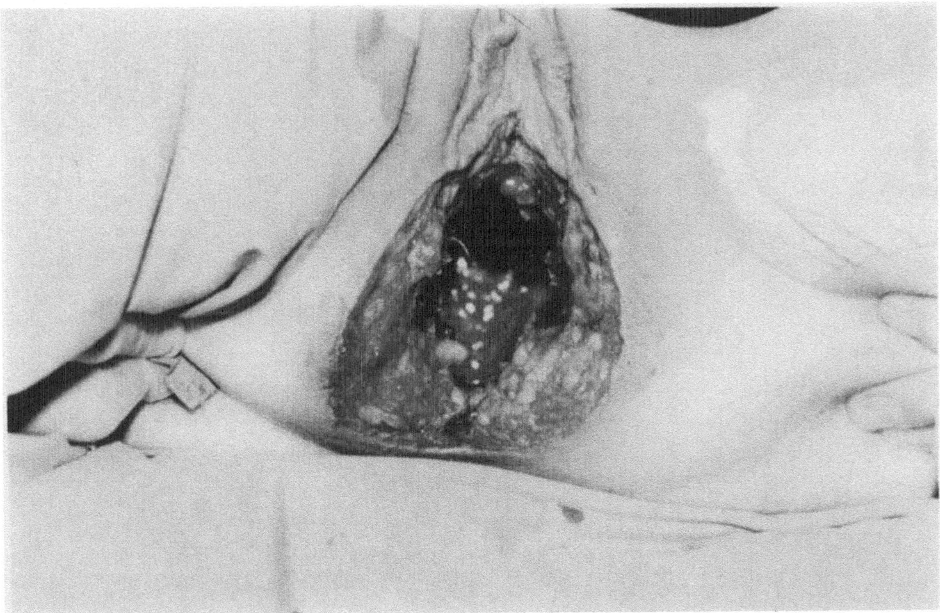

Abb. 7

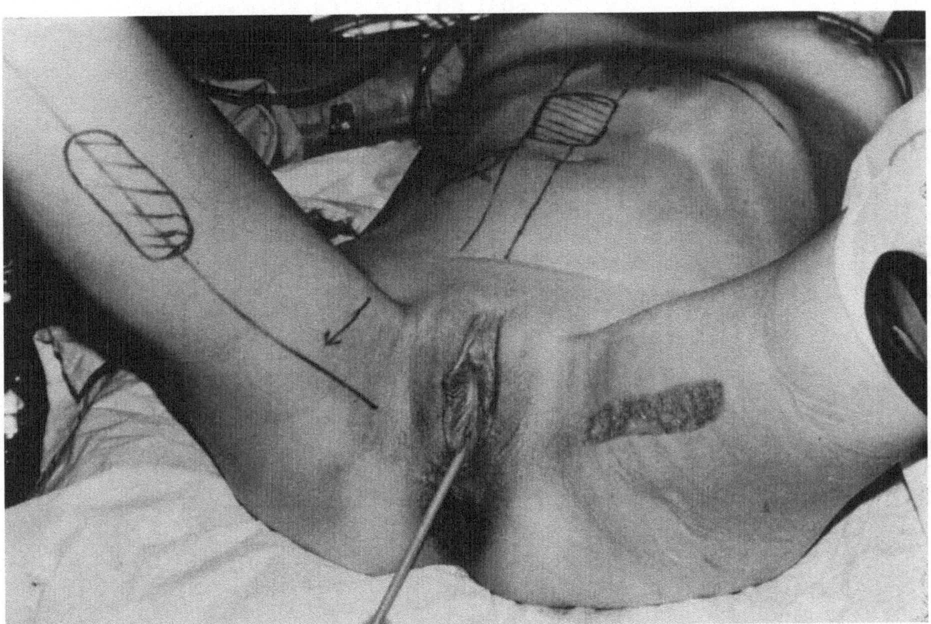

Abb. 8. Präoperative Situation bei derselben Patientin wie in Abb. 7. Es ist geplant, die rechts-
seitige Beckenwand durch einen rechten M.-gracilis-Lappen zu bedecken. Auf der linken Seite
ist dies nicht möglich, da 2 Wochen vorher ein großer Hautstreifen für ein freies Transplantat
entnommen worden war. Deshalb soll der *rechte* M. rectus abdominis mit einem gestielten
Hautareal des Epigastriums die *linke* Beckenhälfte auskleiden

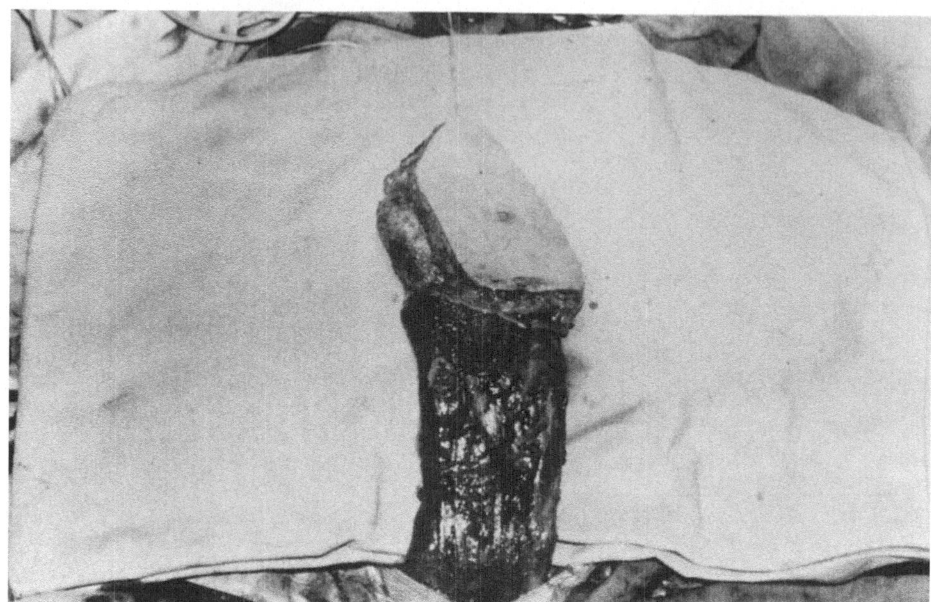

Abb. 9. Der rechte M. rectus ist freigelegt und am *oberen* Ansatz durchtrennt. Die A. epigastrica inferior übernimmt die Ernährung des Muskels und der Hautinsel aus dem Epigastrium

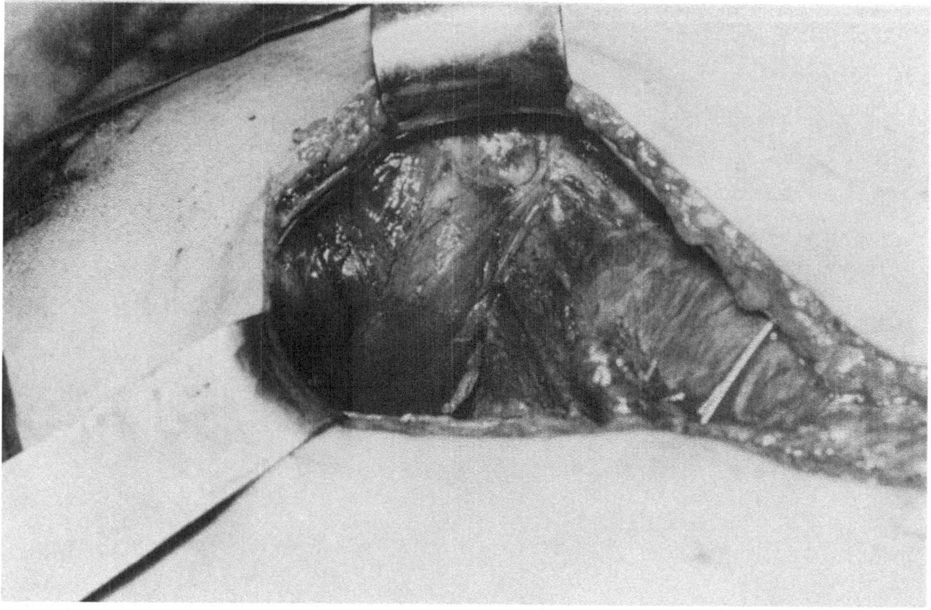

Abb. 10. Durch die große retropubische Höhle, die nach totaler Exenteration verbleibt, läßt sich der am M. rectus gestielte Hautlappen nach unten schlagen und erscheint vor der Vulva (Abb. 11). Die Faszienlücke des Epigastriums wird mit einem Kunststoffnetz (Prolene-mesh) gesichert

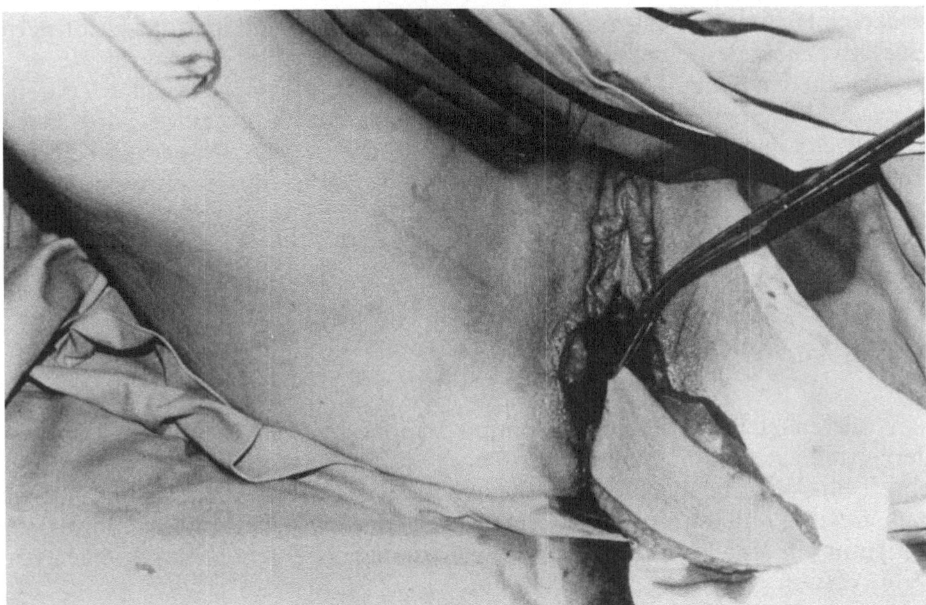

Abb. 11. Der vor die Vulva gebrachte Hautinsellappen kann bequem in die Sakralhöhle zurückverlagert und an den Hauträndern der linken Seite fixiert werden. Nachdem für die rechte Beckenwand ein M. gracilis-Lappen mobilisiert ist, resultieren ein stabiler Beckenboden und ein guter Abschluß der Peritonealhöhle

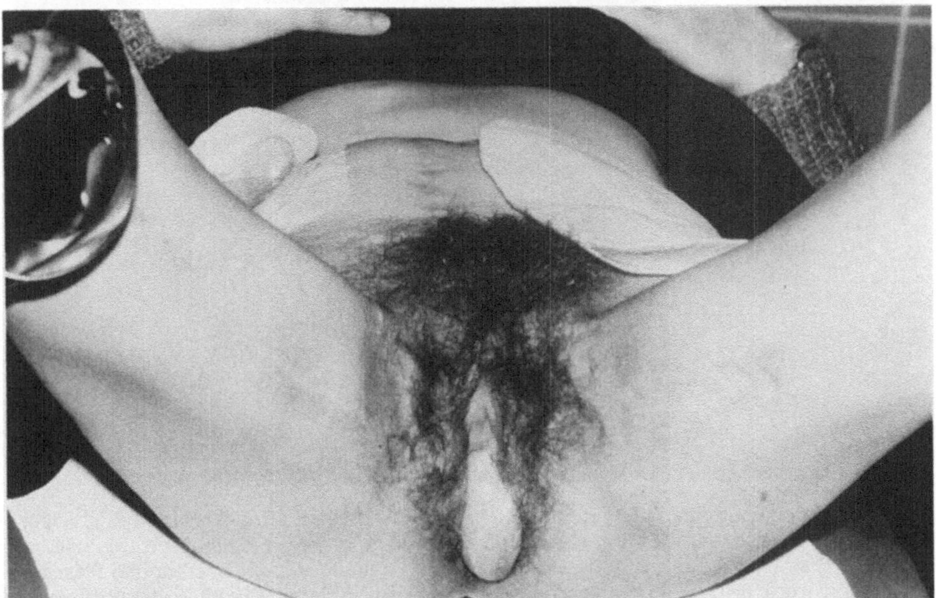

Abb. 12. Ergebnis 1 Jahr nach der Exenteration. Durch die myokutane Rekonstruktion des Beckenbodens ist nicht nur der postoperative Heilungsverlauf insgesamt günstig beeinflußt worden, sondern es hat sich auch eine 8 cm lange Neovagina ausgebildet (die Patientin lehnte es ab, das überschüssige Gewebe des Rektuslappens resezieren zu lassen)

schlechte Heilungstendenz haben. Um so vorteilhafter ist daher das Einbringen eines myokutan gestielten Hautlappens mit guter arterieller Blutzufuhr.

Bei älteren Patientinnen mit Gefäßsklerose ist die sonst übliche Verwendung des M. gracilis problematisch, da er segmental blutversorgt wird. Nach Ausfall der unteren perforierenden Arterien, die bei der Präparation durchtrennt werden müssen, kann die Hautinsel des Grazilislappens leicht nekrotisch werden. Bessere Heilungsaussichten verspricht ein Rectus-abdominis-Lappen mit der sicheren Versorgung durch die A. epigastrica inferior (Abb. 13–17).

Eigene Ergebnisse

Wir verwendeten den Rectus-abdominis-Lappen bei 15 Patientinnen zur Wiederherstellung großer Defekte der Thoraxwand. Dabei wurde in einem Fall eine Teilnekrose beobachtet, die etwa 30% der Hautfläche erfaßte und mit einem freien Vollhauttransplantat sekundär gedeckt werden mußte. Bei dieser Patientin war eine Bestrahlung beider parasternaler Felder vorausgegangen, die

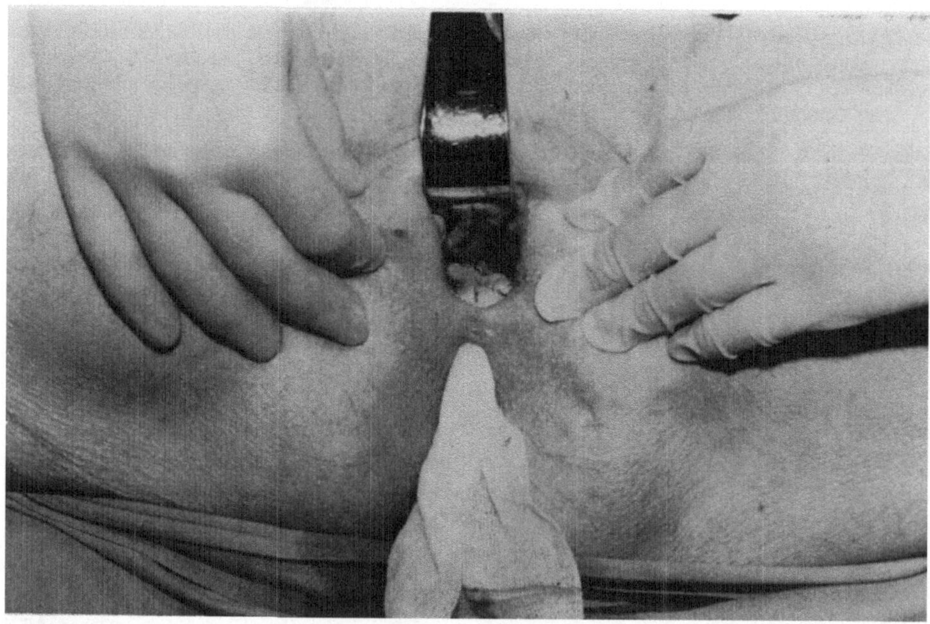

Abb. 13. Man erkennt eine breite Rektum-Scheiden-Fistel bei einer 65jährigen Frau, 8 Jahre nach Hysterektomie und Radiumbestrahlung der Vagina wegen eines Korpuskarzinoms. Durch die Bestrahlung war auch die gesamte vordere Vaginalwand mit Urethra und Blasenboden zerstört worden. Die Blasenvorderwand bildete den vorderen Abschluß der Restvagina. Wegen unerträglicher tenesmenartiger Schmerzen mußte neben dem Fistelverschluß eine Zystektomie durchgeführt werden. Fünf Jahre vor dem jetzt anstehenden Eingriff waren bei der Patientin eine suprapubische Harnableitung (Ileumconduit) sowie ein doppelläufiger Anus praeternaturalis des Colon descendens angelegt worden. Durch die vaginale Fistel entleerte sich dennoch reichlich Darminhalt

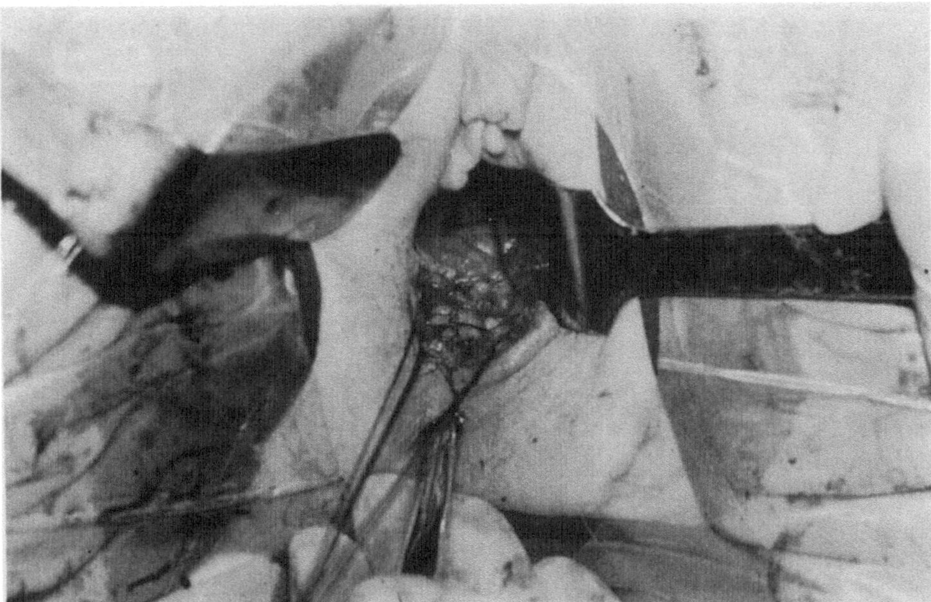

Abb. 14. Die vaginale Zystektomie und der transsphinktere Verschluß der Rektumfistel sind vollendet. Die Ränder der Levatoren sind gefaßt und werden über der geschlossenen Fistel vereinigt. Der verbleibende große Defekt in der Beckenhöhle soll durch einen gut durchbluteten Gewebsblock ausgefüllt werden

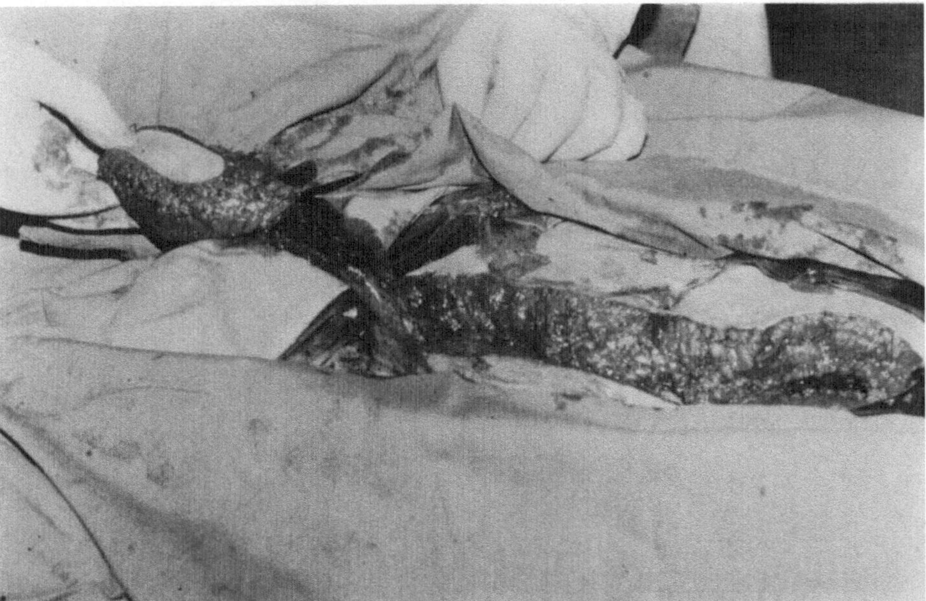

Abb. 15. Der linke M. rectus ist, zusammen mit einer Hautinsel aus dem Epigastrium, frei beweglich – nach Darstellung in ganzer Länge und nach Durchtrennung der Insertion an den Rippen

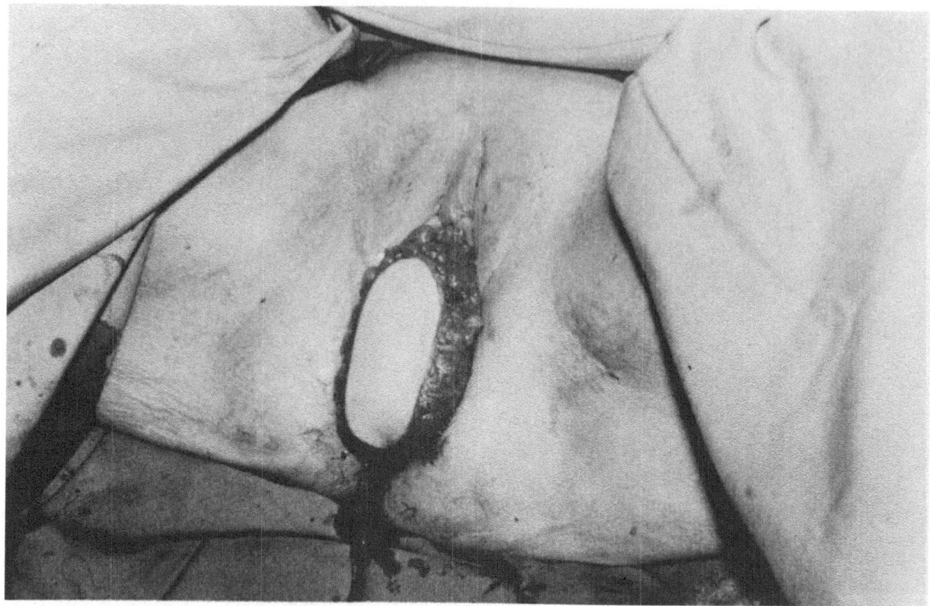

Abb. 16. Durch den nach Zystektomie entstandenen retropubischen Tunnel kann der Muskel mit dem Haut-Fett-Lappen vor die Vulva gebracht werden

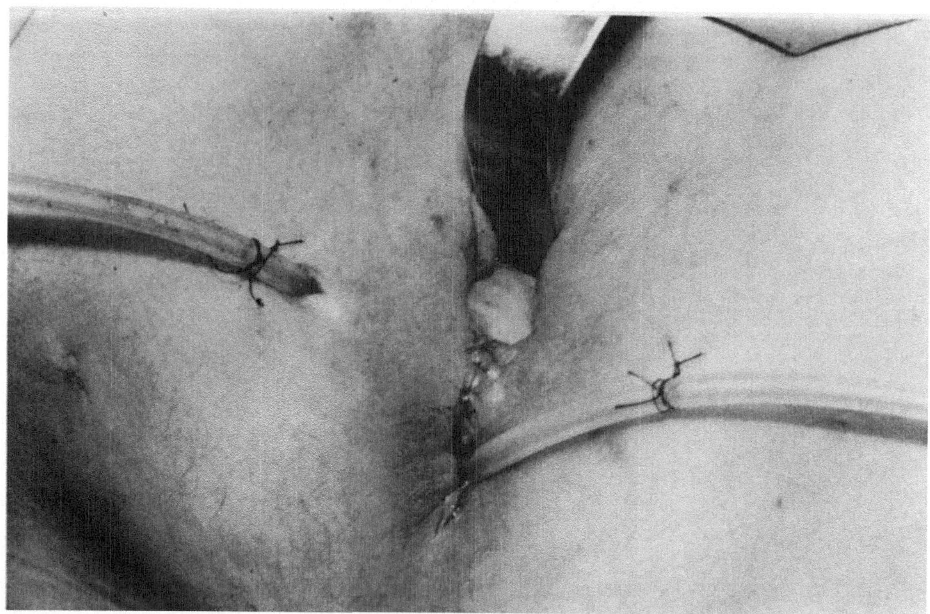

Abb. 17. Der Gewebslappen wird in die Beckenhöhle zurückverlagert. Er bildet eine zuverlässige weitere Abdeckung der verschlossenen Fistel und füllt den Hohlraum im kleinen Becken vollständig aus. (Die linksseitige Drainage ist aus der Ampulla recti durch den Anus geleitet)

offensichtlich den Blutfluß in der A. thoracica interna — und damit auch den in der A. epigastrica superior — beeinträchtigt hatte.

Bei 3 Patientinnen wurden postoperative Hohlräume im kleinen Becken ausgefüllt: Zweimal nach totaler Exenteration, einmal zur Sicherung der in Abb. 13—17 beschriebenen Rektum-Scheiden-Fistel. In allen Fällen heilten die Lappen vollständig ein.

Zusammenfassung

In der vorliegenden Arbeit wird beschrieben, wie sich mit dem myokutanen Rectus-abdominis-Lappen auch unter ungünstigen Voraussetzungen große Gewebsdefekte der Thoraxwand oder des kleinen Beckens wieder plastisch decken lassen. Im weiteren Zusammenhang sollte anhand der vorgestellten 3 Beispiele dargelegt werden, wie sich mit Hilfe plastisch-rekonstruktiver Techniken einige wichtige Probleme der gynäkologischen Tumorchirurgie optimal lösen lassen.

Morphometrische Kriterien als Prognosefaktoren gynäkologischer Karzinome*

R. E. Herzog

Allen Untersuchungen an bösartigen Tumoren ist letztlich das Ziel gemeinsam, den sog. Krebs soweit zu enttarnen, daß eine individuelle Therapie möglich ist. Jedoch gestatten die derzeit üblichen Untersuchungsmethoden allenfalls eine Aussage über seine Ausbreitung, selten eine über seine Prognose und kaum eine über seine Natur. Den Tumormarkern kommt meist die Rolle einer unspezifischen Suchreaktion zu. Da die Entstehung von Malignomen in einer Abänderung der Basensequenz der DNS zu suchen ist, kausal bedingt durch Mutation, exogene Noxe oder viralen Einfluß (Literatur s. Ruddon 1981) und die mehr oder minder atypischen Proliferationen der Zelle als deren Folge gewertet werden, liegt es nahe, die Gründe für das Verhalten eines „Krebses" in ihm selbst zu suchen. Entsprechende Versuche hierzu sind nicht neu. Papanicolaou (zit. nach Stoll et al. 1968) stellte zwischen benignen und malignen Zellpopulationen Unterschiede heraus, die die Grundlage der zytologischen Krebsvorsorge darstellten. Die gemeinsame Beurteilung histologischer und zytologischer Kriterien gestatteten als zusätzliche Beurteilung die der Dignität eines Tumors im Sinne einer Gradeinteilung, dem sog. Grading. Das derzeit am meisten verwendete Grading ist das von Bloom u. Richardson (1957; s. folgende Übersicht), das vornehmlich an Mammakarzinomen erprobt wurde. Ein entsprechendes, allein auf zytologischen Veränderungen fußendes Grading unter Berücksichtigung der Untersuchung von Papanicolaou wurde von Hartveit (1971, 1972; s. folgende Übersicht) vorgelegt und erwies sich an Mammakarzinomen hinsichtlich seiner Aussagekraft als dem von Bloom u. Richardson (1957) vergleichbar. Beide Arten des Gradings stützten sich v. a. auf zytologische Kriterien. Diese betrafen überwiegend den Zellkern und waren vorerst subjektiver Natur. Es war Caspersson (1936), der sie erstmals quantitativ faßbar machte durch eine absorptionsphotometrische Bestimmung des Chromatinanteils im Zellkern im ultravioletten Licht. Diese Methode wurde in den folgenden Jahren ausgebaut und durch zusätzliche Anwendung histochemischer Nachweisreaktionen präzisiert. So konnten Sandritter (1964) und Sandritter u. Fischer (1962) auf den Untersuchungen von Deeley (1954) aufbauend nachweisen, daß nicht nur beim Zervixkarzinom selbst, sondern auch bei seinen Vorstufen bestimmte DNS-Verteilungen in Histogrammen nachzuweisen waren, die sich den Chromosomenstammlinien von Hughes (1965) als vergleichbar erwiesen. Morphometrische Untersuchungen am Zellkern unterstützten diese Ergebnisse ebenso wie interferenzmikroskopische (siehe z. B. Sandritter et al. 1974; Herzog 1974a, 1982), aber tumorspezifische Rückschlüsse ließen sich auch dadurch nicht erzielen. Alle Untersuchungen deuteten darauf hin, daß der DNS-Bestimmung

* Mit freundlicher Unterstützung der Deutschen Forschungsgemeinschaft (He 781).

Histologisches Grading in Anlehnung an Bloom u. Richardson (1957)

1) *Differenzierungsgrad*
   Bewertung: 1 Punkt: gut differenziert,
               2 Punkte: mäßig differenziert,
               3 Punkte: undifferenziert.
2) *Pleomorphie der Zellkerne*
   Bewertung: 1 Punkt: weitgehende Isomorphie,
               2 Punkte: Größen- und Formvarianten,
               3 Punkte: stark wechselnde Größen und Formen.
3) *Hyperchromasie und Mitosenrate*
   Bewertung: 1 Punkt: vereinzelt Hyperchromasie und Mitosen,
               2 Punkte: 2−3 Mitosen im Gesichtsfeld,
               3 Punkte: hohe Mitosenrate, Formvarianten.

Tumorbeurteilung
Grad I: 3−5 Punkte − niedriger Malignitätsgrad,
Grad II: 6−7 Punkte − mittlerer Malignitätsgrad,
Grad III: 8−9 Punkte − hoher Malignitätsgrad.

Zytologisches Grading in Anlehnung an Hartveit (1971, 1972)

Niedriger Malignitätsgrad:
− zytologisch scharfe Zellgrenzen,
− glatte Kernmembran,
− breiter Zytoplasmasaum.
Mittlerer Malignitätsgrad:
− zytologisch scharfe Zellgrenzen bei
− unregelmäßigen Zellmembranen.
Hoher Malignitätsgrad:
− zytologisch unscharfe Zellgrenzen,
− gelappte und unregelmäßige Kernformen,
− helles Kernplasma.

im Zellkern und der Verteilung der Einzelwerte im Histogramm unter den morphometrischen Bestimmungen die Schlüsselrolle zukommt (s. Herzog 1982). Dieses geht auch aus den folgenden Vergleichen planimetrischer, interferenzmikroskopischer und zytophotometrischer Bestimmungen am Zellkern des Zervixkarzinoms und seiner Vorstufen hervor.

Planimetrie

Planimetrische Untersuchungen stellen die wohl älteste Form der Morphometrie dar, wurden ursprünglich an mikroskopischen Rastern durchgeführt und

Tabelle 1. Planimetrische Untersuchungen an zervikalen intraepithelialen Neoplasien (*CIN*) I., II. und III. Grades und am Karzinom der Cervix uteri

Zellkern	CIN I	CIN II	CIN III	Karzinom
Durchmesser [µm]	7,8	8,0	8,5	9,8
Volumen [µm³]	251,12	272,86	326,71	491,11
Heterochromatin [%]	13,2	15,1	19,8	24,1

sind inzwischen durch Mikrometer und computergesteuerte Rastermessungen verfeinert worden. Maligne Zellen zeigten größere und formenreichere Kerne, die Zellgröße variierte, das schon von Papanicolaou propagierte Kern-Plasma-Verhältnis änderte sich. Am Beispiel des Zervixkarzinoms und der zervikalen intraepithelialen Neoplasien (CIN), die hier als Vorstufen gewertet wurden, konnten entsprechende Veränderungen nachgewiesen werden (Tabelle 1). Die Durchmesser der Zellkerne und ihre entsprechend der Formel von Rotationsellipsoiden errechneten Volumen zeigten eine kontinuierliche Größenzunahme von den zervikalen intraepithelialen Neoplasien niedrigen bis hin zu denen höheren Grades (CIN I – CIN III). Zwischen der zervikalen intraepithelialen Neoplasie III. Grades (nach der alten Nomenklatur schwere Dysplasien und Carcinomata in situ) und dem invasiven Karzinom fand sich eine statistisch signifikante Zunahme (p < 0,01, Scheffes-Test). Diese Ergebnisse deuten auf eine höhere zelluläre Aktivität und Proliferationsrate bei Malignomen hin (Sandritter et al. 1974; Herzog 1982).

Der ebenfalls planimetrisch nachgewiesene zunehmende Heterochromatingehalt gilt sowohl als Zeichen zunehmender proliferativer Aktivität als auch besonders im Hinblick auf die signifikante Zunahme zwischen CIN III und Karzinom als Zeichen der Malignität (Sandritter et al. 1974; Herzog 1974a, 1982). Spezifisch sind diese Ergebnisse für das Zervixkarzinom nicht, sie wurden auch an anderen Tumoren beschrieben (Sandritter et al. 1974). Die dort ebenfalls beobachtete Größenzunahme der Zellkerne wurden allenfalls als mögliches Anzeichen der Malignität gesehen.

Interferenzmikroskopie

Die Interferenzmikroskopie gestattet die Messung der Ablenkung monochromatischen Lichts durch kleine Massen und ermöglicht damit im vorliegenden Fall die Bestimmung der Trockengewichtsmenge innerhalb des Zellkerns (Schiemer et al. 1957). Unter Berücksichtigung des planimetrisch ermittelten Zellkernvolumens läßt sich daraus die Trockengewichtskonzentration errechnen (Tabelle 2). Das Trockengewicht zeigte bis hin zur CIN III eine nahezu kontinuierliche Größenzunahme, vergleichbar mit den planimetrischen Ergebnissen. Wie bei diesen fiel auch hier eine signifikante Stufe (p < 0,01) zwischen CIN III und Karzinom auf. Im Gegensatz dazu nahm die Trockengewichtskonzentration bis zu CIN III kontinuierlich ab, um sich zum Karzinom weiterhin, diesmal aber signifikant (p < 0,01) zu verringern. Die Trockengewichtskonzen-

Tabelle 2. Interferenzmikroskopische Untersuchungen an zervikalen intraepithelialen Neoplasien (*CIN*) I., II. und III. Grades und am Karzinom der Cervix uteri

Zellkern	CIN I	CIN II	CIN III	Karzinom
Trockengewicht [pg]	35,41	38,02	43,86	55,67
Trockengewichts- konzentration [pg/μ^3]	0,141	0,139	0,135	0,113

tration deutet auf eine gesteigerte Proliferationsrate von Eiweißstoffen innerhalb des Zellkerns und die damit verbundene Wassereinlagerung hin (Grundmann u. Stein 1961; Lederer 1966). Aber dies gilt auch für andere Tumoren in gleicher Weise (Sandritter et al. 1974). Unter dem Begriff des „Kernödems" sind diese schon subjektiv wahrnehmbaren Veränderungen (Aufhellung) beschrieben worden.

Zytophotometrie

Die Weiterführung der von Caspersson (1936) inaugurierten zytophotometrischen Meßmethode gestattete unter Zuhilfenahme spezifischer histochemischer Reaktionen eine Aussage über die Veränderung der Mengen zahlreicher Zellkernbestandteile im Rahmen ihrer Malignisierung. Aber auch hier ließ sich kein sicherer Hinweis auf tumorspezifische Histogramme erhalten, wie wiederum am Beispiel der menschlichen Zervix dargelegt wird. Die zytophotometrischen Messungen wurden am Mikroskopphotometer Leitz (MPV II) in Form von Einzelzellmessungen durchgeführt. Dabei wurden folgende Parameter über die entsprechenden Reaktionen bestimmt.

DNS. Fluoreszenzzytophotometrische Messung (Böhm u. Sprenger 1968) nach Feulgen-Färbung mit Acriflavin (Feulgen u. Rosenbeck 1924; Graumann 1953).

Histon. Absorptionsphotometrische Bestimmung über eine Fast-green-PH 8,2-Färbung (Alfert u. Geschwind 1953; Jobst u. Sandritter 1964).

Arginin. Fluoreszenzzytophotometrische Bestimmung nach Proteolyse (Herzog 1974b) und Ninhydrinreaktion (Rosselet 1967).

Lysin. Fluoreszenzzytophotometrische Bestimmung nach Proteolyse (Herzog 1974b) und Reaktion mit Dansylchlorid (Deitch 1961; Rosslet u. Ruch 1968).

Zystin. Fluoreszenzzytophotometrische Darstellung nach Proteolyse (Herzog 1974b) und Färbung mit Alzianblau (Adams u. Sloper 1956).

Zwischen den intraepithelialen Neoplasien niedrigen und hohen Grades (Tabelle 3) fand sich auch hier eine kontinuierliche Zunahme der Mengen von DNS, Histon, Arginin und Lysin im Zellkern und auch die schon vorbeschrie-

Tabelle 3. Zytophotometrische Untersuchungen an zervikalen intraepithelialen Neoplasien (*CIN*) I., II. und III. Grades und am Karzinom der Cervix uteri

Zellkern		CIN I	CIN II	CIN III	Karzinom
DNS	(FE)	10,6	11,0	11,1	12,9
Histon	(AE)	10,7	11,2	11,9	14,0
Arginin	(FE)	10,7	11,2	11,6	13,2
Lysin	(FE)	10,9	11,3	11,7	13,5
Zystin	(FE)			11,5	14,0

bene signifikante oder auffällige Stufe ($p < 0{,}01$ bzw. $p < 0{,}05$) zwischen CIN III und Karzinom. Dieser entsprach in der Größenordnung auch die Zunahme der schwefelhaltigen Aminosäure Zystin ($p < 0{,}01$).

Vergleicht man die jeweils erhaltenen Einzelwerte mit dem der DNS, so stellt sich signifikant heraus, daß diese sich in einem nahezu konstanten Verhältnis zu ihm befinden. Der DNS kommt also bei den zytophotometrischen Bestimmungen die Schlüsselrolle zu. Zwar kann mit dieser Methode die tumorauslösende Sequenzänderung nicht erfaßt werden, wohl aber die dadurch in Gang gesetzte atypische Proliferation mit ihren abweichenden DNS-Mengen im Zellkern, denen die der anderen Parameter im Zellkern entsprechen, da das Zusammenspiel von DNS und Histonen im Rahmen der Malignisierung zumindest auf dieser Untersuchungsebene nicht gestört ist (Herzog 1982). Diese Feststellung muß jedoch unter dem Vorbehalt erfolgen, daß die verwendete zytophotometrische Technik von sich aus keine so genauen Aussagen zuläßt wie biochemische Untersuchungen, die dafür ihre Ergebnisse aus einem Zellpool beziehen und nicht aus der Einzelzelle.

Bei der verwandten methodischen Technik und der Vermeidung individueller Fehler ist jedoch nach Böhm u. Sprenger (1968) die erforderliche Treffsicherheit gegeben.

Die zytophotometrischen Untersuchungen konzentrierten sich folglich auf die Bestimmung der Zellkern-DNS (Abb. 1), die zudem den Vorteil hatte, zytogenetisch kontrollierbar zu sein. Dabei konnte (Abb. 2) an 377 präinvasiven epithelialen Neoplasien der Frau nachgewiesen werden (Herzog 1985), daß das frühinvasive oder okkulte invasive Wachstum mit einer breiteren Streuung der Zellkern-DNS-Werte in den Histogrammen einhergeht. Der Einbruch in vorgebildete Gefäße zeigte darüber hinausgehende DNS-Werte, so daß ein schubweises Tumorwachstum angenommen wurde. In ähnlicher Weise wurden Untersuchungen über andere Tumoren vorgelegt, die sich mit dem DNS-Histogramm und seinem Verhältnis zur Histologie des Tumors, seinem Nodalstatus und seiner Prognose auseinandersetzen. Sie sollen anhand von Beispielen gynäkologischer Karzinome diskutiert werden.

Mammakarzinom

Die zytophotometrischen Untersuchungen am Mammakarzinom (Abb. 3) zeigen, daß die Streubreite der DNS-Werte innerhalb der Histogramme mit zu-

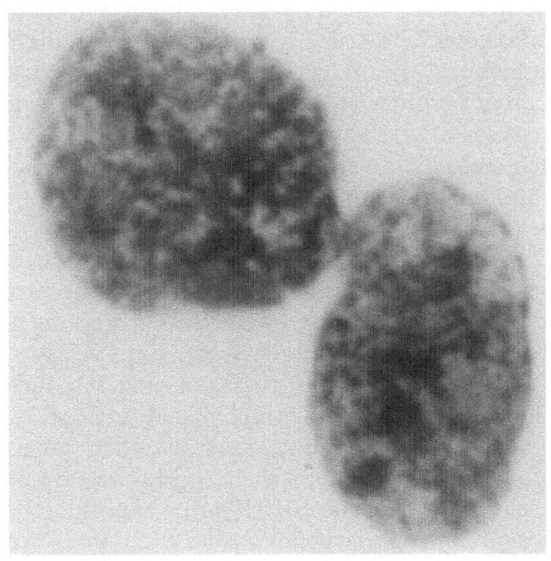

Abb. 1. Fluoreszenzzytophotometrische Darstellung zweier mit Acriflavin-Feulgen gefärbter Zellkerne eines nichtverhornenden Plattenepithelkarzinoms der Cervix uteri (Negativaufnahme zur besseren Darstellung)

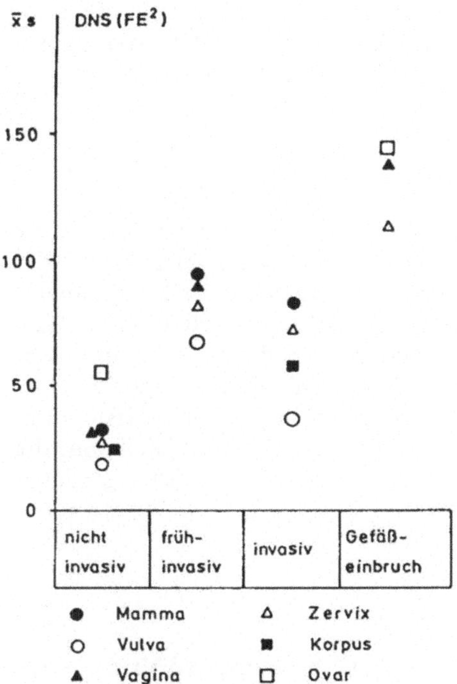

Abb. 2. Ausmaß der Streuung der DNS-Histogramme bei nichtinvasiven, frühinvasiven, invasiven und in Gefäße eingebrochenen Karzinomen

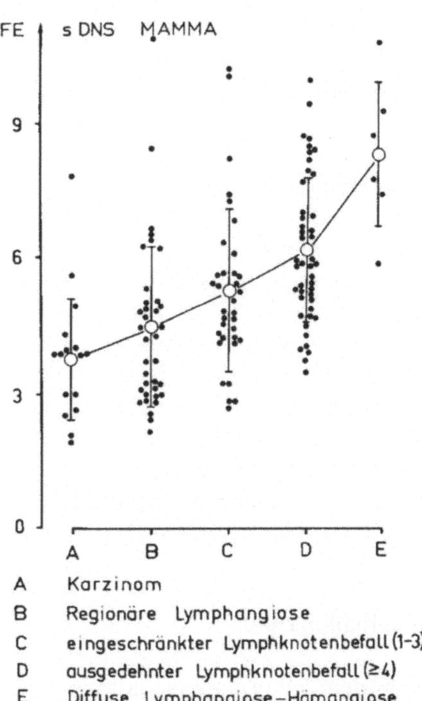

Abb. 3. Ausmaß der Streuung der DNS-Histogramme, bezogen auf den Nodalstatus beim Mammakarzinom

nehmender lymphogener Aussaat vom Karzinom über die regionäre Lymphangiose, den eingeschränkten Lymphknotenbefall, den ausgedehnten Lymphknotenbefall bis zur diffusen Lymphangiose-Hämangiose zunimmt. Ein statistischer Unterschied ist jedoch wegen der großen Streubreite nicht gegeben. Auch konnte ein Zusammenhang zwischen DNS-Histogramm und histologischem Typus des Mammakarzinoms nicht gefunden werden, was auch von den ansonsten widersprüchlichen Angaben in der Literatur bestätigt wird (Dobreva et al. 1979; Ludwig et al. 1978; Sachs 1971; Sachs et al. 1976; Sprenger et al. 1979; Zajdela 1979; Zajicek et al. 1979; Zippel u. Kunze 1977). Zwar werden die nichtinvasiven lobulären Formen eher mit euploiden und die nichtinvasiven duktalen Formen eher mit aneuploiden DNS-Histogrammen in Verbindung gebracht (Ludwig et al. 1978), mit Auftreten des invasiven Wachstums ist jedoch eine solche Trennung nicht mehr gegeben. Auch die Aussagen über Ploidiezunahme und höheren S-Phasen-Anteil sind unterschiedlich. Haag et al. (1984) und McDivitt et al. (1985) verneinen einen Zusammenhang zwischen Tumorgröße und Ploidiestufe, Cornelisse et al. (1983) auch zwischen Ploidiestufe und Nodalstatus. Demgegenüber beschreiben Fossa et al. (1984), Frankfurt et al. (1984) und Jakobsen (1984) Beziehungen zwischen Ploidiestufen und klinischem Stadium bzw. dem Einbruch in Lymphgefäße. Unsere Ergebnisse entsprechen eher letzteren, da die Streuung der DNS-Werte in den Histogrammen der Zunahme der lymphogenen Aussaat parallel ging. Es besteht Grund zur Annahme, daß Karzinome mit höherer Ploidiestufe und höherem S-Phasen-Anteil eher zu Rezidiven neigen (Jakobsen 1984; Fossa et al. 1984). Auch unsere vorläufigen Ergebnisse bei der Auswertung sprechen dafür.

Vulvakarzinom

Bei den nur wenigen Fällen (Abb. 4) unterscheiden sich die Vulvakarzinome mit eingeschränktem Lymphknotenbefall hinsichtlich ihrer Streubreite der DNS-Werte im Histogramm deutlich von den Karzinomen ohne Lymphangiose. Histologisch handelte es sich ausnahmslos um Plattenepithelkarzinome. Ein Zusammenhang zwischen der Verhornungstendenz und dem Histogramm war ebenfalls nicht zu erkennen. Dies entspricht den Angaben von Friedrich et al. (1980) und Tschahargane (1981), denen eine Zuordnung der DNS-Histogramme zu einem bestimmten histologischen Bild ebenfalls nicht möglich war, die aber überwiegend aneuploide DNS-Verteilungen beschrieben. Aussagen über die Rezidivhäufigkeit liegen nicht vor.

Vaginalkarzinom

Von den 2 Vaginalkarzinomen, die untersucht werden konnten (Abb. 5), zeigte das mit einer Lymphknotenmetastase ein höher gestreutes DNS-Histogramm. Es handelte sich im Gegensatz zu dem anderen Karzinom um ein nichtverhornendes Plattenepithelkarzinom. Eine weiterführende Aussage ist nicht möglich, auch liegen in der Literatur über dieses primär sehr seltene Karzinom keine

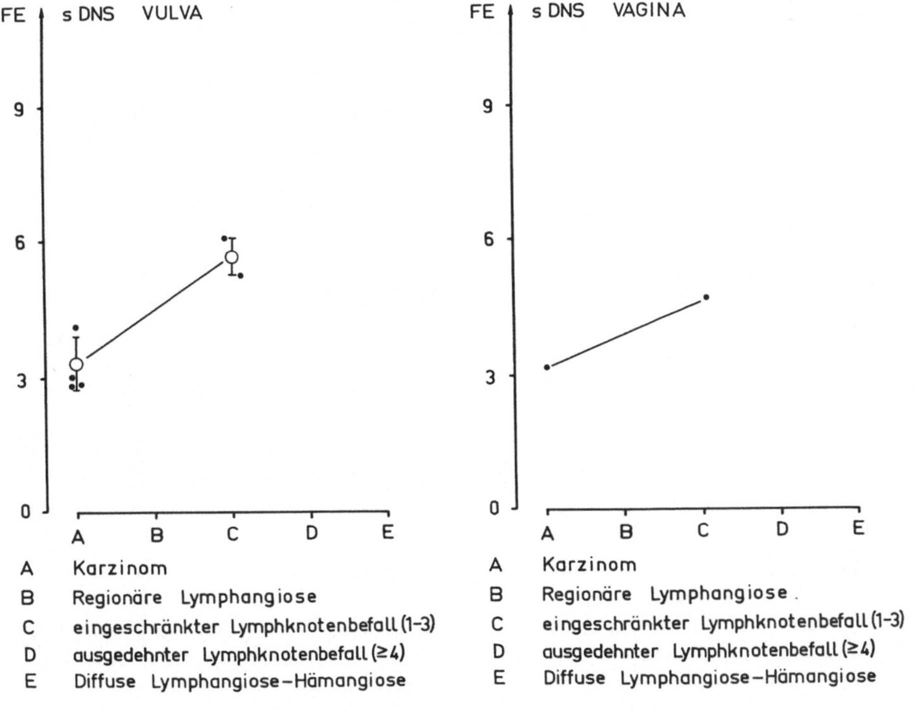

A   Karzinom
B   Regionäre Lymphangiose
C   eingeschränkter Lymphknotenbefall (1–3)
D   ausgedehnter Lymphknotenbefall (≥4)
E   Diffuse Lymphangiose–Hämangiose

A   Karzinom
B   Regionäre Lymphangiose .
C   eingeschränkter Lymphknotenbefall (1–3)
D   ausgedehnter Lymphknotenbefall (≥4)
E   Diffuse Lymphangiose–Hämangiose

Abb. 4. Ausmaß der Streuung der DNS-Histogramme, bezogen auf den Nodalstatus beim Vulvakarzinom

Abb. 5. Ausmaß der Streuung der DNS-Histogramme, bezogen auf den Nodalstatus beim Vaginalkarzinom

Angaben vor. In den meisten Fällen handelt es sich um fortgeleitete Zervixkarzinome mit den entsprechenden Veränderungen in den Histogrammen, wie sie beim Zervixkarzinom gefunden werden.

Zervixkarzinom

Auch beim Zervixkarzinom (Abb. 6) nahm die Streuung der DNS-Werte mit zunehmendem Gefäßeinbruch zu. Karzinome mit Lymphangiose oder Lymphknotenbefall unterschieden sich auffällig ($p < 0,05$) von denen ohne. Ein Zusammenhang zwischen DNS-Histogramm und histologischem Typus war nicht sicher gegeben, wohldifferenzierte Karzinome endozervikalen Ursprungs tendierten jedoch eher zu euploiden Verteilungen der DNS-Werte (s. auch Stegner 1981). Wie schon Sandritter (1964) beschreiben auch Jakobsen et al. (1983) aneuploide Häufigkeitsverteilungen schon bei der zervikalen intraepithelialen Neoplasie III. Grades, Ergebnisse, die Fu et al. (1983) bei ihren Untersuchungen der als zervikale intraepitheliale Neoplasien eingestuften flachen Kondylome der Zervix nur bedingt bestätigen konnten. Sie konnten hier bei den Veränderungen ohne wesentliche Atypien in 55% der Fälle euploide DNS-

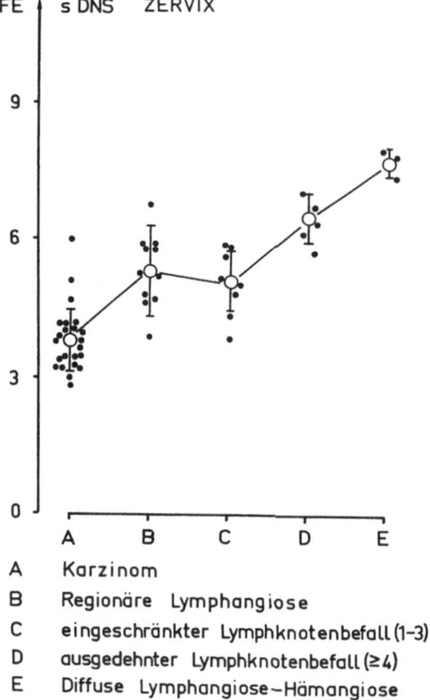

Abb. 6. Ausmaß der Streuung der DNS-Histogramme, bezogen auf den Nodalstatus beim Zervixkarzinom

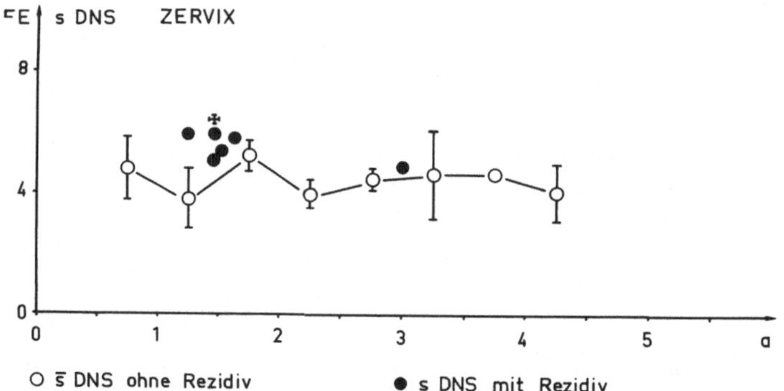

Abb. 7. Rezidivquote beim Zervixkarzinom, bezogen auf das Ausmaß der Streuung im DNS-Histogramm

Verteilungen nachweisen und fanden in diesen Fällen einen höheren HPV-Antigenanteil. Daraus schlossen sie auf die Infektgenese der zervikalen intraepithelialen Neoplasie. Einigkeit herrschte darüber (s. Sandritter 1964; Herzog 1977; Jakobsen 1984; Herzog 1985), daß mit Auftreten des invasiven Wachstums breiter gestreute DNS-Histogramme mit nahezu ausnahmslos aneuploiden Verteilungen der DNS-Werte nachzuweisen waren. Jakobsen (1984) konnte einen statistischen Zusammenhang zwischen Ploidiestufe und Rezidivhäufigkeit unabhängig von der Therapie (Bestrahlung oder Operation) nachweisen. Auch unsere Ergebnisse (Abb. 7) gestatteten, an der Zervix Rezidivquote und Überlebensrate anhand des DNS-Histogramms abzuschätzen.

Korpuskarzinome

Wie an der Zervix fanden sich auch beim Korpuskarzinom (Abb. 8) mit zunehmender lymphogener Aussaat breiter gestreute DNS-Histogramme, wobei jedoch infolge geringer Fallzahlen eine statistische Aussage nicht möglich war. Feichter et al. (1982, 1984) beschreibt an seinem Patientengut eine direkte Korrelation zwischen S-Phasen-Anteil und Differenzierungsgrad. Diese konnte von uns möglicherweise infolge der nur geringen Fallzahlen nicht sicher bestätigt werden. Jedoch ging die Eindringtiefe in das Myometrium mit einer breiteren Streuung der DNS-Histogramme einher (Herzog, unveröffentlicht). Die von Cheon (1969) beschriebene zunehmende Eindringtiefe bei höherem Grading des Korpuskarzinoms könnte ebenfalls dafür sprechen.

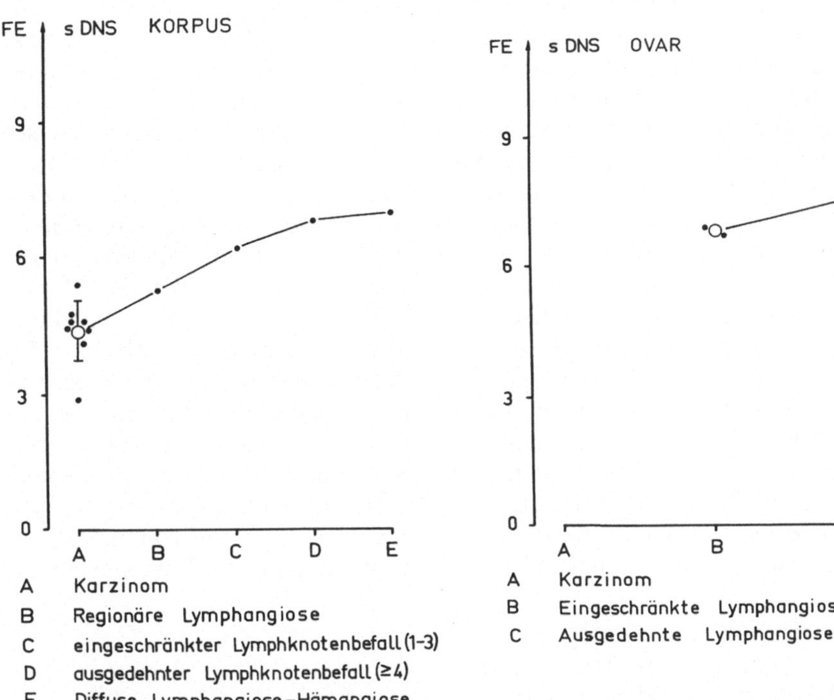

Abb. 8. Ausmaß der Streuung der DNS-Histogramme, bezogen auf den Nodalstatus beim Korpuskarzinom

Abb. 9. Ausmaß der Streuung der DNS-Histogramme, bezogen auf den Grad der Lymphangiose beim Ovarialkarzinom

Ovarialkarzinome

Die Ovarialkarzinome (Abb. 9) mit ausgedehnter Lymphangiose wiesen eine höhere Streuung der DNS-Werte innerhalb der Histogramme aus, verglichen mit denen mit eingeschränkter Lymphangiose. Die hohe Standardabweichung ließ jedoch keine statistische Aussage zu. Ebenso konnte kein Zusammenhang zwischen dem histologischen Typus unserer Ovarialkarzinome und ihren DNS-Histogrammen gefunden werden. Demgegenüber beschrieben Feichter et al. (1984) eine Beziehung zwischen Differenzierungsgrad und dem S-Phasen-Anteil. Friedlander et al. (1983) hatten diese Zusammenhänge jedoch schon vorher verneint und auch keinen Zusammenhang zwischen dem histologischen Grading und der Ploidiestufe gefunden. Er konnte aber eine signifikante Korrelation zwischen Stadium und Ploidiestufe aufzeigen (Friedlander et al. 1983, 1984a,b). Die hier vorgestellten Ergebnisse deuten auf zunehmende Streuungen in den DNS-Histogrammen bei fortgeschrittenen Stadien hin.

Schlußfolgerungen

Aus den vorgelegten Ergebnissen und den Literaturangaben ist ersichtlich, daß nicht nur bei den gynäkologischen Karzinomen, sondern auch bei anderen eine Zuordnung von DNS-Histogramm und histologischem Typus kaum möglich ist. Allenfalls entdifferenzierte Karzinome unterscheiden sich von wohldifferenzierten. Zusammenhänge zwischen DNS-Histogramm und Stadieneinteilung oder Gefäßeinbruch sind umstritten, aber die meisten Autoren befürworten eine Korrelation zwischen Prognose und DNS-Histogramm in ähnlicher Weise wie zwischen Prognose und histologischem Grading. Um die DNS-Zytophotometrie jedoch im Sinne eines Gradings einsetzen zu können, empfiehlt sich deren Einordnung nach Ploidiestufe, Modalität und Streuung der Werte innerhalb des Histogramms. Eine solche Standardisierung könnte anhand einzelzellzytophotometrischer Messungen unter Zuhilfenahme eines diploiden Standards (z. B. Mundschleimhautzellen) erreicht werden. Bei einem diploiden Standard von 55 FE lassen sich hier am Beispiel des Mammakarzinoms (Abb. 10 – 15) verschiedene Arten der Histogramme herauskristallisieren. Es sind dies bei euploiden Zellpopulationen das unimodale (Abb. 10), das bimodale oder plurimodale (Abb. 11) und das breit gestreute Histogramm (Abb. 12). Dem entspricht auch die Einteilung bei Karzinomen mit aneuploiden Häufigkeitsverteilungen (unimodal, Abb. 13; bimodal und plurimodal, Abb. 14; breit gestreut, Abb. 15). Hinsichtlich der Dignität scheint sich dabei beginnend vom niedrigen Malignitätsgrad bis zum hohen Malignitätsgrad folgende Reihenfolge abzuzeichnen:

1) unimodales euploides Histogramm,
2) unimodales aneuploides Histogramm,
3) bimodales euploides Histogramm,
4) bimodales aneuploides Histogramm,
5) breit gestreutes euploides Histogramm,
6) breit gestreutes aneuploides Histogramm.

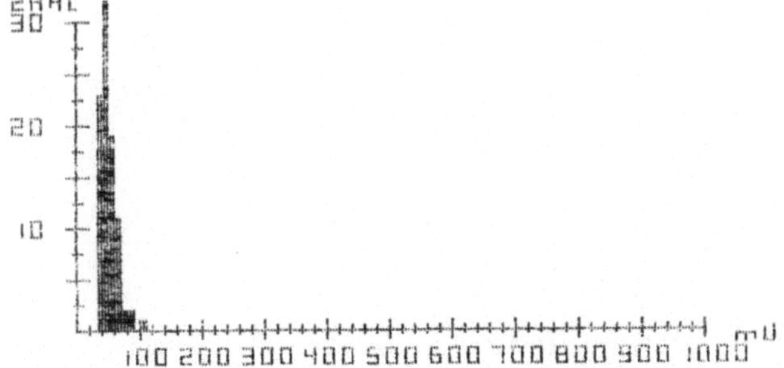

Abb. 10. Euploides unimodales DNS-Histogramm eines Mammakarzinoms

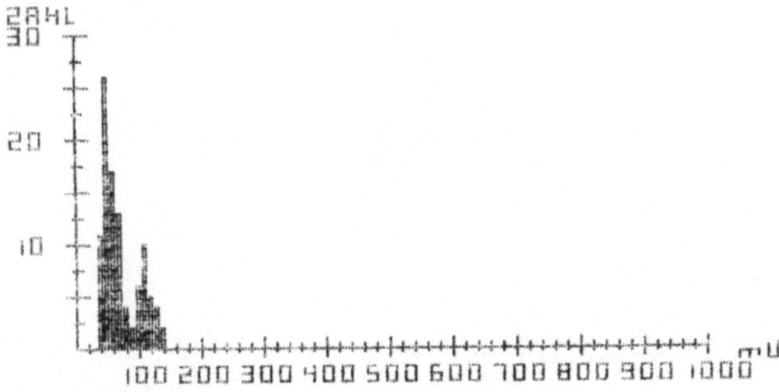

Abb. 11. Euploides bimodales DNS-Histogramm eines Mammakarzinoms

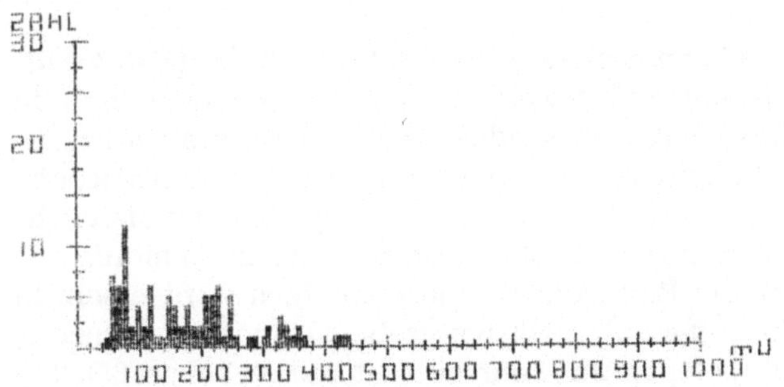

Abb. 12. Teils euploides, teils breit gestreutes DNS-Histogramm eines Mammakarzinoms

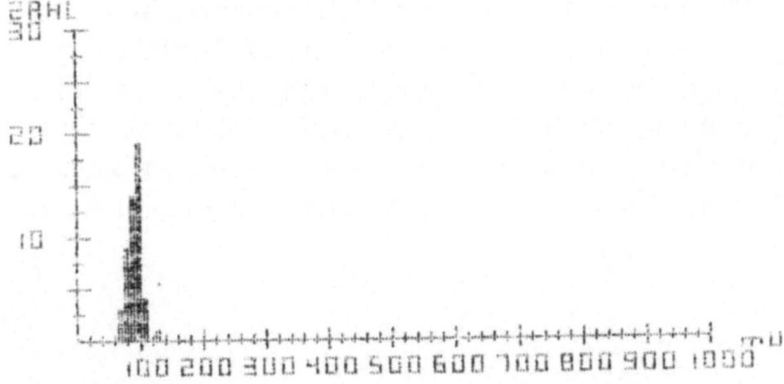

Abb. 13. Aneuploides unimodales DNS-Histogramm eines Mammakarzinoms

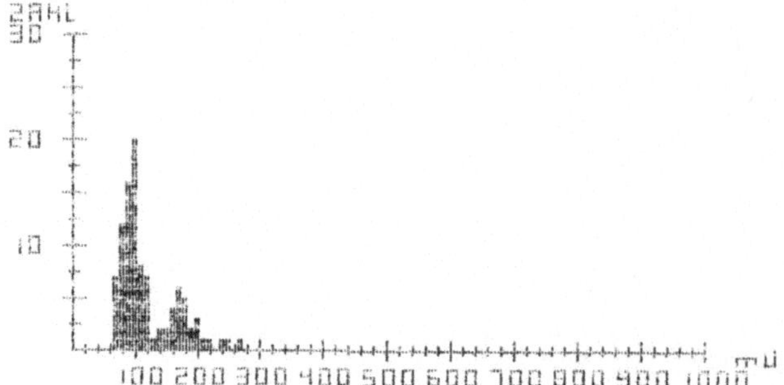

Abb. 14. Aneuploides bimodales DNS-Histogramm eines Mammakarzinoms

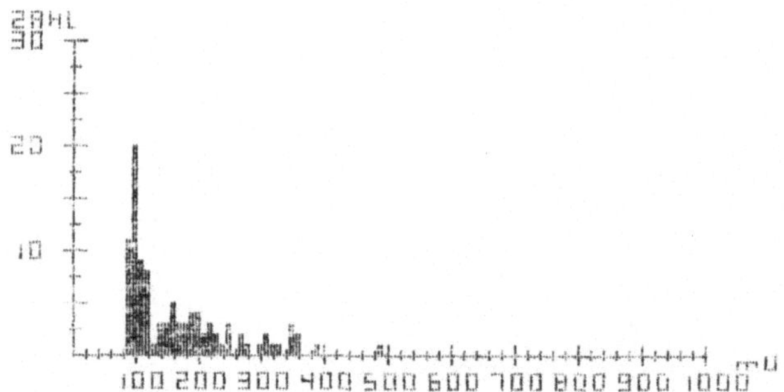

Abb. 15. Aneuploides breit gestreutes DNS-Histogramm eines Mammakarzinoms

Unter diesen Bedingungen kann nach unseren Erfahrungen das DNS-Grading in die Routinediagnostik eingeführt werden und eine Entscheidungshilfe bei der Therapieplanung darstellen, insbesondere bei jüngeren Frauen bei organerhaltendem Vorgehen. Langfristige Untersuchungen haben dabei jedoch zu klären, ob bei kleineren Tumoren mit niedrigem Malignitätsgrad die einfache Exstirpation im Gesunden ausreicht oder ob bei kleineren Tumoren mit hohem Malignitätsgrad eher die Radikaloperation empfohlen werden soll. In gleicher Weise stellt sich die Frage, ob nicht bei großen Tumoren mit niedrigem Malignitätsgrad die Radikaloperation sinnvoller ist und ob bei großen Tumoren mit hohem Malignitätsgrad nicht eher der Exstirpation mit anschließender Zytostase oder Nachbestrahlung der Vorzug zu geben ist. Es sollte dabei jedoch nicht außer acht gelassen werden, daß es keine tumorspezifischen DNS-Histogramme gibt, sondern daß lediglich aus dem DNS-Histogramm das prospektive Wachstumsverhalten und die davon abhängende Prognose abzuschätzen ist. Als solches kann, ähnlich wie das histologische und zytologische Grading oder verschiedene Tumormarker, das DNS-Histogramm nur einen Baustein in der Versuchsreihe der individuellen Tumortherapie darstellen, dessen Aussagekraft noch zu ermitteln ist.

Literatur

Adams C, Sloper J (1956) The hypothalamic elaboration of posterior pituitary principles in man, the rat, and dog. J Endocrinol 13:221–228

Alfert M, Geschwind I (1953) A selective staining method for the basic proteins of cell nuclei. Proc Natl Acad Sci USA 39:991–999

Bloom HGJ, Richardson WW (1957) Histological grading and prognosis in breast cancer. Br J Cancer 111:359–372

Böhm N, Sprenger E (1968) Fluorescence cytometry: A valuable method for the quantitative determination of nuclear-feulgen-DNA. Histochemie 16:100–118

Caspersson O (1936) Quantitative cytochemical study on normal, malignant, premalignant, and atypical cell populations from the human uterine cervix. Scand Arch Physiol [Suppl 8/1] 73:45–60

Cheon HK (1969) Prognosis of endometrial carcinoma. Obstet Gynecol 34:680–689

Cornelisse CJ, Tanke HJ, de Koning H, de la Riviere GB (1983) DNA ploidy analysis and cytologic examination of sorted cell populations from human breast tumors. Anal Quant Cytol 5:173–183

Deeley EM (1954) Measurements of feulgen staining during the cell cycle with a new photo-electric scanning device. Exp Cell Res 6:569–572

Deitch AD (1961) An improved sakaguchi reaction for microspectrophotometric use. J Histochem Cytochem 9:477–483

Dobreva PV, Draganov IV, Christov K, Enchev VG, Hajdiolov DH, Raichev RD (1979) DNA in the cell nucleus of mastopathia, fibroadenoma and carcinoma of the human breast (in Russian). Dokl Bolg Acad Nauk 32:139–142

Feichter GE, Höffgen H, Heep J et al. (1982) DNA-Flow-cytometric measurements on the normal, atrophic, hyperplastic, and neoplastic human endometrium. Virchows Archiv [Pathol Anat] 398:53–65

Feichter GE, Goerttler K, Haag D et al. (1984) DNS-Messung von malignen Tumoren mittels Impulszytophotometrie. Prinzipien und Bedeutung für die Beurteilung von Wachstumsverhalten und Abnormitätsgrad. Dtsch Med Wochenschr 109:737–744

Feulgen F, Rosenbeck H (1924) Der mikroskopisch-chemische Nachweis einer Nucleinsäure vom Typus der Thymusnucleinsäure und darauf beruhende elektive Färbung von Zellkernen in mikroskopischen Präparaten. Z Physiol Chem 135:203–211

Fossa SA, Thom DJ, Shoaib MC, Petterson ED, Hie J, Knudsen OS (1984) DNA Flow cytometry in primary breast carcinoma. Acta Pathol Microbiol Immuno Scand [A] 92:475–480

Frankfurt WS, Greco WR, Slocum HJ, Arbuck SG, Gamarra M, Pavelic ZP, Rustum YM (1984) Proliferative characteristica of primary and metastatic human solid tumors by DNA flow cytometry. Cytometry 5:629–635

Friedlander ML, Taylor IW, Russell P, Musgrove EA, Hedley DH, Tattersall MH (1983) Ploidy as an prognostic factor in ovarian cancer. Int J Gynecol Pathol 2:55–63

Friedlander ML, Russell P, Taylor IW, Hedley DW, Tattersall MH (1984a) Flow cytometric analysis of cellular DNA content as an adjunct to the diagnosis of ovarian tumors of borderline malignancy. Pathology 16:301–306

Friedlander ML, Taylor IE, Russell P, Tattersall MH (1984b) Cellular DNA-content – A stable feature in epithelial ovarian cancer. Br J Cancer 49:173–179

Friedrich EG, Wilkinson EJ, Fu YS (1980) Carcinoma in situ of the vulva: A continuing challenge. Am J Obstet Gynecol 136:830–839

Fu YS, Braun L, Shah KV, Lawrence WD, Robboy SJ (1983) Histologic, nuclear DNA, and human papilloma virus studies of cervical condylomas. Cancer 52:1705–17011

Graumann W (1953) Zur Standardisierung des Schiff'schen Reagenz. Z Wiss Mikrosk 61:225–226

Grundmann E, Stein P (1961) III. Untersuchungen über die Kernstrukturen in normalen Geweben und im Carcinom. Beitr Pathol Anat 125:54–76

Haag D, Goerttler K, Tschahargane C (1984) The proliferative index (PI) of human breast cancer as obtained by flow cytometry. Pathol Res Pract 178:315–322

Hartveit F (1971) Prognostic typing in breast cancer. Br Med J 4:253−257
Hartveit F (1972) Breast cancers that kill. A pilot study. Cytological typing in infiltrating scirrhous, duct, and adenocarcinomas of the breast. Beitr Pathol 146:180−186
Herzog RE (1974a) Zytophotometrische und interferenzmikroskopische Untersuchungen über die mögliche Karzinogenität von Ovulationshemmern. Arch Gynakol 217:443−454
Herzog RE (1974b) Zur Bestimmung von Arginin im Zellkern des menschlichen Portiepithels. Arch Gynakol 217:437−441
Herzog RE (1977) Research of the squamous cell carcinoma of the cervix uteri by cytophotometric and planimetric evaluations. Beitr Pathol 161:62−71
Herzog RE (1982) Cytophotometric determinations of DNA, histone, arginine, lysine, and their concentrations in eu- and heterochromatin of the cell nucleus of dysplasias, carcinoma in situ, and carcinoma of the human cervix uteri. Arch Gynecol 231:91−98
Herzog RE (1985) Der Zellkern-DNS-Gehalt weiblicher präinvasiver Neoplasien. Fortschr Med 103:733−734
Hughes T (1965) The role of the chromosomes in the characterization of human neoplasias. Eur J Cancer 1:233−243
Jakobsen A (1984) Prognostic impact of ploidy level in carcinoma of the cervix. Am J Clin Oncol 7:475−480
Jakobsen A, Kristensen PB, Poulsen HK (1983) Flow cytometric classification of biopsy specimens from cervical intraepithelial neoplasia. Cytometry 4:166−169
Jobst K, Sandritter W (1964) Über den quantitativen histochemischen Nachweis von basischen Kernproteinen mit Gallocyaninchromalaun. Histochemistry 4:277−285
Lederer B (1966) Simultane quantitativ histochemische Darstellung von Desoxyribonukleinsäure, Histon und Gesamtprotein an normalen und Tumorzellen. Verh Dtsch Ges Pathol 50. Tagung
Ludwig AS, Mazur MT, Morgan TE, Kao M (1978) Nuclear DNA content of lobular carcinoma in situ of the breast. Cancer 31:1553−1560
McDivitt RW, Stone KR, Craig RB, Meyer JS (1985) A comparison of human breast cancer cell kinetics measured by flow cytometry and tymidine labeling. Lab Invest 52:287−291
Rosselet A (1967) Mikrofluorometrische Argininbestimmung. Z Wiss Mikrosk 68:22−41
Rosselet A, Ruch F (1968) Cytofluorometric determination of lysine with dansychloride. J Histochem Cytochem 16:459−471
Ruddon RW (1981) Cancer biology. Oxford University Press, New York Oxford
Sachs H (1971) Zytophotometrische Untersuchungen bei Präkanzerosen der Mamma. Beitr Pathol 143:360−377
Sachs H, Mayer B, Bahnsen J (1976) Carcinoma lobulare in situ der Mamma. Klinische, morphologische und zytophotometrische Aspekte. Med Welt 27:1819−1825
Sandritter W (1964) Cytophotometrische Untersuchungen am Portiocarcinom und seinen Vorstufen. Verh Dtsch Ges Pathol 48:34−43
Sandritter W, Fischer R (1962) Der DNS-Gehalt des normalen Plattenepithels, des Carcinoma in situ und des invasiven Carcinoms der Portio. Proceedings of the 1st International Congress on Exfoliative Cytology (Wien, 31. 8.−2. 9. 1961); Lippincott, Philadelphia (PA), pp 189−195
Sandritter W, Kiefer G, Kiefer R, Salm R, Moore GW, Grimm H (1974) DNA in heterochromatin. Cytophotometric pattern recognition image analysis among cell nuclei in duct epithelium and in carcinoma of the human breast. Beitr Pathol 151:87−96
Schiemer HG, Alt W, Sandritter W (1957) Zur Methode der Trockengewichtsbestimmungen mit dem Bakerschen Interferenzmikroskop. Acta Histochem 4:325−329
Sprenger E, Ulrich H, Schondorf H (1979) The diagnostic value of cell-nuclear DNA determination in aspiration cytology of benign and malignant lesions of the breast cancer. Anal Quant Cytol 1:29−36
Stegner HE (1981) Precursors of cervical cancer. Ultrastructural morphology. In: Dallenbach-Hellweg (ed) Cervical cancer. Springer, Berlin Heidelberg New York, pp 171−193
Stoll P, Jaeger J, Dallenbach-Hellweg G (1968) Gynäkologische Zytologie, Springer, Berlin Heidelberg New York
Tschahargane C (1981) Zytophotometrie und Proliferationskinetik der belichteten und präkanzerös veränderten Haut. Thieme, Stuttgart New York

Zajdela A, de la Riva LS, Gosshein NA (1979) The relation of prognosis to the nuclear diameter of breast cancer cells obtained by cytologic aspiration. Acta Cytol (Baltimore) 23:75−80
Zajicek K (1979) Erkrankungen der Brustdrüse. In: Schwalm et al. (Hrsg) Klinik der Frauenheilkunde und Geburtshilfe, Bd 7. Urban & Schwarzenberg, München Wien Baltimore, S 629−642
Zippel HH, Kunze WP (1977) The nuclear DNA content of lobular neoplasia of the mammary gland. Arch Gynakol 222:265−274

Prolaktinrezeptoren im menschlichen Mamma-karzinomgewebe

G. Hoffmann, M. Schommer, H. J. Grill u. K. Pollow

Das Mammakarzinom gehört heute in Deutschland zu den häufigsten Karzinomen der Frauen. Etwa jede 15. Frau erkrankt an Brustkrebs. In den letzten Jahren konnte das Wissen über die Hormonabhängigkeit dieses Karzinoms wesentlich vertieft werden. So hat der Nachweis des Östradiol- und Progesteronrezeptorgehalts der Tumoren bereits Eingang in die klinische Routine gefunden. Steroidhormonrezeptor-positive Fälle sind prognostisch günstiger einzuschätzen, da diese Patientinnen eine längere Überlebensrate und ein längeres metastasenfreies Intervall aufweisen. Weiterhin gilt der Nachweis der Steroidhormonrezeptoren als Wegweiser für endokrine Therapiemaßnahmen, denn wie die klinische Erfahrung zeigte, sprechen etwa ⅔ der Patientinnen mit rezeptorpositiven Tumoren auf eine hormonell ablative oder additive Behandlung an, gegenüber nur 5 % bei rezeptornegativem Befund (Pollow 1983). Zahlreiche epidemiologische Beoabachtungen sowie In-vitro-Untersuchungen weisen auch auf eine mögliche Bedeutung von Prolaktin in der Genese des Mammakarzinoms hin. Gesicherte Einflüsse von Prolaktin in der Entstehung und Entwicklung maligner Mammatumoren finden sich bisher jedoch vorwiegend in tierexperimentellen Untersuchungen (Nagasawa 1979; Vorherr 1980). Auch für das Mammakarzinom des Menschen ist die Bedeutung von Prolaktin in den letzten Jahren in den Vordergrund gerückt. Zahlreiche Berichte belegen, daß Mammakarzinompatientinnen mit erhöhten Prolaktinspiegeln im Serum eine schlechtere Prognose hinsichtlich einer endokrinen oder zytostatischen Therapie aufweisen als solche mit normalen Prolaktinwerten (Wander et al. 1984). Nach Suppression der erhöhten Prolaktinspiegel kommt es bei einem Teil der Patientinnen wieder zu einem erneuten Ansprechen auf die Behandlung (Mussa et al. 1982; Wander 1984). Während es zahlreiche Berichte über Prolaktinrezeptoren in neoplastischem Mammagewebe von Tieren gibt (DeSombre et al. 1976; Sluyser 1979), wurde bislang nur wenig über die Bestimmung von Prolaktinrezeptoren in menschlichen Mammakarzinomen mitgeteilt.

Ziel der vorliegenden Arbeit war zum einen die Erstellung einer Routinemethode zur Prolaktinrezeptorquantifizierung im Tumorgewebe, zum anderen durch den Vergleich des Prolaktinrezeptorstatus mit dem Östradiol- und Progesteronrezeptorstatus sowie histomorphologischen Kriterien die prognostische Bedeutung des Prolaktinrezeptors zu prüfen.

Material und Methode

Zur Untersuchung gelangten 98 primäre Mammakarzinome. Unmittelbar nach operativer Entfernung des Karzinomgewebes wurden die Proben im Rahmen einer lückenlosen Kühlkette dem Pathologen zur Beurteilung vorgelegt. Nach histologischer Schnellschnittsicherung wurden die Gewebeproben bis zur weiteren Aufarbeitung bei $-80\,°C$ eingefroren. Die tiefgefrorenen Proben wurden dann mit dem Ultraturrax homogenisiert und anschließend bei $105\,000 \cdot g$ zentrifugiert. Aus dem zytosolischen Überstand wurden die Östrogen- und Progesteronrezeptorkonzentrationen simultan mittels eines Doppelligandenassay routinemäßig bestimmt (Grill et al. 1984). Die Berechnung des Rezeptorgehalts und der Dissoziationskonstanten erfolgte mittels Scatchard-Plotanalyse. Der Niederschlag, in dem sich auch die membrangebundenen Rezeptoren befinden, wurde resuspendiert und anschließend fraktioniert zentrifugiert. Nach der letzten Zentrifugation wurde der $105\,000 \cdot g$-Niederschlag resuspendiert. Jeweils ein Aliquot dieser Membransuspension wurde für die Proteinbestimmung bzw. für den Prolaktinrezeptorassay verwendet. Die Bestimmung der Gesamtbindung sowie der unspezifischen Bindung von Prolaktin (Prl) an die jeweilige Membranfraktion aus dem Tumorgewebe erfolgte in Triplets. Als Ligand diente ^{125}J-hPrl. Zur Ermittlung der unspezifischen Bindung wurde dem Reaktionsansatz ein 1000facher molarer Überschuß an unmarkiertem hPrl zugesetzt. Nach Inkubation über 12 h bei $20\,°C$ erfolgte die Trennung zwischen freiem und an die Membran gebundenem ^{125}J-hPrl durch Milliporefiltration. Die gebundene Radioaktivität wurde anschließend im Gammacounter gemessen.

Die spezifische Bindung errechnet sich als Differenz zwischen der Gesamtbindung und der unspezifischen Bindung. Alle Bindungsdaten wurden in Prozent der eingesetzten Radioaktivität angegeben. Der spezifisch gebundene Anteil wurde entsprechend der eingesetzten Proteinmenge auf 1 mg Membranprotein bezogen. Durch den Umrechnungsfaktor sind somit Werte von mehr als 100% spezifische Bindung/mg Protein möglich.

Zur Überprüfung der Richtigkeit des methodischen Ansatzes wurde parallel zum Einpunktassay der Prolaktinrezeptorgehalt rezeptorpositiver Tumoren im Mehrpunktsättigungsassay mit Scatchard-Plotauswertung analysiert (Abb. 1). Hierzu wurden konstante Mengen Membransuspension mit und ohne Zusatz des Kompetitorhormons mit steigenden Mengen von ^{125}J-hPrl inkubiert. Der weitere Versuchsablauf geschah nach der zuvor beschriebenen Methode des Einpunktsättigungsassays. Die rechnerische Ermittlung der Bindungsdaten erfolgte nach der von Scatchard beschriebenen Methode, wobei für Prolaktin ein Molekulargewicht von 22000 angenommen wurde. Im Mittel lagen die K_d-Werte bei 10^{-11} mol/l, der Prolaktingehalt der verschiedenen Tumoren reichte von 0 bis 40 fmol/mg Protein.

Die Korrelation zwischen dem im Mehrpunktsättigungsassay mit Scatchard-Plotauswertung und den mit Hilfe des Einpunktsättigungsassays gewonnen Ergebnisse der rezeptorpositiven Tumoren ist in Abb. 2 wiedergegeben. Der Korrelationskoeffizient betrug 0,986. Unter den gewählten Versuchsbedingungen führten beide Methoden zu analogen Ergebnissen. Im folgenden wurde als Bezugsgröße für die Prolaktinrezeptorkonzentration % spezifische Bindung/mg Protein festgelegt.

Zur Charakterisierung der Spezifität der Bindungsstellen für Prl in Membranfraktionen aus Mammakarzinomgewebe wurden Kompetitionsexperimente durchgeführt. Hierbei wurde eine konstante Menge ^{125}J-hPrl mit einer kon-

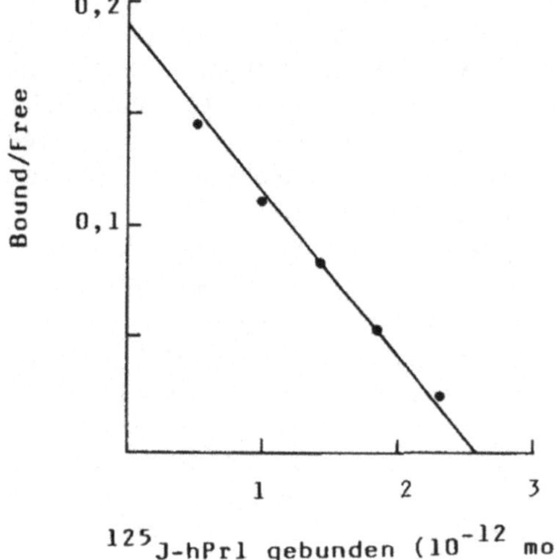

Abb. 1. Scatchard-Plotauswertung eines PrlR-positiven Mammakarzinoms

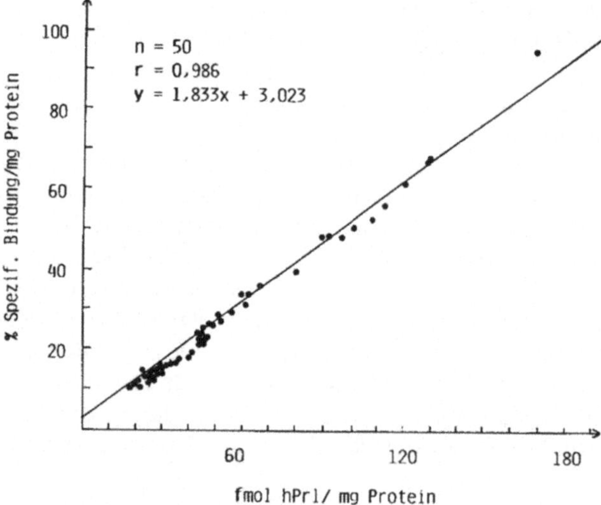

Abb. 2. Korrelationsanalyse zwischen den im Mehrpunktsättigungsassay mit Scatchard-Plotauswertung (fmol/mg Protein) und den mit Hilfe des Einpunktsättigungsassay (% spezifischer Bindung/mg Protein) gewonnenen Ergebnisse des Prl-Rezeptorgehalts von 50 PrlR-positiven Mammakarzinomen

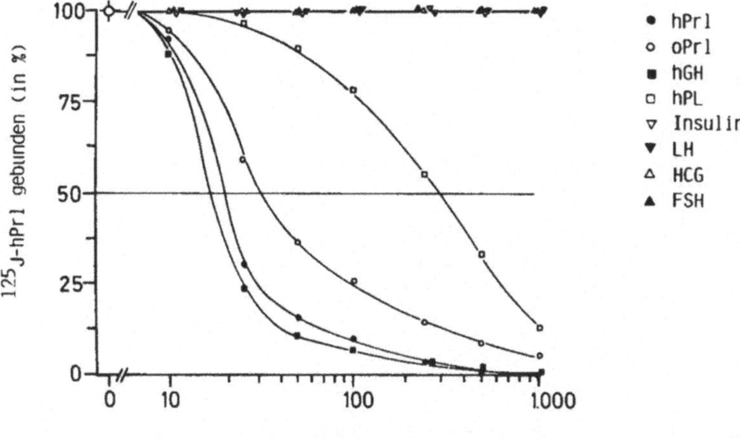

Abb. 3. Kompetitionsanalyse zur Charakterisierung der Rezeptorspezifität

stanten Menge einer Membransuspension eines prolaktinrezeptorpositiven Tumorgewebes mit steigenden Konzentrationen nichtradioaktivmarkierter Kompetitorhormone inkubiert. Nach Trennung zwischen freien und membrangebundenen Hormonen mit Hilfe der Filtrationsmethode wurde die verbliebene spezifisch gebundene Radioaktivität in Abhängigkeit von der Kompetitorkonzentration aufgetragen und der RBA-Wert (relative Bindungsaktivität) graphisch ermittelt (Kompetitorkonzentration in % bezogen auf 50 % Verdrängung des ^{125}J-hPrl von der Rezeptorbindungsstelle durch das authentische nichtradioaktivmarkierte Prl). Der RBA-Wert ist ein Maß für die Affinität des jeweiligen Hormons zum Rezeptorbindungsbezirk. Sowohl ovines wie humanes Prl banden mit hoher Affinität an der Membranrezeptorpräparation aus Mammakarzinomgewebe (RBA-Werte: hPrl = 100 %, ovines Prl = 78 %); hGH verdrängte mit gleicher Affinität wie authentisches hPrl ^{125}J-hPrl vom Rezeptorbindungsbezirk (RBA = 108 %), hPL mit reduzierter Affinität (RBA = 7 %). Insulin, LH, FSH und HCG zeigten keine Bindungsaffinität zum hPrl-Membranrezeptor (Abb. 3).

Ergebnisse

Der Prolaktinrezeptor-(PrlR-)Gehalt der 98 Mammakarzinome lag im Mittel bei 13,57 % spezifischer Bindung/mg Protein. Hierbei fand sich eine große Streubreite von 0,01 – 99,98 % spezifische Bindung/mg Protein (Abb. 4). Es zeigte sich kein Unterschied im mittleren PrlR-Gehalt der Tumoren zwischen den prä- und postmenopausalen Patientinnen (p = 0,3966). Der Östrogenrezeptor-(ER-)Gehalt aller Tumoren lag durchschnittlich bei 265 fmol/mg Protein. Es zeigte sich eine schiefe Verteilung mit Werten von 1 – 4204 fmol/mg Protein.

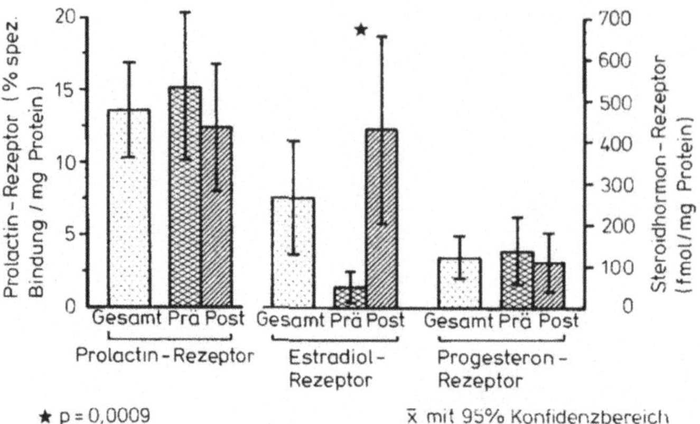

Abb. 4. Rezeptorgehalt (x̄ mit 95 %-Konfidenzbereich) von 98 Mammakarzinomen

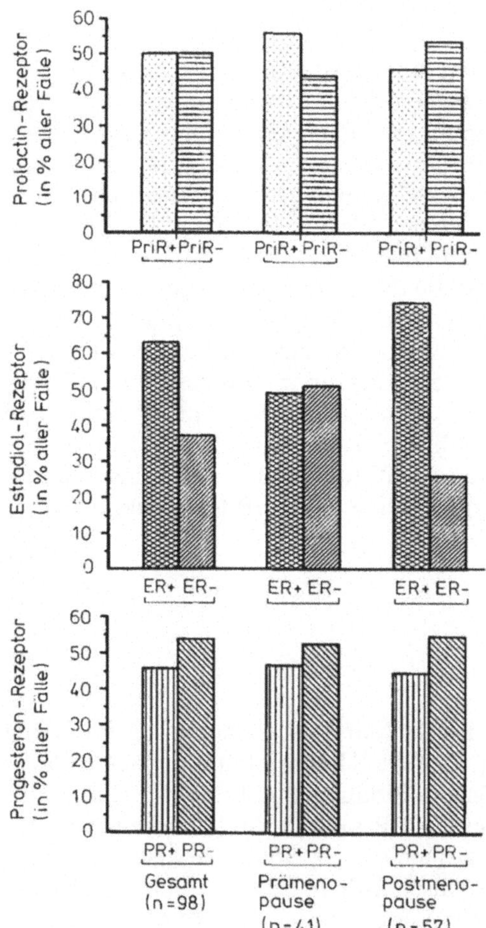

Abb. 5. Qualitativer Rezeptorstatus
von 98 primären Mammakarzinomen

In den Karzinomen der postmenopausalen Frauen fand sich ein fast 9fach höherer ER-Gehalt als in den Tumoren der prämenopausalen Patientinnen (p = 0,0009). Der Progesteronrezeptor-(PR-)Gehalt der Karzinome lag durchschnittlich bei 122 fmol/mg Protein mit einem Streubereich von 1−1416 fmol/mg Protein. Es zeigte sich kein Unterschied zwischen den Tumoren der prä- und postmenopausalen Patientinnen (p = 0,6095). Korrelationsanalysen ergaben für die PrlR-Konzentration weder eine Abhängigkeit vom Alter noch vom ER- oder PR-Gehalt der Tumoren.

Für die qualitative Bewertung des Rezeptorgehalts der Tumoren galten folgende Kriterien: Tumoren mit einem ER- bzw. PR-Gehalt von 20 fmol/mg Protein und mehr wurden als ER- bzw. PR- positiv eingestuft. Für den PrlR lag diese Grenze bei 10% spezifischer Bindung/mg Protein. Nach diesen Kriterien war von den 98 primären Mammakarzinomen der Anteil PrlR-positiver und -negativer Tumoren gleich hoch. Während bei den prämenopausalen Patientinnen die PrlR-positiven Tumoren geringfügig überwogen, fanden sich bei den postmenopausalen Patientinnen etwas häufiger PrlR-negative Tumoren. Für die Steroidhormonrezeptoren ergab sich die literaturbekannte Verteilung. Etwa ⅔ waren ER-positiv und ⅓ ER- negativ. Diese Verteilung für das Gesamtkollektiv ergibt sich v. a. durch den hohen Anteil ER-positiver Tumoren in der Postmenopause. Prämenopausal war das Verhältnis etwa ausgeglichen. Für die Progesteronrezeptoren fand sich für das Gesamtkollektiv wie für die prä- und postmenopausale Untergruppe jeweils ein leichtes Überwiegen der PR-negativen Tumoren (Abb. 5). Aus klinischer Sicht erscheinen v. a. die PrlR-positiven Tumoren interessant, da hier möglicherweise der Ansatz für eine Prl-suppressive Therapie gegeben ist. 15% der Tumoren waren PrlR-positiv, jedoch ER-negativ. In der prämenopausalen Gruppe betrug der Anteil 27% und in der postmenopausalen 7%. PrlR-positiv und PR-negativ fanden sich 24% der untersuchten Tumoren ohne wesentlichen Unterschied in Abhängigkeit vom Menopausenstand. PrlR-positiv, ER- und PR-negativ waren 12% aller Tumoren, wobei der Anteil in der Prämenopause 20% gegenüber 7% in der Postmenopause betrug (Tabelle 1). Unter dem Kriterium des Prolaktinrezeptors als Therapiewegweiser dürften demnach v. a. prämenopausale Patientinnen von einer Prl-suppressiven Therapie profitieren.

Um die Bedeutung des Prolaktinrezeptors als Prognosefaktor zu klären, untersuchten wir den Zusammenhang mit morphologischen Befunden. Es fand

Tabelle 1. Kombinierter Prolaktin- und Steroidhormonrezeptorstatus bei 98 primären Mammakarzinomen (in Klammern: %)

Menopausenstand	Rezeptor	ER+/PR+	ER+/PR−	ER−/PR+	ER−/PR−
Gesamt	PrlR+	22 (23)	12 (12)	3 (3)	12 (12)
(n=98)	PrlR−	17 (17)	11 (11)	3 (3)	18 (19)
Prämenopause	PrlR+	8 (20)	4 (10)	3 (7)	8 (20)
(n=41)	PrlR−	7 (17)	1 (2)	1 (2)	9 (22)
Postmenopause	PrlR+	14 (25)	8 (14)	0	4 (7)
(n=57)	PrlR−	10 (17)	10 (17)	2 (4)	9 (16)

sich keine Abhängigkeit des PrlR-Status von der Wuchsform oder dem Stromareichtum der Tumoren. Es zeigte sich jedoch mit zunehmender Tumorgröße,
bei positivem Lymphknotenstatus und Fernmetastasierung ein deutlicher
Trend zu Abnahme der PrlR-positiven und Zunahme der PrlR-negativen Befunde (Abb. 6). Auch beim Östradiolrezeptor fand sich mit zunehmender Tumorgröße eine Abnahme der ER-positiven und Zunahme der ER-negativen Befunde, weniger ausgeprägt für den Progesteronrezeptor. Hinsichtlich des
Lymphknotenstatus und der Fernmetastasierung zeigten sich keine Veränderungen für die beiden Steroidhormonrezeptoren. Auch hinsichtlich des
Gradings nach Bloom u. Richardson waren Zusammenhänge mit der qualitativen Rezeptorverteilung erkennbar (Abb. 7). Bei niedrigem und mittlerem Malignitätsgrad, Grad I und II, fand sich ein etwa ausgeglichenes Verhältnis der
PrlR- positiven und -negativen Befunde, jedoch bei hohem Malignitätsgrad,
Grad III, zeigte sich eine deutliche Abnahme der PrlR-positiven Tumoren. Ein
etwa analoges Verhalten zeigten auch die Östrogenrezeptoren. Mit zunehmendem Malignitätsgrad kam es zu einer Abnahme der ER-positiven und einer Zunahme der ER-negativen Tumoren. Demgegenüber wies der PR-Status keine
Veränderungen zwischen den einzelnen Malignitätsstufen des Gradings auf.
Auch nach Unterteilung der Mammakarzinome in eine noch lokale oder bereits
systemische Erkrankung fanden sich Zusammenhänge mit dem jeweiligen Re-

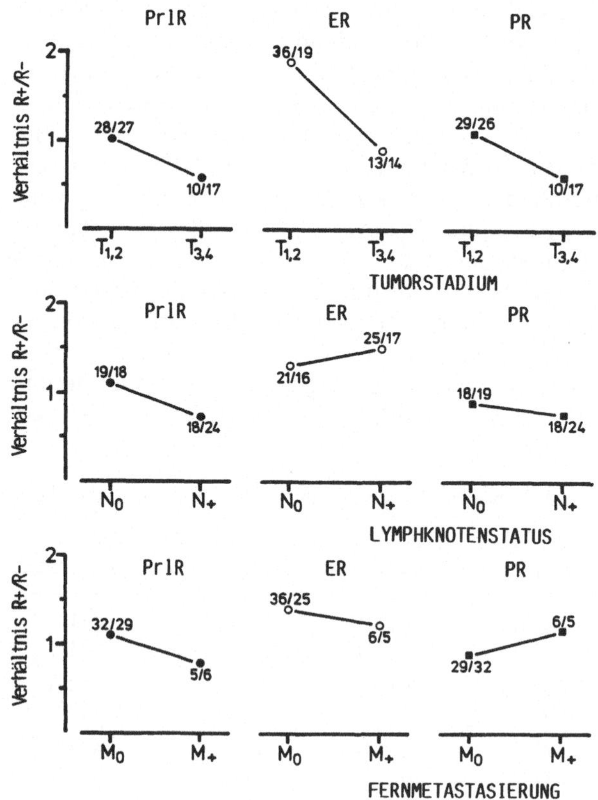

Abb. 6. Rezeptorstatus von 98 Mammakarzinomen in Abhängigkeit von der pTNM-Klassifikation

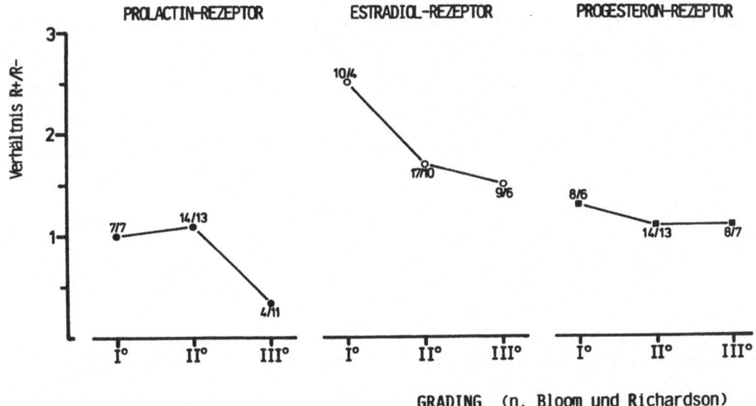

Abb. 7. Rezeptorstatus von 98 Mammakarzinomen in Abhängigkeit vom Grading der Tumoren

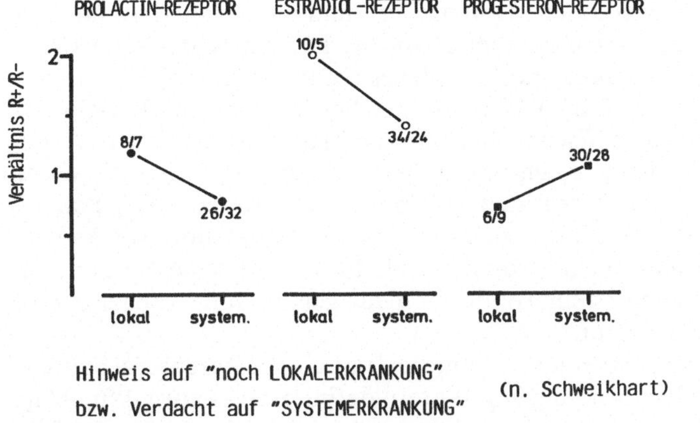

Abb. 8. Rezeptorstatus von 98 Mammakarzinomen in Abhängigkeit von der Einstufung der Erkrankung (als „lokal" bzw. „systemisch")

zeptorstatus (Abb. 8). Als Hinweis auf Lokalerkrankung galten laterale Lokalisation des Tumors, Tumorgröße unter 5 cm, Grading I oder II und Ausschluß von Lymphknoten- oder Fernmetastasen. Wurde eines der Einschlußkriterien nicht erfüllt, wurde die Erkrankung als systemisch gewertet. Auch bei dieser Einteilung zeigte sich bei dem Verdacht auf Systemerkrankung häufiger ein PrlR-negativer Befund als bei der lokalen Erkrankungsform. Dies gilt in gleicher Weise für den ER, jedoch nicht für den PR.

Von 39 Patientinnen wurde der Krankheitsverlauf in Abhängigkeit vom PrlR-Status ausgewertet. In diese Auswertung gelangten nur die Patientinnen mit Mammakarzinom, die primär frei von Fernmetastasen waren, deren Primärbehandlung mindestens 18 Monate zurücklag und bei denen postoperativ keine adjuvante Chemotherapie erfolgt war. Von diesen 39 Patientinnen hatten

17 einen PrlR-negativen und 22 einen PrlR-positiven Tumorbefund. Während der 18monatigen Beobachtungszeit entwickelten 4 der 17 Patientinnen mit PrlR-negativen Tumoren Fernmetastasen und eine Patientin war infolge der Karzinomerkrankung verstorben. Demgegenüber war nur bei einer von 22 Patientinnen mit PrlR-positivem Mammakarzinom Tumorprogredienz festzustellen.

Diskussion

Um an einem größeren Kollektiv von Patientinnen mit Mammakarzinom routinemäßig die Prolaktinrezeptoren im Tumorgewebe quantifizieren zu können, wurde eine einfache Bestimmungsmethode (Einpunktsättigungsrezeptorassay) entwickelt. Die im Einpunktsättigungsassay rezeptorpositiven Tumoren wurden im Mehrpunktsättigungsassay mit Scatchard-Plotauswertung überprüft. Zwischen beiden Methoden ergab sich eine hochsignifikante Korrelation, was die Vergleichbarkeit beider Methoden demonstriert und bestätigt, daß im Einpunktassay im Sättigungsbereich gearbeitet wurde. Der im Scatchard-Plot ermittelte K_d-Wert des Prolaktinrezeptorkomplexes lag im Mittel bei 10^{-11} mol/l. Der PrlR-Gehalt reichte von 0 bis 99,8 % spezifischer Bindung/mg Protein (etwa $0-40$ fmol; 0 bis 10 % spezifischer Bindung) und lag im Mittel bei 12 % spezifischer Bindung/mg Protein. Auch von anderen Autoren wurden K_d-Werte zwischen 10^{-9} und 10^{-12} mol/l ermittelt (Holdaway u. Friesen 1977; Stagner et al. 1977; DiCarlo et al. 1980; Rae-Vener et al. 1981). Auch wurde von keinem der Untersucher ein Rezeptorgehalt von mehr als 10 % spezifischer Bindung gefunden. Der Prolaktinrezeptor zeigt somit bei niedriger Bindungskapazität eine sehr hohe Affinität zum Hormon.

Als rezeptorpositiv wurden von uns Tumoren mit einem Rezeptorgehalt von 10 % und mehr spezifischer Bindung/mg Protein definiert, was etwa 4 fmol/mg Protein entspricht. Der gewählte „Cut-off-Punkt" von 10 % spezifischer Bindung/mg Protein entspricht dem von den meisten Autoren angegebenen Grenzwert für die Klassifizierung in PrlR-positive oder -negative Befunde (Holdaway u. Friesen 1977; DiCarlo u. Muccioli 1979).

Kompetitionsanalysen ergaben, daß HGH in gleicher Weise hPrl vom Rezeptor verdrängt wie hPrl selbst. Ovines Prl und HPL binden mit reduzierter Affinität. Somit handelt es sich bei dem Rezeptor um einen laktogenen Rezeptor, der Wachstumshormon in gleicher Weise wie Prolaktin bindet, jedoch hohe Speziesspezifität zeigt. Zu ähnlichen Ergebnissen kamen auch andere Untersucher (Stagner et al. 1977; Peyrat et al. 1983). Daß es sich hierbei um einen laktogenen Rezeptor handelt, wird noch durch die Befunde unterstützt, daß tierisches Wachstumshormon, das nicht laktogen ist, Prolaktin nicht vom Rezeptorprotein verdrängt. Turcot-Lemay u. Kelly (1982) konnten darüber hinaus nachweisen, daß menschliches Prl als Ligand für die Rezeptorbestimmung ovinem Prl vorzuziehen ist. Sie fanden bei simultaner Rezeptoranalyse unter Verwendung von ^{125}J-ovinem-Prl als Ligand 10,4 % rezeptorpositive Tumoren und bei Verwendung von ^{125}J-hPrl 29,4 % rezeptorpositive Befunde.

Bereits Anfang der 70er Jahre konnten Salih et al. (1972) zeigen, daß 30−40% der Mammakarzinome Prl-abhängig sind. Erst in den letzten Jahren wurde von wenigen Arbeitsgruppen über den Nachweis von PrlR meist nur an kleinen Kollektiven menschlicher Mammakarzinome berichtet (Shiu u. Friesen 1976; Stagner et al. 1977; Costlow u. McGuire 1978; DiCarlo u. Muccioli 1979; Partridge u. Hähnel 1979; Turcot-Lemay u. Kelly 1982; L'Hermite-Baleriaux et al. 1983; Hoffmann et al. 1984). Bei den 98 untersuchten Mammakarzinomen dieser Studie war in 50% der Fälle ein Prolaktinrezeptor im Tumor sicher nachweisbar. Aufgrund unterschiedlicher Methoden der PrlR-Analyse der einzelnen Autoren ist ein Vergleich der Ergebnisse nur mit Vorbehalt möglich. Die Mehrzahl der Untersucher (Stagner et al. 1977; Costlow u. McGuire 1978; Rae-Venter et al. 1981; Turcot-Lemay u. Kelly 1982) fand etwa 50−60% der Tumoren PrlR-positiv, was auch den vorliegenden Ergebnissen entspricht. Andere Autoren (DiCarlo u. Muccioli 1979; L'Hermite-Baleriaux et al. 1983) teilten PrlR-positive Befunde in 30−35% der untersuchten Fälle mit. Lediglich Holdaway u. Friesen (1977) fanden nur bei 19,5% PrlR-positive Mammakarzinome. Möglicherweise war die von ihnen benutzte Tracerkonzentration zu niedrig, so daß der Rezeptor teilweise unbesetzt blieb.

Eine Korrelation zwischen der PrlR-Konzentration im Tumor und dem Alter der Patientinnen war nicht festzustellen. Dies entspricht auch den Ergebnissen anderer Untersucher (Rae-Venter et al. 1981; Bonneterre et al. 1982). Während sich eine signifikante Korrelation zwischen dem ER und PR zeigte, fand sich dagegen keine Korrelation des PrlR-Gehaltes zur ER- oder PR-Konzentration der Tumoren. Dies wurde auch von der Mehrzahl anderer Untersucher bestätigt (Holdaway u. Friesen 1977; DiCarlo et al. 1980; Rae-Venter et al. 1981; L'Hermite-Baleriaux et al. 1983). Demgegenüber fanden Bonneterre et al. (1982) eine hochsignifikante Korrelation des PrlR mit dem ER und PR. Partridge u. Hähnel (1979) beschrieben bei 9 untersuchten Tumoren 3 PrlR-positive, 2 davon waren ER-negativ. Stagner et al. (1977) fanden die in ihrem Kollektiv PrlR-negativen Tumoren ebenfalls ER-negativ und einen Großteil der ER-positiven Tumoren PrlR-positiv.

Bei der Kombination aller 3 Rezeptorspezies erscheinen aus klinischer Sicht v. a. die PrlR-positiven und steroidhormonzeptornegativen Tumoren interessant, da hier möglicherweise der Ansatz für eine prolaktinsuppressive Therapie gegeben ist, denn Patientinnen mit steroidhormonrezeptornegativen Tumoren zeigen neben einer allgemein schlechteren Prognose in etwa 95% der Fälle v. a. eine Therapieresistenz gegenüber endokrinen Therapiemaßnahmen. 15% aller Tumoren waren PrlR-positiv, jedoch ER-negativ. Prämenopausal betrug der Anteil dieser Rezeptorkombination 27% und postmenopausal 7%. Ähnliche Ergebnisse wurden von DiCarlo et al. (1980) sowie DiCarlo u. Muccioli (1979) mitgeteilt, die in 18−21% der Fälle diese Rezeptorkonstellation fanden. PR-negativ und PrlR-positiv waren 24% der untersuchten Tumoren ohne Abhängigkeit vom Menopausenstand. ER- und PR-negativ, jedoch PrlR-positiv waren 12% aller Tumoren, wobei der Anteil in der Prämenopause 20% gegenüber 7% in der Postmenopause betrug. Unter dem Kriterium des Prolaktinrezeptors als Therapiewegweiser dürften demnach v. a. prämenopausale Patientinnen von einer prolaktinsuppressiven Therapie profitieren.

Nur wenige Arbeitsgruppen (Codegone et al. 1981; Rae-Venter et al. 1981; Bonneterre et al. 1982) haben an kleinen Kollektiven den Zusammenhang des PrlR mit histomorphologischen Befunden untersucht. Die vorliegenden Analysen zeigten keine Abhängigkeit des PrlR-Status von der Wuchsform der Karzinome. Auch ergab sich kein Zusammenhang mit dem Stromareichtum der Tumoren. Jedoch fand sich für das Grading eine deutliche Abnahme des Verhältnisses PrlR-positiver/PrlR-negativer Tumoren bei höchstem Malignitätsgrad. Auch für den ER zeigte sich eine Abnahme der rezeptorpositiven Befunde mit steigender Malignität im Grading. Für den PR war dies nicht nachweisbar. Auch Rae-Venter et al. (1981) fanden einen höheren PrlR-Gehalt in differenzierten Karzinomen. Dagegen beschrieben Codegone et al. (1981) besser differenzierte Karzinome eher PrlR-negativ und anaplastische Karzinome PrlR-positiv. Sie fanden auch keinen Zusammenhang mit dem Grading. In ihren Untersuchungen waren jedoch alle Karzinome größer als 3 cm. Bonneterre et al. (1982) konnten ebenfalls keine Korrelation zu histologischen Befunden wie Grading, Differenzierung und Lymphknotenstatus finden. Auch für die Östrogenrezeptoren konnte bereits gezeigt werden, daß die ER-positiven Tumorformen in der Mehrzahl durch den Grad I im Grading charakterisiert sind (Würz et al. 1980; Pollow et al. 1982). Weiterhin fand sich bei den hier untersuchten Kollektiven mit zunehmender Tumorgröße, bei positivem Lymphknotenstatus und Fernmetastasierung eine Abnahme der PrlR-positiven und Zunahme der PrlR-negativen Befunde. Auch nach Unterteilung der Mammakarzinomerkrankung in eine „noch als Lokalerkrankung anzusehende" bzw. „bereits systemisch ausgebreitete Erkrankung" zeigte sich, daß bei fortgeschrittener Erkrankung der relative Anteil der PrlR-positiven Befunde abnimmt.

Unterstrichen wird die Bedeutung des PrlR als Prognosefaktor durch die Achtzehnmonatsergebnisse über den Krankheitsverlauf von 39 der hier untersuchten Patientinnen. 4 von 17 Patientinnen mit PrlR-negativen Tumoren befanden sich in Progression und eine Patientin war verstorben. Demgegenüber fand sich nur eine von 22 Patientinnen mit PrlR-positivem Tumor im Stadium der Tumorprogredienz.

Dem Nachweis von Prolaktinrezeptoren im Tumorgewebe könnte somit die Bedeutung eines vom Steroidhormonrezeptorstatus unabhängigen günstigen Prognosefaktors und möglicherweise eines Therapiewegweisers für eine prolaktinsuppressive Behandlung zukommen.

Zusammenfassung

Im methodischen Teil der Arbeit wurde der Prolaktinrezeptor im Mehrpunktsättigungsassay mit Scatchard-Plotauswertung zur Bestimmung der Dissoziationskonstanten K_d und der Rezeptorkonzentration sowie durch Kompetitionsexperimente zur Bestimmung der Hormonbindungsspezifität biochemisch charakterisiert. Diese Untersuchungen waren Grundlage für die Entwicklung einer einfachen Routinemethode (Einpunktsättigungsassay) zur Prolaktinquantifizierung in Tumorgeweben als unabdingbare Voraussetzung für eine breite klinische Anwendung. Die Vergleichbarkeit der Methoden wurde überprüft, wobei sich eine hochsignifikante Korrelation ergab.

Bei 98 so untersuchten Mammakarzinomen war ein Prolaktinrezeptor sicher nachweisbar. Es fand sich weder eine Abhängigkeit des Prolaktinrezeptorstatus vom Menopausenstand, noch zeigte sich eine Korrelation des Prolaktinrezeptorgehalts zum Alter der Patientinnen. Auch eine Korrelation des Prolaktinrezeptorgehalts zur Östrogen- oder Progesteronrezeptorkonzentration der Tumoren war nicht nachweisbar. 12% aller Tumoren waren steroidhormonrezeptornegativ, jedoch prolaktinrezeptorpositiv. In der prämenopausalen Gruppe betrug der Anteil 20% und in der postmenopausalen 7%. Unter dem Kriterium des Prolaktinrezeptors als Therapiewegweiser dürften demnach v. a. prämenopausale Patientinnen von einer prolaktinsuppressiven Therapie profitieren. Hinsichtlich histomorphologischer Kriterien fand sich für den höchsten Malignitätsgrad des Gradings, mit zunehmender Tumorgröße, bei positivem Lymphknotenstatus und Fernmetastasierung eine Abnahme der prolaktinrezeptorpositiven und Zunahme der rezeptornegativen Befunde. Bei der Auswertung des Krankheitsverlaufs zeigten die Patientinnen mit prolaktinrezeptorpositiven Mammakarzinomen während einer 18monatigen Beobachtungszeit seltener eine Tumorprogredienz als die Patientinnen mit prolaktinrezeptornegativen Befunden.

Dem Nachweis von Prolaktinrezeptoren mit Karzinomgewebe könnte somit die Bedeutung eines vom Steroidhormonrezeptorstatus unabhängigen günstigen Prognosefaktors sowie die eines Therapiewegweiser für eine prolaktinsuppressive Behandlung zukommen.

Literatur

Bonneterre J, Peyrat JP, Vandewalle B, Beuscart R, Vie MC, Cappelaere P (1982) Prolactin receptors in human breast cancer. Eur J Cancer Clin Oncol 18:1157−1162

Codegone ML, DiCarlo R, Muccioli G, Bussolati G (1981) Histology and cytometrics in human breast cancers assayed for the presence of prolactin receptors. Tumori 67:549−552

Costlow ME, McGuire WL (1978) Prolactin receptors and hormone dependence in mammary carcinoma. In: Sharma RK, Criss WE (eds) Endocrine control in neoplasia. Raven, New York, pp 121−150

DiCarlo R, Muccioli G (1979) Prolactin receptor in human mammary carcinoma. Tumori 65:695−702

DiCarlo R, Muccioli G, Conti G, Reboani C, DiCarlo F (1980) Estrogen and prolactin receptor concentrations in human breast tumors. In: Genazzani E, DiCarlo F, Mainwaring WIP (eds) Pharmacological modulation of steroid action. Raven, New York, pp 261−266

Grill HJ, Manz B, Belovsky O, Pollow K (1984) Criteria for the establishment of a double-labeling assay for simultaneous determination of estrogen and progesterone receptors. Oncology 41:25−32

L'Hermite-Baleriaux M, Vokaer A, Loriaux C, Noel G, L'Hermite M (1983) Prolactin (Prl) and Prl-receptors (Prl-R) in human breast disease. J Steroid Biochem [Suppl] 19:139

Hoffmann G, Schommer M, Grill HJ, Pollow K (1984) Prolaktinrezeptoren im Mammakarzinomgewebe. Ber Gynäkol Geburtshilfe 120:517

Holdaway IM, Friesen HG (1977) Hormone binding by human mammary carcinoma. Cancer Res 37:1946−1952

Mussa A, Dogliotti L, DiCarlo F, Sandrucci S (1982) Treatment of advanced breast cancer with high doses of MPA and bromocriptine. Results after 5 years of therapy. Lyon Chir 78:256−259

Nagasawa H (1979) Prolactin in human breast cancer. A review. Eur J Cancer Clin Oncol 15:267−279

Partridge RK, Hähnel R (1979) Prolactin receptors in human breast carcinoma. Cancer 43:643−646

Peyrat JP, Djiane J, Kelly PA, Vandewalle B, Bonneterre J, Demaille A (1983) Hormonal specifity of prolactin receptors in human breast cancer. J Steroid Biochem [Suppl] 19:185

Pollow K (1983) Die Bedeutung von Hormonrezeptoren für die Behandlung maligner Erkrankungen. Therapiewoche 33:6809−6825

Pollow K, Schweikhart G, Mitze M, Grill HJ, Manz B (1982) Verteilung von Östradiol-, Progesteron-, Androgen- und Glucocorticoidrezeptoren in Mammakarzinomen der Frau. In: Jonat W, Maass H (Hrsg) Steroidhormonrezeptoren im Karzinomgewebe. Enke, Stuttgart, S 9−22

Rae-Venter B, Nemoto T, Schneider SL, Dao TL (1981) Prolactin binding by human mammary carcinoma: Relationship to estrogen receptor protein concentration and patient age. Breast Cancer Res Treat 1:233−243

Salih H, Flax H, Brandner W, Hobbs JR (1972) Prolactin dependence in human breast cancers. Lancet II:1103−1105

Shiu RP, Friesen HG (1976) Prolactin receptors. Methods Mol Biol 9:565−598

Sluyser M (1979) Hormone receptors in mouse mammary tumors. Biochim Biophys Acta 560:509−529

DeSombre ER, Kledzik G, Marshall S, Meites J (1976) Estrogen and prolactin receptor concentrations in rat mammary tumors and response to endocrine ablation. Cancer Res 36:354−358

Stagner JI, Jochimsen PR, Sherman BM (1977) Lactogenic hormone binding to human breast cancer: Correlation with estrogen receptors. Clin Res 25:302 A

Turcot-Lemay L, Kelly PA (1982) Prolactin receptors in human breast tumors. J Natl Cancer Inst 68:381−383

Vorherr H (1980) Breast cancer. Urban & Schwarzenberg, München Baltimore

Wander HE (1984) Möglicher Nutzen von Prolaktin-Inhibitoren. In: Kubli F, Nagel GA, Kadach U, Kaufmann M (Hrsg) Neue Wege in der Brustkrebsbehandlung. Zuckschwerdt, München Bern Wien (Aktuelle Onkologie, Bd 8, S 280−281)

Wander HE, Holtkamp W, Nagel GA (1984) Bedeutung der Prolaktin-Bestimmung beim metastasierten Mammakarzinom. Dtsch Med Wochenschr 109:62−63

Würz H, Citoler B, Schulz KD, Roos B, Kaiser R (1980) Correlation of steroid hormone receptor levels with histological grading in human breast cancer. Klin Wochenschr 58:643

Welche Entscheidungshilfe bietet die Zytostatika-sensibilitätstestung für den Einsatz der Chemotherapie bei Mamma- und Ovarialkarzinompatientinnen?

F. MELCHERT, G. BARTZKE, H. RÖSSLER u. R. KREIENBERG

Angesichts einer schwer überschaubaren Fülle an Vorschlägen zur Chemotherapie menschlicher Malignome ist die Hoffnung des klinisch tätigen Onkologen auf einen zuverlässigen In-vitro-Test, der bereits vor Behandlungsbeginn Auskunft über die Effektivität der beabsichtigten Chemotherapie erteilt, nur zu verständlich. Zwar konnten in den letzten Jahren durch bessere Kenntnis der biochemischen Wirkungsmechanismen der einzelnen Zytostatika, des Tumorzellstoffwechsels und der chemotherapeutischen Beeinflussung der Tumorzellkinetik beachtliche Therapieerfolge erzielt werden, doch bleibt der Wunsch nach einer „individuellen Chemotherapie" unbefriedigt. Eine „individuelle Chemotherapie" ist notwendig, da histologisch gleich aufgebaute Tumoren eine differente Zytostatikaempfindlichkeit aufweisen können. Dementsprechend besteht die Möglichkeit, daß bei der kombinierten Chemotherapie maligner Erkrankungen mit empirisch gewonnenen Therapieschemata auch solche Medikamente verwendet werden, die keine zytostatische Wirkung auf den Tumor entfalten. Immer bleiben jedoch ihre unerwünschten Wirkungen erhalten, die das Allgemeinbefinden des Patienten wesentlich beeinträchtigen und die Fortführung einer wirkungsvollen zytostatischen Therapie limitieren können. Ziel von prädiktiven Chemosensibilitätstestungen muß es deshalb sein, Patientinnen mit chemoresistenten malignen Tumoren von einer nebenwirkungsreichen, unwirksamen und auch kostenaufwendigen zytostatischen Therapie auszuschließen und damit eine Minderung der Lebensqualität zu vermeiden. Außerdem könnte durch eine rationelle Auswahl wirksamer Zytostatika bei chemosensiblen Tumoren der Therapieerfolg erhöht werden.

Um dieses Ziel zu erreichen, sind die verschiedensten Wege beschritten worden. In der gynäkologischen Onkologie wurden Gewebe- und Organkulturverfahren von Limburg. u. Brachetti (1981) im deutschsprachigen Raum Mitte der 60er Jahre eingesetzt und weiterentwickelt. Die für die praktisch-klinische Tätigkeit gewonnenen Erkenntnisse entsprachen letztlich nicht den in sie gesetzten Erwartungen (Tannenberger u. Bacigalupo 1967; Limburg et al. 1981).

Neben morphologischen Kriterien wurden u. a. auch biochemische Merkmale als Zeichen zytostatischer Wirkung angesehen: Veränderungen der Dehydrogenaseaktivität von Tumorzellen, pH-Änderungen des Kulturmediums, Verminderung des NAD-Gehalts oder Veränderungen der Glykolyseaktivität.

Einen ganz wesentlichen Schritt in der Bewertung der Wirksamkeit von Medikamenten stellt die Verwendung von radioaktiven Nukleosiden dar. Diese werden bevorzugt bei Kurzzeittestungen angewendet. Die in vitro eingebauten Aktivitätsmengen werden autoradiographisch oder mit Hilfe der Flüssigkeitsszintillationsspektrometrie bestimmt.

Zur Zeit sind im wesentlichen 5 unterschiedliche Chemosensibilitätstests in der Anwendung, und zwar 2 In-vivo- und 3 In-vitro-Verfahren:

1) das Heterotransplantationsmodell auf thymusaplastische Nacktmäuse (Giovanella et al. 1978);
2) der subrenale Kapselassay, bei dem kleine Tumorfragmente unter die Nierenkapsel immunkompetenter Mäuse transplantiert werden (Bogden et al. 1978);
3) der Stammzellassay in seinen verschiedenen Modifikationen, der auf der Fähigkeit bestimmter Tumorzellen, den sog. Stammzellen, beruht, im Softagar Kolonien zu bilden (Hamburger u. Salmon 1977; Ali-Osman et al. 1983);
4) der biochemische Kurzzeitassay nach Volm, in dem der Einbau von radioaktiv markierten Nukleinsäurepräkursoren nach Kurzzeitinkubation gemessen wird (Volm et al. 1970);
5) die Dye-Exclusionsmethode, die auf der Unfähigkeit nach Zytostatikainkubation abgestorbener Zellen beruht, einen bestimmten Farbstoff auszuschleusen (Weisenthal et al. 1983).

Die beiden In-vivo-Methoden sind aufgrund der aufwendigen Methodik für den routinemäßigen Einsatz auch wegen des hohen Preises und der langen Dauer bis zum Vorliegen eines Testergebnisses nicht gut anwendbar. Sie eignen sich jedoch für die Grundlagenforschung sehr gut. Über die Dye-Exclusionsmethode liegen z. Z. nur wenige Erfahrungen vor (Eidtmann et al. 1985).

An der Universitäts-Frauenklinik Mainz wird seit 1975 der biochemische Kurzzeitassay nach Volm durchgeführt. Dieser erscheint für den routinemäßigen Einsatz in der Klinik am besten geeignet wegen seiner guten Angeh- bzw. Testrate und der einfachen und billigen Methode. Die bisherigen Ergebnisse der Resistenztestung wurden an relativ geringen Fallzahlen erstellt. Auch waren die Beobachtungszeiträume nur kurz, die Tests stammten aus verschiedensten Labors und wurden zusammengefaßt. So resultierten die Ergebnisse der *Kooperativen Studie für Sensibilitätstestung von Tumoren* (KSST 1980) aus Untersuchungen an 72 Patientinnen mit Ovarialkarzinomen aus insgesamt 9 Kliniken. Die aktuellste Publikation von Eidtmann et al. (1985) berichtet über Untersuchungen an 31 Ovarialkarzinomen. Um die Frage zu beantworten, inwieweit der Kurzzeittest nach Volm ein für die Klinik relevantes Ergebnis erbringt, d. h. welche Korrelation zwischen den in vitro gewonnenen Ergebnissen und den in vivo auf eine Chemotherapie ansprechenden Karzinomen besteht, haben wir unsere Befunde der letzten 10 Jahre (1975 – 1985) analysiert. Von Vorteil sind dabei zweifellos der lange Untersuchungszeitraum, die einheitliche ärztliche Betreuung und Tumornachsorge sowie die gleichbleibenden labortechnischen Voraussetzungen.

Material und Methode

Insgesamt wurden 562 Tumoren getestet, von denen 420 in die Untersuchung eingingen. Die übrigen Tumoren waren entweder nicht verwertbar, oder die Pa-

Tabelle 1. Lokalisation des Malignoms (n = 420)

Lokalisation	Mamma	Ovarium	Cervix uteri	Corpus uteri	Sarkom	Sonstige
n	219	166	15	9	10	1
(%)	(52,1)	(39,5)	(3,6)	(2,1)	(2,4)	(0,2)

Tabelle 2. Art des getesteten Materials

Material	Primärtumor	Aszites	Pleuraerguß	Metastase
n	321	60	7	32
(%)	(76,4)	(14,3)	(1,7)	(7,0)

tientenverläufe waren nicht kontrollierbar, da das Material von anderen Kliniken eingesandt wurde (Tabelle 1).

Die Art des getesteten Materials ist in Tabelle 2 aufgeschlüsselt.

Die Untersuchungen wurden nach der von Volm et al. (1970) erstmals veröffentlichten Originalmethode durchgeführt. Fortlaufende Qualitätskontrollen und Ringversuche unter Leitung des Deutschen Krebsforschungszentrums (Institut für experimentelle Pathologie) bestätigten eine fehlerfreie Durchführung des Testverfahrens.

Die zur Auswertung der Testung verwendeten Daten beziehen sich ausnahmslos auf das Adriamycin-Uridin-System, d. h. die Wirkung von Adriamycin auf den Einbau des Tritium-markierten Nukleinsäurevorläufers Uridin in die Tumorzellen. Aufgrund der gemeinsam festgelegten Grenzlinien im Rahmen der KSST wurde ein Tumor als „sensibel" bezeichnet, dessen Testergebnis in der Kontrolle nicht größer als 55% war.

Die Daten wurden auf einem Erhebungsbogen festgehalten und auf Lochkarten übertragen, wobei insgesamt 43 Variable erfaßt wurden. Die statistische Auswertung erfolgte über einen Großrechner, wobei verschiedene BMDP-Programme („biomedical programs") angewendet wurden. Die Berechnungen der Überlebens- und der Rezidivwahrscheinlichkeit wurden mit dem Programm BMDP 1 L nach Kaplan-Meier angestellt und mit einem „Log-rank"- Test überprüft.

Ergebnisse

Von insgesamt 562 getesteten Tumoren waren 502 austestbar. Dies entspricht einer Rate von 89,3%, wobei die Ovarialtumoren eine Testbarkeitsrate von 95,6% zeigten, wohingegen 15,3% der Mammakarzinome nicht testbar waren (Tabelle 3).

Insgesamt ist die Testbarkeitsrate für alle hier untersuchten Tumoren wesentlich höher als bei den anderen eingangs geschilderten Testmethoden (z. B.

Tabelle 3. Erfolgreiche Chemosensibilitätstestung maligner Tumoren mit Hilfe des biochemischen Kurzzeitassays

Lokalisation des Tumors	Ovarium	Mamma	Zervix uteri	Corpus uteri	Sarkom	Sonstige
n	229	281	18	10	10	14
(%)	(95,6)	(84,7)	(94,4)	(100)	(100)	(42,9)
testbar						

Tabelle 4. Beziehung zwischen Tumorart und Sensibilität (als sensibel betrachteten wir Tumoren, deren Testergebnis in der Kontrolle nicht größer als 55 % war. Zahlen in Klammern: %)

Tumor-lokalisation	Mamma	Ovarium	Cervix uteri	Corpus uteri	Sarkom	Sonstige
Testergebnis						
unter 55 %	18 (8,2)	49 (29,5)	1 (6,7)	1 (11,1)	0 (0)	0 (0)
über 55 %	201 (91,8)	117 (70,5)	14 (93,3)	8 (88,9)	10 (100)	1 (100)

Kolonietest zwischen 25 und 50%, Heterotransplantationstest mit *nu/nu*-Mäusen ca. 33%). Der relativ hohe Anteil der nichttestbaren Fälle bei Mammakarzinomen dürfte mit der Schwierigkeit der Tumorzellgewinnung zusammenhängen. Sie ist um so problematischer, je stromareicher und derber die Karzinome sind. Diese Probleme wurden auch von anderen Arbeitsgruppen beschrieben. Dort lagen die Verlustraten zwischen 8 und 26% (Kaufmann et al. 1982; v. Matthiesen et al. 1984).

In Tabelle 4 sind die Ergebnisse der Sensibilitätstestung bei den einzelnen Tumorarten zusammengefaßt.

Betrachtet man die Resultate, so ergibt sich, daß der Anteil eindeutig sensibler Tumoren beim Ovarialkarzinom weitaus am höchsten war (29,5%), während bei den Mammatumoren der Anteil bei 8,2% lag. Dies mag z. T. mit der schon beschriebenen Schwierigkeit zusammenhängen, beim Mammakarzinom eine gut testbare Einzelzellsuspension herzustellen, da bei der Aufarbeitung besonders stromareicher Tumorproben oft ausgeprägte Zelläsionen hervorgerufen werden. Ein weiteres Problem stellt die Grenzziehung zwischen eindeutig sensibel und „resistent" dar. Für das Adriblastin-Uridin-System, das, wie einleitend erwähnt, die besten Voraussagemöglichkeiten liefert, hat sich als Grenze resistent/sensibel eine Einbauhemmung von 55% der Kontrolle bewährt (KSST 1980; Pfleiderer 1982). Eine Tumorgruppe mit „fraglicher Sensibilität" wurde dahingehend definiert, daß deren Testergebnisse zwischen 56 und 75% der Kontrolle lagen.

Weiterhin haben wir die *Einbauraten* von Uridin in die einzelnen Tumorzellsuspensionen verglichen und dabei festgestellt, daß beim Ovarialkarzinom eine deutlich höhere Rate (983,8 cpm) als beim Mammakarzinom (577,7 cpm) erfolgt. Ein Zusammenhang zwischen Höhe der Einbaurate und der Sensibilität gegenüber Adriblastin ist festzustellen. Weiterhin wurden Einbaurate und Testergebnis nach den verschiedenen *Materialien* aufgeschlüsselt. Dabei lagen sowohl beim Mammakarzinom als auch beim Ovarialkarzinom Sensibilität und Einbaurate bei Aszites und Pleuraerguß deutlich höher als bei solidem Tumormaterial wie Primärtumor und Metastase. Ein Grund hierfür ist die schon erwähnte Schwierigkeit, von soliden Tumoren eine gut testbare Zellsuspension herzustellen. Ähnliche Ergebnisse fanden wir bereits bei unseren früheren Untersuchungen im Rahmen der KSST. Possinger u. Erhardt (1983) fordern deshalb, beim Mammakarzinom die Anwendung des Tests auf karzinomatöse Ergüsse zu beschränken.

Die *histologische Struktur* liefert im Hinblick auf die durchschnittlichen Testergebnisse insofern gewisse Unterschiede, als die epithelialen Tumoren wesentlich seltener sensibel sind als die zystischen, mukösen und serösen Tumoren.

Die folgenden Abbildungen (Abb. 1–4) zeigen die Rezidivwahrscheinlichkeit beim Mamma- und Ovarialkarzinom. Die Wahrscheinlichkeit eines Rezidivs wurde gesondert nach verschiedenen Testergebnissen des Kurzzeitassays

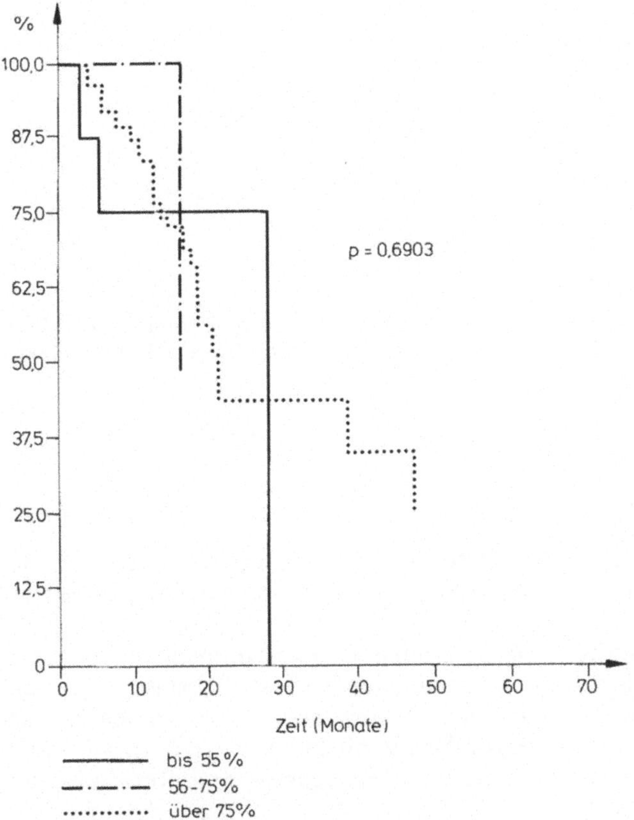

Abb. 1. Rezidivwahrscheinlichkeit für Mammakarzinome unter Chemotherapie, aufgeschlüsselt nach verschiedenen In-vitro-Testergebnissen. (Berechnung nach Kaplan-Meier und „Logrank"-Test)

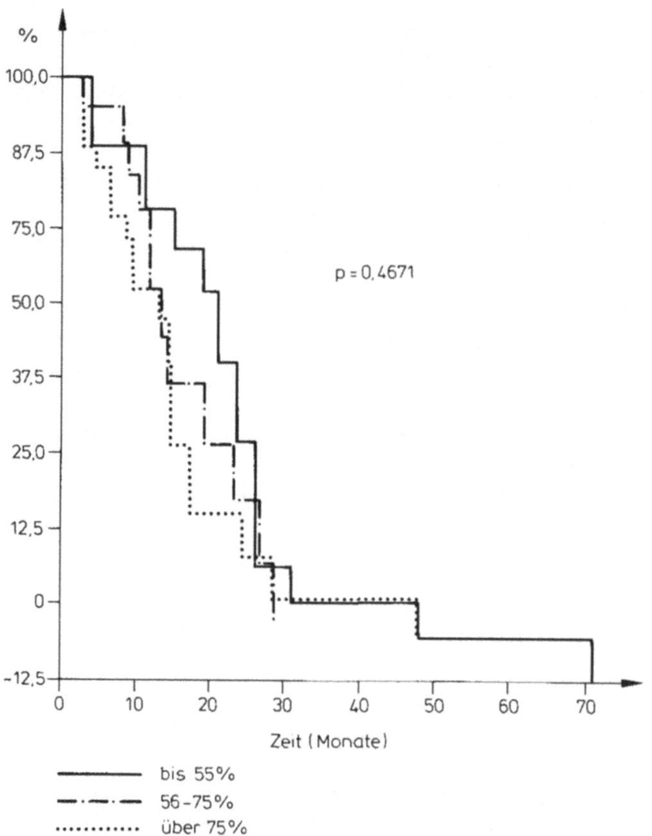

Abb. 2. Rezidivwahrscheinlichkeit für Ovarialkarzinome unter Chemotherapie, aufgeschlüsselt nach verschiedenen In-vitro-Testergebnissen. (Berechnung nach Kaplan-Meier und „Logrank"-Test)

betrachtet (sensibel = bis 55% der Kontrolle, fraglich sensibel = 56−75% der Kontrolle, unsensibel = über 75% der Kontrolle). Zur Untersuchung kamen die chemotherapierten Fälle.

Für das Mammakarzinom (Abb. 1) konnte kein Zusammenhang zwischen Sensibilität in vitro und Rezidivwahrscheinlichkeit unter Zytostase festgestellt werden. Die Kurven der verschiedenen Testergebnisse überschneiden sich mehrfach. Außerdem lag die Irrtumswahrscheinlichkeit bei 69% (p = 0,6903), es konnte also keine Korrelation zwischen Testergebnis und Rezidivfreiheit eruiert werden.

Beim Ovarialkarzinom (Abb. 2) liegen die Resultate ähnlich (p = 0,4671), allerdings ist die Rezidivfreiheitskurve für testsensible Tumoren etwas günstiger als für unsensible.

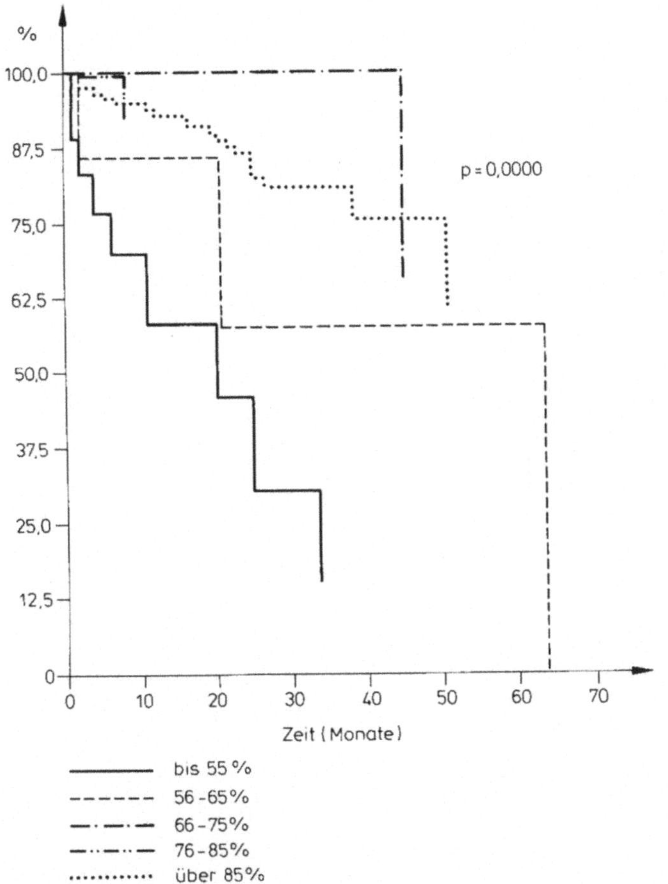

Abb. 3. Überlebenswahrscheinlichkeit für Mammakarzinome unter Chemotherapie, aufgeschlüsselt nach verschiedenen In-vitro-Testergebnissen. (Berechnung nach Kaplan-Meier und „Log-rank"-Test)

Bezüglich der Überlebenswahrscheinlichkeit wurde ebenfalls eine statistische Untersuchung nach dem Kaplan-Meier-Modell vorgenommen. Auch diese Berechnung wurde einem „Log-rank"-Test unterzogen. Es kamen ebenfalls nur chemotherapierte Fälle zur Überprüfung.

Beim Mammakarzinom (Abb. 3) ergab sich folgender Befund: Die Überlebenskurve für sensible Tumoren lagen deutlich schlechter als die für unsensible. Die Irrtumswahrscheinlichkeit liegt dabei bei 0%.

Beim Ovarialkarzinom (Abb. 4) verlaufen die Kurven für sensible und unsensible Tumoren bis zu einer Überlebenszeit von 20 Monaten nahezu deckungsgleich. Erst in dem darüber hinausgehenden Beobachtungszeitraum zeigt die Kurve für testsensible Karzinome einen günstigeren Verlauf als für unsensible Tumoren.

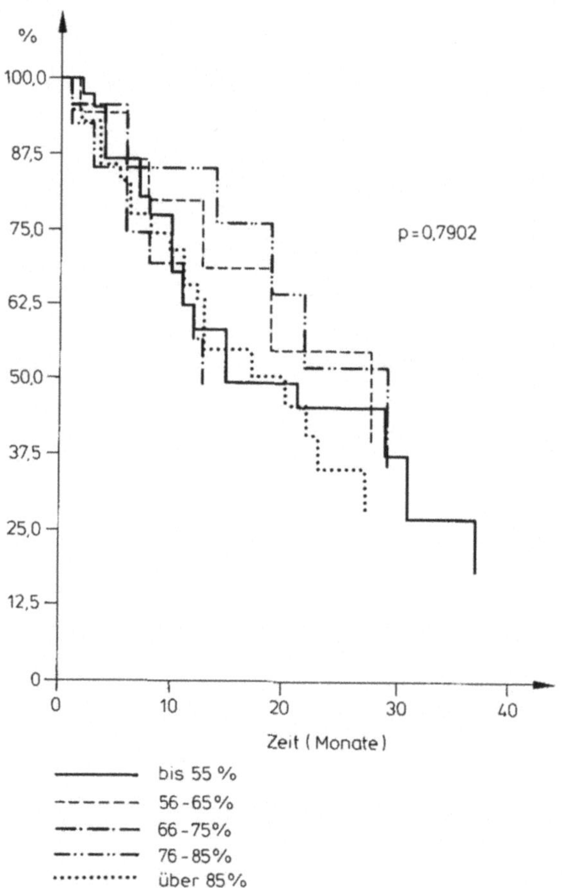

Abb. 4. Überlebenswahrscheinlichkeit für Ovarialkarzinome unter Chemotherapie, aufgeschlüsselt nach verschiedenen In-vitro-Testergebnissen. (Berechnung nach Kaplan-Maier und
„Log-rank"Test)

Diskussion

Für die hier vorliegende Untersuchung wurden 562 Tumoren mit dem biochemischen Kurzzeitassay nach Volm getestet. Davon waren 281 Mamma-, 229
Ovarial-, 18 Zervix- und 10 Korpuskarzinome sowie 10 Sarkome. Mit Hilfe
dieser großen Zahl von Testungen erwarteten wir schlüssige Aussagen über die
prädiktiven Möglichkeiten, die ein In-vitro-Test im Hinblick auf die In-vivo-
Ergebnisse liefert. Die hier erfaßten Fallzahlen liegen wesentlich höher als bei
den vorausgegangenen Untersuchungen. Es wurde ein Testzeitraum von mehr
als 10 Jahren erfaßt. Dadurch sollte es möglich sein, die In-vitro-Ergebnisse mit
einer relativ langen Beobachtungszeit des klinischen Verlaufs in Beziehung zu
setzen. Es sollte auch verglichen werden, wieweit sich die Ergebnisse relativ

kurzfristiger Untersuchungs- und Beobachtungszeiträume mit unseren Erfahrungen decken (KSST 1980; Pfleiderer 1982).

Insgesamt läßt sich sagen, daß der biochemische Kurzzeitassay nach Volm im Vergleich zu anderen Testmethoden eine wesentlich höhere Erfolgsrate aufweist. Diese wird nur beim Mammakarzinom wegen des häufig stromareichen, derben Tumormaterials eingeschränkt. Sie liegt aber auch höher als bei anderen Verfahren.

Hinsichtlich der Chemosensibilität ist nach Aussage des von uns eingesetzten prädiktiven Kurzzeittests das Mammakarzinom im Vergleich zum Ovarialkarzinom der wesentlich ungünstigere Tumor. Dies entspricht der klinischen Erwartung. Es hat sich gezeigt, daß die Ergebnisse der Kurzzeittestung beim Mammakarzinom mit dem klinischen Ansprechen auf eine Chemotherapie kaum in Relation zu setzen sind. Die Gründe mögen in den erwähnten Schwierigkeiten bei der Tumorzellaufbereitung liegen. Vielleicht spielt auch der hohe Anteil langsam proliferierender Karzinome eine Rolle. Das besonders schlechte Ergebnis für chemotherapierte Mammatumoren betreffend (hier lag die durchschnittliche rezidivfreie Zeit mit 12,9 Monaten sogar unter der des Gesamtkollektivs mit 13,5 Monaten) muß man sagen, daß hier zweifellos eine negative Selektion dahingehend getroffen wurde, daß diese Therapie besonders häufig in prognostisch ungünstigen Stadien angewandt wurde. Allerdings erweist sich auch hinsichtlich der prädiktiven Relevanz eines sensiblen bzw. unsensiblen Testergebnisses im Hinblick auf die Erfolgschancen einer späteren Chemotherapie der Kurzzeittest als ungeeignet. Betrachtet man beispielsweise zusätzlich den Therapieerfolg nach 3 und 6 Monaten, so liegt die Rate erfolgreich behandelter Karzinome bei unsensiblen Tumoren unter Chemotherapie nach 6 Monaten sogar höher als bei eindeutig sensiblen. Dieser Trend wird auch in der neueren Literatur bestätigt, wonach sich der vorsichtige Optimismus, der noch vor einigen Jahren bezüglich der prädiktiven Möglichkeiten des Tests bei Mammakarzinomen herrschte, in deutliche Skepsis gewandelt hat (v. Matthiesen et al. 1984; Maass 1985).

Etwas anders verhält es sich beim Ovarialkarzinom. Hier zeigen In-vitro- und In-vivo-Resultate zumindest trendmäßige Übereinstimmung. Die sensiblen Tumoren des Gesamtkollektivs lagen mit einer durchschnittlichen rezidivfreien Zeit von 8,8 Monaten um ca. 15% über den fraglich sensiblen (7,5 Monate) und um ca. 22% über den eindeutig unsensiblen (6,9 Monate).

Bei der Berechnung der Rezidivwahrscheinlichkeit nach dem Kaplan-Meier-Modell ergibt sich zumindest trendmäßig bei den chemotherapierten Karzinomen eine etwas günstigere Rezidivfreiheitskurve für sensible Tumoren als für unsensible. Die Voraussagekraft des Kurzzeittests ist jedoch auch hier keineswegs signifikant und kann bestenfalls einen Trend angeben.

Bei Betrachtung der Überlebenskurven für das Ovarialkarzinom muß dieser vorsichtige Optimismus allerdings noch weiter eingeschränkt werden. Die Kurven für sensible und unsensible Tumoren verlaufen bis zu einer Beobachtungszeit von 20 Monaten beinahe deckungsgleich. Erst nach einem darüber liegenden Beobachtungsintervall zeigt die Kurve für testsensible Karzinome ein günstigeres Ergebnis als für unsensible. Wir müssen also feststellen, daß in dieser Untersuchung mit einer relativ hohen Fallzahl (n = 166) sich eine Korrelation zwischen prädiktiver Testaussage und klinischem Behandlungsergebnis erst nach einer längeren Beobachtungszeit der Patientinnen ergab. Die Erfahrungen anderer Untersuchungsgruppen (KSST: n = 72), die bereits nach 3 bzw. 6 Monaten signifikante Unterschiede zwischen sensiblen und unsensiblen Tumoren bezüglich der Erfolge einer Chemotherapie feststellen konnten, bestätigen sich in dieser Studie nicht. Nach 6 Monaten z. B. unterschied sich der Anteil von Therapiemißerfolgen unter Chemotherapie bei sensiblen (33,3%), fraglich sensiblen (32,5%) und unsensiblen (25,4%) nicht wesentlich. Die Verschiebung zugunsten der testsensiblen Tumoren ergab sich erst nach einer längeren Beobachtungszeit.

Übertriebener Optimismus hinsichtlich der Aussagekraft einer Sensibilität eines Ovarialkarzinoms gegenüber Adriblastin in vitro als Parameter für eine signifikant günstigere Prognose bezüglich Rezidivfreiheit oder gar Überlebenszeit unter Chemotherapie wäre zweifellos unangebracht. Insofern decken sich die Erkenntnisse unserer Arbeit mit den zunehmend skeptischen Ansichten anderer Autoren (Limburg u. Brachetti 1981; Teufel 1984; Simon 1984; Meerpol 1985).

Fazit

Beim Mammakarzinom sind die prädiktiven Testaussagen zur Therapieplanung ungeeignet. Für die Behandlung des Ovarialkarzinoms liefert der biochemische Kurzzeitassay gewisse Hinweise auf die Erfolgsaussichten einer Chemotherapie. Eine verbindliche Entscheidung für oder wider eine Chemotherapie kann jedoch aus dem Testergebnis nicht abgeleitet werden.

Literatur

Ali-Osman F, Maurer HR, Bier J (1983) In vitro cytostatic drug sensitivity testing in the human stem cell assay: A modified method for the determination of the sensitivity index. Tumor Diagn Ther 4:1

Bogden AE, Kelton DE, Cobb WR, Esber HJ (1978) A rapid screening method for testing chemotherapeutic agents against human tumor xenografts. In: Honchens DP, Ovejera AA (eds) Proceedings of the symposium on the use of athymic (nude) mice in cancer research. Fischer, New York

Eidtmann H, Jonat W, Maass H (1985) Chemosensibitätstestung gynäkologischer Tumoren mittels Volm-Test und Stammzell-Assay. Geburtshilfe Frauenheilkd 45:477−481

Giovanella BC, Stehlin JS, Williams J, Lee S-S, Shepard RC (1978) Heterotransplantation of human cancers into nude mice. Cancer 42:2269

Hamburger AW, Salmon SE (1977) Primary bioassay of human tumor stem cells. Science 197:461

Kaufmann M, Volm M, Mattern J, Kubli F (1982) Chemosensibilitätstestung des Ovarial- und Mammakarzinoms − Möglichkeiten und Grenzen verschiedener Methoden und ihre klinische Anwendung. Geburtshilfe Frauenheilkd 42:161−165

Kooperative Studie für Sensibilitätstestung von Tumoren (KSST) (1980) Sensibilitätstestung menschlicher Tumoren gegenüber Zytostatika mit einem In-vitro-Kurzzeittest. Dtsch Med Wochenschr 105:1493−1496

Limburg H, Brachetti AKJ (1981) 16jährige klinische Ergebnisse in der Behandlung des Ovarialkarzinoms nach dem Chemotherapie-Resistenztest. Geburtshilfe Frauenheilkd 41:126−135

Maas H (1985) Epidemiologie gynäkologischer Tumoren. In: Schmidt-Matthiesen H (Hrsg) Allgemeine gynäkologische Onokologie. Urban & Schwarzenberg, München

Matthiesen H von, Feldhammer B, Schürmann B, Koldovsky U (1984) Klinische Bedeutung des Kurzzeitinkubationstests für die Therapie des metastasierenden Mammakarzinoms. Dtsch Med Wochenschr 109:1356−1361

Meerpohl HG (1985) Prognosefaktoren des Ovarialkarzinoms. Oncology 8:296−304

Pfleiderer A (1982) Testung der Tumorsensibilität gegen Zytostatika. In: Zander J (Hrsg) Ovarialkarzinom. Urban & Schwarzenberg, München, S 103

Possinger K, Ehrhardt H (1983) Prädiktive Tumorteste im chemotherapeutischen Behandlungskonzept maligner Erkrankungen. Klin Wochenschr 61:77

Simon R (1984) Importance of prognostic factors in cancer clinical trials. Cancer Treat Rep 68:185−192

Tannenberger S, Bacigalupo G (1967) Die Benutzung von Zellkulturen zur Ermittlung der Sensibilität menschlicher Tumoren gegenüber Zytostatika. Dtsch Gesundheitswes 22:11−15

Teufel G (1984) Erfahrungen mit dem Kurzzeittest nach Volm bei der Primärtherapie des Ovarialkarzinoms. Oncology 7:58−64

Volm M, Kaufmann M, Hinderer H, Goerttler K (1970) Schnellmethode zur Sensibilitätstestung maligner Tumoren gegenüber Cytostatika. Klin Wochenschr 48:374

Weisenthal LM, Marsden JA, Dill PL, Makaluso CK (1983) A novel dye exclusion method for testing in vitro chemosensitivity of human tumors. Cancer Res 43:749

Neuentwicklung auf dem Gebiet der Marker zur Diagnostik und Überwachung des Mammakarzinoms

R. Kreienberg u. F. Melchert

Einleitung

Das Mammakarzinom ist in den industrialisierten Ländern die häufigste Krebsform bei der Frau. Jede 14.–15. Frau erkrankt an diesem Tumor. Zunahme der Erkrankungshäufigkeit, Probleme der Früherkennung sowie Schwierigkeiten, die Therapieplanung auf das individuelle Krankheitsbild abzustimmen, machen das Mammakarzinom zum zentralen Problem der gynäkologischen Onkologie. Eine Verbesserung der Kurabilität ist nur von einer frühzeitigen Erkennung des malignen Zellwachstums zu erwarten.

Seit Jahrzehnten ist deshalb eine der Zielvorstellungen und Hoffnungen der klinischen Onkologen, durch biochemische oder immunologische Untersuchungsmethoden feststellen zu können, ob eine Patientin Tumorträgerin ist oder wann sich nach der Entfernung des Primärtumors ein lokales Rezidiv oder Fernmetastasen erneut gebildet haben.

Indikatorsubstanzen, die in diesem Sinne durch ihr vermehrtes Vorkommen die Existenz von Tumorzellen „verraten", werden Tumormarker genannt (v. Kleist u. Hohneck 1980).

Es kann sich hierbei prinzipiell um jede diagnostizierbare Veränderung von Substanzen, Flüssigkeiten oder Geweben im Rahmen des malignen Wachstums handeln. Tumormarker können entweder von der Tumorzelle selbst produziert oder aus Normalgewebe durch Beeinflussung des Tumors freigesetzt werden (Melchert u. Kreienberg 1980).

Als eigentliche Tumormarker gelten nur Syntheseprodukte oder Stoffwechselsubstanzen der Tumorzellen. Bei diesen Substanzen und insbesondere bei der durch das maligne Wachstum induzierten Markerreaktion des Organismus finden sich breite Übergangszonen zwischen normal und maligne und zwischen spezifisch und unspezifisch. Die Transformation einer Normalzelle in eine Tumorzelle führt ebensowenig zu generellen charakteristischen Veränderungen ihrer Struktur und ihres Verhaltens, wie nicht jeder bösartige Tumor typische definierbare Reaktionen des Organismus bewirkt. In den vergangenen Jahren wurde eine nahezu unübersehbare Fülle von sog. Markern entdeckt und auf ihre klinische Aussagekraft untersucht (Kreienberg 1984).

Im folgenden soll nun versucht werden, aus der Fülle der in der Literatur beschriebenen Marker und anhand von Ergebnissen eigener Untersuchungen klinisch relevante Tumormarker für die Diagnostik und Überwachung des Mammakarzinoms vorzustellen.

Klinisch relevante Tumormarker bei Mammakarzinomen

Das Spektrum der klinisch relevanten Tumormarker bei Mammakarzinomen reicht von der Bestimmung tumorassoziierter Antigene und der Enzyme bis hin zu den Akutphaseproteinen. Aus der Vielzahl der Untersuchungen über die Validität der verschiedenen Marker sollen die Ergebnisse einer Studie von Coombs et al. (1977a) hervorgehoben werden, in der 19 biochemische Marker bei 51 Mammakarzinompatientinnen simultan bestimmt wurden (Tabelle 1). Aus dieser Prüfung geht deutlich hervor, daß es offenbar keinen Einzelmarker mit ausreichender Treffsicherheit für eine prätherapeutische Diagnosestellung beim Mammakarzinom gibt.

Aufgrund seiner herausragenden Bedeutung wurden die meisten Untersuchungen bisher über das karzinoembryonale Antigen (CEA) vorgelegt. Hansen

Tabelle 1. Häufigkeit pathologischer Serumspiegel von 19 biochemischen Markern bei Mammakarzinompatientinnen. (Nach Coombes et al. 1977a und b)

Biochemische Marker	Serumwerte bei Normalpersonen oder Patientinnen mit benignem Mammatumor	Anzahl der Patientinnen mit erhöhtem Serumwert		
		T1–3 N0 M0	T1–4 N0 M0 oder T4 N0 M0	Metastasierendes Mammakarzinom (%)
Im Plasma:				
CEA	0,1–20 ng/ml	1/10	2/15	13/16 (81)
Ferritin	10–150 ng/ml	0/10	0/15	15/17 (88)
Alkalische Phosphatase	25–90 IU/l	0/10	0/15	11/17 (64)
Sialyltransferase	1300–3400 u/mg Serumprotein	0/7	3/12	9/16 (56)
Saures Glykoprotein	0,35–0,86 g/l	1010	1016	12/16 (75)
C-reaktives Protein	< 10 mg/l	0/10	2/16	14/16 (87)
Schwangerschaftsassoziiertes Makroglobulin	0–140 g/l	1/10	2/16	6/17 (35)
α_1-Antitrypsin	0,8–3,2 g/l	2/9	1/16	5/16 (31)
Hämopexin	0,8–1,6 g/l	1/9	0/16	3/16 (19)
Haptoglobulin	1,5–4,1 g/l	1/9	0/16	6/16 (38)
Zäruloplasmin	0,27–0,45 g/l	0/9	0/16	6/16 (38)
Lysozym	5,8–9,0 g/l	0/10	0/16	0/17 (0)
Kalzitonin	< 0,1 µg/l	2/10	2/16	2/17 (11)
β-HCG	< 2 µg/l	0/10	1/16	1/17 (5)
Alkalische Plazenta-P'tase	0,0–0,85 IU/l	0/10	0/16	0/17 (0)
α-Laktalbumin	0–20 µg/l	0/13	0/16	0/13 (0)
Im Urin:				
Hydroxyprolin/Kreatinin Ratio	9–35	0/9	1/16	11/15 (73)
Putrescine	3–9 mg/g Kreatinin	0/9	0/12	0/13 (0)
Spermidin	0,7–2,7 mg/g Kreatinin	0/9	0/12	4/13 (30)

et al. (1974) berichten in einer groß angelegten Multizenterstudie über erhöhte CEA-Serumkonzentrationen von > 2,5 ng/ml bei 47% ihrer Patientinnen mit Mammakarzinomen. Serumwerte von > 2 ng/ml fanden sich nach Lehmann (1974) bei 57,3% des von ihm untersuchten Kollektivs mit Mammakarzinomen.

Bei der Beurteilung des CEA-Spiegels bestehen jedoch folgende Schwierigkeiten:

- Für die verschiedenen Bestimmungsmethoden gibt es unterschiedliche Normbereiche (zwischen 2,5 und 12,5 ng/ml in Abhängigkeit vom verwendeten Testsystem), so daß die Aussagen nicht immer vergleichbar sind.
- Bei zahlreichen benignen Erkrankungen des Gastrointestinaltrakts (z. B. Colitis ulcerosa, Ulcus ventriculi, Polypen, Divertikulitis, Leberszirrhose, Pankreatitis) ist der CEA-Spiegel in einem hohen Prozentsatz der Fälle erhöht, so daß eine differentialdiagnostische Abgrenzung gegen eine maligne Erkrankung erheblich erschwert ist.
- Man findet bei Rauchern und Alkoholkonsumenten deutlich erhöhte Werte: 2,5 ng/ml werden bei Rauchern in 19% und bei chronischen Alkoholikerinnen in 65% der Fälle überschritten.

Die überraschend hohen Raten falsch-positiver Befunde bei Patientinnen mit benignen Erkrankungen und auch bei Gesunden unter bestimmten exogenen Einflüssen machen deutlich, daß eine prätherapeutische CEA-Bestimmung im Serum als alleiniger Parameter weder zur Tumorfrühdiagnostik noch zur Definition von Risikogruppen geeignet ist. Trotzdem ist die Bestimmung des CEA-Serumspiegels vor Therapiebeginn als Basiswert sinnvoll. Zum einen erlauben hohe prätherapeutische Ausgangskonzentrationen und deren Veränderungen unter therapeutischen Maßnahmen bereits eine Beurteilung der Effizienz der Primärtherapie, zum anderen stehen die Serumspiegel zur tatsächlichen Tumormasse und darüber hinaus offenbar auch zur Prognose der Erkrankungen in enger Korrelation (Staab 1984).

Unabhängig von der genannten Einschränkung in der Beurteilbarkeit des prätherapeutischen CEA-Spiegels kann die Validität der CEA-Bestimmungen zur Überwachung von Folgetherapien und zur Früherkennung des Rezidivs bzw. der Metastasierung nicht hoch genug eingeschätzt werden. Umfassende Untersuchungen von Lamertz et al. (1979) bei mastektomierten Patientinnen mit lokoregional begrenzten oder metastasierenden Mammakarzinomen bestätigen den Wert der CEA-Bestimmung für die Beurteilung des Krankheitsverlaufs. Während 91% der Patientinnen mit lokoregional begrenztem Mammakarzinom CEA-Werte < 3,0 ng/ml aufwiesen, zeigen 54,3% der Patientinnen mit metastasierendem Mammakarzinom eine deutliche Überschreitung dieses Grenzwerts. Hinzu kommt eine deutliche Abhängigkeit des CEA-Spiegels von der Lokalisation der Metastasen. Der Prozentsatz der pathologischen CEA-Werte nimmt bei Lymphknotenbefall zu und erhöht sich weiterhin bei Filialisierung in Haut, Lunge, Knochen, Leber und multiple Metastasierung.

Zusammenfassend läßt sich feststellen, daß sich die CEA-Werte zur Verlaufskontrolle und zur Früherkennung einer Tumorprogression eignen.

Neben dem CEA scheint auch Ferritin, wie bereits in den Untersuchungen von Coombs et al. (1977a, b; Tabelle 1) dargestellt, als Marker bei Mammakarzinompatientinnen geeignet zu sein. Jacobs et al. (1976) konnten bei 229 Frauen mit einem lokoregionalen Mammakarzinom feststellen, daß die Rezidivquote nach 4jähriger Beobachtungszeit bei prätherapeutischem Serumferritinspiegel über 200 µg/l wesentlich erhöht ist. Da der Ferritinspiegel jedoch auch von zahlreichen anderen Faktoren wie z. B. akuten und chronischen Entzündungen und vom Serumeisenspiegel beeinflußt wird, muß die Validität dieses Markers weiteren Prüfungen vorbehalten bleiben (Jacobs 1978).

Auch die Relation zwischen Serumeisen und Serumkupfer scheint nach Ergebnissen von Wöllgens et al. (1980) bei der Verlaufsbeobachtung des Mammakarzinoms und in der Früherfassung von Metastasen einen — wenn auch geringen — Stellenwert zu besitzen. So fand sich eine Häufigkeit von 43,7% pathologischer Serumeisen- und Serumkupferwerte beim Lokalrezidiv und von 62,7% bei Fernmetastasen. Die Tendenz zum Auseinanderdriften der Werte konnte bei Fernmetastasen in 78,7% der Fälle nachgewiesen werden, wobei in 77,5% der Fälle bereits vor dem klinischen Nachweis einer Fernmetastasierung eine solche Tendenz festgestellt werden konnte.

Relativ neu für die biochemische Diagnostik und Überwachung von Mammakarzinomen ist die Bestimmung des „Tissue-polypeptide"-Antigens (TPA) aus der Gruppe der tumorassoziierten Antigene. TPA ist als Proliferationsantigen bei einer Vielzahl maligner Tumoren im Serum erhöht. Bei Patientinnen mit metastasierenden Mammakarzinomen konnten Menendez-Botet et al. (1978) in 71% und Lüthgens u. Schlegel (1980) in 89% der Fälle pathologische TPA-Serumspiegel nachweisen, während Patientinnen mit benignen Erkrankungen gleicher Organlokalisation in nur 36% falsch-positive Werte aufwiesen. Wegen dieser falsch-positiven Befunde läßt sich auch das TPA nicht zur Tumordiagnostik beim Mammakarzinom einsetzen. Unbestritten ist dagegen die Wertigkeit dieses Markers zur Therapieüberwachung und zur Früherkennung der Tumorprogression. Matson u. Borgström (1976) fanden bei 87,5% aller Patientinnen mit klinisch-radiologisch nachgewiesener Metastasierung erhöhte TPA-Serumbefunde.

Die Bestimmung der Serumsialyltransferase erscheint ebenfalls zur Verlaufsbeobachtung von Patientinnen mit malignen Tumoren der Mamma geeignet zu sein. Bereits von Ganzinger et al. (1977) wurde auf die Bedeutung dieses Enzyms aus der Reihe der Glykosyltransferasen hingewiesen. Die prätherapeutischen Ansprechraten beim Mammakarzinom liegen bei etwa 50%, die Rate an richtig-positiven Befunden bei metastasierenden Mammakarzinomen bei nahezu 80%. Außerdem zeigt die Serumsialyltransferase offenbar eine gute Korrelation zum Krankheitsverlauf bzw. zum Therapieerfolg.

Aus der Gruppe der Schwangerschaftsproteine haben prinzipiell das schwangerschaftsspezifische β_1-Glykoprotein (SP$_1$) und das schwangerschafts-assoziierte α_2-Glykoprotein (SP$_3$) eine Bedeutung als Tumormarker bei Mammakarzinomen.

Das SP$_1$ konnte zwar von einigen Autoren in 25% aller untersuchten Tumorextrakte bei Mammakarzinompatientinnen nachgewiesen werden (Eiermann et al. 1979; Würtz 1979; Würtz et al. 1979). Die Serumpositivitäten dieses Markers liegen jedoch mit 8,5 – 16% deutlich niedriger. Obwohl sich SP$_1$ gut zur Verlaufsbeobachtung und zur Früherkennung eines erneuten Tumorwachstums bei primären serumpositiven Fällen von Patientinnen mit Mammakarzinomen eignet, kann seine Bedeutung als Tumormarker in der klinischen Routine aufgrund der sehr niedrigen Ansprechraten nur gering eingeschätzt werden.

Eine größere Bedeutung als Marker bei Mammakarzinomen hat derzeit dagegen die Bestimmung des SP_3. Horne et al. (1976) fanden in 80% und Würtz et al. (1979) in 83% der untersuchten Fälle eine signifikante Erhöhung des Serumspiegels dieses Proteins.

Auf die Bedeutung der alkalischen Phosphatase zur Überwachung von Patientinnen mit metastasierendem Mammakarzinom, insbesondere bei osteoplastischer Metastasierung, wurde von Cantwell et al. (1979) hingewiesen. Sie fanden bei 69% ihrer Patientinnen mit einem Mammakarzinom im Stadium IV eine Erhöhung der alkalischen Phosphatase. Bei 85 Patientinnen mit autoptisch gesicherter Lebermetastasierung bestand in 86% der Fälle eine Phosphataseerhöhung.

Zahlreiche weitere Substanzen, wie z. B. die Akutphasenproteine, sind im Rahmen der Diagnostik und Verlaufsbeobachtung der Therapie des Mammakarzinoms auf ihre Markereigenschaften hin untersucht worden. Für die klinische Praxis scheinen sie jedoch neben den Tumormarkern, die von der Tumorzelle selbst produziert werden, zunächst nur von untergeordneter Bedeutung zu sein.

Eine völlig neue Generation von Tumormarkern auch bei Mammakarzinomen ergibt sich durch die Einführung der Hybridisierungstechnik, die es heute ermöglicht, monoklonale Antikörper in nahezu beliebiger Menge zu erzeugen, die gegen ein bestimmtes Epitop eines tumorassoziierten Antigens gerichtet sind. Solche monoklonalen Antikörper, die gegen Milchfettkügelchen (Hilkens et al. 1981), gegen Oberflächenstrukturen von humanen Mammakarzinomzellen (Kufe et al. 1984) und gegen Gangliosidoberflächenstrukturen von Karzinomzellen (Nilsson et al. 1985) gerichtet sind, werden derzeit hinsichtlich ihrer Validität als Tumormarker bei Mammakarzinomen überprüft. Die ersten Resultate dieser neuen Testsysteme liegen derzeit vor (s. unten) und scheinen erfolgversprechend zu sein.

Eigene Untersuchungsergebnisse

Auf der Suche nach klinisch brauchbaren Tumormarkern für das Mammakarzinom haben wir in den Jahren 1977–1983 an der Universitätsfrauenklinik Mainz eine prospektive Studie durchgeführt, in der wir die Validität von 8 unterschiedlichen Tumormarkern beim Mammakarzinom überprüft haben. Zum einen wurden aus der Gruppe der Enzyme die Sialyltransferase, aus der Gruppe der tumorassoziierten Antigene das CEA und das TPA, von den Schwangerschaftsproteinen das SP_1 und das SP_3 und aus der Gruppe der Akutphasenproteine das α_1-Antitrypsin, das α_2-Makroglobulin sowie das C-reaktive Protein (CRP) simultan bei den gleichen Patientinnen bestimmt. Die oberen Normgrenzen und die Normbereiche sind für die jeweiligen Untersuchungen Tabelle 2 zu entnehmen. In Abb. 1 sind die Resultate der prätherapeutischen Un-

Tabelle 2. Tumormarker beim Mammakarzinom (obere Normgrenzen und Normbereiche)

Marker	Oberer Grenzwert/ Normbereich
CEA	2,5 ng/ml
TPA	85 U/ml
Sialyltransferase	52 U/ml
SP_1	1,0 ng/ml
SP_3	16,0 µg/ml
α_1-Antitrypsin	190–350 mg/100 ml
α_2-Makroglobulin	175–420 mg/100 ml
C-reaktives Protein	0,5 mg/100 ml

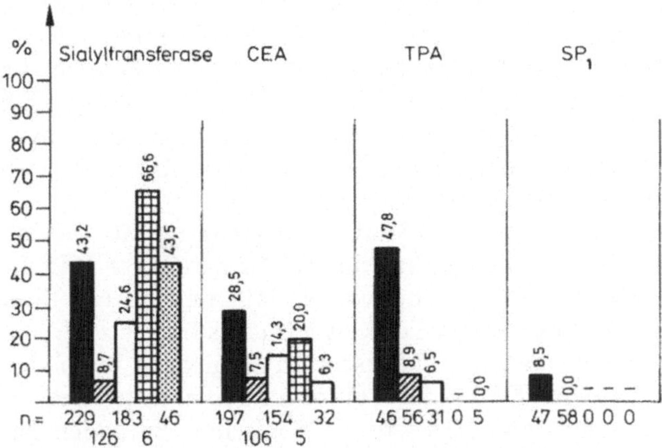

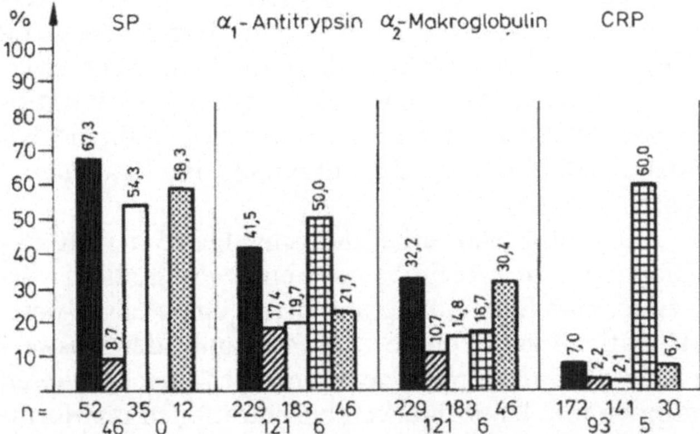

Abb. 1. Anteile richtig-positiver und falsch-positiver prätherapeutischer Tumormarkerbefunde (%) bei Patientinnen mit unterschiedlichen Erkrankungen der Mamma und bei gesunden weiblichen Kontrollpersonen. (*n* Untersuchungen in den Einzelkollektiven)

tersuchungen bei Patientinnen mit unterschiedlichen Erkrankungen der Mamma und bei weiblichen Kontrollpersonen wiedergegeben. Es zeigt sich, daß die Ansprechraten bei Patientinnen mit Mammakarzinomen für die Sialyltransferase bei etwa 43%, für das CEA bei 29% und für das TPA bei 48% liegen. Für das SP_1 fanden sich bei Patientinnen mit Mammakarzinomen in nur 8,5% positive Resultate, während sich bei der Bestimmung des SP_3 in 67% richtig-positive Ergebnisse nachweisen ließen. Die prätherapeutischen Ansprechraten bei Patientinnen mit Mammakarzinomen lagen für α_1-Antitrypsin bei 41%, für das α_2- Makroglobulin bei 32% und für das C-reaktive Protein bei 7%. Die Rate an falsch-positiven Befunden bei gesunden Kontrollpersonen lagen für die Sialyltransferase, das CEA und das TPA bei etwa 7–9%, während die Akutphasenproteine bei diesem Kollektiv bis zu 17% falsch-positive Resultate aufwiesen. Die niedrigsten Falsch-positiv-Raten bei Patientinnen mit benignen Erkrankungen und Entzündungen der Mamma konnten bei der Bestimmung des CEA und des TPA beobachtet werden, während die höchsten Raten bei der Bestimmung der Sialyltransferase und der Akutphasenproteine nachgewiesen werden konnten. Es wird somit deutlich, daß die hier dargestellte, nicht optimale Relation zwischen Sensitivität und Spezifität insbesondere dann, wenn man die Falsch-positiv-Raten bei benignen Tumoren und Entzündungen der Mamma in die Auswertung einbezieht, die Ursache dafür ist, daß keiner der hier dargestellten Tumormarker zur Tumorfrühdiagnostik, Definition von Risikogruppen und zur Screeninguntersuchung geeignet ist.

Im weiteren Verlauf unserer prospektiven Studie haben wir geprüft, ob sich mit Hilfe der hier ausgewählten Tumormarker die Wirksamkeit der Primär- und Folgetherapie des Mammakarzinoms überwachen läßt und ob mit ihrer Hilfe ein Rezidiv oder eine Progression des Tumorwachstums früher zu erkennen ist, als dies bislang mit den bekannten klinisch-radiologischen Methoden möglich war. Wir haben zu diesem Zweck das Tumormarkerverhalten den im weiteren Krankheitsverlauf erhobenen klinisch-radiologischen Befunden gegenüber gestellt und kommen zu den in Abb. 2 dargestellten Resultaten.

Tumormarkerlangzeitverlaufsuntersuchungen konnten über mehr als 5 Jahre bei insgesamt 200 Patientinnen mit Mammakarzinomen durchgeführt werden. Hierbei fand sich bei 110 Patientinnen nach postoperativer Normalisierung des Markerbefundes im weiteren Krankheitsverlauf ein Tumormarkerwideranstieg. Bei 67 Patientinnen blieben die Tumormarkerserumkonzentrationen über den gesamten Beobachtungszeitraum im Normbereich, während bei 23 Patientinnen gleichbleibend pathologische Serumbefunde im Krankheitsverlauf zu beobachten waren.

Das Wiederauftreten pathologischer Markerbefunde ging bei 65 der 110 Patientinnen der klinischen Diagnose eines Rezidivs oder einer Progredienz voraus. 2 Patientinnen zeigten eine akute Entzündung und damit einen falsch-positiven Markeranstieg. Bei 41 Patientinnen konnte zum Zeitpunkt der Auswertung klinisch-radiologisch kein Rezidiv bzw. eine Progredienz nachgewiesen werden. Von den 67 Patientinnen mit Tumormarkerkonzentrationen im Normbereich waren 62 Patientinnen im gesamten Beobachtungszeitraum rezidivfrei und blieben auch 12 Monate nach der Auswertung ohne Rezidiv. Eine Patientin dieses Kollektivs zeigte trotz Tumormarkerkonzentrationen im Normbereich

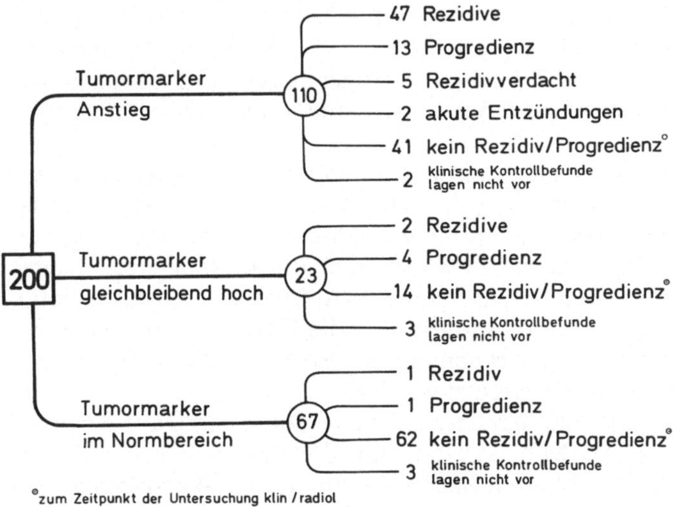

Abb. 2. Tumormarkerverlaufsuntersuchungen beim Mammakarzinom (n = 200, Verlaufskontrolle > 12 Wochen)

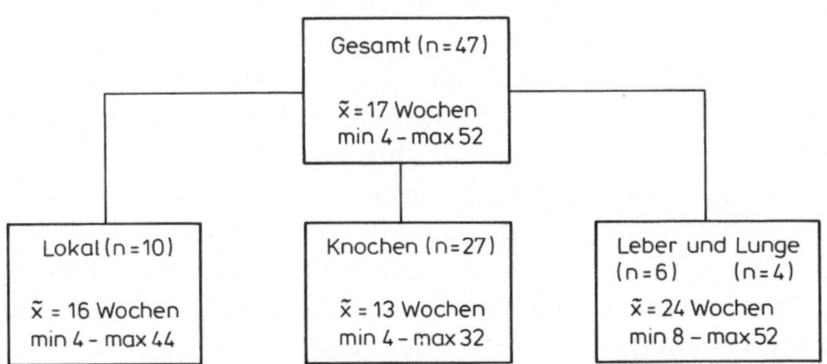

Abb. 3. „Lead time" der Tumormarkeruntersuchungen/Metastasierungstyp beim Mammakarzinom. (Median = $\bar{x}$, Minimum und Maximum in Wochen)

ein Rezidiv, eine Patientin eine Progredienz, so daß in beiden Fällen ein falschnegatives Markerverhalten vorliegt. Das Kollektiv der 23 Patientinnen mit gleichbleibend pathologischen Tumormarkerspiegeln kann noch nicht abschließend beurteilt werden, scheint jedoch aufgrund unserer Erfahrung eher den Patientinnen mit Tumormarkeranstieg zugeordnet werden zu müssen. Unsere Untersuchungen zeigen, daß mit Hilfe von Tumormarkeruntersuchungen eine Überwachung der Therapie und eine Früherkennung des Rezidivs bzw. der Progression mit Hilfe der genannten Markersubstanzen bei annähernd 70% aller Patientinnen mit Mammakarzinomen möglich ist. Tumormarkerkonzentrationen im Normbereich entsprechen sogar zu 90% einer langfristigen Rezidivfreiheit. Abbildung 3 macht darüber hinaus deutlich, daß Tumormarker, die prätherapeutisch pathologische Werte zeigen und nach Radikaloperation in den Normbereich abfallen, frühzeitig, d. h. vor der klinisch-radiologischen Entdeckung des Rezidivs, pathologische Werte zeigen. Die Zeit zwischen dem

Wiederanstieg des Markers und der klinischen Entdeckung des Rezidivs („lead time") beträgt in unserem Kollektiv im Median 17 Wochen und scheint bei Knochenmetastasen (Median = 13 Wochen) geringer zu sein als bei lokalen Rezidiven (Median = 16 Wochen) und bei Leber- und Lungenmetastasen (Median = 24 Wochen).

Insgesamt hat die Studie gezeigt, daß neben dem am häufigsten untersuchten karzinoembryonalen Antigen auch das TPA und die Sialyltransferase als klinisch relevante Tumormarker für die Überwachung des Mammakarzinoms angesehen werden müssen. Daneben geben aber auch die Schwangerschaftsproteine SP_1 und SP_3 und die Akutphasenproteine α_1-Antitrypsin, α_2-Makroglobulin und das C-reaktive Protein Informationen über die Effektivität der Therapie und können ggf. als Hilfe zur Früherkennung des Rezidivs bzw. einer Progredienz oder einer Metastasierung eingesetzt werden.

In einer zweiten Untersuchung haben wir 3 neue Testsysteme auf der Basis monoklonaler Antikörper (MAM-6, CA 153 und CA 50) dem CEA und dem TPA als bereits weitgehend etablierten Markern beim Mammakarzinom gegenüberzustellen versucht. Untersucht wurden hierzu präoperativ abgenommene Seren von 197 Patientinnen mit primären Mammakarzinomen und 66 Patientinnen mit klinisch-radiologisch gesichertem Rezidiv bzw. Metastasen. Als Kontrolle dienten 65 gesunde weibliche Blutspenderinnen und 54 Patientinnen mit benignen Neubildungen der Mamma.

MAM-6 wurde mit Hilfe eines Radioimmunoassays bestimmt, bei dem ein monoklonaler Antikörper MAB 115 D 8 zur Anwendung kommt, der gegen Membranen von Milchfettkügelchen gerichtet ist. Der obere Grenzwert lag bei 25 U/ml. Bei der Bestimmung des CA 153 kam ein Radioimmunassay der Fa. Centocor zur Anwendung, bei dem der monoklonale Antikörper 115 D 8 als „catcher" mit einem zweiten monoklonalen Antikörper DF 3, der gegen Oberflächenstrukturen von Mammakarzinomzellen gerichtet ist, als „tracer" in einem Test-Kit zusammen verwendet wird. Hier liegt der obere Grenzwert bei 25 U/ml. Bei dem CA 50 handelt es sich um einen Radioimmunoassayinhibitionstest unter Verwendung des monoklonalen Antikörpers CA 50, der Gangliosidstrukturen auf Karzinomzellen aufzeigen soll. Als oberer Grenzwert wurden 17 U/ml angenommen.

Im einzelnen konnten in diesen vergleichenden Untersuchungen mit den genannten 5 Markersystemen die in Tabelle 3 dargestellten Ergebnisse ermittelt werden. Richtig-positive Serumkonzentrationen bei primären Mammakarzinomen fanden sich für das CEA in 35,5%, für das TPA in 34%, für MAM-6 in 15,5%, für CA 153 in 33,3% und für CA 50 in 18% der Fälle. Serumbestimmungen dieser Marker zum Zeitpunkt des klinisch gesicherten Rezidivs bzw. einer Metastasierung des Mammakarzinoms ergaben Ansprechraten für die einzelnen Marker zwischen 26 und 73%. Gesunde Blutspenderinnen zeigten falsch-positive Raten für CEA und TPA von 7 und 9%, während die vergleichbaren falsch-positiv-Befunde für die neuen Testsysteme zwischen 0 und 4,6% lagen. Bei Patientinnen mit benignen Tumoren der Brust finden sich die höchsten Anteile falsch-positiver Befunde mit 14,3% bei der Bestimmung des CEA. Die vergleichbaren Resultate für TPA, MAM-6, CA 153 und CA 50 liegen zwischen 3,7 und 6,5%.

Neben den Anteilen richtig-positiver und falsch-positiver Serumbefunde haben wir im folgenden geprüft, ob zwischen der Serumkonzentration der 5 verschiedenen Marker und dem jeweiligen Tumorausbreitungsstadium eine Beziehung besteht. Die Ergebnisse sind in Abb. 4 dargestellt. Es wird deutlich, daß alle von uns untersuchten Marker von Stadium I bis Stadium IV der Erkrankung ansteigende Serumkonzentrationen aufweisen. Es scheint damit bewiesen, daß CEA und TPA und die neuen Testsysteme MAM-6, CA 153 und CA 50 mit der jeweils vorhandenen Tumormasse korrelieren. Es werden offensichtlich auch durch die in diesen neuen Testsystemen eingesetzten monoklonalen Antikörper im Serum Strukturen nachgewiesen, die von der Tumorzelle

Tabelle 3. Anteile richtig-positiver und falsch-positiver prätherapeutischer Tumormarkerbefunde (%) bei Patientinnen mit unterschiedlichen Erkrankungen der Mamma und bei gesunden Blutspenderinnen

Marker	Richtig-positiv [%]		Falsch-positiv [%]	
	Mammakarzinom (primär)	Mammakarzinom (Rezidiv/Metastasen)	Blutspender	Gutartige Tumoren
CEA	35,5	52,0	7,5	14,3
TPA	34,0	54,5	8,9	6,5
MAM-6	15,5	26,0	–	3,7
CA 153	30,3	72,9	4,6	6,1
CA 50	18,0	30,0	1,9	5,9

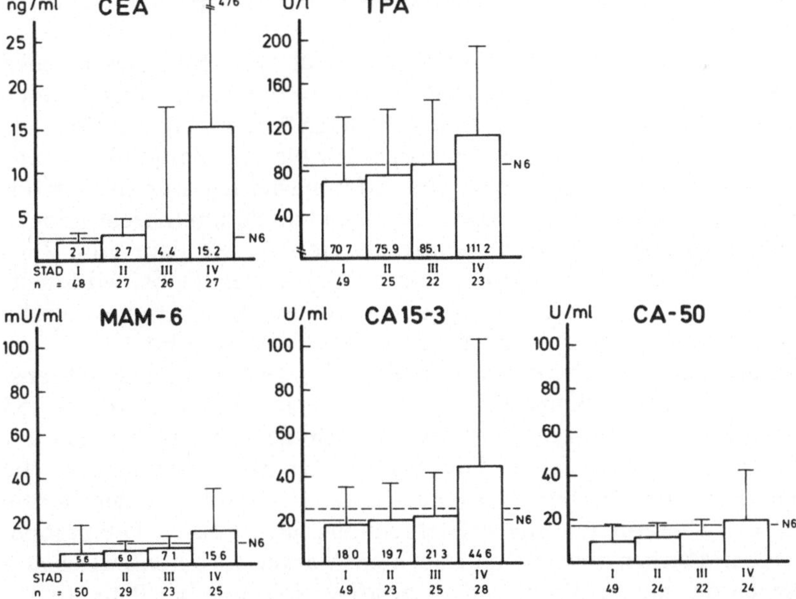

Abb. 4. Korrelation der Tumormarkerserumkonzentrationen ($\bar{x}$ + SD) zum jeweiligen Tumorstadium der Mammakarzinome (Stadium I–IV)

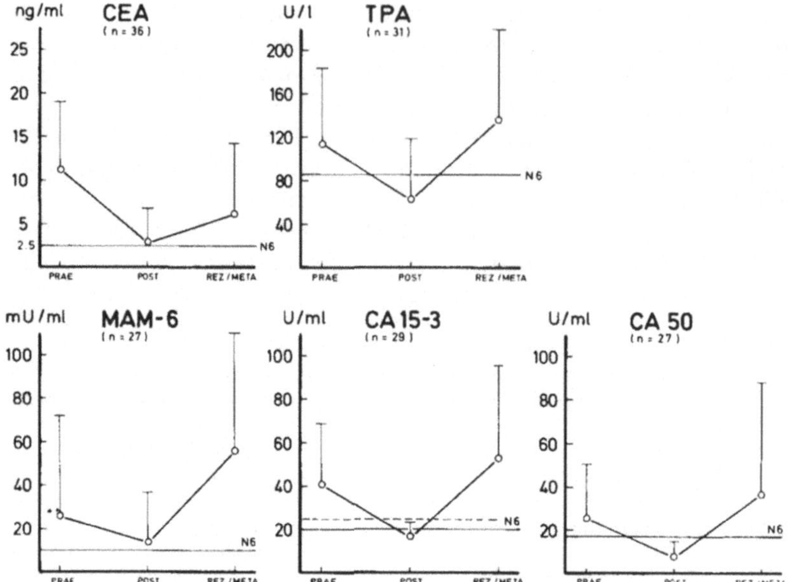

Abb. 5. Tumormarkerverlaufsuntersuchungen bei Patientinnen mit gesicherten Rezidiven/ Metastasen des Mammakarzinoms (*PRAE.* präoperativ, *POST.* postoperativ, zum Zeitpunkt der klinischen Manifestation des/der Rezidivs/Metastasen *(REZ./META.)*

selbst produziert werden oder die zumindestens Stoffwechselprodukte der Tumorzelle darstellen.

Im weiteren sind wir der Frage nachgegangen, ob mit Hilfe dieser neuen Testsysteme Verlaufsuntersuchungen bei Patientinnen mit Mammakarzinomen möglich sind. Abbildung 5 zeigt eine Übersicht über Serumkonzentrationsverläufe von Patientinnen präoperativ und postoperativ bis zum Zeitpunkt der klinischen Manifestation des Rezidivs bzw. einer Metastasierung. Für alle von uns untersuchten Marker fallen die präoperativ erhöhten Serumkonzentrationen nach effizienter Primärtherapie postoperativ deutlich ab, um dann zum Zeitpunkt des Rezidivs wieder pathologische Werte zu erreichen. Dabei wird deutlich, daß MAM-6, CA 153 und CA 50 in gleicher Weise zur Therapiekontrolle des Mammakarzinoms geeignet zu sein scheinen wie CEA und TPA.

Die Zusammenschau unserer eigenen Ergebnisse ergibt, daß die Sialyltransferase, das CEA und das TPA und die neuen Markersysteme MAM-6, CA 153 und CA 50 als Markersubstanzen für die Überwachung von Patientinnen mit Mammakarzinomen geeignet sind. Die Schwangerschaftsproteine und die Akutphasenproteine ergeben darüber hinaus zusätzliche Informationen für die Überwachung der Therapie und die Früherkennung des Rezidivs. Die präoperativen Ansprechraten der von uns untersuchten Marker variieren zwischen 8 und 67%. Wegen der hohen Anteile falsch-positiver Befunde bei Patientinnen mit benignen Tumoren der Mamma und Entzündungen dieses Organs ist keiner der von uns untersuchten Marker zur Screeninguntersuchung und zur Definition von Risikogruppen geeignet. Gleichfalls hat sich keiner der hier genannten Tumormarker als Hilfsmittel zur Diagnosestellung oder zur Lokalisation des Tumors bewährt. Daß mit Hilfe des CEA prä- und postoperativ prognostisch günstige von prognostisch ungünstigen Fällen mit Mammakarzinomen unterschieden werden können, ist seit längerem bekannt (Staab 1984). Die besondere Bedeutung der von uns untersuchten Marker liegt in der Überwachung der Therapie und der Früherkennung des Rezidivs, der Progredienz bzw. der Metastasierung von Mammakarzinomen. Mit ihrer Hilfe können bei 60–80 % aller Patientinnen mit Mammakarzinomen in diesem Sinne Verlaufskontrollen durchgeführt werden. Die von uns vorgestellten neuen Markersysteme MAM-6, CA 153 und CA 50 scheinen das Markerspektrum beim Mammakarzinom zu ergänzen. Von diesen neuen Markern hat sich CA 153, wie auch die Ansprechraten gezeigt haben, am besten bewährt. Es handelt sich jedoch bei keinem dieser Systeme um spezifische Marker für das Mammakarzinom, so daß die Suche nach weiteren Tumormarkern mit Hilfe von monoklonalen Antikörpern durchaus als nicht abgeschlossen betrachtet werden kann.

Schlußbetrachtungen und Ausblick

Durch die Kombination serologischer Marker synchron mit dem Einsatz morphologischer, immunhistochemischer, serologischer und radiologischer Methoden lassen sich die diagnostische und die prognostische Aussage beim Mammakarzinom wesentlich verbessern. Es steht zu hoffen, daß mit Hilfe aller dieser Verfahren zumindestens die Therapieplanung beim Mammakarzinom auf das individuelle Krankheitsbild genauer abgestimmt und durch die frühzeitigere Erkennung des malignen Zellwachstums die Kurabilität dieses Problemkarzinoms verbessert werden können.

Eine prätherapeutische Markerbestimmung zum Erhalt von Ausgangskonzentrationen als Basisinformation und ggf. zur Beurteilung der Prognose ist unbedingt erforderlich. Postoperativ sollte nach mindestens 6 Wochen und nach 3 Monaten ein neuerlicher Status erhoben werden. Unter einer adjuvanten Chemo- oder Radiotherapie und als Kontrolle aggressiver hormoneller oder chemotherapeutischer Therapieverfahren sollten Tumormarkerbestimmungen in 4- bis 6wöchigen Abständen, im Rahmen der Nachsorge eines klinisch tumorfreien Patienten in mindestens 3monatigen Intervallen erfolgen. Die Bestimmung sämtlicher hier dargestellter potentieller Tumormarker beim Mammakarzinom ist unrealistisch. Es muß daher eine Testbatterie zusammengestellt werden, die beim Mammakarzinom aus den in der folgenden Übersicht aufgeführten Markern bestehen sollte.

Derzeitiges Markerspektrum beim Mammakarzinom

Obligatorisch: CEA,
             CA 153.

Fakultativ: TPA,
                  Sialyltransferase,
                  CA 50,
                  Ferritin,
                  schwangerschaftsassoziiertes α_2-Glykoprotein (SP$_3$),
                  Akutphasenproteine,
                  alkalische Phosphatase.

Literatur

Cantwell B, Fenelly J, Hogan-Ryan A (1979) The relative value of ESR as a marker in breast cancer. VIIth Meeting of the International Society of Oncodevelopmental Biology and Medicine, Surrey (Kongreßmitteilung)

Coombes RC, Powles TJ, Neville AM (1977a) Evaluation of biochemical markers in breast cancer. Proc Soc Med 70:843

Coombes RC, Gazet JC, Sloane JB, Ford HT, Laurence ERJ, Neville AM (1977b) Biochemical markers in human breast cancer. Lancet I:132

Eiermann W, Groh M, Brechtel K (1979) Untersuchungen zur Korrelation zwischen ektopischer Produktion von SP$_1$-Glycoprotein (SP$_1$) und human placental lactogen (HPL) sowie der Prognose beim Mammacarcinom. Arch Gynecol 228:659

Ganzinger K, Dorner F, Ungar FM, Moser K, Jentsch K (1977) Erhöhung der Serum-Sialyltransferase bei menschlichen Malignomen; Grundlage für ein neues Diagnostikum? Klin Wochenschr 55:553

Hansen HJ, Synder JJ, Miller BSE, Vandevoorde JP, Miller ON, Hines LR, Burns JJ (1974) Carcinoembryonic antigen (CEA) assay: A laboratory adjunct in the diagnosis and management of cancer. Hum Pathol 5:139

Hilkens J, Buijs F, Hilgers J et al. (1981) Monoclonal antibodies against milkfat globule membranes detecting differentiation antigens of the mammary gland. Protides Biol Fluids Proc Colloq 29:813 − 816

Hilkens J, Kroezen V, Bonfrer JMG, Bruning PF, Hilgers H, Eijkeren van (1984) A sandwich-radioimmunoassay for the new antigen (MAM-6) present in the sera of patients with metastasized carcinomas. In: Peeters H (eds) Protides of the biological fluids. Pergamon, Oxford, pp 651 − 653

Hilkens J, Kroezen V, Buijs F et al. (1985) MAM-6, a carcinoma associated marker: Preliminary characterisation and detection in sera of breast cancer. In: Ceriani R (ed) Proceedings of the International Workshop on Monoclonal Antibodies and Breast Cancer. Breast Cancer Res Treat 5/2:207

Horne CW, Reid IN, Milne GD (1976) Prognostic significance of inappropriate production of pregnancy proteins by breast cancer. Lancet II:279

Jacobs A (1978) Ferritin. Adjuvant therapies and markers of postsurgical minimal residual disease. EORTC Annual Plenary Meeting, Paris (Kongreßmitteilung)

Jacobs A, Jones B, Ricket C, Bulbrock RD, Wang DY (1976) Serum ferritin concentration in early breast cancer. Br J Cancer 34:286

Kleist S von, Hohneck A (1980) Tumormarker bei Malignomen des Verdauungstraktes. Internist (Berlin) 23:10

Kreienberg R (1984) Die Bedeutung von Tumormarkern in der gynäkologischen Onkologie und beim Mammakarzinom. Thieme, Stuttgart New York

Kufe D, Inghiram G, Abe M, Hayes D, Justi-Wheeler H, Schlom J (1984) Differential reactivity of a novel monoclonal antibody (DF 3) with human malignant versus benign breast tumors. Hybridoma 3:223 − 232

Lamertz R, Leonhard A, Ehrhart H, Lieven H von (1979) Serial CEA determination in the management of metastatic breast cancer. VII. Meeting of Intern. Society for Oncodevelopmental Biology and Medicine, Surrey

Lehmann FG (1974) Tumorantigene. Dtsch Med Wochenschr 99:410

Lüthgens M, Schlegel G (1980) CEA und TPA in der klinischen Tumordiagnostik, insbesondere des Mammakarzinoms. Tumor Diagn 2:63

Matson W, Borgström S (1976) Tissue polypeptide antigen (TPA) as a guide in antineoplastic treatment of advanced mammary carcinoma. In: Proc. of the IIIrd international Symposium on Detection and Prevention of Cancer. Dekker, New York, p 579

Melchert F, Kreienberg R (1980) Tumormarker und ihre Bedeutung in der gynäkologischen Onkologie. Gynakologie 13:74

Menendez-Botet CJ, Oettgen HF, Pinsky PM, Schwartz MK (1978) A preliminary evaluation of tissue polypeptide antigen in serum or urine (or both) of patients with cancer or benign neoplasma. Clin Chem 24:868

Nilsson O, Masson JE, Lindholm L, Holmgren J, Svennerholm L (1985) Sialosyllactotetrasylceramide, a novel gangliosid antigen detected in human carcinomas by a monoclonal antibody. FEBS Lett 182/2:398–402

Staab HJ (1984) Medizinisch-biologische Bedeutung des carcinoembryonalen Antigens (CEA). Klinische Studien und experimentelle Modelle. Roche, Basel

Wöllgens P, Kuhne-Velte HJ, Franke-Lompa C (1980) Serum-Eisen- und Serum-Kupfer-Relation bei der Früherkennung von Metastasen des Mammacarcinoms. Onkologie 3:32

Würz H (1979) Serum concentrations of SP_1 (pregnancy-specific-β_1-glycoprotein) in healthy non-pregnant individuals and in patients with non-trophoblastic malignant neoplasms. Arch Gynecol 227:1

Würz H, Geiger W, Schulte M, Schulz KD, Schmidt-Rhode P (1979) Serum levels of α_2-PAG in patients with breast cancer and genital carcinoma. VIIth Meeting of the International Society for Oncodevelopmental Biology and Medicine, Surrey (Kongreßmitteilung)

Brusterhaltende Therapie des Mammakarzinoms

F. Kubli u. D. v. Fournier

Historisch bestand die Therapie des Mammakarzinoms bis in die 2. Hälfte des 19. Jahrhunderts aus der lokalen Ausschneidung oder der einfachen Mastektomie. Unter dieser Behandlung wurden kaum Heilungen beobachtet (Mansfield 1976).

Erst nach der Einführung der radikalen Mastektomie 1882 durch W. S. Halsted wurden substantiell bessere Heilungsergebnisse erzielt. Der Halsted-Radikaloperation mit en-bloc-Entfernung von Brust, Brustmuskeln und regionären Lymphknoten lag auch ein in sich schlüssiges Konzept zur Biologie des Mammakarzinoms zugrunde, nämlich die Vorstellung einer zentrifugalen Ausbreitung, deren erste Station in den regionären Lymphknoten liegen würde.

Die Gründe, die heute eine Rückkehr zur partiellen Mastektomie und Tumorektomie ermöglichten und favorisierten, sind mannigfach:
- Infolge der Fortschritte der Diagnostik, auch der Aufklärung und besseren Information der Bevölkerung, haben wir es heute in der Regel mit wesentlich kleineren Tumoren zu tun als in früheren Jahren.
- Eine psychologische Traumatisierung der Patientin durch die ablativen Therapieverfahren war wohl immer vorhanden. Es ist wahrscheinlich, daß im Zuge der liberalisierten sexuellen Verhaltensnormen und der weiblichen Emanzipation heute der Verlust einer Brust noch wesentlich traumatisierender empfunden wird als früher. Sicher wird dieses Problem klarer und eindringlicher artikuliert, und die Frage der Lebensqualität beeinflußt die therapeutischen Entscheidungen in zunehmendem Maße.
- Das Konzept der klassischen Therapie unter möglichst totaler Entfernung der Brustdrüse basiert auf dem Wissen um die Häufigkeit multizentrischer bzw. mikrometastatischer Herde auch in den nicht primär vom Karzinom befallenen Quadranten mit variablen Frequenzen bis zu 50% oder mehr (Übersichten bei Kubli u. Fournier 1984; Zander u. Baltzer 1985; Harris et al. 1983). Erst die Fortschritte der modernen Strahlentherapie, insbesondere die Einführung der Hochvolttherapie, haben die Applikation tumorvernichtender Strahlendosen mit relativ gutem kosmetischem Ergebnis auf die Brust möglich gemacht (Übersichten bei Kubli u. v. Fournier 1984; Zander u. Baltzer 1985; Harris et al. 1983).
- Schließlich haben sich unsere Vorstellungen über die Biologie des Mammakarzinoms entscheidend geändert (Fisher et al. 1980): Wir wissen heute, daß es sich in der Mehrzahl der Fälle zum Zeitpunkt der Primärtherapie bereits um eine disseminierte Erkrankung handelt, daß das Schicksal der Patientin in der Regel nicht durch die Vorgänge im lokoregionalen Bereich, sondern durch die frühe Fernmetastasierung bedingt ist und daß daher der Einfluß der Radikalität im lokoregionären Bereich auf die Heilungsziffern begrenzt ist.

Mit hoher Wahrscheinlichkeit stehen wir heute am Anfang einer Entwicklung, bei der primär brusterhaltende Therapieformen — auch unter dem Druck der Medien und der Patientinnen — sehr rasch an Häufigkeit und Verbreitung zunehmen werden. Die wissenschaftliche Basis dafür bilden eine Reihe retrospektiver und prospektiver Studien. Der gegenwärtige Stand gesicherten Wissens und die offenen Fragen sollen im folgenden diskutiert werden.

Retrospektive Studien

An einzelnen Zentren, besonders in Frankreich und Skandinavien, aber auch in Nordamerika, reicht die Tradition brusterhaltender Behandlung bis in die späten 50er Jahre zurück. Die ersten Beschreibungen dieser Therapie finden sich seit den 20er Jahren. In neuerer Zeit hat die Zahl der konservativ behandelnden Zentren und die Zahl der Behandlungen rasch zugenommen. Gegenwärtig finden sich im Schrifttum Ergebnisse über rund 10000 brusterhaltend behandelte Patientinnen (Übersichten in Zander u. Baltzer 1985; Harris et al. 1983; Gros 1974). Die Behandlungen erfolgten ohne prospektiv randomisierte Kontrollen mit konventioneller ablativer Therapie; die Ergebnisse werden z. T. mit historischen Kontrollen, z. T. mit den Ergebnissen gleichzeitiger, aber nicht nach dem Zufallsprinzip ausgewählter radikaler Behandlungen, z. T. auch mit den Angaben aus der Literatur über die Heilungsziffern radikaler oder modifiziert radikaler Mastektomien verglichen. Daher ist ihre Aussagekraft begrenzt. Immerhin findet sich eine erstaunliche Übereinstimmung für fast alle Therapiestudien dahingehend, daß die Zahlen bezüglich Überleben und Fernmetastasen durchaus mit denen der konventionellen radikalen Therapie vergleichbar sind, ebenso die Ergebnisse hinsichtlich der Kontrolle des Tumors im lokoregionären Bereich, sofern die Therapie chirurgische Exzision des Tumors und Bestrahlung der Restbrust mit ausreichender Dosis umfaßte (Gros 1974).

Für einige Zentren liegen Beobachtungszeiten von 15 Jahren und länger vor. Dies gilt auch für die wenig bekannte Therapieserie, die unter Lax an der Universitätsfrauenklinik Charlottenburg durchgeführt und kürzlich von Genz (1985) unter Bildung von „matched pairs" — unter Berücksichtigung von Tumorgröße, Lymphknotenstatus soweit vorhanden, histologischem Grading und Pathomorphologie des Tumors, Alter der Patientin, Operationsjahr und Malignomlokalisation — mit den Ergebnissen nach Mastektomie verglichen wurde. Zusammenfassende Ergebnisse sind in Tabelle 1 und Abb. 1 dargestellt. Danach liegt die Zahl der (intramammären) Lokalrezidive nach brusterhaltender Therapie zwar etwas höher als nach Mastektomie (möglicherweise durch relativ niedrige Strahlendosen erklärt), doch ist die Frequenz der Therapieversager insgesamt bei höherer Zahl von Fernmetastasen im Mastektomiekollektiv praktisch identisch.

Unter den bundesdeutschen Studien mit kürzeren Beobachtungszeiten ist diejenige der Hamburger Universitätsfrauenklinik, wo immerhin bereits 1972 mit brusterhaltender Therapie begonnen wurde, die bekannteste. Zugrunde gelegt wurden relativ restriktive Ausschlußkriterien bezüglich Tumorgröße

Tabelle 1. Brusterhaltende Therapie an der Universitätsfrauenklinik Charlottenburg (Berlin): Häufigkeit von Therapieversagern bei brusterhaltender Behandlung und Mastektomie. Mittlere Beobachtungszeit 8,9 Jahre. Es wurden „identische Kollektive" gebildet in bezug auf Tumorgröße, Alter etc. („matched pairs") (Nach Genz 1985)

	Mastektomie		Tumorektomie	
	Identische Kollektive (n = 150)	Gesamt (n = 788)	Identische Kollektive n = 150)	Gesamt (n = 162)
Erstrezidiv				
– lokal	7 (4,7 %)	53 (6,7 %)	13 (8,7 %)	16 (9,9 %)
– regionär	4 (2,7 %)	19 (2,4 %)	5 (3,3 %)	5 (3,1 %)
– generalisiert	28 (18,6 %)	207 (26,3 %)	18 (12,0 %)	21 (13,0 %)
Gesamt	39 (26,0 %)	279 (35,4 %)	36 (24,0 %)	42 (26,0 %)

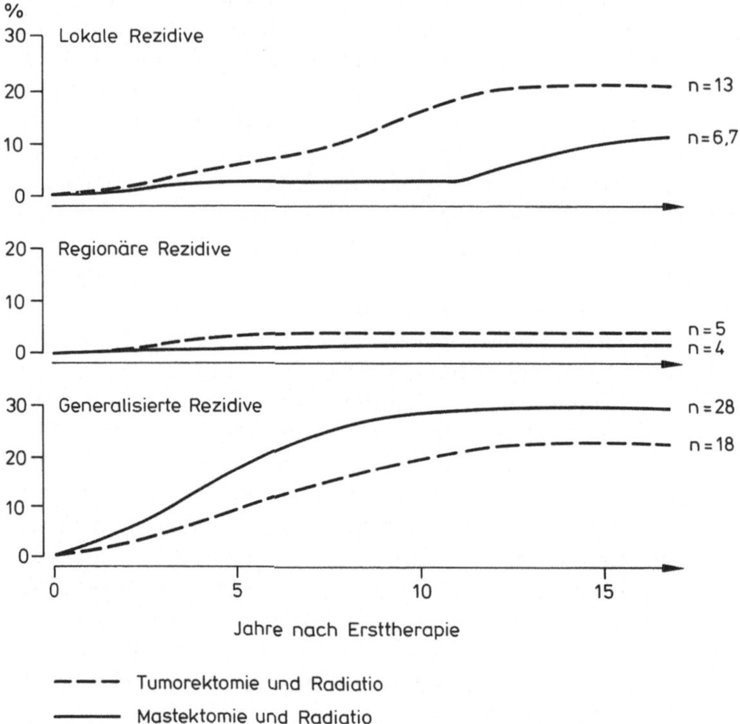

Abb. 1. Häufigkeit von Therapieversagern (Rezidivraten) nach brusterhaltender Therapie und Mastektomie. Patientengut der Universitätsfrauenklinik Charlottenburg, Berlin. Life-table-Methode. Verglichen wurden „identische Kollektive" in bezug auf Tumorparameter, Alter etc. („matched pairs"). (Nach Genz 1985)

(2 cm), histologischer Tumorcharakteristika und freier Absetzungsränder. Unter diesen Bedingungen sind die Ergebnisse bezüglich Rezidivfreiheit und Überlebensraten ausgezeichnet. Sie sind deutlich schlechter, wenn Patientinnen trotz vorhandener Ausschlußkriterien brusterhaltend therapiert wurden (Thomsen 1985). Ähnlich sind die Ergebnisse in unserem eigenen Beobachtungsgut, welches aus 216 im Zeitraum von 1975–1983 primär brusterhaltend behandelten Patientinnen besteht (s. unten).

Global betrachtet geben die in bezug auf chirurgische Technik und Strahlentherapie recht heterogenen retrospektiven Studien wichtige, aber nicht wissenschaftlich endgültige Hinweise auf die Gleichwertigkeit der primär brusterhaltenden Therapie mit den konventionellen radikalen Therapieverfahren. Die Erfahrungen insbesondere der französischen Zentren zeigen eindeutig, daß die Kombination von chirurgischer Exzision und Strahlentherapie der alleinigen Strahlentherapie überlegen ist (Spitalier 1985; Harris et al. 1983). Wichtig ist die Beobachtung, daß lokale Rezidive in einer ziemlich konstanten Frequenz (von etwa 2% jährlich) über die ersten 14 Jahre nach der Primärbehandlung auftreten können (Harris et al. 1984), während nach konventioneller ablativer Therapie bekanntlich Lokalrezidive einen absoluten Häufigkeitsgipfel in den ersten 2–3 Jahren nach der Primärtherapie aufweisen. Die Prognose des intramammären Rezidivs nach primär brusterhaltender Therapie ist allerdings wesentlich besser als die Prognose des Lokalrezidivs nach ablativer Behandlung.

Prospektiv randomisierte Studien

Den Ergebnissen prospektiv randomisierter Therapieserien kommt entscheidendes Gewicht zu. Zur Zeit liegen Ergebnisse von 2 Studien aus dem Guy's Hospital in London, der Mailänder Studie, einer prospektiven Studie aus Villejuif (Paris) und des NSABP-Protokolls B-06 vor.

Guy's Trial I

In den Jahren 1961–1971 wurden 367 Patientinnen randomisiert entweder mit radikaler Mastektomie oder einer großzügigen Tumorexzision (ohne axilläre Lymphonodektomie) und Nachbestrahlung der Brust und Axilla mit 38 Gy bzw. 30 Gy behandelt. Für Patientinnen im klinischen Stadium I (klinisch negative Axilla) waren Lokalrezidive zwar häufiger; die Überlebensraten bei einer Nachbeobachtungszeit von bis zu 20 Jahren identisch. Bei Patientinnen im klinischen Stadium II (klinisch positive Axilla) waren im Kollektiv mit brusterhaltender Therapie nicht nur lokoregionäre Rezidive häufiger, sondern auch die Überlebensziffern signifikant schlechter (Abb. 2).

Guy's Trial II

Basierend auf den Erfahrungen der 1. Studie wurden zwischen 1971 und 1975 250 Patientinnen im klinischen Stadium I (klinische negative Axilla) randomi-

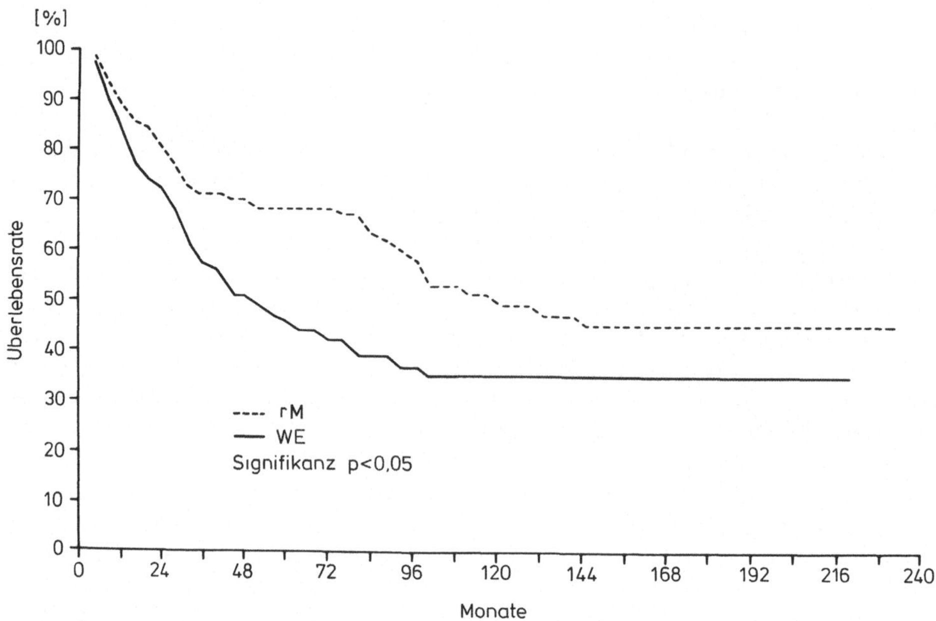

Abb. 2. Guy's Trial I. Patientinnen mit klinischem Stadium II. Die Gesamtüberlebensraten nach brusterhaltender Therapie ("wide excision", *WE*) ist signifikant schlechter als nach radikaler Mastektomie (*rM*). (Nach Hayward 1985)

siert denselben Behandlungsverfahren wie im Trial I unterzogen. Überraschenderweise ergab sich in dieser 2. Studie auch für die Patientinnen im Stadium I bei konservativer Therapie nicht nur eine signifikant größere Häufigkeit lokoregionärer Rezidive, sondern auch signifikant häufiger Fernmetastasen und signifikant schlechtere Überlebensraten.

Beide Studien aus dem Guy's Hospital sind von Hayward ausführlich dargestellt, analysiert und kommentiert worden (Hayward 1985). Da in beiden Serien die Bestrahlung nach heutigen Standards deutlich unterdosiert war, sind die Ergebnisse für die Diskussion um Sicherheit und Durchführbarkeit moderner brusterhaltender Therapieverfahren nicht relevant. Dennoch sind sie von grundsätzlicher Bedeutung, denn sie zeigen erstens, daß ungenügende Kontrolle des Tumors im lokoregionären Bereich, besonders bei großer vorhandener Tumorlast, durchaus die Überlebensraten negativ beeinflussen kann. Sie demonstrieren zweitens die überragende Bedeutung einer prospektiv randomisierten Studienplanung, da die unerwarteten Unterschiede in der 2. Studie im Vergleich zur 1. Studie nicht auf eine Verschlechterung der Ergebnisse der brusterhaltenden Behandlung, sondern auf eine − nicht ohne weiteres erklärbare − Verbesserung der Ergebnisse in der Gruppe mit radikaler Mastektomie zurückzuführen sind.

Die Mailänder Studie

Veronesi et al. (1981) randomisierten von 1973 bis 1980 701 Patientinnen mit Mammakarzinomen von weniger als 2 cm Durchmessern und klinisch negativer Axilla zwischen radikaler Mastektomie (n = 349) und Quadrantenresektion mit axillärer Lymphonodektomie und Nachbestrahlung der Restbrust (n = 352). Bei nodal positiver Axilla erfolgte in beiden Behandlungsarmen eine adjuvante Chemotherapie. Bei der letzten Auswertung 1986 (Veronesi et al. 1986) lag die posttherapeutische Beobachtungsdauer bei minimal 5 und maximal 12 Jahren. Nach 8 und 10 Jahren sind Gesamtüberleben und rezidivfreies Überleben (Life-table-Methode) für beide Behandlungsarme gleich (Tabelle 2). Bemerkenswert und unerwartet ist die Tatsache, daß für die Untergruppe der nodal positiven Patientinnen sowohl rezidivfreies Überleben wie Gesamtüberleben bei brusterhaltender Therapie signifikant besser sind (Abb. 3).

Die Mailänder Studie belegt einwandfrei, daß für T1-Tumoren die Quadrantenresektion mit Nachbestrahlung der radikalen Mastektomie ebenbürtig ist, und sie gibt Hinweise darauf, daß die brusterhaltende Therapie bei nodal positiven Patientinnen sogar überlegen sein könnte. Allerdings ist das Resektionsvolumen (¼ der Brust) relativ groß und dementsprechend sind die kosmetischen Ergebnisse zwar befriedigend, aber in der Regel nicht ideal, da zwingend eine gewisse Asymmetrie entsteht (Abb. 5b).

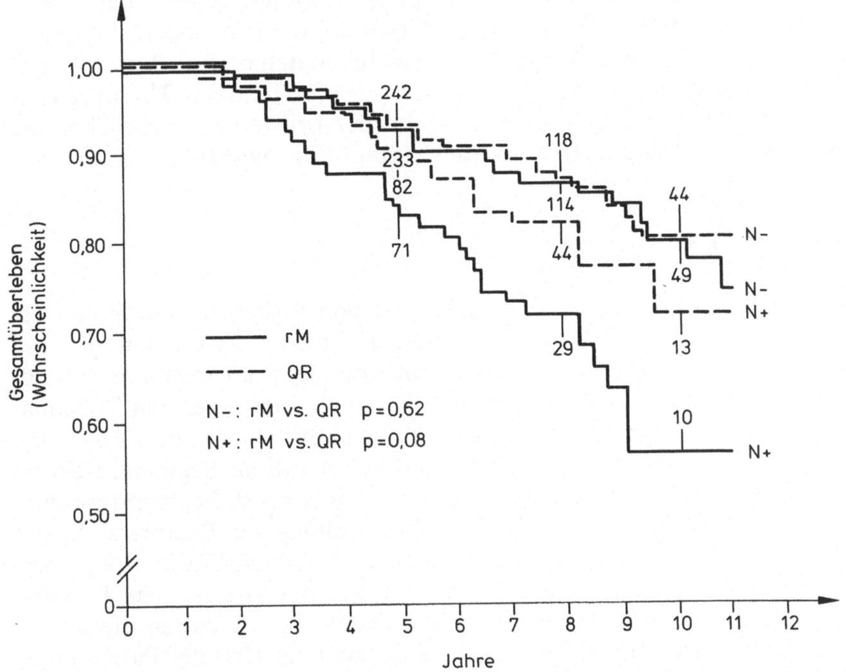

Abb. 3. Ergebnisse der Mailänder Studie, Stand der Auswertung 1986. Signifikant bessere Ergebnisse nach Quadrantenresektion (*QR*) als nach radikaler Mastektomie (*rM*) bei nodal positiven (*N*+) Patientinnen. (Nach Veronesi et al., im Druck)

Tabelle 2. Mailänder Studie: Gesamtüberleben und rezidivfreies Überleben nach radikaler Mastektomie (*rM*) einerseits und nach Quadrantenresektion (*QR*) mit Nachbestrahlung andererseits, nach 8 bzw. 10 Jahren. (Nach Veronesi et al., im Druck)

	rM (%±SE)	QR (%±SE)
Nach 8 Jahren:		
Gesamtüberleben	83 (±2,2)	85 (±2,1)
Rezidivfrei	77 (±2,4)	80 (±2,4)
Nach 10 Jahren:		
Gesamtüberleben	78 (±3,3)	79 (±2,9)
Rezidivfrei	76 (±2,6)	77 (±2,9)

Villejuif-Studie

Zwischen 1972 und 1979 wurden am Institut Gustave Roussy 179 Patientinnen mit Mammakarzinomen von maximal 2 cm Durchmesser randomisiert in eine Gruppe, die konventionell mit Mastektomie, und eine Gruppe, die mit Tumorektomie und Nachbestrahlung der Restbrust behandelt wurde. Beide Gruppen wurden einer subradikalen axillären Lymphonodektomie unterzogen. Nach 5 Jahren (Life-table-Methode) gab es für Gesamtüberleben und rezidivfreies Überleben keine signifikanten Unterschiede zwischen den beiden Behandlungsarmen, trendmäßig schnitten die Patientinnen mit konservativer Therapie eher etwas besser ab. Die kosmetischen Ergebnisse der brusterhaltenden Therapie wurden in 32% als sehr gut, in 60% als gut beurteilt (Sarrazin 1983).

NSABP-Protokoll B-06

Im März 1985 wurden die ersten Ergebnisse der von Fisher initiierten und geleiteten amerikanischen kollaborativen Studie publiziert. Es handelt sich um die zahlenmäßig größte Studie mit insgesamt über 1800 auswertbaren randomisierten Patientinnen, doch ist die mittlere Beobachtungsdauer von 39 Monaten relativ kurz. Die Patientinnen wurden zufallsmäßig einem der 3 folgenden Behandlungsarme zugeteilt: modifizierte Radikaloperation, Segmentresektion + axillärer Lymphonodektomie + Bestrahlung der Restbrust, Segmentresektion + axillärer Lymphonodektomie ohne Nachbestrahlung der Restbrust. In die brusterhaltenden Therapiearme wurden Tumoren bis 4 cm Größe aufgenommen. Die Segmentresektion bestand lediglich aus einer großzügigen Exzision des Tumors ohne standardisierten Sicherheitsabstand, doch hatten die Absetzungsränder histologisch tumorfrei zu sein. Dies war bei 10% der Patientinnen nicht der Fall; hier wurde sekundär eine Mastektomie durchgeführt. Die auf die Restbrust applizierte Strahlendosis lag zwischen 50 und 53 Gy. Alle nodal positiven Patientinnen erhielten adjuvante Chemotherapie.

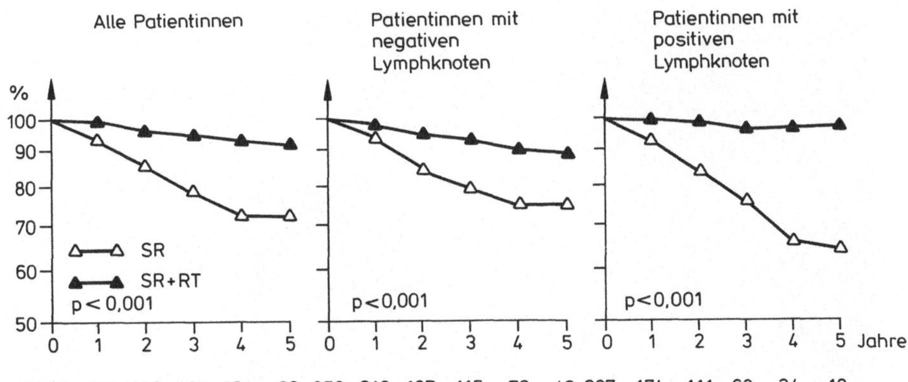

Abb. 4. Vergleich der Häufigkeit intramammärer lokaler Rezidive nach Segmentresektion (*SR*) mit und ohne Nachbestrahlung (Radiotherapie, *RT*); hochsignifikant häufiger: intramammäre Rezidive ohne Nachbestrahlung. (Nach Fisher et al. 1985 b)

Die wichtigsten Ergebnisse sind:

Intramammäre Rezidive in der belassenen Restbrust traten nach Segmentresektion ohne Nachbestrahlung in 27,9 % der Fälle auf, gegenüber 7,7 % bei Segmentresektion + Nachbestrahlung (Abb. 4). Im übrigen waren die Fünfjahresergebnisse (Life-table-Methode) für die brusterhaltende Therapie bezüglich rezidivfreiem Überleben, Fernmetastasen und Gesamtüberleben nicht schlechter als in der Gruppe mit konventioneller ablativer Therapie; für Gesamtüberleben und rezidivfreies Überleben zeigte sich sogar ein statistisch signifikanter Vorteil für die Patientinnen mit brusterhaltender Therapie.

Die Ergebnisse sprechen dafür, daß Segmentresektion in Kombination mit Nachbestrahlung der Restbrust und axillärer Lymphonodektomie (sowie Chemotherapie bei positiven axillären Lymphknoten) bei Tumoren bis zu 4 cm Größe eine den konventionellen ablativen Therapieverfahren gleichwertige Behandlung darstellt; die Gültigkeit dieser Aussage ist z. Z. allerdings limitiert durch die relativ begrenzte Beobachtungszeit.

Was erscheint heute gesichert?

Die mit der modifizierten Radikaloperation (oder der radikalen Mastektomie) erzielten Heilungsergebnisse bilden das Bezugssystem, gegen welches die Sicherheit und Effektivität brusterhaltender Therapieverfahren zu messen sind. Innerhalb der brusterhaltenden Therapieformen gibt es eine relativ große Variationsbreite sowohl für den chirurgischen Eingriff wie für Art und Dosis der Strahlentherapie. Aufgrund der Erfahrungen mit prospektiven und retrospektiven Studien scheint heute folgendes gesichert zu sein:

– Überlebensraten werden durch unzureichende Kontrolle des Tumors im lokoregionären Bereich negativ beeinflußt (Hayward 1985)

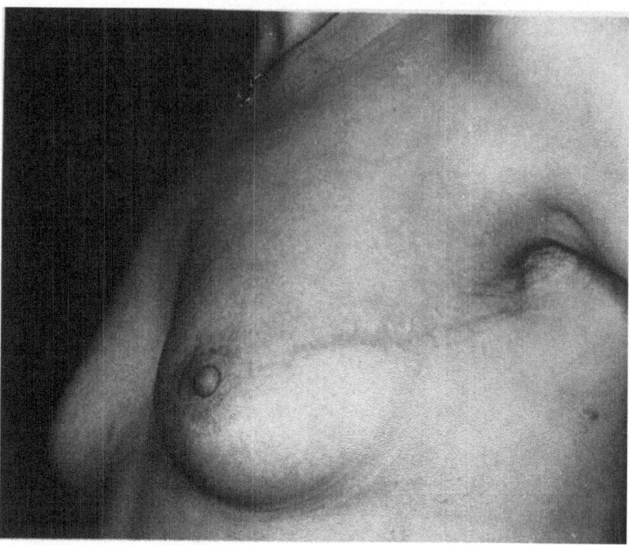

Abb. 5a. Quadrantenresektion und Nachbestrahlung; gutes Ergebnis 6 Jahre nach Operation

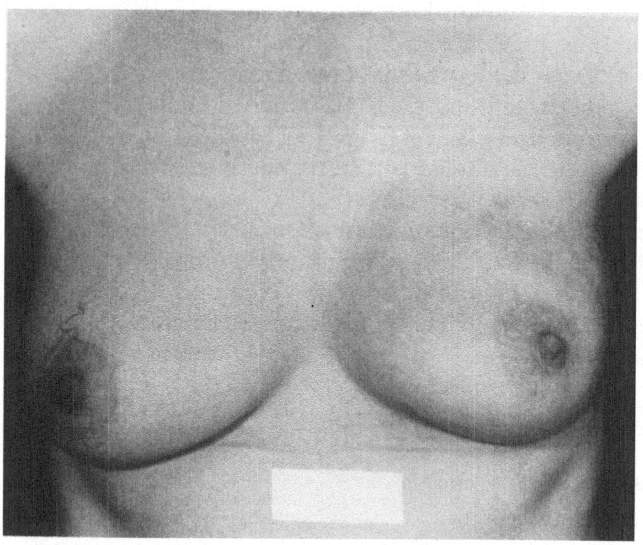

Abb. 5b. Quadrantenresektion 2 Jahre nach Operation; deutliche Asymmetrie, deutliche Strahlenveränderungen bei hoher Strahlendosis (60 Gy Gesamtbrust plus 10 Gy Tumorbett)

- Allein chirurgische brusterhaltende Eingriffe ohne Nachbestrahlung der Restbrust sind mit einer hohen intramammären Rezidivquote belastet (Fisher et al. 1985a)
- Die Ergebnisse alleiniger Strahlentherapie (ohne Exzision des Tumors) sind schlechter als diejenigen eines kombiniert chirurgisch-radiologischen Verfahrens (Spitalier et al. 1985).

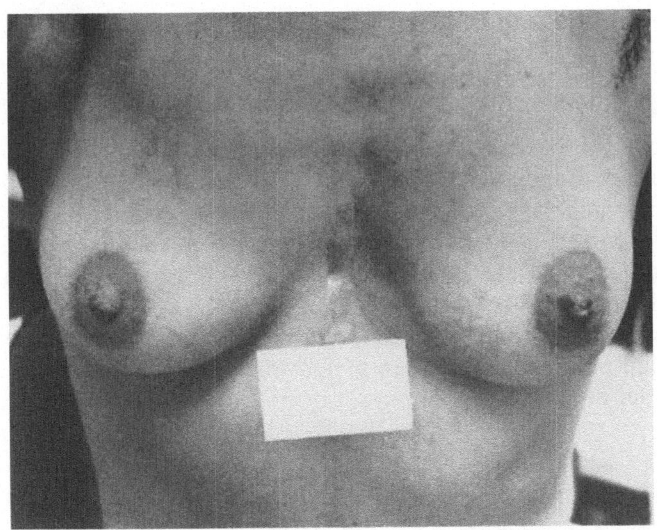

Abb. 6. Kleine Segmentresektion. Axilläre Lymphonodektomie von separater Schnittführung; Strahlendosis 50 Gy Gesamtbrust und 5 Gy Tumorbett; 2½ Jahre nach Operation

- Quadrantenresektion mit axillärer Lymphonodektomie und ausreichend dosierter Nachbestrahlung der Restbrust (sowie adjuvanter Chemotherapie bei nodal positiven Patientinnen) ist für T1-Tumoren der radikalen und modifizierten Mastektomie mindestens ebenbürtig. Dies gilt auch für nodal positive Tumoren (Veronesi et al., im Druck).
- Die systematische axilläre Lymphonodektomie ist bezüglich der Kontrolle des Tumorgeschehens im regionären Bereich der reinen Strahlentherapie überlegen; axilläre Rezidive wurden in 1% der Fälle nach chirurgischer Ausräumung und bei 11,9% nach einer Strahlentherapie beobachtet (Fisher et al. 1985b).
- Die kosmetischen Ergebnisse der Quadrantenresektion sind schlechter als diejenigen der weniger ausgedehnten Segmentresektion oder der reinen Tumorektomie (Abb. 5 und 6).
- Intramammäre Rezidive nach primär brusterhaltender Therapie haben eine relativ gute Prognose (50% Überlebensraten nach 5 Jahren), sofern sie richtig behandelt werden (Harris et al. 1984).
- Nach kombiniert chirurgisch-radiologischer brustkonservierender Therapie ist mit einer mehr oder weniger gleichbleibenden Häufigkeit lokaler Rezidive über einen längeren Zeitraum von 10–15 Jahren zu rechnen (Harris et al. 1984).
- Folgende histologischen Tumormerkmale erhöhen das Risiko für ein lokales intramammäres Rezidiv: 1) Exzision nicht im Gesunden, 2) hoher Anteil von intraduktalem Karzinom im Primärtumor und/oder der Umgebung, 3) ausgeprägte Entdifferenzierung (Grading, Mitoseindex; vgl. Schmitt et al. 1984).

Was erscheint wahrscheinlich, aber nicht unbedingt gesichert?

Folgendes erscheint aufgrund der vorliegenden Daten wahrscheinlich:

- Im Vergleich zur Quadrantenresektion weniger ausgedehnte chirurgische
  Eingriffe (Tumorektomie, Segmentresektion) mit entsprechend besserem
  kosmetischem Ergebnis ergeben – in Kombination mit ausreichender Strahlentherapie – gleiche Überlebensraten bei allerdings höherer Frequenz von
  intramammären Rezidiven [Veronesi et al. (im Druck): 4% nach 8 Jahren,
  Fisher et al. (1985a): 8% nach 5 Jahren].
- Brusterhaltende Therapie bringt auch bei Tumoren, welche die 2-cm-Grenze
  überschritten haben, den ablativen Verfahren gleichwertige Überlebensraten
  (Harris et al. 1983; Fisher et al. 1985a).

Offene Fragen, technische Probleme und Vorbedingungen für die Durchführung der brusterhaltenden Therapie

Chirurgisches Vorgehen im Bereich der Brust

Das chirurgische Vorgehen ist von Studie zu Studie, z. T. auch innerhalb einzelner Behandlungsserien recht variabel. In absteigender Folge der Radikalität
unterscheidet man:

Quadrantenresektion: Entfernung eines Quadranten der Brust mit relativ großen tumorfreien Absetzungsrändern, die bei kleinem Tumor und großer Brust
mehrere Zentimeter betragen können.

Segmentresektion („wide excision"): Resektion des Tumors möglichst weit im
Gesunden, wobei makroskopisch ein tumorfreier Absetzungsrand von ca. 1 cm
angestrebt wird.

Tumorektomie: Exzision des Tumors makroskopisch knapp im Gesunden. Es
ist damit zu rechnen, daß Tumorgewebe zurückgelassen wird.

Die kosmetischen Ergebnisse werden um so besser, je kleiner das Resektionsvolumen ist. Umgekehrt steigen das lokale Rezidivrisiko und die Notwendigkeit relativ hoher lokaler Strahlendosen. Allgemein gilt, daß Ausdehnung
des chirurgischen Eingriffs und erforderliche (sowie tolerable) Strahlendosis
sich umgekehrt proportional zueinander verhalten.
Variabel ist das Vorgehen hinsichtlich des operativ bedingten Volumende-
fektes. Bei relativ zur Brustgröße großen Defekten ist nach unserer Erfahrung
eine weite Mobilisierung des verbleibenden Brustdrüsenkörpers gegenüber
Subkutis und Unterlage notwendig, wonach der Defekt mit versenkten Nähten
geschlossen wird. Das Ergebnis prüfen wir intraoperativ im Liegen und im Sit-
zen und führen ggf. eine Translokation der Areola zur Adaptation des Mamil-

lensitzes an die veränderte Brustform durch. Für diese Technik ist ein radiärer Hautschnitt vorteilhaft. Die Ergebnisse sind in der operierten Brust bis auf wenige Ausnahmen sehr gut, beinhalten aber logischerweise immer eine Asymmetrie zur Gegenseite (Abb. 5).

Alternativ wird insbesondere von Fisher et al. (1985a) die Exzision (Segmentresektion) von einer semizirkulären Schnittführung aus empfohlen, wobei in der Tiefe des Operationsgebietes keine Adaptation durchgeführt, sondern die Wunde lediglich nach sorgfältiger Blutstillung ohne Einlage von Drainagen verschlossen wird. Allgemein gilt, daß Saugdrainagen wegen der damit verbundenen häufigen Einziehungen problematisch sind und besser (wenn überhaupt) lediglich Heberdrainagen in die Wunde eingelegt werden sollen.

Während es ohne Zweifel richtig ist, daß die semizirkuläre Schnittführung für die Narbenbildung der Haut günstiger ist als die radiäre, ist das Problem der Narben in der bestrahlten Brust (im Gegensatz zur unbestrahlten Brust) relativ gering. Wichtiger erscheint uns das Problem des Defektausgleichs, da potentiell Einziehungen, Verziehungen und Deformierungen der Brust entstehen können. Während kleinere Defekte in der Tat ohne Adaptation wohl aufgrund postoperativer Serombildung praktisch folgenlos ausheilen können, sehen wir dieses Verfahren bei größerem Volumendefizit nach wie vor mit Skepsis und bevorzugen eine richtige Rekonstruktion des Drüsenkörpers in der oben geschilderten Weise. In der besonderen Situation des Karzinoms bei ausgeprägter Makromastie führen wir eine partielle Mastektomie in Form einer an den Tumorsitz adaptierten Reduktionsplastik durch.

Bestrahlung der Brust

Es besteht heute weitgehend Einigkeit darüber, daß die durch externe Hochvolttherapie auf die gesamte Brust applizierte Dosis minimal 45, maximal 60 Gy betragen sollte. Toleranz, meist auch die Notwendigkeit für höhere Dosen, nehmen mit der Ausdehnung des chirurgischen Eingriffs ab. Wir applizieren z. Z. über tangentiale Felder mit Telekobalt i. allg. 50 Gy auf die Gesamtbrust. Eine Aufsättigung (Boost) der Dosis im Tumorbett erfolgt mit 5 – 10 Gy, je nach histologischem Befund, wobei die Dosis von 60 Gy gewöhnlich nicht überschritten wird (Abb. 7). An einigen Zentren wird anstatt der externen Aufsättigung eine interstitielle Therapie mit Iridium durchgeführt. Dabei wird im Bereich des Tumorbettes ein Boost von 20 Gy (Hayward u. Winter 1984) bis 25 Gy (Pierquin 1985) gegeben.

Axilläre Lymphonodektomie

Es besteht heute Einigkeit darüber, daß eine axilläre Lymphonodektomie integraler Teil einer brusterhaltenden Behandlung sein muß, schon um die notwendige Information über einen eventuellen Lymphknotenbefall zu gewinnen. Über das notwendige und sinnvolle Ausmaß der Radikalität und den Nutzen einer Nachbestrahlung der Axilla gehen die Meinungen bekanntlich seit langem und auch heute noch auseinander. Zunehmend gewinnt das Konzept

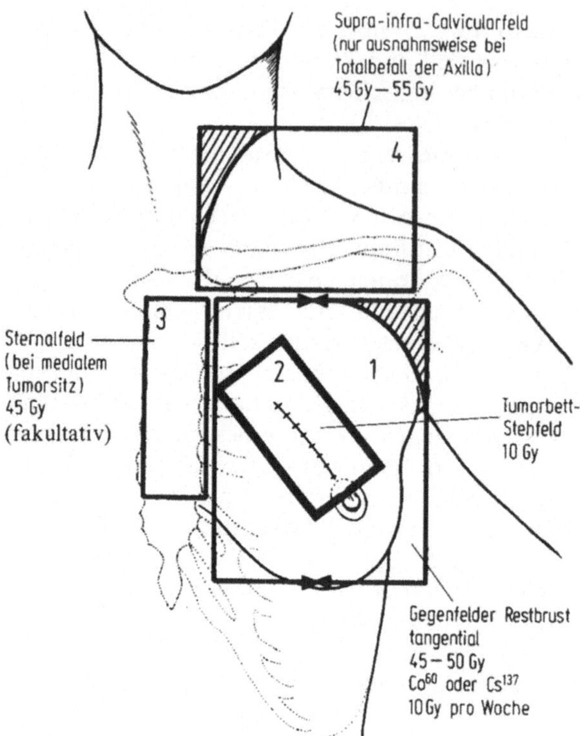

Abb. 7. Feldanordnung der postoperativen Bestrahlung bei organerhaltender Therapie. (Nach Kubli u. v. Fournier 1984)

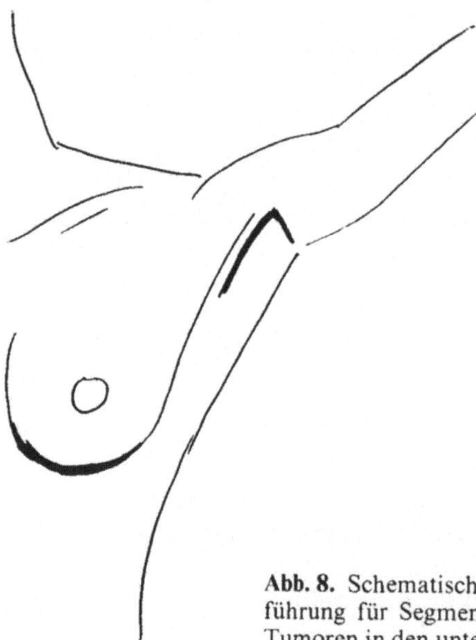

Abb. 8. Schematische Darstellung der möglichen getrennten Schnittführung für Segmentresektion und axilläre Lymphonodektomie bei Tumoren in den unteren Quadranten

einer systematischen, möglichst vollständigen chirurgischen Ausräumung der Axilla ohne Strahlentherapie an Anhängern (Harris et al. 1983; Kurtz u. Häring 1985). Immerhin betrug auch in der großen kollaborativen Studie von Fisher die durchschnittliche Zahl der entfernten (und untersuchten) Lymphknoten 15 (Fisher et al. 1985 b).

Aus kosmetischen Gründen führen wir heute die axilläre Lymphonodektomie stets von einem separaten Schnitt in der Axilla in Form eines halben Z, möglichst innerhalb der Haargrenzen durch (Abb. 6 und 8); Ausnahmen von dieser Regel werden lediglich dann gemacht, wenn das Karzinom weit peripher im Axillarfortsatz sitzt. Wir räumen systematisch sämtliche kaudal von der Vene liegenden Lymphknoten unter Einschluß der Gruppe III aus, wobei beide Brustmuskeln erhalten bleiben. Die durchschnittliche Zahl der entfernten und untersuchten Lymphknoten liegt z. Z. bei 20. Ödeme sind dabei allerdings nicht immer zu vermeiden, sie sind aber selten, und ihr Ausmaß ist in aller Regel gering. Um eine Erhöhung des Ödemrisikos durch Streustrahlung von der Brustbestrahlung zu vermeiden, wird die Axilla bei der Bestrahlung des Restdrüsenkörpers abgedeckt.

Kritische Tumorgröße, die noch einer brusterhaltenden Therapie zugeführt werden kann

Auch darüber gehen die Meinungen auseinander, insbesondere seit Fisher über die relativ guten Kurzzeitergebnisse unter Einschluß von Tumoren bis 4 cm Größe berichtet hat. Die Tatsache, daß im Hinblick auf das kosmetische Ergebnis auch bezüglich des möglichen Resektionsvolumens nicht nur die Tumorgröße isoliert, sondern das Verhältnis von Tumorgröße zu Brustgröße berücksichtigt werden muß (im extremen Fall einer Makromastie kann das Resektionsvolumen bei einer brusterhaltenden Behandlung 500 g oder mehr betragen), erschwert eine Systematisierung. Andererseits ist eine solche bis zu einem gewissen Grade unverzichtbar, wenn brusterhaltende Behandlung außerhalb von Zentren und streng kontrollierter Studien erfolgen soll. Wir sind daher der Meinung, daß man sich z. Z. außerhalb streng kontrollierter Studien vorteilhafterweise auf Tumoren bis 2 cm (T 1) beschränken sollte, für welche durch die Studien von Veronesi und am Institut Gustave Roussy eine genügende Sicherheit mit vergleichsweise langen Nachbeobachtungszeiten erwiesen scheint.

Andere Prognosefaktoren bezüglich lokalem Rezidiv

Die lokale Rezidivgefahr ist erhöht, wenn die Absetzungsränder des Resektats nicht im Gesunden liegen, bei ausgedehnter intraduktaler Tumorkomponente und hohem Grad der Entdifferenzierung (s. oben). Will man die Rate lokaler Rezidive niedrig halten, dann ist in dieser Situation konsequenterweise die Ablatio indiziert, besonders wenn beide Faktoren zusammentreffen. Will man auf die Ablatio verzichten, so sind maximal tolerable Strahlendosis und besonders sorgfältige und engmaschige Nachkontrollen über Jahre hinweg die Conditio sine qua non.

Kombination von Strahlentherapie und Chemotherapie

Eine adjuvante systemische Therapie ist bei nodal positiven Patientinnen grundsätzlich integraler Teil der Therapie, auch bei primär brustkonservierender Behandlung. Zwar kann die Kombination von Strahlentherapie und zytotoxischer Chemotherapie gewisse unerwünschte Nebenwirkungen fördern und potenzieren, wie wir sie z. B. bei klinisch symptomlosen Lungenfibrosen unter der Kombinationstherapie nicht ganz selten gesehen haben, während sie unter der alleinigen Strahlentherapie völlig fehlten (Kubli u. v. Fournier 1984). Diese Nebeneffekte sind jedoch in keiner Weise prohibitiv, und die Diskussion geht lediglich um die Modalitäten der kombinierten Behandlung. Wir beginnen die postoperative Behandlung bei nodal positiven Patientinnen in der Regel mit 2−3 Zyklen adjuvanter Chemotherapie, bestrahlen anschließend in einem chemotherapiefreien Intervall und beenden dann die Chemotherapie gewöhnlich mit weiteren 3 Zyklen. Dieses Verfahren scheint immer mehr Anhänger zu finden (Kurtz u. Häring 1985). Dabei ist die Anwendung des herkömmlichen CMF-Schemas unproblematisch. Eine gewisse Zurückhaltung scheint für Verwendung adriblastinhaltiger Therapieschemata geboten, doch dürfte grundsätzlich auch dies möglich sein, sofern Chemotherapie und Strahlentherapie wie beschrieben zeitlich getrennt erfolgen.

Voraussetzungen für die Durchführung brusterhaltender Therapie

Um unnötige Risiken zu vermeiden, müssen für die Durchführung brusterhaltender Therapie gewisse Vorbedingungen von seiten der Patientin sowie des Tumors und von seiten der Therapeuten gegeben sein, ganz besonders, wenn eine solche Therapie außerhalb von Zentren und kontrollierten Studien erfolgen soll. Für die Tatsache, daß nicht ausreichende lokoregionäre Behandlung die Prognose der Patientin in der Tat verschlechtert, sprechen die Ergebnisse des Guy's Trial (s. oben) und auch die eigenen Erfahrungen, die in den Tabellen 3−6 und in Abb. 9 und 10 dargestellt sind. Danach war atypische brusterhaltende Behandlung an unserer Klinik mit einer signifikant schlechteren Überlebenschance korreliert (Abb. 10). Obwohl dieses Ergebnis multifaktoriell bedingt sein dürfte und die Therapieform wahrscheinlich nicht kausal allein ausschlaggebend war, mahnen die Ergebnisse zur Vorsicht, denn immerhin waren die Kollektive sowohl altersmäßig als auch bezüglich des axillären Lymphknotenbefalls (Tab. 5) vergleichbar. Auch hatten Patientinnen, deren Probeexzision außerhalb erfolgte, bei nachfolgender typischer Behandlung in

Tabelle 3. Brusterhaltende Therapie an der Universitätsfrauenklinik Heidelberg: Patientengut

Patientinnen I/1975–IV/1985	288
Davon auswertbar (Nachkontrollen)	216
Alter (Jahre; Median/Spanne)	37 (21−76)
Beobachtungszeitraum (Monate; Median)	35,5

Tabelle 4. Brusterhaltende Therapie an der Universitätsfrauenklinik Heidelberg. Kriterien der typischen Behandlung 1975–1983

1) Probeexzision (Totalexstirpation)/Quadrant (Segment) einzeitig oder zweizeitig
2) Tumor ≤ 3 cm
3) Lymphknoten ≥ 8 entfernte Lymphknoten
4) Nodal positiv: immer systemische Therapie (Chemo-und/oder Hormontherapie)
5) Radiatio (Tumorbett und Restbrust)

Tabelle 5. Brusterhaltende Therapie an der Universitätsfrauenklinik Heidelberg: Vergleich des Lymphknotenstatus bei typischer und atypischer Behandlung. Es besteht kein Unterschied in der Häufigkeit des Lymphknotenbefalls. Siehe auch Abb. 9 bzgl. Behandlungsgruppen

Kollektiv	Typische Behandlung		Atypische Behandlung
	1	2	3–6
n	123	27	54
N+	31	7	14
[%]	25,2	25,9	25,9

Tabelle 6. Brusterhaltende Therapie an der Universitätsfrauenklinik Heidelberg: Häufigkeit intramammärer Lokalrezidive nach typischer Behandlung. Bei Probeexzision ex domo (und Nachresektion in domo) deutlich höhere Rezidivraten

	Probeexzision *in* domo	Probeexzision *ex* domo
n	123	27
Lokalrezidiv	3	3
[%]	2,4	11,1

domo mit Nachresektion eine höhere lokale Rezidivrate. Diese Erfahrung deckt sich mit derjenigen am M. D. Anderson Hospital in Houston (Harris et al. 1983). Die Erklärung liegt wahrscheinlich darin, daß bei den auswärtigen Biopsien die Tumorgröße unterschätzt wurde.

Vorbedingungen von seiten der Patientin bzw. des Tumors:

– Wunsch der Patientin nach Brusterhaltung,
– Tumorgröße 2 cm oder weniger,
– Tumor ohne exzessive intraduktale Anteile,
– Tumor histologisch im Gesunden entfernt.

Abweichungen von diesen Voraussetzungen sind gegenwärtig wohl nur innerhalb streng kontrollierter Studien zu empfehlen.

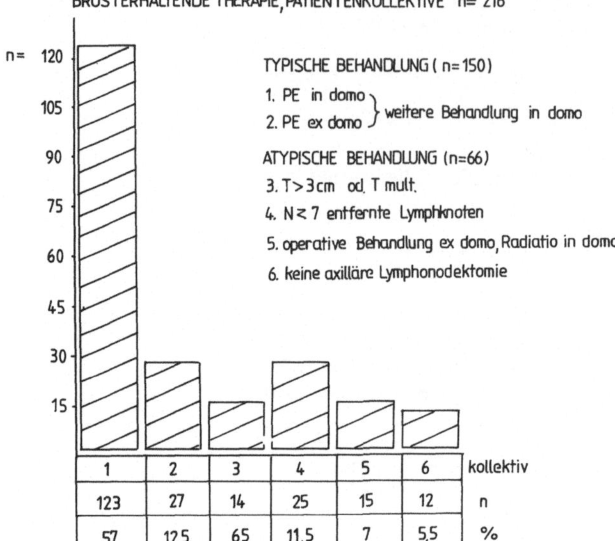

1	2	3	4	5	6	kollektiv
123	27	14	25	15	12	n
57	12,5	6,5	11,5	7	5,5	%

Abb. 9. Brusterhaltende Therapie an der Universitätsfrauenklinik Heidelberg, typisch und atypisch behandelte Patientenkollektive (n = 216)

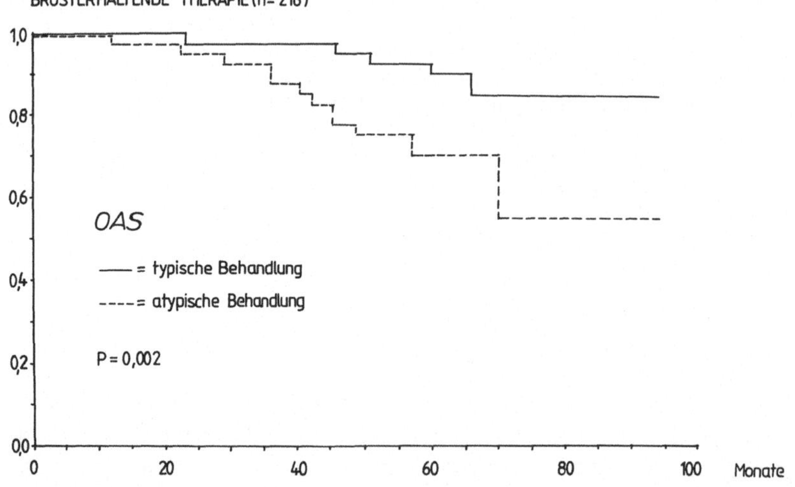

Abb. 10. Brusterhaltende Therapie an der Universitätsfrauenklinik Heidelberg; Gesamtüberleben nach typischer und atypischer Behandlung; statistisch signifikante Verschlechterung nach atypischer Therapie (n = 216)

Vorbedingungen von seiten der Therapeuten:

– ausreichende Erfahrung des Operateurs in der intraoperativen makroskopischen Beurteilung von Mammakarzinomen und ausreichende Kenntnis der Anatomie der Axilla, die sich bei separater Schnittführung (in der Axilla) etwas anders darstellt als im Rahmen einer modifizierten Radikaloperation;

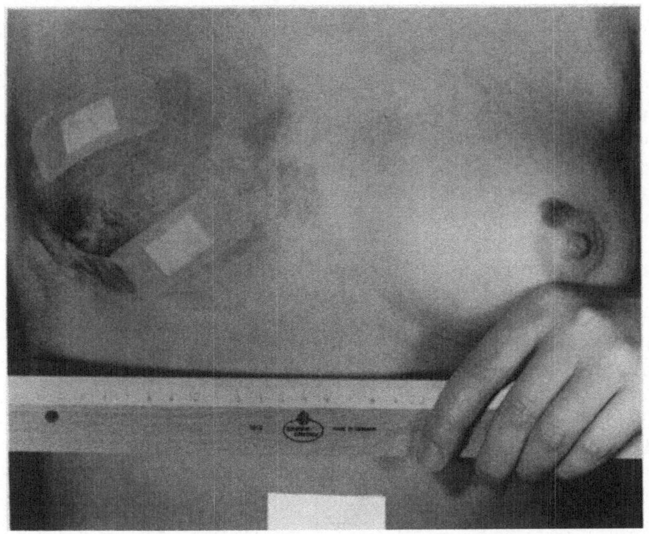

Abb. 11. Verschlepptes Rezidiv nach primär brusterhaltender Therapie, lokal nur noch durch mehrfache muskulokutane Lappen zu beherrschen

- sorgfältige histopathologische Aufarbeitung des Exzisats in Stufenserienschnitten zur Sicherstellung der Entfernung im Gesunden;
- ausreichende Erfahrung des Radiologen in der brusterhaltenden Strahlentherapie;
- enge Zusammenarbeit zwischen Operateur, Histopathologen und Radiologen zur Festlegung der notwendigen Strahlendosis;
- Sicherung regelmäßiger Nachkontrollen durch kompetente Ärzte über möglichst lange Zeiträume, wobei aufgrund der protrahierten Rezidivfrequenz 10 Jahre und mehr anzustreben sind.

Therapie des intramammären Rezidivs

Die Erkennung des lokalen Rezidivs kann besonders in einer radiogen fibrotisch veränderten Brust schwierig sein (Kubli u. v. Fournier 1984; Harris et al. 1984).

Die möglichst frühzeitige Erkennung ist aber wichtig, ebenso die konsequente Therapie durch Ablatio nach gestellter Diagnose. Denn wenn einerseits die Prognose nach intramammären Rezidiven wesentlich besser ist als bei lokoregionären Rezidiven nach ablativer Therapie (s. oben), können verschleppte Rezidive nach brusterhaltender Therapie aufgrund foudroyanter Ausbreitung im bestrahlten Gewebe rasch in praktisch inkurable Veränderungen ausarten (Abb. 11).

Falls eine Rekonstruktion nach sekundärer Ablatio gewünscht wird, eignen sich nach unserer Erfahrung in dem im Regelfall hochbestrahlten Gebiet die sonst gute Ergebnisse bringenden Expanderprothesen schlecht. Meist sind dann kompliziertere Verfahren unter Benutzung von Muskel-Hautlappen notwendig.

Literatur

Fisher B, Redmond C, Fisher ER, Participating NSABP-Investigators (1980) The contribution of recent NSABP clinical trial of primary breast cancer therapy to an understanding of tumor biology − an overwiev of findings. Cancer 46:1009

Fisher B, Bauer M, Margolese B et al. (1985a) Five year results of a randomized clinical trial comparing radical mastectomy and segmental mastectomy with or without irradiation in the treatment of breast cancer. N Engl Med J 312:665

Fisher B, Redmond C, Fisher ER et al. (1985b) Ten year results of a randomized trial comparing radical mastectomy and total mastectomy with or without radiation. N Engl Med J 312:674

Genz T (1985) Kritische Analyse der Brustkrebsbehandlung (1963−1982) unter Bestimmung identischer morphologischer Prognosefaktoren und besonderer Wertung der brusterhaltenden Therapie. Habilitationsschrift, Universität Berlin

Gros C (1974) Thérapeutiques non mutilantes des cancéreuses du sein. Conservative treatments of breast cancers. Masson, Paris

Harris JR, Hellman S, Silen W (eds) (1983) Conservative management of breast cancer. Lippincott, Philadelphia

Harris JR, Reel A, Amalric B et al. (1984) Time course and prognosis of local recurrence following primary radiation therapy from early breast cancer. J Clin Oncol 2:37

Hayward IL (1985) Trials of wide excision and radiation therapy at the breast unit, Guy's Hospital, London. In: Zander J (ed) Early breast cancer. Springer, Berlin Heidelberg New York Tokyo

Hayward IL, Winter PI (1984) A new combined approach to the conservative treatment of early breast cancer. Surgery 95:270

Kubli F, Fournier D von (Hrsg) (1984) Neue Konzepte der Diagnostik und Therapie des Mammacarcinoms. Springer, Berlin Heidelberg New York

Kubli F, Nagel GA, Kadach U, Kaufmann M (Hrsg) (1983) Neue Wege in der Brustkrebsbehandlung. Zuckschwerdt, München

Kurtz J, Häring R (1985) Bericht über eine Arbeitssitzung zur Technik brusterhaltender Chirurgie und Strahlentherapie in der Behandlung des kleinen Mammacarcinoms. Mitteilungsbl Dtsch Ges Senol 9:3−4

Mansfield M (1976) Early breast cancer. Its history and results of treatment. Karger, Basel

Pierquin B (1985) Conservative treatment of breast cancer: Experience at the Mondor Hospital, Créteil. In: Zander J (ed) Early breast cancer. Springer, Berlin Heidelberg New York Tokyo

Sarrazin D, Fontaine MF (1983) Conservative treatment versus mastectomy in T_1 or small T_2 cancers. A randomized clinical trial. In: Harris JR (ed) Conservative management of breast cancer. Lippincott, Philadelphia

Schmitt SI, Connolly IL, Harris IR, Hellman S, Cohen RB (1984) Pathologic predictors of early local recurennce in stage I and II breast cancer treated by primary radiation therapy. Cancer 53:1049

Spitalier JM, Amalric W et al. (1985) Conservative therapy of potentially curable breast cancer. In: Zander J (ed) Early breast cancer. Springer, Berlin Heidelberg New York Tokyo

Thomsen K (1985) Conservative treatment of potentially curable minimal, occult and early breast cancer. In: Zander J (ed) Early breast cancer. Springer, Berlin Heidelberg New York Tokyo

Veronesi U, Succozi R et al. (1981) Comparing radical mastectomy with quadrantectomy, axillary dissection, and radiotherapy in patients with small cancers of the breast. N Engl Med J 305:6

Veronese U, Banfi A, Del Vecetio M et al. (1986) Comparison of Halsted mastectomy with quadrantectomy, axillary dissection and radiotherapy in early breast cancer: Long term results. Eur J Cancer (im Druck)

Zander J, Baltzer I (eds) (1985) Early breast cancer. Springer, Berlin Heidelberg New York Tokyo

Hochdosierte Medroxyprogesteronacetattherapie endokrinregulierter Tumoren: Grundlagen der Wirkung

K. POLLOW, H.-J. GRILL, R. KREIENBERG u. B. POLLOW

Einleitung

In den letzten 10 Jahren sind große Anstrengungen zur Etablierung additiver endokriner Behandlungsverfahren bei Frauen mit metastasierendem Mammakarzinom unternommen worden. Dieses Interesse an hormonellen Therapiemaßnahmen bei einem Tumor, der sich in einem ursprünglich hormonsensiblen Gewebe entwickelt und z. T. in Wachstum und Funktion durch das umgebende hormonelle Milieu wie das Muttergewebe reguliert werden kann, basiert v. a. 1) auf der klinischen Erfahrung, daß die Effizienz der im Gegensatz zur Hormontherapie die Integrität des Gesamtorganismus schwer belastenden zytotoxischen Chemotherapie ein Plateau erreicht hat, 2) auf der Synthese neuer, in der Karzinomtherapie auf der endokrinen Ebene hochwirksamer Substanzen und 3) auf der Vertiefung unseres Wissens um den molekular-biologischen Angriffspunkt von Hormonen in Zielzellen.

Mit den neuen Erkenntnissen zum molekularen Wirkungsmechanismus von Steroidhormonen, der mit dem Begriff „rezeptorgesteuerte Genaktivierung" umschrieben werden kann (Pollow 1983), mit der Entwicklung in der Routine anwendbarer, verläßlicher Meßmethoden für Steroidhormonrezeptoren in Target-Geweben (Grill et al. 1984) sowie dem Transfer dieser Erkenntnisse in den klinischen Alltag erleben die additiven endokrinen Therapiestrategien bei endokrin regulierbaren Karzinomen, vornehmlich dem Mammakarzinom, der häufigsten Neoplasie der Frau, eine Renaissance (Ingle 1984) und knüpfen somit unmittelbar an die vor fast 100 Jahren von dem Engländer Beatson (1896) — ohne Wissen um die hormonellen Zusammenhänge — propagierte „ablative Hormontherapie" durch Kastration an.

Die Östradiolrezeptortestung bei Mammakarzinomgewebe führte in die systemische Behandlung des metastasierenden Mammakarzinoms ein neues, biochemisch orientiertes Selektionskriterium ein. Die klinische Erfahrung zeigt, daß die östrogenrezeptorpositiven Tumoren auf ablative bzw. additive Hormontherapie bis zu ca. 60% mit Remission reagieren, während die rezeptornegativen Karzinome kaum eine Chance haben (ca. 5% Ansprechwahrscheinlichkeit), auf endokrine Therapiemaßnahmen mit Remission zu antworten (McGuire et al. 1975). Als additive endokrine Agenzien haben sich Tamoxifen (Antiöstrogen), Medroxyprogesteronacetat (MPA, ein synthetisches Gestagen) und Aminoglutethimid (u. a. ein Aromataseblocker, der inhibierend in den Steroidstoffwechsel eingreift) in den endokrinen Behandlungsstrategien beim Mammakarzinom in den letzten Jahren durchgesetzt (Goldenberg 1969; Klaassen et al. 1976; Muggia et al. 1968; Segaloff et al. 1967; Stoll 1966, 1967; Brunner et al. 1977).

Die Ansprechraten bei niedrig dosiertem MPA rangierten zwischen fehlendem Ansprechen und 24% Remission. Das Interesse an MPA in der Therapie des metastasierenden Mammakarzinoms stieg aber sprunghaft an durch die kürzlich von Pannuti et al. (1978, 1979, 1980, 1982) und Robustelli Della Cuna et al. (1978) publizierten Ergebnisse, wonach die Remissionsraten bei mehr als 40% bei hochdosierter MPA-Therapie (1000 mg MPA und mehr pro Tag) fortgeschrittener Mammakarzinome liegen. Diese Untersuchungen wurden zum Ausgangspunkt für weitere, zahlreiche Studien (Mattson 1978; Izuo et al. 1981; Ganzina 1979; Lober et al. 1981; Cavalli et al. 1982; Jonat et al. 1984; Blossey et al. 1982; Wander et al. 1983; Mahlke et al. 1985), die letztendlich die große Bedeutung von MPA in der Behandlung von Patientinnen mit metastasierendem Mammakarzinom bestätigen.

Im folgenden wird der gegenwärtige Stand unseres Wissens über die Wirkung von MPA anhand eigener Befunde zusammenfassend dargestellt, wobei im Vordergrund 1) der molekulare Angriffspunkt von MPA auf der Ebene der Zielzelle sowie 2) die Einflußnahme von MPA auf hormonelle Sekundärparameter und damit generell auf das Tumorwachstum endokrin regulierbarer Neoplasien stehen.

Wirkung auf der Rezeptorebene

Gestagenrezeptor

Zur Charakterisierung der Bindungseigenschaften von Steroiden gegenüber spezifischen Rezeptorproteinen steht eine breite Palette von physikochemischen Methoden zur Verfügung. Am aussagekräftigsten sind 1) die Assoziations- und Dissoziationsrate, die deutliche Hinweise auf die Stabilität von Steroidrezeptorkomplexen gibt, 2) die Ermittlung der Spezifität der Bindung im Kompetitionsexperiment sowie 3) die Charakterisierung des Sedimentationsverhaltens radioaktiv markierter Steroidrezeptorkomplexe im Saccharosedichtegradienten in Abhängigkeit von unterschiedlichen Pufferbedingungen.

Assoziations- und Dissoziationsrate: In Abb. 1 ist die Rate der Assoziation (k_1) für Progesteron, dem natürlichen Gestagen, R 5020, dem am häufigsten verwendeten synthetischen Steroid für die Progesteron-Rezeptor-Quantifizierung, und Medroxyprogesteronacetat (MPA) dargestellt. In Abb. 1 (unten) wurden die aus Abb. 1 (oben) ermittelten Daten nach Price u. Dwek (1974) transformiert, wobei log SR_t/RS_t gegen die Inkubationszeit aufgetragen wurde. Die Dissoziationsraten (k_{-1}) präformierter Steroidrezeptorkomplexe wurden nach folgender Gleichung berechnet: $k_{-1} = 0{,}603/-$ Halbwertszeit, wobei die jeweilige Halbwertszeit für Progesteron, R 5020 und MPA aus Abb. 2 ermittelt wurde. Die einzelnen kinetischen Parameter sind in Tabelle 1 zusammengefaßt. Aus der Tabelle wird deutlich, daß die Rate der Assoziation für MPA und R 5020 um eine Größenordnung langsamer ist, verglichen mit der des natürlichen Gestagens Progesteron. Die Halbwertszeiten für den Zerfall der Steroidrezeptorkomplexe aus R 5020 bzw. MPA sind mit 320 min bzw. 345 min deutlich verlängert

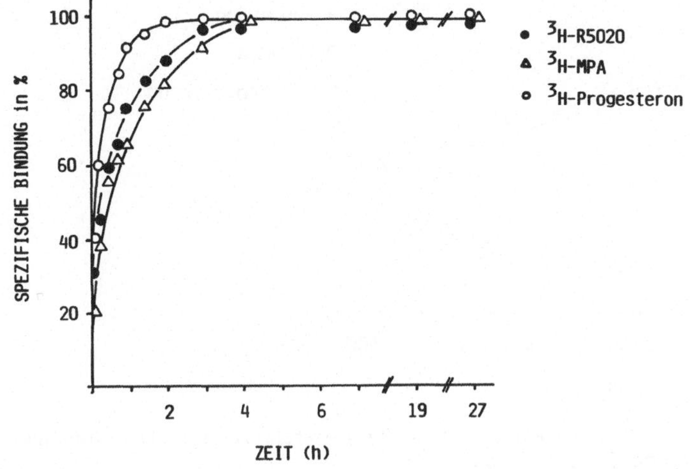

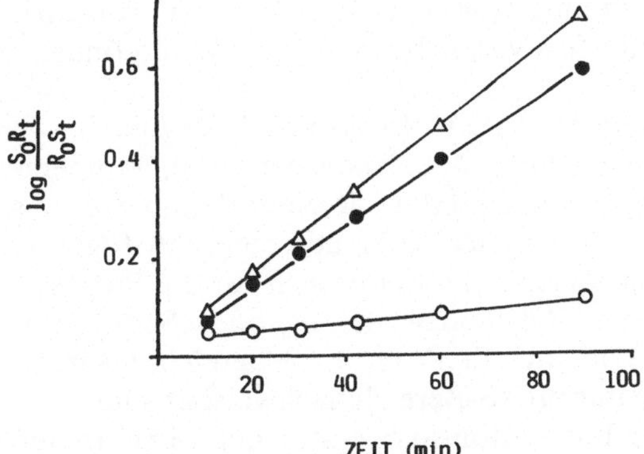

Abb. 1. Rate der Assoziation von ³H-R 5020, ³H-MPA und ³H-Progesteron mit Progesteronrezeptoren aus Humanmyometrium. Die spezifische Bindung ist für jeden Liganden gegen die Inkubationszeit dargestellt (*oben*). Nach Umformen der Bindungsdaten log S_0R_t/S_tR_0 (*unten*) kann aus dem Anstieg der Geraden k_1 berechnet werden

Tabelle 1. Kinetische Parameter von ³H-R 5020, ³H-MPA und ³H-Progesteron bei 4 °C am Progesteronrezeptor

³H-Steroid	k_1	Halbwerts-zeit	k_{-1}	K_a	K_d	K_d (Titration)
	[10^4 M^{-1} s^{-1}]	[min]	[10^{-5} s^{-1}]	[10^8 M^{-1}]	[10^{-9} M]	[10^{-9} M]
³H-R 5020	0,78	320	3,6	2,17	4,6	1,2
³H-MPA	0,64	345	3,4	1,88	5,3	1,8
³H-Progesteron	4,50	54	17,8	0,21	4,7	6,0

k_1 und k_{-1}: Geschwindigkeitskonstanten; K_a: Assoziationskonstante; K_d: Dissoziationskonstante

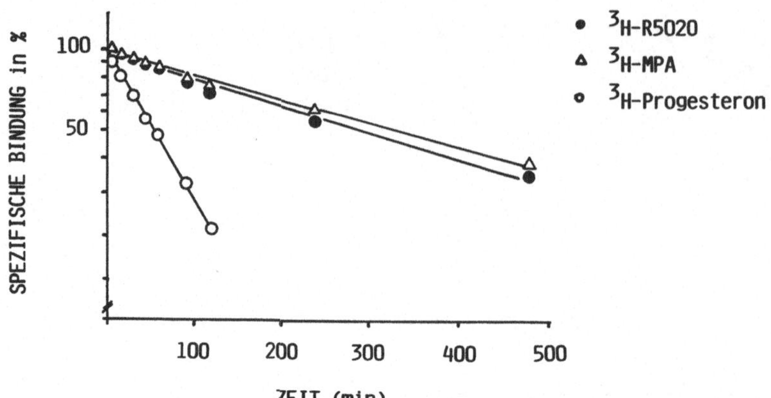

Abb. 2. Raten der Dissoziation für Komplexe von Progesteronrezeptoren aus Humanuterus mit ³H-R 5020, ³H-MPA und ³H-Progesteron

gegenüber der von Progesteron mit 54 min, was seine Entsprechung in niedrigen Dissoziationsraten für R 5020 und MPA verglichen mit Progesteron findet.

Saccharosedichtegradientenzentrifugation: In Abb. 3 sind in Abhängigkeit von den gewählten Inkubationsbedingungen (Protein-, Salzkonzentration, Temperatur) die Sedimentationsprofile der ³H-markierten Rezeptorkomplexe aus R 5020, Progesteron bzw. MPA nach Saccharosedichtegradientenzentrifugation dargestellt. Bei 0−4 °C und niedriger Ionenstärke finden sich für die Progesteronrezeptorkomplexe mit ³H-MPA und ³H-R 5020 als Liganden Sedimentationskoeffizienten im 8 S-, 5 S- und eine „Schulter" im 3,4 S-Bereich, während die ³H-Progesteronrezeptorkomplexe nur im 5 S-Bereich nachweisbar sind.

Durch kurzfristige Erhöhung der Inkubationstemperatur auf 25 °C finden sich für alle 3 verwendeten ³H-Liganden Komplexe im 5 S-Bereich, die dem aktivierten Progesteronrezeptor entsprechen, sowie Bindung im 3,4 S-Bereich. Durch Erhöhung der Salzkonzentration auf 0,4 mol/l KCl dissoziieren die Komplexe aller 3 Liganden vornehmlich in den 3,4 S-Bereich.

Kompetitionsexperimente: Die Bestimmung der relativen Bindungsaffinitäten (RBA) − entsprechend 50%-Verdrängung des radioaktiv markierten Liganden durch das „kalte" Kompetitorsteroid − ermöglicht eine Aussage über die Spezifität der Wechselwirkung eines Liganden mit einem Bindungsprotein in Relation zu einem Standardliganden (³H-R 5020). Im Vergleich zu R 5020 (RBA 1,0) und Progesteron (RBA 0,4) bindet MPA spezifischer an den Progesteronrezeptor (RBA 1,15), wie Abb. 4 zeigt. Die beiden Metabolite von MPA, 6-Dehydro-MPA und 6β-hydroxy-MPA, zeigten eine dem MPA vergleichbar gute Bindung an den Progesteronrezeptor, während das 21-Hydroxy-MPA einen RBA-Wert von nur 0,3 aufwies. MPA zeigte jedoch keinerlei Bindung an den Östrogenrezeptor bzw. an Serumproteine wie das kortikosteroidbindende Globulin (CBG) oder das sexualhormonbindende Globulin (SHBG). Die RBA-Werte sind in Tabelle 2 zusammengefaßt.

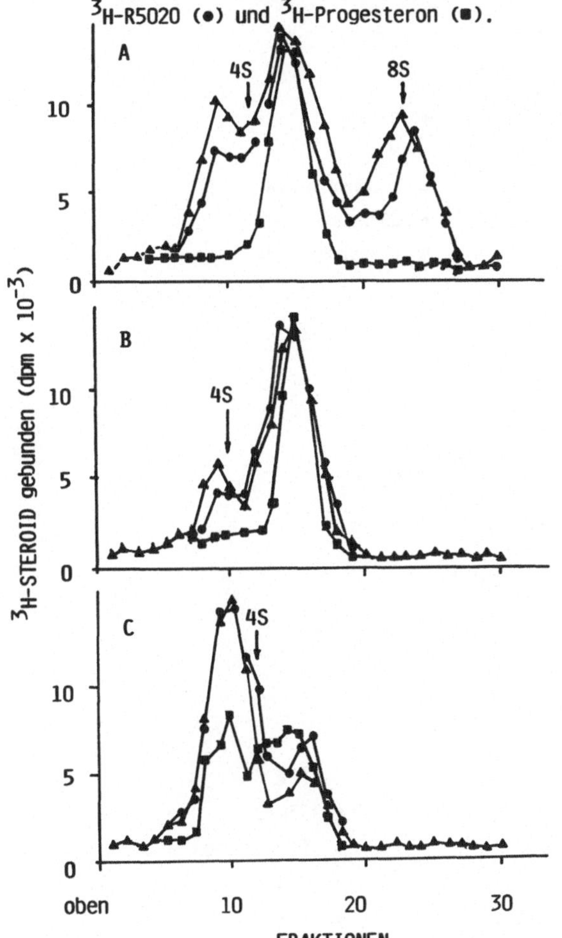

Abb. 3. Saccharosedichtegradientenzentrifugation von Progesteronrezeptorkomplexen mit ^{3}H-MPA, ^{3}H-R 5020 und ^{3}H-Progesteron unter verschiedenen Inkubationsbedingungen: A) 6 h bei 4 °C, B) 5 h bei 4 °C, 30 min bei 25 °C, 30 min bei 4 °C, C) 6 h bei 4 °C in Gegenwart von 0,4 mol/l KCl. Dargestellt ist die spezifische Bindung

Tabelle 2. Relative Bindungsaffinitäten (RBA-Werte) einiger ausgewählter Steroide

Steroid	Östradiol-rezeptor	Progesteron-rezeptor	Glukokortikoid-rezeptor
R 5020	<0,01	1,00	0,14
Progesteron	<0,01	0,40	0,10
MPA	<0,01	1,15	0,29
Dexamethason	<0,01	0,01	1,00
Östradiol	1,00	<0,01	<0,01
Diethylstilbestrol	1,20	<0,01	<0,01
Kortisol	<0,01	<0,01	0,45
Testosteron	<0,01	<0,01	<0,01
Dihydrotestosteron	<0,01	0,13	<0,01
R 1881	<0,01	0,30	0,18

Östradiolrezeptor: ^{125}Iod-Östradiol; Progesteronrezeptor: ^{3}H-R 5020; Glukokortikoidrezeptor: ^{3}H-Dexamethason

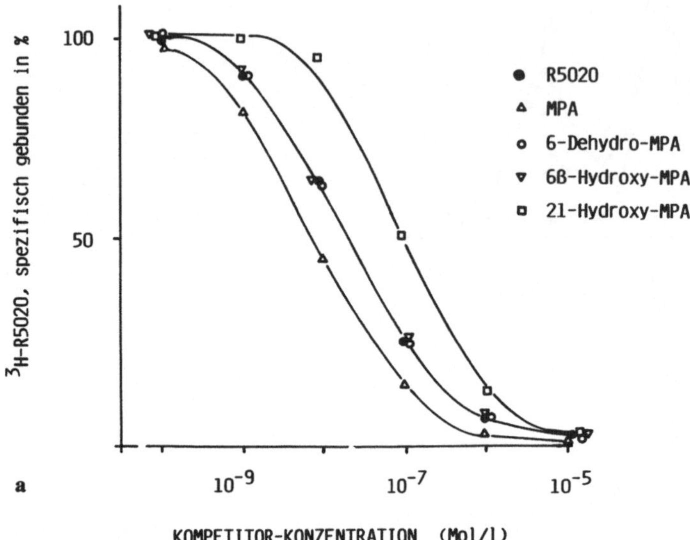

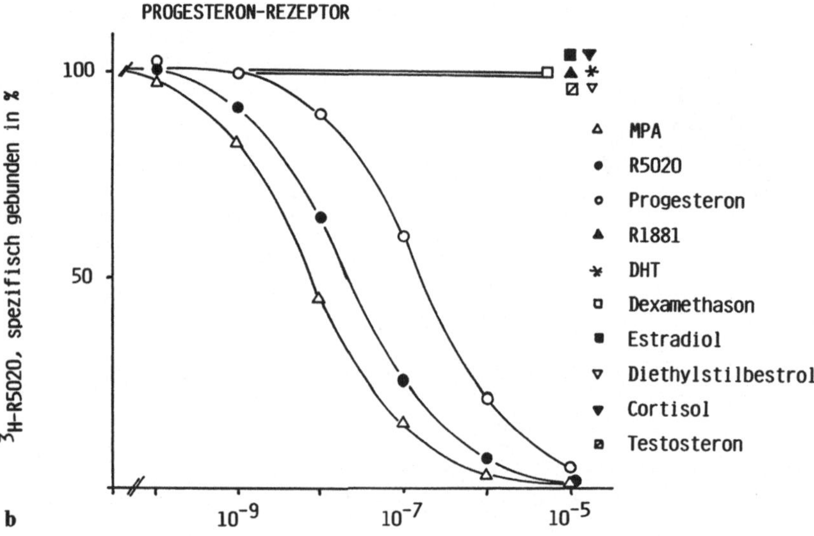

Abb. 4a, b. Relative Bindungsaffinitäten (RBA) verschiedener Steroide am Progesteronrezeptor. Aliquote (0,1 ml) aus Zytosol von Humanmyometrium wurden mit konstanten Mengen an ³H-R 5020 (Endkonzentration 8 nmol/l) und ansteigenden Konzentrationen der verschiedenen Steroide ($10^{-10} - 10^{-5}$ mol/l) bei 4 °C inkubiert

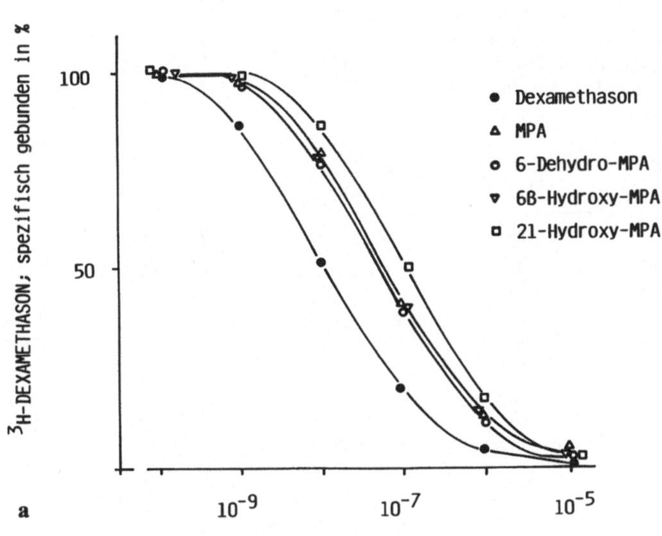

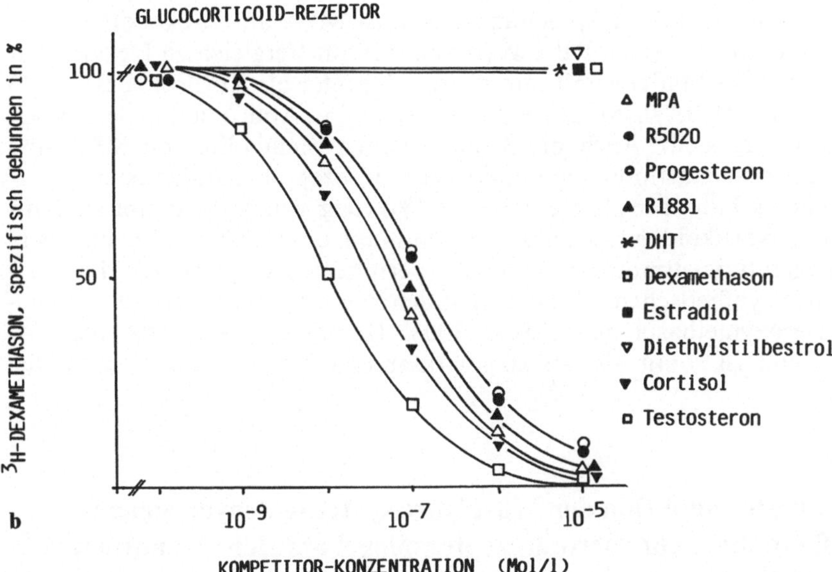

Abb. 5a, b. Relative Bindungsaffinitäten (RBA) verschiedener Steroide am Glukokortikoidrezeptor. Aliquote (0,1 ml) aus Zytosol von Lebern adrenalektomierter Ratten wurden mit konstanten Mengen an ^{3}H-Dexamethason (Endkonzentration 16 nmol/l) und ansteigenden Konzentrationen der verschiedenen Steroide ($10^{-10} - 10^{-5}$ mol/l) bei 4 °C inkubiert

Tabelle 3. Relative Bindungsaffinitäten (RBA) im Vergleich zu
^{3}H-Dexamethason von MPA und verschiedenen synthetischen
und natürlichen Glukokortikoiden am zytoplasmatischen Glukokortikoidrezeptor (Rattenleber) sowie die Hemmung des ^{3}H-
Thymidineinbaus in phytohämagglutininstimulierten menschlichen, peripheren Lymphozyten

Steroid	RBA	% Hemmung des ^{3}H-Thymidineinbaus
Dexamethason	1,00	100
Betamethason	1,00	100
Desoxymethason	1,40	100
Kortikosteron	0,80	100
Kortisol	0,45	100
Prednisolon	0,55	80
MPA	0,29	35
Kortison	0,02	10

Glukokortikoide Eigenschaften von MPA in vitro

Die klinisch zu beobachtenden glukokortikoiden Effekte von MPA finden im
In-vitro-Experiment ihre Entsprechung. So weist MPA am Glukokortikoidrezeptor aus Rattenleber einen RBA-Wert von 0,29 im Vergleich zu Dexamethason von 1,0 auf. Es bindet somit nur wenig schlechter als Kortisol (RBA 0,45)
oder Prednisolon (RBA 0,35). Die RBA-Werte sind in Abb. 5 und in den Tabellen 2 und 3 dargestellt. Auch die 3 untersuchten Metabolite von MPA sind
durch hohe Bindungsaffinität am Glukokortikoidrezeptor charakterisiert.

Ein weiteres Indiz für glukokortikoide Wirkung von MPA ergibt sich aus
der mit Glukokortikoiden feststellbaren Hemmung des ^{3}H-Thymidineinbaus in
Phytohemagglutinin-stimulierte humane, periphere Lymphozyten. Im Vergleich zu den synthetischen Glukokortikoiden wie Dexamethason, Betametha-
son und Desoxymethason mit jeweils 100 % Hemmung liegt MPA bei 35 %
Hemmung und ist somit als ein hochwirksames Glukokortikoid einzustufen
(Tabelle 3).

MPA-bedingte Induktion der 17β-Hydroxysteroiddehydrogenase und Einflußnahme auf Steroidrezeptorspiegel am Beispiel normalen und neoplastischen Humanendometriums

Normalendometrium

Östradiol- und Progesteronrezeptorkonzentrationen sowie die mikrosomale
17β-Hydroxysteroiddehydrogenase-(17β-HSD)-Aktivität und die Serum- und
Gewebespiegel für Östradiol und Östron wurden in Abhängigkeit vom Menstruationszyklus in Normalendometrium von Frauen im Alter zwischen 28 und

48 Jahren gemessen. Ausgewählt wurden Frauen mit regulären Menstruationszyklen, die durch biphasischen Basaltemperaturverlauf und LH-Midcycle-Peak charakterisiert waren. Die Ergebnisse hinsichtlich der Östradiol- und Progesteronrezeptorspiegel sind in Abb. 6 zusammengefaßt. Die höchsten Konzentrationen an Östradiolrezeptoren in Zytoplasma und Kernfraktion waren während der Proliferationsphase meßbar, mit einer Tendenz, gegen Zyklusmitte anzusteigen. Der Anstieg in der Follikelphase war für den Kernrezeptor verglichen mit dem zytoplasmatischen mehr als doppelt. Für den zytosolischen Progesteronrezeptor wurde ein paralleler Verlauf zum Östradiolrezeptor beobachtet (mit den höchsten Progesteronrezeptorkonzentrationen während der späten Proliferationsphase). Dagegen war die nukleare Progesteronrezeptorkonzentration durch Kulmination um den 20. Tag des Menstruationszyklus charakterisiert.

Abb. 7 illustriert, daß die Aktivität der mikrosomalen 17β-HSD, ein Enzym, das unter physiologischen Bedingungen in der Endometrium-Target-Zelle Östradiol zu Östron metabolisiert, in normalem Humanendometrium abhängig vom Menstruationszyklus variiert: niedrige Enzymaktivitäten während der Proliferationsphase, steiler Anstieg nach der Ovulation unter Progesteroneinfluß bis auf 10fach höhere Werte in der frühen Sekretionsphase.

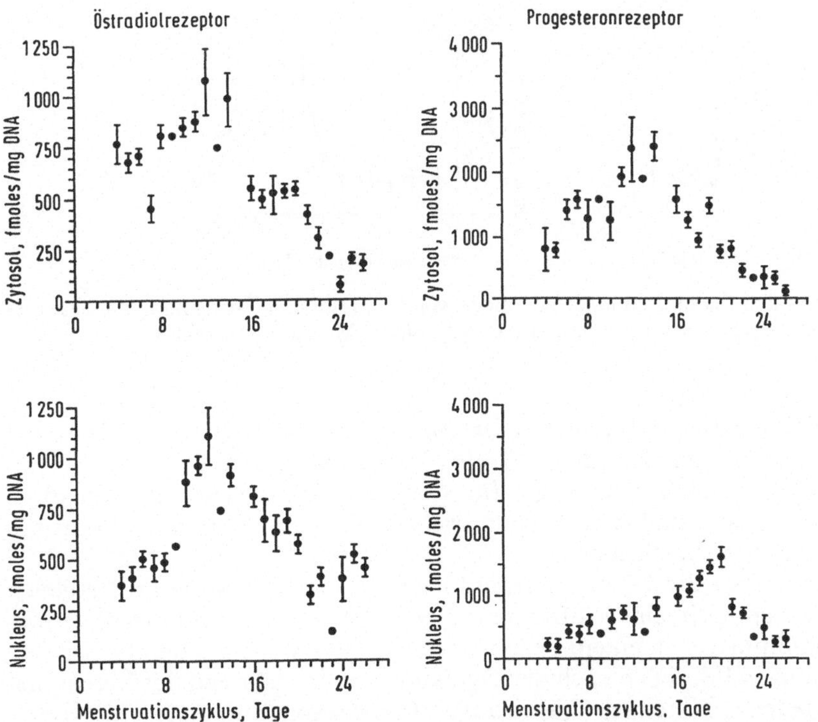

Abb. 6. Zytoplasmatische und nukleare Östradiol- und Progesteronrezeptorspiegel in normalem Humanendometrium als Funktion des Menstruationszyklus

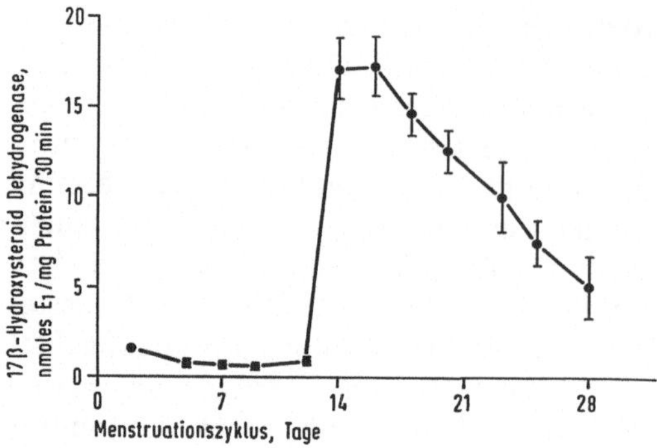

Abb. 7. Mikrosomale 17β-HSD-Aktivität in normalem Humanendometrium als Funktion des Menstruationszyklus

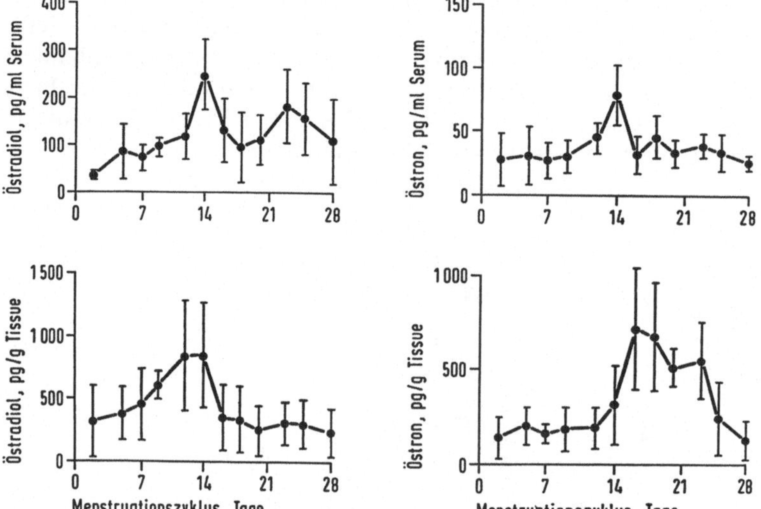

Abb. 8. Serum- und Endometriumgewebespiegel von Östradiol und Östron normal menstruierender Frauen zwischen 28 und 48 Jahren als Funktion des Menstruationszyklus

Diese Beobachtungen werden durch die Messung der Serum- und Gewebespiegel für Östron und Östradiol über den Menstruationszyklus in ihrer Aussagekraft ergänzt. Die Serumspiegel für Östradiol und Östron, dargestellt in Abb. 8, zeigen einen ähnlichen Verlauf wie von anderen Autoren für Frauen in dieser Altersgruppe beschrieben.

Dagegen zeigen die Gewebespiegel für Östradiol und Östron im Vergleich zu den Serumspiegeln einen differenten Verlauf. Die mittleren Östradiolgewebespiegel kulminieren in einem Peak von 760 pg/g Gewebe um den 14. Tag des Menstruationszyklus, fielen nach der Ovulation ab, um während der Lutealphase nicht wieder anzusteigen. Die relativen Gewebekonzentrationen für Östron sind am höchsten während der Sekretionsphase, die hohe 17β-HSD Aktivität in diesem Zykluszeitraum in der Endometriumzelle widerspiegelnd.

Endometriumkarzinom

Tägliche Gabe von 500 mg MPA für eine Woche führt sowohl beim zytoplasmatischen wie beim nuklearen Östrogenrezeptor zu einem Abfall der Rezeptorkonzentrationen in allen Tumorproben (Tabelle 4). Analog verhält sich der Einfluß von MPA auf den Progesteronrezeptor (Tabelle 5). In 1 von 7 mäßig-differenzierten und in 2 von 7 undifferenzierten Endometriumkarzinomen wurde ein

Tabelle 4. Einfluß von MPA auf die Östradiolrezeptorspiegel in Endometriumkarzinomen von 28 Patientinnen (500 mg MPA oral/Tag für eine Woche), *n.m.* nicht meßbar

Differenzierungs-grad	Östradiolrezeptor (fmol/mg DNA)			
	Vor Gestagentherapie		Nach Gestagentherapie	
	Zytosol	Nukleus	Zytosol	Nukleus
Hoch	$n=9$ 755 ± 151	$n=9$ 511 ± 178	$n=9$ 488 ± 122***	$n=9$ 288 ± 78***
Mäßig hoch	$n=6$ 631 ± 98	$n=6$ 408 ± 78	$n=6$ 481 ± 88**	$n=6$ 255 ± 68**
	$n=2$ n.m.	$n=2$ n.m.	$n=2$ n.m.	$n=2$ n.m.
Undifferenziert	$n=7$ 378 ± 68	$n=7$ 341 ± 55	$n=7$ 312 ± 72*	$n=7$ 308 ± 88
	$n=3$ n.m.	$n=3$ n.m.	$n=3$ n.m.	$n=3$ n.m.

*$p<0,05$, **$p<0,01$, ***$p<0,001$

Tabelle 5. Einfluß von MPA auf die Progesteronrezeptorspiegel in Endometriumkarzinomen von 31 Patientinnen (500 mg MPA oral/Tag für eine Woche)

Differenzierungs-grad	Progesteronrezeptor (fmol/mg DNA)			
	Vor Gestagentherapie		Nach Gestagentherapie	
	Zytosol	Nukleus	Zytosol	Nukleus
Hoch	$n=11$ 401 ± 108	$n=11$ 278 ± 51	$n=11$ 312 ± 78**	$n=11$ 150 ± 41**
Mäßig hoch	$n=7$ 112 ± 38	$n=7$ 73 ± 12	$n=6$ 98 ± 15	$n=6$ 68 ± 15
	$n=2$ n.m.	$n=2$ n.m.	$n=3$ n.m.	$n=3$ n.m.
Undifferenziert	$n=7$ 44 ± 12	$n=7$ 31 ± 7	$n=5$ 28 ± 7	$n=5$ 28 ± 9
	$n=4$ n.m.	$n=4$ n.m.	$n=6$ n.m.	$n=6$ n.m.

** $p<0,01$

Tabelle 6. Einfluß von MPA auf die 17β-HSD-Aktivität in der Mikrosomenfraktion von Endometriumkarzinomen von 22 Patientinnen (500 mg MPA oral/Tag für eine Woche)

Differenzierungsgrad	Mikrosomale 17β-Hydroxysteroiddehydrogenaseaktivität (nmoles Östron/mg Protein/30 min)	
	Vor Gestagentherapie	Nach Gestagentherapie
Hoch	n = 9 5,22 ± 0,88	n = 9 19,3 ± 2,2***
Mäßig hoch	n = 7 1,68 ± 0,38	n = 7 4,8 ± 0,63***
Entdifferenziert	n = 11 0,44 ± 0,12	n = 11 0,81 ± 0,23*

* $p < 0,05$, ** $p < 0,01$, ***$p < 0,001$

Wechsel von Progesteronrezeptor-positiv nach Progesteronrezeptor-negativ unter MPA-Therapie beobachtet. Tabelle 6 zeigt, daß unter MPA-Therapie von Patientinnen mit Endometriumkarzinomen in allen Tumorproben, in denen die 17β-HSD-Aktivität vor Behandlung nachgewiesen wurde, ein signifikanter Anstieg der 17β-HSD-Aktivität verifizierbar war, was demonstriert, daß der hormonelle Stimulus zu einem ähnlichen Effekt auf die 17β-HSD-Aktivität im Endometriumkarzinom führt wie für normales Humanendometrium nach Ovulation unter Progesteroneinfluß beschrieben.

Einfluß hochdosierter MPA-Therapie auf Hormone aus Hypophyse und Nebennierenrinde sowie MPA-Serumspiegel in Abhängigkeit von der Applikationsform

Intramuskuläre MPA-Therapie

In Abb. 9 sind die Longitudinalverläufe der Serumspiegel (Mediane ± Extremwerte) von MPA, Kortisol, ACTH, Prolaktin, DHEA-Sulfat und Androstendion unter hochdosierter intramuskulärer MPA-Therapie bei insgesamt 29 Patientinnen mit metastasierendem Mammakarzinom dargestellt. Der maximale Beobachtungszeitraum beträgt 4 Monate. Die Hormonparameter sind durch große intra- und interindividuelle Schwankungsbreiten charakterisiert. Die MPA-Serumspiegel zeigten einen stetigen Anstieg, ohne daß ein signifikanter Unterschied zwischen den gewählten Applikationsformen deutlich wurde, und erreichten nach 4 Monaten Therapiedauer MPA-Serumspiegel zwischen 70 und 80 ng/ml. Da nach 4 Monaten MPA-Therapie die applizierte jeweilige Gesamtdosis 24 bzw. 22 g MPA beträgt, ist der Verlauf − bezogen auf den Endpunkt der Therapiebeobachtung − nicht verwunderlich, dagegen bezogen auf die 14tägige Initialphase mit der um den Faktor 2 unterschiedlichen MPA-Menge

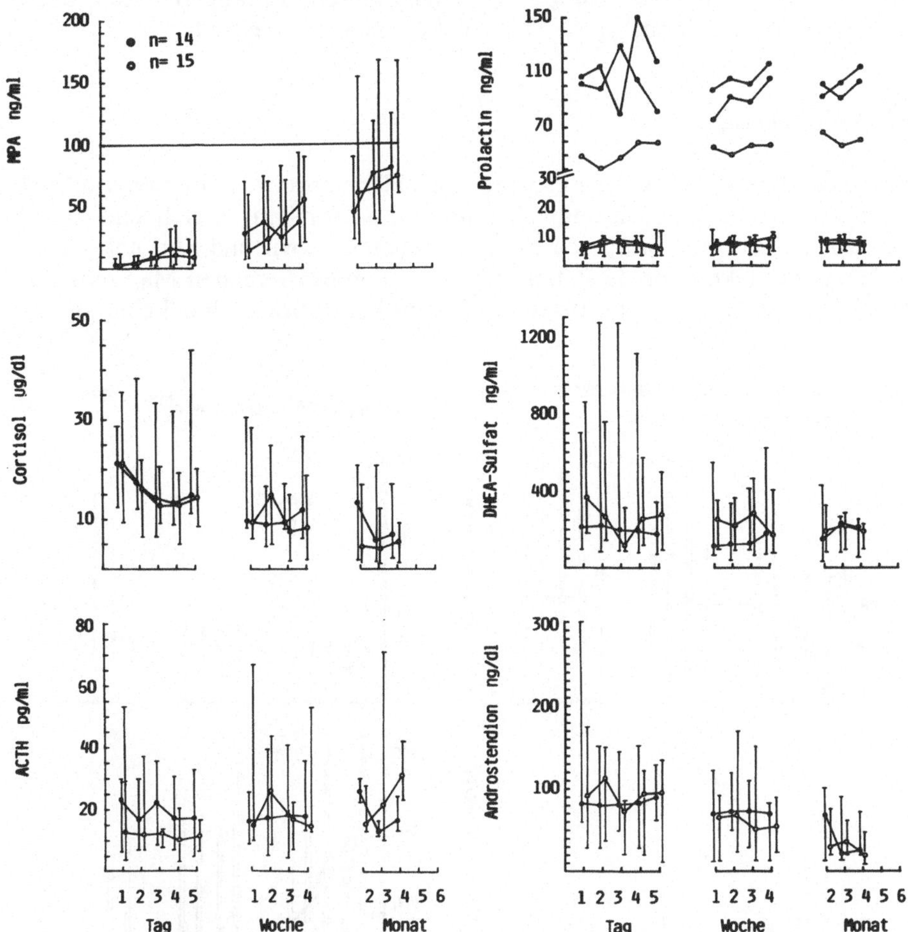

Abb. 9. MPA-Serumkonzentrationen und korrespondierende Hormonprofile bei i. m.-Therapie bei metastasierendem Mammakarzinom

in beiden Therapieschemata nur schwer erklärlich. Ein in der Initialphase zumindest theoretisch zu erwartender Kumulationseffekt kommt nicht zum Tragen. Bezüglich Kortisol (p < 0,01), Androstendion (p < 0,01) und DHEA-Sulfat (p = 0,05) werden unter hochdosierter MPA-Therapie z. T. hochsignifikante Suppressionen der Serumspiegel, also spiegelbildliches Verhalten zum MPA-Verlauf, beobachtet (p-Wert gemessen zwischen Tag 1 und Ende 3. Monat der MPA-Therapie). ACTH und Prolaktin dagegen bleiben unter MPA-Therapie weitgehend unbeeinflußt. Eine inverse Korrelation zwischen Kortisol und ACTH ist ebenfalls nicht eruierbar. Unter den 29 Patientinnen wurden 3 primäre Hyperprolaktinämien beobachtet, deren Ursachen unbekannt sind.

Ferner werden zwischen der 1. und 4. Woche in der Initialphase der MPA-Therapie signifikante Unterschiede in den MPA-Spiegeln zwischen dem „No-change"-Kollektiv und der Gruppe mit progredientem Verlauf (p = 0,05) beobachtet, der sich ab 2. Monat nach Therapiebeginn aber nivelliert.

Orale MPA-Therapie

Abbildung 10 zeigt MPA-Serumspiegel und Hormonprofile im Longitudinalverlauf über einen Beobachtungszeitraum von 6 Monaten unter hochdosierter oraler MPA-Therapie – aufgeschlüsselt zwischen Clinovir und Farlutal – in einem Gesamtkollektiv von 47 Patientinnen mit metastasierenden Mammakarzinomen. Wie unter der intramuskulären Applikationsform sind keine signifi-

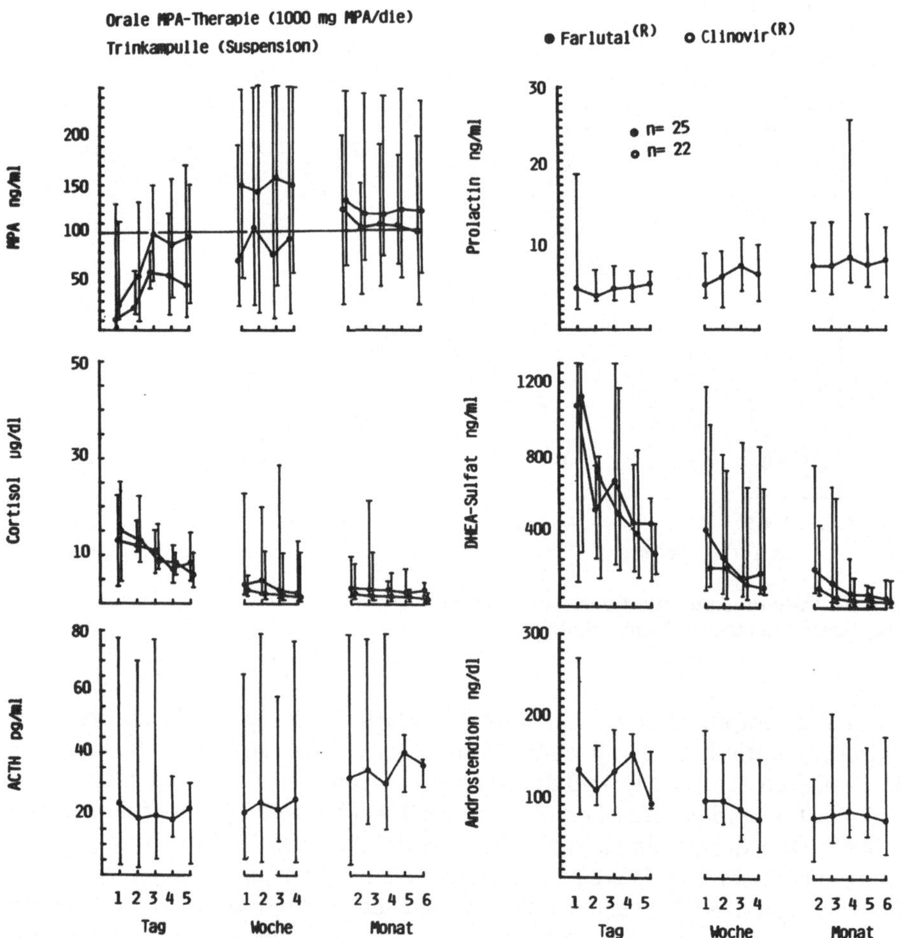

Abb. 10. MPA-Serumkonzentrationen und korrespondierende Hormonprofile bei oraler Therapie bei metastasierendem Mammakarzinom

kanten Veränderungen der Hormonspiegel für ACTH und Prolaktin zu beobachten, die Suppressionseffekte (p < 0,01) hinsichtlich Kortisol, DHEA-Sulfat und Androstendion sind dagegen ausgeprägter als unter i. m.-MPA-Therapie. Verglichen mit der intramuskulären MPA-Strategie erreichen bei hochdosierter oraler MPA-Gabe die Serumwerte für MPA schon innerhalb der 1. Woche Werte, die sich um 100 ng/ml bewegen und somit deutlich über den durch intramuskuläre Applikation von MPA erreichbaren Werten liegen.

Diskussion

Der zytostatische Effekt einer hochdosierten MPA-Therapie hat als Basis ein breitgefächertes Spektrum unterschiedlichster Angriffspunkte, wobei im Vordergrund 1. die unmittelbare Beeinflussung von Wachstum und Funktion auf der Ebene der Zielzelle sowie 2. der Eingriff in hormonelle Sekundärparameter der Hypophysennebennierenrindenachse stehen.

Zielzelle

Rezeptorebene: Die aus In-vivo-Experimenten bekannte gestagene Potenz von MPA kann durch Charakterisierung von Bindungseigenschaften von MPA am Progesteronrezeptor mit Hilfe gängiger physikochemischer Parameter im Vergleich mit etablierten natürlichen und synthetischen Gestagenen bestätigt werden (Young et al. 1980; Grill et al. 1985). Analog zu ^{3}H-R 5020, einem hochaktiven synthetischen Gestagen, das seit Jahren in der Mammakarzinomdiagnostik als Gestagenligand etabliert ist (Raynaud 1977), bildet ^{3}H-MPA ähnlich stabile Komplexe mit Progesteronrezeptoren aus humanem Myometriumzytosol. Diese Komplexe sind stabiler als die mit ^{3}H-Progesteron gebildeten, was u. a. seinen Ausdruck in einer verlängerten Dissoziationsrate findet. Anders ausgedrückt: Die Verweildauer von MPA an den spezifischen Bindungsstellen der Progesteronrezeptoren ist im Vergleich zu Progesteron, dem natürlichen Gestagen, wesentlich verlängert. Ferner ist der K_d-Wert, der ein Maß für die Affinität zwischen Ligand und Bindungsbezirk am Rezeptormolekül darstellt, für MPA niedriger als für Progesteron, was bedeutet, daß niedrigere (als für Progesteron nötige) intrazelluläre Konzentrationen von MPA bereits zur Sättigung des Progesteronrezeptors ausreichen. Der im Kompetitionsexperiment ermittelte RBA-Wert, ein Maß für die Bindungsspezifität, ist für MPA im Vergleich zu R 5020 als Referenzsteroid mit 1,15 ermittelt worden und somit besser als für Progesteron, das einen RBA-Wert von 0,4 aufweist. Interessant in diesem Zusammenhang ist das Bindungsverhalten verschiedener Metaboliten von MPA. 6-Dehydro-MPA sowie 6β-Hydroxy-MPA zeigen eine dem MPA, also der Muttersubstanz, vergleichbare Bindungsspezifität am Progesteronrezeptor, während 21-Hydroxy-MPA nur einen RBA-Wert von 0,3 aufweist. Bindung von MPA und seiner Metabolite am Östrogenrezeptor wird nicht beobachtet, desgleichen zeichnet sich MPA durch fehlende Affinität zu Serumproteinen wie CBG und SHBG aus, die als spezifische Transportproteine für Steroidhormone einzustufen sind. Die Tatsache, daß MPA sich durch fehlende Bindung an Serumproteinen auszeichnet, deutet zumindest an, daß diese Substanz durch eine, im Gegensatz zu Progesteron, das mit hoher Affinität am CBG bindet, höhere Bioverfügbarkeit charakterisiert ist.

Mit Hilfe der Dichtegradientenzentrifugationstechnik konnten die MPA-Progesteronrezeptorkomplexe in typischer Weise visualisiert werden: MPA bindet wie R 5020 sowohl an die niedrigmolekulare Rezeptorspezies (4 S-Rezeptorform) als auch am hochmolekularen diamerisierten 8 S-Rezeptor. Nach Salzaktivierung war ein für Progesteronrezeptoren typischer Shift von 8 S nach 5 S zu beobachten, eine Rezeptorspezies, die mit dem aus dem Kern extrahierbaren Rezeptor identisch sein soll (McGuire et al. 1977).

Die Kompetitionsexperimente am Glukokortikosteroidrezeptor aus Rattenlebern sowie die Versuche zur Hemmung des ^{3}H-Thymidineinbaus in phytohämagglutininstimulierte Lymphozyten weisen darüber hinaus MPA als potentes, Kortisol vergleichbares Glukokortikoid aus. Diese im In-vitro-Experiment nachgewiesenen glukokortikoiden Eigenschaften finden bei der Analyse der unerwünschten Nebenwirkungen von MPA im Rahmen der hochdosierten Karzinomtherapie ihre Bestätigung. Ein Großteil der Nebenwirkungen haben glukokortikoiden Charakter (z. B. diabetogene Wirkungen, Thrombosen, Gewichtszunahme usw.). Darüber hinaus wird MPA neuerdings als Ersatzglukokortikoid im Rahmen der Aminoglutethimidtherapie des metastasierten Mammakarzinoms eingesetzt, was die auf der Rezeptorebene nachgewiesene glukokorticoide Wirkung unterstreicht (Blossey et al. 1982).

17β-Hydroxysteroiddehydrogenase: Messung der 17β-HSD Aktivität in der Mikrosomenfraktion von Normalendometrium zeigt, daß dieses Enzym, dem eine Schlüsselbedeutung hinsichtlich der Regulation der intrazellulären Östradiolspiegel zukommt, in seiner Aktivität ebenfalls zyklusabhängigen Schwankungen unterliegt: niedrige Aktivitätsspiegel in der Proliferationsphase, steiler Anstieg nach der Ovulation mit den höchsten Werten in der frühen Sekretionsphase (Pollow 1981; Pollow u. Kreienberg 1983; Pollow et al. 1975, 1977, 1983). Gegen Ende des Menstruationszyklus wird ein Abfall der Aktivität auf Werte beobachtet, die für die Proliferationsphase typisch sind.

Aufgrund dieser am Humanendometrium erhobenen Befunde, ergänzt durch Tierexperimente und In-vitro-Untersuchungen an Zellkulturen (Milgrom et al. 1972; Kontula 1975), kann ein auf der Ebene der Endometriumzelle angesiedeltes Konzept der Autoregulation von Rezeptorspiegeln entwickelt werden. Zusammengefaßt dargestellt ergibt sich folgendes Bild: Durch Basissekretion bedingt, wird zu Zyklusbeginn über Östradiol als primärem hormonellen Stimulus via Rezeptormechanismus der eigene Rezeptor und nachfolgend der Progesteronrezeptor induziert (De-novo-Synthese von Rezeptorportein). Zu Beginn der zweiten Zyklushälfte, also mit dem Einstrom von Progesteron in die Endometriumzelle, wird der Progesteronrezeptormechanismus durch Besetzen präformierter Rezeptormoleküle mit dem konkordanten Hormon aktiviert. In zeitlicher Kongruenz kommt es zum Anstieg der 17β-HSD-Aktivität, der, wie von Tseng u. Gurpide (1974) gezeigt werden konnte, die Folge einer via progesteronrezeptorgesteuerten De-novo-Synthese von Enzymprotein ist.

Da Progesteron via Rezeptormechanismus, wie aus tierexperimentellen Untersuchungen bekannt (Milgrom et al. 1972), die Synthese des eigenen sowie des Östradiolrezeptors inhibiert, also somit eine zentrale Rolle in der Down-Regulation von Steroidhormonrezeptoren spielt, ist der deutliche Abfall der Östradiol- und Progesteronrezeptoren in der zweiten Zyklushälfte erklärbar. Der Abfall wird durch das Eingreifen der 17β-HSD forciert: Das in der zweiten Zyklushälfte in die Endometriumzelle einströmende Östradiol wird zum größten Teil nach Östron metabolisiert, das per se keine östrogene Aktivität aufweist, da es als Rezeptorkomplex im Kern nicht langdauernd akkumuliert werden kann, aber andererseits in der Lage ist, mit biologisch aktivem Östradiol um die Bindungsstelle des zytoplasmatischen Rezeptors zu konkurrieren. Die unmittelbare Folge dieses autoregulativen Mechanismus muß ein Reduzieren bzw. Ausschalten der Östradiolrezeptoraktivität sein und damit verbunden des positiven Stimulus auf die Synthese von Östradiol- und Progesteronrezeptoren. Diese Kaskade von ineinandergreifenden Mechanismen unterstützt im Endeffekt das Absinken der Rezeptorspiegel in der zweiten Zyklushälfte, aber auch der 17β-HSD-Aktivität, die Endglied dieser rezeptorgesteuerten Induktionskette ist.

MPA verhält sich hinsichtlich Inhibition der De-novo-Synthese von Steroidhormonrezeptoren als auch Induktion der 17β-HSD analog zum Progesteron, wobei diese Effekte schon bei physiologischen Steroidkonzentrationen beobachtet werden, also nicht an die hochdosierte MPA-Therapie gebunden sind. MPA wirkt also via Progesteronrezeptormechanismus auf natürliche Weise antiöstrogen.

Einfluß einer hochdosierten MPA-Therapie auf Hormone aus Hypophyse und Nebennierenrinde

Neben diesen auf der Ebene der Zielzellen sich abspielenden Wirkungen inhibiert MPA indirekt das Tumorwachstum, indem es in hoher Dosierung die Steroidogenese in den Nebennierenrinden teilweise blockiert bzw. in der Prämenopause die hypophysäre Bildung von LH und FSH über einen negativen Feedback unterbindet und somit die das Tumorwachstum stimulierend wirkenden Östrogene aus dem Kreislauf eliminiert (Wikström u. Johansson 1984).

Die Einflußnahme einer hochdosierten MPA-Therapie bei Patientinnen mit fortgeschrittenen Mammakarzinomen auf die Hypophysen-Nebennierenrinden-Achse wird in der Literatur kontrovers diskutiert. Durch Pollow et al. (1985a, b; Mahlke et al. 1985), sowie andere Autoren (Blossey et al. 1982; Wander et al. 1983, 1984; Izuo et al. 1982; Veelen et al. 1984) werden markante Suppressionen von Kortisol sowie der Nebennierenrindenandrogene — unabhängig vom klinischen Response — in allen Patientengruppen beobachtet. ACTH-Serumspiegel bleiben aber in der vorliegenden Arbeit, abgesehen von statistisch nicht relevanten Variationen im Normalbereich, unter MPA-Therapie unbeeinflußt. Diese Beobachtung entspricht den Angaben von Veelen et al. (1984), steht aber im Gegensatz zu Resultaten von Blossey et al. (1982) und Izuo et al. (1982), die unter MPA-Therapie deutlich supprimierte ACTH-Level beschreiben.

Dieses zum Kortisolabfall atypische Verhalten von ACTH ist schwer verständlich. Physiologischerweise wäre im Rahmen gegenläufiger Rückkopplungsmechanismen zwischen Hypophyse und Nebennierenrinde bei supprimiertem Kortisolverlauf ein Anstieg der ACTH-Level zu erwarten. Möglicherweise kompensiert die glukokortikoide Eigenwirkung von MPA das unter MPA-Therapie sich ausbildende Kortisoldefizit, so daß die Hypophysenebene unbeeinflußt bleibt (möglicherweise über die Bildung von kortisolähnlichen C-21-Hydroxy-MPA-Derivaten (Iacobelli et al. 1982). Darüber hinaus ist denkbar, daß andere Nebennierenrinden-Kortikosteroide – wie z. B. Kortikosteron – die Rückkopplungsschiene zur Hypophyse besetzen und somit das Kortisoldefizit ausgleichen. Die stark suppressive Wirkung von MPA auf Kortisol, DHEA-Sulfat und Androstendion, ist möglicherweise ein organbezogenes Phänomen. MPA überschwemmt in der verabreichten therapeutischen Dosis die steroidproduzierenden Zellen und inhibiert dabei kompetitiv Enzymsysteme, die für die Synthese von Kortikosteroiden und Androgenen essentiell sind.

Prolaktin, das sich zunehmend in der klinischen Forschung des Mammakarzinoms in den Vordergrund schiebt, bleibt, wie die vorliegenden Untersuchungen zeigen, unter hochdosierter MPA-Therapie sowohl bei Non-Respondern als auch bei Respondern unbeeinflußt.

Dieses statistisch abgesicherte Ergebnis steht im Widerspruch zu Mitteilungen von Wander et al. (1983, 1984), die bei progredientem Tumorverlauf eine enge Korrelation zu hyperprolaktinämischen Hormonprofilen beobachteten, bestätigt aber andererseits die von Veelen et al. (1984) gemachten Erfahrungen an 22 postmenopausalen Karzinompatientinnen.

Zusammenfassend muß der auf das Tumorwachstum inhibierende Effekt von MPA wie folgt diskutiert werden:

1) MPA als gut dokumentiertes synthetisches Gestagen wirkt rezeptorvermittelt inhibitorisch auf die Synthese seines eigenen sowie des Östradiolrezeptors, insofern wirkt MPA als Antiöstrogen, da der für die östrogene Wirkung in der Zielzelle verantwortliche Östradiolrezeptor durch Down-Regulation aus der Tumorzelle eliminiert wird.

2) MPA wirkt rezeptorvermittelt als Glukokorticoid. Inwieweit diese Wirkung per se tumorinhibierend ist, bleibt offen. Sicher ist aber, daß die glukokortikoide Eigenwirkung von MPA für einen Teil der unter hochdosierter MPA-Therapie zu beobachtenden Nebenwirkungen verantwortlich ist.

3) MPA wirkt induzierend auf die 17β-Hydroxysteroid-Dehydrogenase, ein Schlüsselenzym des Östradiolstoffwechsels, das Östradiol in das biologisch weniger aktive Östron transformiert. Damit wird das aktuell intrazellulär vorhandene Östradiolangebot zugunsten von Östron reduziert.

4) Darüber hinaus wirkt MPA im Rahmen der Karzinomtherapie supprimierend auf die Neubildung von Nebennierenrindensteroiden, aber auch auf die hypophysäre Gonadotropinsynthese. Die Folge ist, daß zum einen eine drastische Reduzierung der ovariellen Steroidsynthese in der Prämenopause durch Verlust von FSH und LH zu registrieren ist, andererseits die reduzierte Androgensynthese in den Nebennierenrinden v. a. in der Postmenopause sekundär zu einer „Downregulation" der Östrogensynthese führt, da die

Östrogensynthese in der Postmenopause physiologischerweise bei ruhenden Ovarien über die Aromatisierung von Androstendion im peripheren Fettgewebe läuft.

5) Neben diesen Effekten wirkt MPA in hoher Dosierung auf die Zielzelle direkt zytotoxisch, wobei der Mechanismus im einzelnen unklar ist (Iacobelli et al. 1980).

Literatur

Beatson GT (1896) On the treatment of inoperable cases of carcinoma of the mamma: suggestions for a new method of treatment with illustrative cases. Lancet 2:104

Blossey HC, Wander HE, Nagel GA, Köbberling J, Kleeberg U (1982) Medroxyprogesteroneacetat in hoher Dosierung beim metastasierenden Mammakarzinom: Vergleichende Klinik, Pharmakokinetik und Pharmakodynamik verschiedener Applikationsformen. Onkologie 5:13

Brunner KW, Sonntag RW, Alberto P (1977) Combined chemotherapy and hormonotherapy in advanced breast cancer. Cancer 39:2923

Cavalli F, McGuire WL, Pannuti F, Pellegrinio A, Robustelli Della Cuna G (eds) (1982) Proceedings of the International Symposium on Medroxyprogesterone Acetate. Excerpta Medica, Amsterdam

Ganzina F (1979) High-dose medroxyprogesterone acetate (MPA) treatment in advanced breast cancer. Tumori 65:73

Goldenberg IS (1969) Clinical trial of testolactone, medroxyprogesterone acetate, and oxylone acetate in advanced female mammary cancer. A report of the cooperative breast cancer group. Cancer 23:109

Grill HJ, Manz B, Belovsky O, Pollow K (1984) Criteria for the establishment of a double-labeling assay for simultaneous determination of estrogen and progesterone receptors. Oncology 41:25

Grill HJ, Manz B, Heubner A, Kreienberg R, Pollow K (1985) Charakterisierung der gestagenen und glucocorticoiden Wirkung von MPA auf der Rezeptorebene. In: Schmidt CG, Schmidt-Matthiesen H (eds) (1985) Medroxyprogesteronacetat (MPA) in der Onkologie. Schattauer, Stuttgart New York

Iacobelli S, Longo P, Scambia G, Natoli V, Sacco F (1980) Progesterone receptors and hormone sensitivity of human endometrial carcinoma. In: Iacobelli S, DiMarco A (eds) (1980) Role of medroxyprogesterone in endocrine-related tumors. Raven, New York

Iacobelli S, Natoli C, Sica G, Marchetti P (1982) Common and distinctive features in the growth-inhibitory activity of medroxyprogesterone acetate and tamoxifen on oestrogen-sensitive human breast cancer cells. In: Cavalli F, McGuire WL, Pannuti F, Pellegrini A, Robustelli Della Cuna G (eds) (1982) Proceedings of the International Symposium on Medroxyprogesterone acetate. Excerpta Medica, Amsterdam

Ingle JN (1984) Additive hormonal therapy in women with advanced breast cancer. Cancer 53:766

Izuo M, Iino Y, Endo K (1981) Oral high-dose medroxyprogesterone acetate (MPA) in the treatment of advanced breast cancer. Breast Cancer Res Treat 1:125

Izuo M, Iino Y, Tominaga T, Nomura Y, Abe D, Enomoto K, Takatani O, Kubo K (1982) Oral high-dose medroxyprogesterone acetate therapy in advanced breast cancer: clinical and endocrine studies. In: Cavalli F, McGuire WL, Pannuti F, Pelligrini A, Robustelli Della Cuna G (eds) (1982) Proceedings of the International Symposium on Medroxyprogesterone Acetate. Excerpta Medica, Amsterdam

Jonat W, Knapp W, Schumann B, Trapp H, Vanhecke C, Maass H (1984) Orale hochdosierte Gestagentherapie als Versagerschema beim metastasierten Mammakarzinom. Dtsch med Wschr 109:46

Klaassen DJ, Rapp EE, Hirte WE (1976) Response to medroxyprogesterone acetate (NSC 26386) as secondary hormone therapy for metastatic breast cancer in postmenopausal women. Cancer Treat Rep 60:251

Kontula K (1975) Progesterone-binding protein in human myometrium. Binding site concentration in relation to endogenous progesterone and 17β-estradiol levels. J Steroid Biochem 6:1555

Loeber J, Mouridsen HT, Salimtschik M, Johansson E (1981) Pharmakokinetics and medroxyprogesterone acetate administered by oral and intramusculare route. Acta Obstet Gynecol Scand (Suppl) 101:71

Mahlke M, Grill HJ, Knapstein P, Wiegand U, Pollow K (1985) Oral high-dose medroxyprogesterone acetate (MPA) treatment: cortisol/MPA serum profiles in relation to breast cancer regression. Onkology 42:144

Mattsson W (1978) High-dose medroxyprogesterone acetate treatment in advanced mammary carcinoma. A phase II investigation. Acta Radiol Oncol Radiat Phys Biol 17:387

McGuire WL, Carbone PP, Vollmer EP (eds) (1975) Estrogen receptors in human breast cancer. Raven, New York

McGuire WL, Raynaud JP, Baulieu EE (eds) (1977) Progesterone receptors in normal and neoplastic tissues. Raven, New York

Milgrom E, Atger M, Perrot M, Baulieu EE (1972) Progesterone in uterus and plasma: VI. Uterine progesterone receptors during the estrus cycle and implantation in the guinea pig. Endocrinology 90:1071

Muggia FM, Cassileth PA, Ochoa M (1968) Treatment of breast cancer with medroxyprogesterone acetate. Ann Intern Med 68:328

Pannuti F, Martoni A, Lenaz GR, Piana E, Nanni P (1978) A possible new approach to the treatment of metastatic breast cancer: massive doses of medroxyprogesterone acetate. Cancer Treat Rep 62:504

Pannuti F, Martoni A, DiMarco AR (1979) Prospective, randomized clinical trial of two different high dosages of medroxyprogesterone acetate (MPA) in the treatment of metastatic breast cancer. Eur J Cancer 15:593

Pannuti F, DiMarco AR, Martoni A et al. (1980) Medroxyprogesterone acetate in treatment of metastatic breast cancer: Seven years of experience. In: Iacobelli S, DiMarco A (eds) Role of medroxyprogesterone in endocrine-related tumors. Raven, New York

Pannuti F, Martoni A, Fruet F, Burroni P, Nanova N, Hall S (1982) Oral high-dose medroxyprogesterone acetate versus tamoxifen in postmenopausal patients with advanced breast cancer. In: Iocobelli S, Lippman ME, Robustelli Della Cuna G (eds) The role of tamoxifen in breast cancer. Raven, New York

Pollow K (1981) Oestradiol and progesterone in normal and abnormal human uterine tissue. In: Fotherby K, Pal SB (eds) Hormones in normal and abnormal human tissues. Walter de Gruyter, Berlin New York, 373

Pollow K (1983) Die Bedeutung von Hormonrezeptoren für die Behandlung maligner Erkrankungen. Therapiewoche 33:6809—6825

Pollow K, Kreienberg R (1983) Grundlagen und klinische Bedeutung von Steroidhormon-Rezeptoren, 17β-Hydroxysteroid-Dehydrogenase und Serum-Tumormarker beim Endometriumkarzinom. Gynäkologe 16:93

Pollow K, Schmidt-Gollwitzer M, Nevinny-Stickel J (1977) Progesterone receptors in normal human endometrium and endometrial carcinoma. In: McGuire WL, Raynaud JP, Baulieu EE (eds) (1977) Progesterone receptors in normal and neoplastic tissues. Raven, New York, 313

Pollow K, Lübbert H, Boquoi E, Kreuzer G, Jeske R, Pollow B (1975) Studies on 17β-hydroxysteroid dehydrogenase in human endometrium and endometrial carcinoma. I. Subcellular distribution and variations of specific enzyme activity. Acta Endocrinologica 79:134

Pollow K, Lübbert H, Grill HJ, Manz B, Pollow B (1983) Nuclear and cytoplasmic estradiol and progesterone receptors in human endometrial cancer: Before and after hormone administration. In: Bardin CW, Milgrom E, Mauvais-Jarvis P (eds) (1983) Progesterone and progestins. Raven, New York, 339

Pollow K, Kreienberg R, Grill HJ, Melchert F, Knapstein P, Manz B (1985) Hochdosierte Medroxyprogesteronacetat-Therapie beim metastasierenden Mamma-Karzinom in Abhängigkeit von der Applikationsform. In: Robustelli Della Cuna G, Nagel GA, Lanius P (eds) Deutsch-Italienisches onkologisches Symposium, Venedig, 1984, Fortschritte in der Hormonbehandlung und der Chemotherapie. Onkodialog. Kehrer Verlag, Freiburg, 1985

Pollow K, Kreienberg R, Hoffmann G, Grill HJ, Melchert F, Knapstein P (1985) Hoch-
dosierte MPA-Therapie beim metastasierenden Mamma-Karzinom: Vergleich zwischen
intramuskulärer und oraler Applikation. In: Schmidt CG, Schmidt-Matthiesen H (eds)
Medroxyprogesteronacetat (MPA) in der Onkologie. Schattauer, Stuttgart New York, 76
Price N, Dwek RA (1974) Principles and problems in physical chemistry for biochemists.
Clarendon, Oxford
Raynaud JP (1977) R 5020, a tag for the progestin receptor. In: McGuire WL, Raynaud JP,
Baulieu EE (eds) (1977) Progesterone receptors in normal and neoplastic tissues. Raven,
New York
Robustelli Della Cuna G, Calciati A, Bernardo Strada MR (1978) High dose medroxy-
progesterone acetate (MPA) treatment in metastatic carcinoma of the breast: a dose-
response evaluation. Tumori 64:143
Segaloff A, Cunningham M, Rice BF (1967) Hormonal therapy in cancer of the breast. XXIV.
Effect of corticosterone or medroxyprogesterone acetate on clinical course of hormonal ex-
cretion. Cancer 20:1673
Stoll BA (1966) Therapy by progestational agents in advanced breast cancer. Med J Aust 1:331
Stoll BA (1967) Progestin therapy of breast cancer: comparison of agents. Br Med J 3:338
Tseng L, Gurpide E (1975) Induction of human endometrial estradiol dehydrogenase by pro-
gestins. Endocrinology 97:825
Van Veelen H, Willemse PHB, Sleijfer DT, Pratt JJ, Sluiter WJ, Doorenbos H (1984) Adrenal
suppression by oral high-dose medroxyprogesterone acetate in breast cancer patients. Can-
cer Chemother Pharmakol 12:83
Wander HE, Blossey HC, Köbberling J, Nagel GA (1983) Hochdosiertes Medroxyprogesteroneacetat beim metastasierenden Mammakarzinom: Beziehung zwischen Krankheitsverlauf und Hormonprofilen. Klin Wochenschr 61:553
Wander HE, Holtkamp W, Nagel GA (1984) Bedeutung der Prolactin-Bestimmung bei metastasierendem Mammakarzinom. Dtsch med Wschr 109:62
Wikström BG, Johansson EDB (1984) Acta Obstet Gynecol Scand 63:163
Young PC, Kenn FK, Einhorn LH, Stanich BM, Ehrlich CE, Cleary RE (1980) Binding of
medroxyprogesterone acetate in human breast cancer. Am J Obstet Gynecol 137:284

Das Cystosarcoma phylloides der weiblichen Brust — ein Problemtumor

A.-W. SCHMIDT u. B. BLÜHER[*]

Zur Begriffsbildung

Unter den nichtkarzinomatösen Tumoren der weiblichen Brust nimmt das Cystosarcoma phylloides eine Sonderstellung ein. Dies beruht auf seiner nach wie vor unklaren Ätiologie, auf den Schwierigkeiten, den einzelnen Tumor hinsichtlich seiner klinischen Wertigkeit richtig einzuschätzen, und auf den Schwierigkeiten einer exakten Prognose im Einzelfall.

Die vorliegende Studie befaßt sich im wesentlichen mit der Klinik des Cystosarcoma phylloides unter besonderer Berücksichtigung auch der prognostischen Kriterien. Sie stützt sich dabei auf eine relativ große Gruppe dieser an sich eher seltenen Geschwulstart, die in einem Zeitraum von 11 Jahren, in welchem über 900 Patientinnen mit Mammatumoren behandelt wurden, an einer größeren frauenklinischen Abteilung zu beobachten waren.

1838 prägte Johannes Müller den Ausdruck „Cystosarcoma phylloides" (Müller 1838). In den folgenden Jahren wurden über 60 Synonyme für diesen Tumor zur Diskussion gestellt; die Anregungen zu einer exakten Nomenklatur halten bis in die jüngste Zeit an:

Synonyme	Autoren
— Fibroadenoma intracanaliculare phylloides mammae	Marx (1980)
— phylloider Tumor der Brustdrüsen	Gavrilescu et al. (1976)
— Riesenfibroadenom der Mamma	Herting (1976)
— „hypercellular adenofibroma"	Obermann (1965)

Die Mehrzahl der Autoren hält an dem Begriff des Cystosarcoma phylloides fest und versteht darunter ein breitgefächertes Spektrum fibroepithelialer Tumoren der Brust, das gegenüber dem intrakanalikulären Fibroadenom und dem Fibrosarkom abzugrenzen ist.

Müller selbst beschrieb 1838 den Tumor als eine feste große Geschwulst mit mehr oder weniger unebener Oberfläche, in der sich neben festen Tumoranteilen Hohlräume und Spalten finden. Diese sind mit wenig Flüssigkeit gefüllt und liegen eng beieinander, so daß der Tumor ein blättriges (phylloides) Aussehen bekommt.

Fast 100 Jahre lang war man einhellig der Auffassung, daß das Cystosarcoma phylloides eine grundsätzlich benigne Tumorerkrankung sei. Nachuntersu-

---

* Ein Teil des Materials wurde von Herrn B. Blüher für die Inauguraldissertation: „Zur Klinik des Cystosarcoma phylloides der weiblichen Brust unter besonderer Berücksichtigung prognostischer Kriterien" zusammengetragen.

chungen einer Studie von Lee u. Pack (1931) durch andere Untersucher führten jedoch zu der Erkenntnis, daß Metastasierungen auftreten können und die Krankheit auch zum Tode führen kann (Kessinger et al. 1972). Bis heute ist es noch nicht gelungen, prospektiv eine Aussage über eine mögliche maligne Verlaufsform des Tumors im Einzelfall zu machen.

Diese Unsicherheit der Prognose führte zwangsläufig auch zu unterschiedlichen Auffassungen über die erforderliche Therapie. Diskutiert wurde für die prognostische Einschätzung des Tumors das Ausmaß des Proliferationsgrades der stromalen Komponente (Kessinger et al. 1972; Norris u. Taylor 1967).

Klinisches Bild der Erkrankung

Die Häufigkeit des Cystosarcoma phylloides wird i. allg. mit 2,5% aller fibroepithelialen Brusttumoren und mit 0,3 – 0,9% aller Mammatumoren angegeben (Pietruszka u. Barnes 1978; Kessinger et al. 1972; Rosenfeld et al. 1981).

Über die Ätiologie gibt es nur Theorien; am häufigsten wird eine Entstehung aus einem Fibroadenom angenommen (Fernandez et al. 1976; Gavrilescu et al. 1976; Herting 1976; Kessinger et al. 1972; Lee u. Pack 1931; Treves u. Sunderland 1951). Eine plötzliche Wachstumsakzeleration eines lange vorbestehenden Tumors wird als typisch dargestellt (Kessinger et al. 1972; Lee u. Pack 1931; Norris u. Taylor 1967; Obermann 1965); andererseits wird aber auch über kurze Manifestationszeiträume berichtet (Blichert-Toft et al. 1975; Hafner et al. 1962; Obermann 1965; Rüegg u. Sulser 1975).

Der Mammographie wird für die Differentialdiagnose gegenüber den Fibroadenomen keine große Bedeutung beigemessen (Cole-Benglet et al. 1983; Gavrilescu et al. 1976; Geppert u. Bachmann 1982; Maier et al. 1968; Rocek et al. 1981). Einzelne Untersucher bevorzugen die Sonographie wegen der differentialdiagnostisch höher eingestuften Aussagekraft (Cole-Benglet et al. 1983). Der Gipfel der Altersverteilung wird mit dem 5. Lebensjahrzehnt angegeben (Blichert-Toft et al. 1975; Hafner et al. 1962; Kessinger et al. 1972; Obermann 1965; Rüegg u. Sulser 1975; Schwartz 1982).

Die Angaben schwanken jedoch vom 3. Jahrzehnt (Minami u. Madusa 1968) bis zum 6. Jahrzehnt (Rüegg u. Sulser 1975).

In Publikationen über Einzelfälle oder kleine Patientenkollektive wird über die meist günstigen Verläufe bei jüngeren Frauen berichtet (Amerson 1970; Anderson u. Bergdahl 1978; Gibbs et al. 1968; Hoover et al. 1975; Nambiar u. Kannan-Kutty 1974). Multilobuläres Auftreten ist häufig, bilaterales Auftreten eher selten (Kessinger et al. 1972; Schmidt et al. 1981). Die Mitteilung eines zeitversetzten Auftretens bilateraler Erkrankungen in 3 Fällen läßt eine multizentrische Entstehung vermuten (Bader u. Isaacson 1960; Fernandez et al. 1976; Treves 1964).

Das von Johannes Müller (1838) und auch von Norris u. Taylor (1967) als charakteristisch beschriebene Bild eines oft gigantischen, mehrknolligen Tumors mit festen, fleischigen Bezirken, zäher schleimiger Schnittfläche, transparenten und zystischen Anteilen wird wegen der heute üblichen Behandlung schon kleiner Tumoren bei früher Diagnosestellung nur noch selten gefunden.

Kleine Zystosarkome zeigen makroskopisch eine eher homogene Struktur (Treves 1964) und sind nur histologisch zu klassifizieren. In der Arbeit von Treves werden 29 Tumoren mit einer Größe bis zu 2 cm beschrieben. Der Versuch, prognostische Dignitätskriterien zu erarbeiten, hat noch zu keinem befriedigenden Ergebnis geführt, da immer wieder unerwartete klinische Verläufe registriert wurden. Mehrfach wird über das Auftreten von malignen Rezidiven bei für benigne gehaltenen Primärtumoren berichtet (Bader u. Isaacson 1960; Blichert-Toft et al. 1975; Geppert u. Bachmann 1982; Kessinger et al. 1972; Treves 1964; West et al. 1971). Prognostisch eher günstig bewertet werden lange bestehende kleine Zystosarkome ohne Wachstumstendenz bei jüngeren Frauen (Kessinger et al. 1972; Obermann 1965). Bei histologischen Malignitätskriterien sollen klinisch in 46% der Fälle die Tumoren schmerzhaft sein (Obermann 1965). Als benigne werden die Tumoren bezeichnet, die manchmal nur geringe Unterschiede zum intrakanalikulüren Fibrom aufweisen und sich nur histopathologisch erkennen lassen (Schwartz 1982). Als maligne werden Tumoren bewertet, welche ein sarkomatöses Bild mit Kernatypien, Kernpolymorphien und pathologischen Mitosen zeigen (Kessinger et al. 1972; Maier et al. 1968). Norris u. Tylor (1967) empfehlen ein Gradingsystem mit 3 Atypiegraden, das eine Einteilung in benigne, maligne und Borderlinetumoren ermöglichen soll (Norris u. Taylor 1967).

Die angegebenen Rezidivraten für benigne Zystosarkome schwanken zwischen 0 und 20% (Contarini et al. 1982; Hafner et al. 1962; Hajdu et al. 1976; Rüegg u. Sulser 1975; Schmidt et al. 1981). Demgegenüber wird die Rezidiv- und Metastasierungsrate histologisch als maligne zu bewertender Zystosarkome mit etwa 50% angegeben (Blichert-Toft et al. 1975; Halverson u. Hori-Rubaina 1974; Kessinger et al. 1972; Treves u. Sunderland 1951). Die Metastasierung erfolgt meist hämatogen wie bei Sarkomen, wobei häufig Metastasen in der Lunge, in der Leber und im Skelettsystem gefunden werden (Fernandez et al. 1976; Hanada et al. 1980; Lubin u. Rywlin 1972). Als Therapie wird bei malignen oder großen Zystosarkomen von vielen Autoren die einfache Mastektomie oder radikale Mastektomie befürwortet (Bader u. Isaacson 1960; Blinchert-Toft et al. 1975; Gavrilescu et al. 1976; Hoover et al. 1975; Schwartz 1982). Individualisiertes chirurgisches Vorgehen ist bei kleinen histologisch als benigne klassifizierten Tumoren allgemein üblich (Al-Jurf et al. 1978; Andersson u. Bergdahl 1978; Bader u. Isaacson 1960; Blichert-Toft et al. 1975; Contarini et al. 1982; Gavrilescu et al. 1976; Hafner et al. 1962; Nambiar u. Kannan-Kutty 1974; Obermann 1965; Schmidt et al. 1981).

Kommt es bei primär malignem Tumor oder bei maligner Transformation eines Tumorrezidivs zu einer Generalisierung, bestehen kaum therapeutische Chancen durch Strahlenbehandlung oder Chemotherapie eine Remission zu erzielen (Bader u. Isaacson 1960; Contarini et al. 1982; Herting 1976; Kessinger et al. 1972; Rüegg u. Sulser 1975).

Eigene Befunde

Bei 911 in der Frauenklinik des Akademischen Lehrkrankenhauses Detmold in der Zeit von 1972–1983 histologisch abgeklärten Mammatumoren wurden

2 Sarkome, ein Osteosarkom auf dem Boden eines Cystosarcoma phylloides und weitere 31 Fälle von Cystosarcoma phylloides diagnostiziert und behandelt. Demgegenüber betrug der Anteil der epithelialen Neoplasien mit 386 Fällen 42,4%.

Die histopathologischen Untersuchugen wurden einheitlich vom Pathologischen Institut (Priv.-Doz. Dr. U. Hagemann) durchgeführt. Der im Vergleich zu anderen Kollektiven übergewöhnlich hohe prozentuale Anteil von Cystosarcomen ist u. U. durch die Bewertung der stromalen Veränderungen durch den Histo-Pathologen mitbedingt.

Während die Koinzidenz der Sarkome mit 0,78% aller malignen Brusttumoren mit den Veröffentlichungen anderer Untersucher (Barnes u. Pietruszka 1977; Qizilbash 1976) gut korrelierte, liegt die Zahl der Zystosarkome mit 6,1% der behandelten fibroepithelialen Geschwülste deutlich höher als bei anderen Autoren (Pietruszka u. Barnes 1978; Schwartz 1982).

Die Gruppe der 32 Frauen mit einem Cystosarcoma phylloides zeigt folgende Altersverteilung:

10–19 Jahre	20–29 Jahre	30–39 Jahre	40–49 Jahre	50–59 Jahre	60–69 Jahre
1	10	7	10	1	3
3,12%	31,25%	21,88%	31,25%	3,12%	9,38%

16 Befunde betrafen die rechte Brust, 9 die linke, 3 beide Brüste. 4 Frauen erkrankten multizentrisch auf einer Seite. Auffällig ist das Überwiegen der rechten Seite und die Tatsache, daß über die Hälfte aller Geschwülste den oberen äußeren Quadranten betraf:

Tumorlokalisation unter Einbeziehung der bilateralen und mit Ausschluß der multizentrischen, einseitigen Zystosarkome

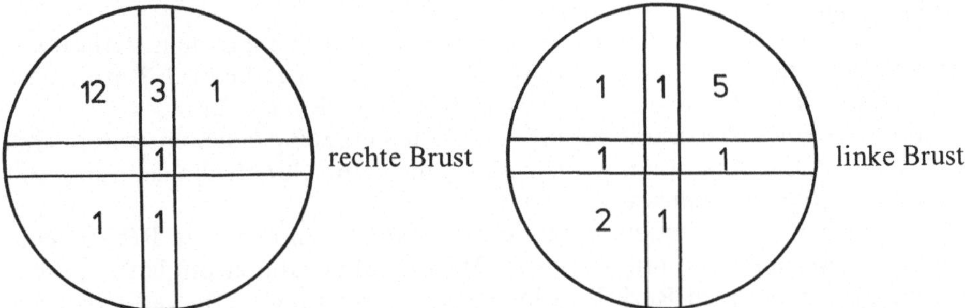

Die Tumorgröße wurde postoperativ nach pathologisch-anatomischen Kriterien festgelegt. Es zeigte sich, daß die Mehrzahl aller Tumoren (inkl. bilaterale und multizentrische Zytosarkome) kleiner als 4 cm war (n = 39):

0–2 cm	2–4 cm	4–6 cm	10–20 cm	20–30 cm
24	11	2	1	1
61,53%	28,21%	5,13%	2,56%	2,56%

12 Frauen fielen bei Vorsorgeuntersuchungen auf und wurden kurzfristig einer operativen Behandlung zugeführt. In 20 Fällen war die Geschwulst ihrer Trägerin schon mehr oder weniger lange bekannt.

Das therapiefreie Intervall dieser Patientengruppe reicht bis zu 20 Jahren.

1–12 Monate	1–3 Jahre	3–20 Jahre
13	4	3
65 %	20 %	15 %

Eine Auflistung der erhobenen klinischen Befunde (bei 39 Tumoren) ergibt folgende Besonderheiten:

– derber abgegrenzter Knoten	21	53,8 %
– palpatorisch feste und zystische Tumoranteile	7	17,9 %
– höckrige abgegrenzte Resistenz	5	12,8 %
– strangförmige Induration	4	10,3 %
– diffuse Konsistenzvermehrung	3	7,7 %
– Größenzunahme der Brust	2	5,1 %
– einseitige Mamillensekretion	2	5,1 %
– Hauteinziehungen über dem Tumor	4	10,3 %
– Exulzeration	1	2,5 %

Therapie

Bei 31 Patientinnen bestand die Primärbehandlung in der Exzision des tastbaren Tumors im Gesunden. Bei einer Patientin wurde bei erheblicher Ausdehnung des bilateralen Ausgangsbefundes nach histologischer Sicherung die beidseitige Ablatio mammae erforderlich.

Bei Patientinnen mit Rezidiven war die Anschlußtherapie dem Verlauf angepaßt, bei einer Frau mit 3 benignen Rezidiven wurde beim 3. Rezidiv die subkutane Mastektomie mit prothetischem Aufbau durchgeführt.

Im Falle eines Osteosarkoms auf dem Boden eines Zystadenoms wurde eine erweiterte Radikaloperation durchgeführt und eine Strahlenbehandlung und Chemotherapie angeschlossen.

Bei einer weiteren Patientin wurde nach dem ersten benignen Rezidiv eine subkutane Mastektomie mit primärem Wiederaufbau durch Implantat durchgeführt. Bei 5 weiteren Rezidiven im Bereich des zwangsläufig verbleibenden winzigen Restbrustdrüsengewebes mußte später eine Radikaloperation durchgeführt werden und wegen der dann aufgetretenen Malignitätskriterien eine zusätzliche Strahlentherapie erfolgen.

10 behandelte Rezidivtumoren ließen keine einheitlichen histopathologischen Kriterien erkennen.

Axilläre Metastasierung und Fernmetastasen wurden in keinem der Fälle festgestellt. Lediglich bei der Patientin mit dem Übergang zu einem Osteosarkom der Brust waren lokal Hautmetastasen aufgetreten.

Seltene Verlaufsformen

Drei besonders prägnante Fälle sollen aus dem Kollektiv herausgehoben und eingehender beschrieben werden:

Im Fall 1 wird ein besonders exzessives Bild der am meisten bekannten klinischen Erscheinungsform des Tumors präsentiert. Die Fälle 2, 3 und 4 charakterisieren Verläufe, aus denen Erkenntnisse über das Rezidivverhalten, die Multizentrizität der Geschwülste und die Möglichkeiten der Tumortransformation gewonnen werden können.

Fall 1

Als Beispiel für eine Manifestation des Cystosarcoma phylloides, die heute selten geworden ist, früher jedoch als typisch beschrieben wurde, ist der Fall von Frau A. anzusehen, welche bei Therapiebeginn 41 Jahre alt war. Die Patientin war bei einem Gewicht von 136 kg in schlechtem Allgemeinzustand. Sie gab an, daß seit 3 Monaten eine eitrige Sekretion aus der linken Mamille bestehe und die rechte Brust in letzter Zeit größer geworden sei.

Der Lokalbefund bestand aus einer kindskopfgroßen, mehrknolligen, gegenüber der Pektoralisfaszie verschieblichen Resistenz im oberen Bereich der rechten Brust. Die linke Brust war durch einen Tumor auf das 3fache ihrer (geschätzten) ursprünglichen Größe vergrößert. Krustenbildung im Bereich der Mamillensekretion, beginnende Exulzeration bei straffer und geröteter Haut (s. Abb. 1).

Mammographisch wurde zunächst die Verdachtsdiagnose auf ein Riesenfibroadenom gestellt.

Wegen kardialer Dekompensation wurde durch Biopsie in Lokalanästhesie die Diagnose eines bilateralen benignen Cystosarcoma phylloides gesichert.

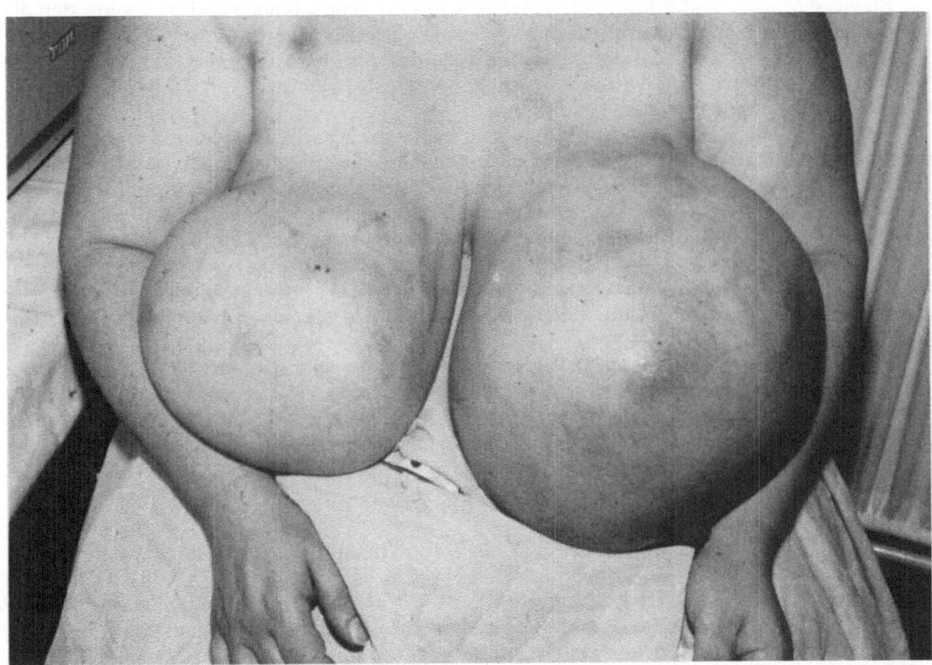

Abb. 1. Fall I. Doppelseitiges Riesenzystosarkoma phylloides

Wegen der extremen Tumorgröße und der beginnenden Exulzeration wurde die doppelseitige einfache Ablatio mammae empfohlen und durchgeführt. Dabei betrug das Brustgewicht links 5960 g, bei einem Tumorknoten von 22 cm Durchmesser, rechts 1340 g, bei einem Tumordurchmesser von 13 cm. Mikroskopisch fand sich beidseitig eine Stromazellhyperplasie ohne zelluläre Atypien oder Dysplasien. Beide Tumoren zeigten nur expansives Wachstum und waren vollständig von einer Pseudokapsel umgeben.

Die Patientin blieb über einen Beobachtungszeitraum von 3 Jahren frei von Lokalrezidiv oder Metastasen.

Fall 2

Der Verlauf bei einer 44jährigen Frau konnte über 7 Jahre verfolgt werden. Bei Erstbehandlung bestand ein 4 cm großer, prall elastischer, gut abgrenzbarer Tumor im äußeren Quadranten der rechten Brust. Das therapiefreie Intervall betrug 7 Monate. Die Histologie ergab ein zellreiches, benignes Cystosarkoma phylloides mit unscharf abgegrenztem Tumorrand.

11 Monate nach der Primärbehandlung trat das erste, etwa pflaumengroße Lokalrezidiv auf, das histologisch dem Primärtumor glich. Nach weiteren 13 Monaten trat ein erneutes Rezidiv auf, das durch eine sehr ausgiebige Exzision (160 g Mammagewebe) therapiert wurde.

Auch dieser Tumor glich mikroskopisch den vorausgegangenen, wobei jedoch die intrakanalikuläre Entwicklung stärker ausgeprägt war.

Nach weiteren 28 Monaten wurde wegen eines 3. Rezidives die subkutane Mastektomie durchgeführt.

Es fand sich ein 4 cm großer Knoten mit stärkerer Stromaproliferation als beim Primärtumor. In den folgenden 3 Jahren traten keine weiteren Rezidive mehr auf.

Fall 3

Eine 35jährige Frau kam mit 2 derben, höckrigen Knoten in der rechten Brust zur Aufnahme. Die Mammographie ergab keine Malignitätskriterien. Die Tumorexzision ergab einen 2,5 cm großen Bezirk im unteren äußeren Qudranten mit einem benignen Cystosarcoma phylloides; beim 2. Tumor handelt es sich um einen mastopathischen Knoten.

Bereits 4 Monate später trat ein Lokalrezidiv in Form von 2 Knoten auf. Es schloß sich die subkutane Mastektomie mit prothetischer Versorgung in einer Sitzung an.

Beide Knoten zeigten ein Cystosarcoma phylloides mit mesenchymaler Proliferation ohne Atypien oder pathologische Mitosen. Bei einem Knotendurchmesser von 2,5 bzw. 3,5 cm bestand eine vollständige Pseudokapselbildung.

Nach weiteren 5 Monaten wurde das 2. Rezidiv im achselnahen, oberen äußeren Quadranten exidiert. Bei diesem 1 cm großen Tumor blieb die Frage offen, ob es sich um einen Befund handelte, der aus ektopen Brustdrüsengewebe entstanden war. Weitere 3 Monate später trat ein 3. Rezidiv auf, und zwar im Bereich des geringen Resttumorgewebes zwischen Mamille und Erstimplantat. Es konnte ohne Durchblutungsstörung der Mamille exidiert werden, zeigte jedoch eine Kernpolymorphie und eine unscharfe Begrenzung zur Umgebung. In dichter Folge traten ein 4. (1,5 Monate später) und ein 5. Rezidiv (1 Monat später) auf. Der 5. Rezidivknoten zeigte ein unterschiedliches, zellgerechtes Stroma mit Kernpolymorphien, Hyperchromasie und Mitosen.

Infiltrierendes Wachstum in das umgebende Gewebe mit stromalem Überwachsen der noch vorhandenen unterschiedlich großen Drüsenfelder waren weitere Kriterien für die Diagnose eines jetzt malignen Cystosarcoma phylloides. Therapeutisch wurde eine Strahlenbehandlung innerhalb der anschließenden 3 Monate in 2 Serien durchgeführt. Während der nachfolgenden 13 Monate blieb die Patientin rezidivfrei.

Fall 4

Bei einer 43jährigen Frau waren bereits 3 Jahre vor Therapiebeginn 2 Mammatumoren entfernt worden, die als Fibroadenome angesehen wurden. Über weitere 2–3 Jahre bestand ein Knoten in der linken Brust als Rezidivtumor. Einer Empfehlung, eine subkutane Mastektomie wegen der Größe des Befundes durchführen zu lassen, folgte diese Patientin nicht.

Bei einer erneuten Entfernung eines Tumorbefundes im Gesunden fanden sich 2 histologisch als benigne klassifizierte Zystosarkome mit 4 und 6 cm Durchmesser. Die jetzt dringliche Empfehlung einer subkuanten Mastektomie wurde nicht befolgt.

Bereits 2 Monate später trat ein Lokalrezidiv auf, das großzügig im Gesunden entfernt wurde (80 g Mammagewebe). In diesem Bezirk (Durchmesser 2,5 cm) fand sich histologisch das gleiche Bild wie beim früheren, kleineren Primärtumor. Ein etwa 1 cm großer Bezirk zeigt jedoch mukoid umgewandeltes Bindegewebe und zusätzlich den Befund eines Osteosarkoms. 2 Wochen später erfolgte die erweiterte Radikaloperation mit Resektion der Pektoralismuskulatur und Resektion der 4. und 5. Rippe mit dem dazwischenliegenden Interkostalraum, da im Bereich des Wundbettes erneut Tumoren aufgetreten waren, die den Pektoralis und die Interkostalmuskulatur infiltriert hatten. Dieses Tumorgewebe war hämorrhagisch, mit sehr rascher Nekrotisierung.

Hierbei zeigten besonders die Gewebestrukturen aus der quergestreiften Muskulatur viele große, unterschiedliche Tumorzellinseln mit mehrkernigen Riesenzellen und osteoblastenähnlichen Zellstrukturen. Die Lymphknoten der Axilla waren tumorfrei. Dagegen fanden sich Tumorformationen in der parasternalen und interkostalen Muskulatur, welche die typischen Zeichen eines osteoblastischen Sarkoms zeigten.

Ein Versuch, die exzessiv rasche Tumorausbreitung durch eine kombinierte Strahlen- und Chemotherapie aufzuhalten, erwies sich als wirkungslos. Das Sarkom zeigte rasche Progredienz; es traten Fernmetastasen in der Leber und im Skelett auf, und die Patientin verstarb in kürzester Zeit an einer Tumorkachexie (s. Abb. 2).

Die beschriebenen Fälle mit mehreren Tumoren oder Rezidiven werfen die immer wieder diskutierte Frage einer multifokalen Tumorentwicklung beim Cystsarcoma phylloides durch eine multizentrische Histiogenese auf. Andererseits ist zu bedenken, daß eine Multizentrizität auch durch eine sehr frühe subklinische Organmetastasierung vorgetäuscht werden könnte.

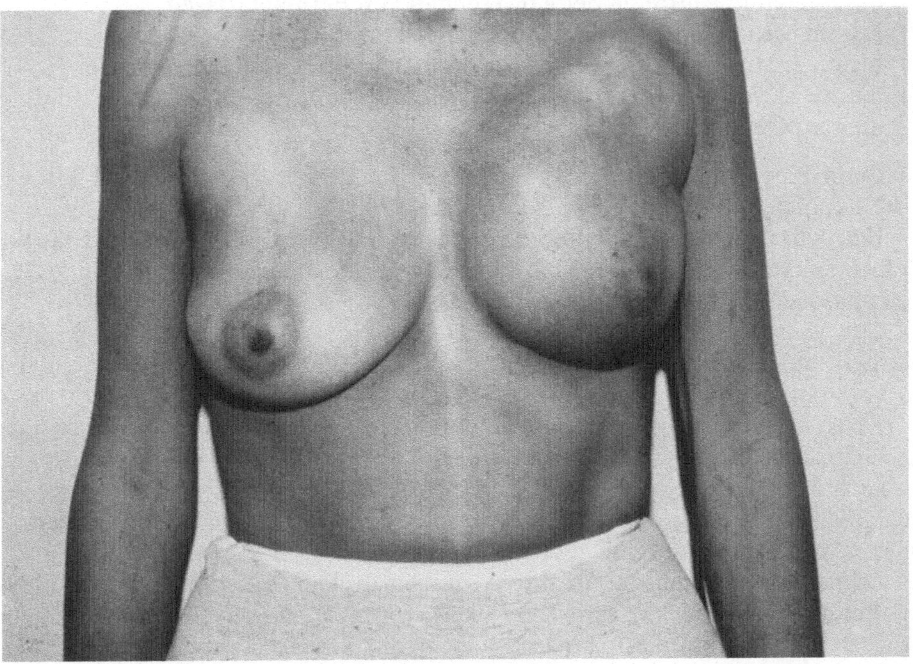

Abb. 2. Fall IV. Osteosarkom der li. Brustdrüse nach jahrelang rezidivierenden Cystosarkoma phylloides

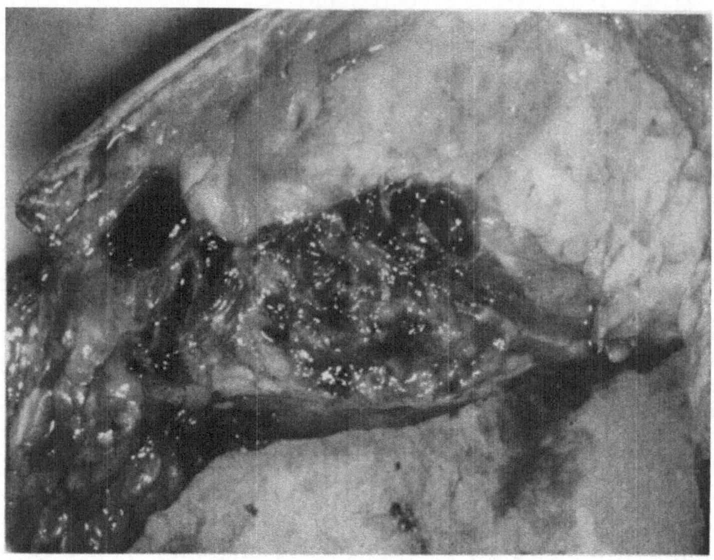

Abb. 3. Fall IV. Osteosarkom der Mamma auf dem Boden eines Cystosarkomas. Operationspräparat mit anhängender Pectoralismuskulatur

Für die Möglichkeit einer multizentrischen Histiogenese sprechen:

1) das bilaterale Auftreten bei Abwesenheit von Fernmetastasen,
2) histologische Benignität in den Anfangsstadien,
3) histologische Unterschiede gleichzeitiger, entfernter Doppeltumoren,
4) die meist vorhandene Tumorkapsel und das rein expansive Wachstum der meisten Geschwülste.

Beim eigenen Krankengut wurden 6 von 31 Primärtumoren als bifokal (19%) und einer als multifokal (3%) diagnostiziert.

Bei den einzeln dargestellten Fällen 3 und 4 war eine Multizentrizität bei den Rezidivtumoren nachweisbar, wobei simultan benigne und maligne Tumorphasen nachgewiesen wurden.

Der Mangel an Fallmitteilungen multifokaler Zystosarkome in den meisten Studien anderer Untersucher steht in krassem Widerspruch zur mitgeteilten Rezidivhäufigkeit.

Es ist auch schwer verständlich, daß histologisch benigne Tumoren, die nach chirurgischen Grundsätzen exzidiert wurden, häufiger rezidivieren sollen als nach Mastektomie, wie dies von einigen Autoren (Al-Jurf et al. 1978; Rocek et al. 1981; Rosenfeld et al. 1981) behauptet wird, wenn nicht ein multizentrisches Geschehen vorausgesetzt werden muß.

Schnelles Auftreten der Rezidive, unscharfe Tumorgrenzen bei den Rezidivtumoren als Zeichen des Übergangs vom expansiven in infiltrierendes Wachstum, Zunahme der primär unterschiedlich starken stromalen Hyperplasie waren weitere Merkmale der beobachteten ungünstigen Verlaufsformen, lange bevor eindeutige histologische Malignitätskriterien erfaßbar waren.

Fernmetastasierungen wurden in keinem der von uns beobachteten Fälle festgestellt, was die Ansicht unterstützt, daß zum Zeitpunkt der Primärbehandlung meist keine Metastasierung vorliegt und eine ausreichende chirurgische Behandlung Einfluß auf die Prognose nimmt (Faraci u. Schour 1974; Lee u. Pack 1931; Treves 1964).

Die Möglichkeit einer Metaplasie des Cystosarcoma phylloides zum Osteosarkom oder zu anderen sarkomatösen Tumoren wird von einigen Untersuchern diskutiert (Agarwal et al. 1976; Hanada et al. 1980; Herting 1976; Qizilbash 1976). Azzopardi weist in seiner Übersichtsarbeit auf das mögliche Auftreten neoplastischer Knorpel- und Knochenstrukturen in Zystosarkomen hin.

Die Diagnosestellung erfolgt immer nur histologisch, da signifikante klinische Charakteristika bis heute nicht bekannt sind.

Die unter den einzeln dargestellten Verlaufsformen beschriebenen Zystosarkome zeigten primär keine mesenchymale Kernpolymorphie und auch keine pathologischen Mitosen. Die Pseudokapselbildung war in 3 von 4 Fällen vollständig und lediglich bei Fall 2 unvollständig ausgeprägt. Das von Norris u. Taylor (1967) empfohlene histologische Gradingsystem hätte hier versagt.

Der Begriff der malignen Transformation erhält durch die Fälle 3 und 4 Bedeutung und ist auch aufgrund schon vorher zitierter Arbeiten glaubhaft.

Die Histologie maligner Zystosarkome korreliert nach allgemeiner Ansicht relativ gut mit der Prognose.

Der Vorschlag von Obermann (1965), das Spektrum des Cystosarcoma phylloides in zellreiche, intrakanalikuläre Fibroadenome und perikanalikuläre Fibrosarkome zu unterteilen, erweist sich im Einzelfall als nicht ausreichend für die Einschätzung der Prognose. Der Begriff der „Semimalignität" ist deshalb in Zusammenhang mit dem benignen Erscheinungsbild des Cystosarcoma phylloides weiterhin gerechtfertigt.

Bei der Entwicklung eines Therapiekonzepts aufgrund der Erfahrung mit der Behandlung des eigenen Patientengutes sind folgende Faktoren zu beachten:

1) alle Primärtumoren waren histologisch benigne,
2) bei 20% aller Fälle war die primäre Tumorbildung multilokulär,
3) jeder 10. Befund rezidivierte.

Die Ablatio mammae kann nur bei sehr großen Tumoren, bei histologisch malignen oder bei trotz vorheriger adäquater Exzision schnell rezidivierenden Tumoren empfohlen werden, wenn gegenüber dem Primärtumor eine verstärkte Proliferationstendenz nachweisbar ist.

Der Schwerpunkt sollte bei der Früherkennung liegen, und die Exzision jedes palpablen Knotens sollte zur histologischen Klärung durchgeführt werden. Auch bei den unilateralen, primär multizentrischen Tumoren (4 Fälle) bietet die Exzision im Gesunden gute Behandlungsergebnisse, denn nur in einem dieser Fälle trat ein einmaliges Rezidiv auf.

Die subkutane Mastektomie mit Wiederaufbau durch Implantat bietet sich bei wiederholten Rezidiven mit längerfristigen tumorfreien Intervallen an. Sie hat den Vorteil, daß durch die histologische Aufarbeitung des subtotal entfernten Drüsenkörpers mögliche Foci erkannt werden können und daß eine reprä-

sentative Beurteilung der stromalen Proliferationstendenz erfolgen kann.
Außerdem wird mit dieser therapeutischen Maßnahme das kosmetische Empfinden der Patientin am ehesten berücksichtigt.

Das dargestellte relativ große Kollektiv von Zystosarkomfällen kann noch
nicht abschließend beurteilt werden, da die Folgezeit nach Therapiebeginn bei
einem Teil der Fälle noch unter 5 Jahren liegt. Vereinzelte oder gehäuft auftretende Beobachtungen oder Befunde sind es jedoch wert, schon jetzt kritisch an
den uneinheitlichen Ergebnissen anderer Untersucher gemessen zu werden, um
zu einem besseren Verständnis der seltenen mesenchymalen Mammatumoren
und ihrer Dignität zu gelangen.

Nach wie vor wird jedoch bei dem heutigen Wissensstand das Cystosarcoma phylloides ein Problemtumor bleiben.

Literatur

Agarwal S, Maheshwari H, Kumar S, Dutta S (1976) Cystosarcoma phyllodes with osteogenic
  sarcoma of the breast. Indian J Med Sci 30/1:5−6
Al-Jurf A, Hawk WA, Crill G jr (1978) Cystosarcoma phyllodes. Surg Gynecol Obstet 146/
  3:358−364
Amerson JR (1970) Cystosarcoma phyllodes in adolescent females. A report of seven patients.
  Ann Surg 171:849−858
Andersson A, Bergdahl L (1978) Cystosarcoma phyllodes in young women. Arch Surg 113/
  6:742−744
Azzopardi JG, Hohn G (1979) Problems in breast pathology, vol II: Major problems in pathol-
  ogy. Saunders, London Philadelphia Toronto
Bader E, Isaacson C (1960) Bilateral malignant cystosarcoma phyllodes. Br J Surg 48:519−521
Barnes L, Pietruszka M (1977) Sarcomas of the breast. A clinicophathologic analysis of ten
  cases. Cancer 40:1577−1585
Blichert-Toft M, Hansen JPH, Hansen OH, Schiød T (1975) Clinical course of cystosarcoma
  phyllodes related to histologic appearance. Surg Gynecol Obstet 140:929−932
Cole-Benglet C, Soriano R, Kurtz AB, Meyer JG, Kopans DB, Goldberg BB (1983) Ul-
  trasound, X-ray mammography and histopathology of cystosarcoma phylloides. Radiology
  146/2:481−486
Contarini O, Urdaneta LF, Hagan W, Stephenson SE (1982) Cystosarcoma phylloides of the
  breast: A new therapeutic proposal. Am Surg 48/4:157−166
Faraci RP, Schour L (1974) Radical treatment of recurrent cystosarcoma phylloides. Ann Surg
  189:796−798
Fernandez BB, Hernandez FJ, Spindler W (1976) Metastatic cystosarcoma phyllodes. A light
  and electron microscopic study. Cancer 37:1737−1746
Gavrilescu C, Cernea M, Tarabuta-Cordun G (1976) Anatomische und klinische Erwägungen
  zum phylloden Tumor der Brustdrüsen. Zentralbl Gnyäkol 98/2:123−127
Geppert M, Bachmann FF (1982) Seltene Erscheinungsformen des Cystosarcoma phylloides.
  Geburtshilfe Frauenheilkd 42/10:732−735
Gibbs BF jr, Roe RD, Thomas DF (1968) Malignant cystosarcoma phyllodes in a pre-pubertal
  female. Ann Surg 167:229−231
Hafner CD, Mezcer E, Wylie JH jr (1962) Cystosarcoma phyllodes of the breast. Surg Gynecol
  Obstet 115:29−34
Hajdu SJ, Espinosa MH, Robbins GF (1976) Recurrent cystosarcoma phylloides. A clini-
  copathologic study of 32 cases. Cancer 38:1402−1406
Halverson JD, Hori-Rubaina JM (1974) Cystosarcoma phyllodes of the breast. Am Surg
  40:295−301
Hanada M, Maeda T, Takeuchi N (1980) Cystosarcoma phyllodes of the breast with features
  of malignant fibrous histiocytoma. Acta Pathol Jpn 30/1:91−99

Herting W (1976) Pathogenese, Klinik, Morphologie, Therapie und Prognose des Riesenfibroadenoms der Mamma (sog. Cystosarcoma phyllodes). Geburtshilfe Frauenheilkd 36/10:877–881

Hoover HC, Trestioreanu A, Ketcham AS (1975) Metastatic cystosarcoma phylloides in an adolescent girl. Ann Surg 181:279–282

Kessinger A, Foley JF, Lemon HM, Miller MD (1972) Metastatic cystosarcoma phyllodes: A case report and review of the literature. J Surg Oncol 4:131–147

Lee BJ, Pack CT (1931) Giant intracanalicular myxoma of the breast. The so-called cystosarcoma phyllodes mammae of Johannes Müller. Ann Surg 93:250–268

Lubin J, Rywlin AM (1972) Cystosarcoma phyllodes metastasizing as a mixed mesenchymal sarcoma. South Med J 65:636–637

Maier WP, Rosemond GP, Wittenberg P, Tassoni EM (1968) Cystosarcoma phyllodes mammae. Oncology 22:145–158

Marx E, Fritzen J (1980) Fibroadenoma intracaniculare phylloides (Cystosarcoma phylloides) mammae. Med Welt 3118:292–294

Minami A, Masuda K (1968) Cystosarcoma phyllodes of the breast. A statistical study of fourty cases. Arch Jpn Chir 37:571–581

Müller J (1838) Über den feinern Bau und die Formen der krankhaften Geschwülste. Reimer, Berlin, S 54–60

Nambiar R, Kannan-Kutty M (1974) Giant fibro-adenoma (cystosarcoma phyllodes) in adolescent females – a clinicopathological study. Br J Surg 61:113–117

Norris JH, Taylor HB (1967) Relationship of histologic features to behaviour of cystosarcoma phyllodes. Analysis of ninetyfour cases. Cancer 20:2090–2099

Obermann HA (1965) Cystosarcoma phyllodes. A clinicopathologic study of hypercellular periductal stromal neoplasm of breast. Cancer 18:697–710

Pietruszka M, Barnes L (1978) Cystosarcoma phyllodes. A clinicopathologic analysis of 42 cases. Cancer 41:1974–1983

Qizilbash AH (1976) Cystosarcoma phyllodes with liposarcomatous stroma. Am J Clin Pathol 65:321–327

Rocek C, Será D, Vojácek K, Dusek J, Fajta F, Serý Z, Rehulka M (1981) Zur Problematik des Cystosarcoma phyllodes. ROFO 134/3:232–237

Rosenfeld JC, De Laurentis DA, Lerner H (1981) Cystosarcoma phyllodes; Diagnosis and management. Cancer Clin Trials 4/2:187–193

Rüegg P, Sulser H (1975) Cystosarcoma phylloides mammae. Analyse von 58 Fällen. Schweiz Med Wochenschr 105:1346–1355

Schmidt B, Lantsberg L, Goldstein J, Khodadadi J (1981) Cystosarcoma phyllodes. Isr J Med Sci 17/9–10:895–898

Schwartz GF (1982) Benign neoplasms and "inflammations" of the breast. Clin Obstet Gynecol 25/2:373–385

Treves N (1964) A Study of cystosarcoma phyllodes. Ann NY Acad Sci 114:922–936

Treves N, Sunderland DA (1951) Cystosarcoma phyllodes of the breast: A malignant and a benign tumor. A clinicopathological study of seventy-seven cases. Cancer 4:1286–1332

West TL, Weiland LH, Theron Clagett O (1971) Cystosarcoma phyllodes. Ann Surg 173:520–528

Zervixkarzinom und Brustkrebs.
Möglichkeiten, Problematik und Risiken
frühdiagnostischer Methoden

K. G. OBER

Kindermann hat 1979 seine Überlegungen aus der Erlanger Zeit zur Krebsfrüherkennung dargelegt. Sie erschienen in *Geburtshilfe und Frauenheilkunde* und wurden ungekürzt in der Zeitschrift *Frauenarzt* nachgedruckt (s. Literaturverzeichnis). Noch immer sind sie lesenswert. Läßt man die Beobachtungen der vergangenen Jahre Revue passieren, ergeben sich einige neue Gesichtspunkte.

Die öffentliche Diskussion brachte in letzter Zeit die Krebsfrühdiagnostik ins Gerede. Mögliche Nutznießer hatten mit der Teilnahme an Untersuchungen eine gewisse Skepsis erkennen lassen. Bei Frauen ging sie von 1977 bis 1983 von 35,70 auf 30,91 % zurück, bei Männern anteilmäßig noch mehr, nämlich von 18,11 auf 13,28 %.

Zur Diagnostik an der Zervix

Wie immer man auch die Initialphasen des Plattenepithelkrebses der Zervix bezeichnen mag (noch immer halte ich den Begriff Carcinoma in situ für geeignet) – mit der Zytologie verfügen wir zu ihrer Diagnose über Möglichkeiten, die für keinen anderen Körperteil gelten, und zwar aus 3 entscheidenden Gründen:

1) Zur Methode gehört die klinische Untersuchung mit Inspektion und Palpation des möglicherweise erkrankten Organs.
2) Die Entnahme wichtigen Materials ist für die Patientin mit keinen nennenswerten Belastungen und Gefahren verbunden.
3) Die Gewinnung des für die weitere Diagnostik oder den Ausschluß einer bösartigen Vorerkrankung nötigen Gewebes bringt bei richtiger Technik keine ins Gewicht fallenden Probleme und Risiken mit sich.

Ein weiterer zur Bewertung der Methode ganz entscheidender Gesichtspunkt gilt *nur* für das Zervixkarzinom. Es befällt einen Abschnitt des menschlichen Körpers, den man zum Teil mit mikroskopischer Vergrößerung bei der lebenden Person betrachten kann, der aber auch im nichteinsehbaren Teil maximal die Ausdehnung eines Daumenendgliedes hat. Daher gibt es nur hier die Möglichkeit statistisch (an großen Zahlen) zu überprüfen, wie oft Hinweisbefunde zutrafen und wie oft sie falsch waren. Nur dieses Organ kann – aus welchen Gründen auch immer es entfernt wurde – histologisch so untersucht werden, als hätte es wirklich einen Verdacht auf eine zum Krebs in Beziehung stehende Erkrankung gegeben. Ich habe nie verstanden, warum diese einzigartige

Möglichkeit nur in Köln und in Erlangen genutzt wurde (Kern 1964; Michalzik 1975). Vergleichbare Untersuchungen wären aus methodischen Gründen nicht am Magen, nicht am Dickdarm, im Grunde auch nicht an den Brüsten möglich. Unter solchen Aspekten sollte man die folgenden Aussagen registrieren.

Die sorgfältige klinische Untersuchung in Verbindung mit Kolposkopie und Zytologie erlaubt ohne riskante eingreifende Verfahren, 99,86% aller behandlungsbedürftigen Präkanzerosen und beginnender infiltrierender Krebse aufzuspüren, sofern man bereit ist, in Kauf zu nehmen, in etwa 16% der Fälle den ausgesprochenen Verdacht histologisch nicht bestätigen zu können (Michalzik 1975). Egger hat 1979 dargelegt, welche Problematik mit der Wahl der optimalen Abklärung eines Hinweisbefundes einhergehen kann und welche Fehlermöglichkeiten einzukalkulieren sind, Fehler, welche sich in seiner Auswertung für die Wahl der endgültigen Therapie nur geringfügig auswirkten (Egger et al. 1979).

Kann der Zervixkrebs mit Zeitraffertempo entstehen?

Was könnte gemeint sein? Mit Entstehungszeiten von 1–2 Jahren scheinen manche zu rechnen. Die 1. Wiener (vgl. Wagner u. Pavelka 1983) und die Erlanger Frauenkliniken (vgl. Paterok et al. 1984; Schneider 1985) teilten mit einer zeitlichen Differenz von einem Monat 1983 und 1984 bemerkenswerte Beobachtungen mit. Sowohl in Wien als auch bei wesentlich größeren Zahlen in Erlangen fiel auf, daß rund 30% der operierten Zervixkarzinome einer Vorsorgeuntersuchung in den 2 Jahren vor dem Eingriff entgangen waren, zu einem beachtlichen Teil sogar in den letzten 6 Monaten vor der Operation nicht auffielen. Während man nun in Wien mit gewissermaßen explosiv (innerhalb sehr kurzer Zeit) entstandenen Tumoren rechnete, kamen uns in Erlangen bezüglich dieser Deutung Bedenken. Zur Begründung: Hamperl, Kaufmann und ich versuchten zu Beginn der 50er Jahre, Befunde zu deuten, die sich bei 361 Schwangeren ergeben hatten, welche bei einem Durchschnittsalter von 29 Jahren anläßlich einer geburtshilflichen Operation bei einer ungezielten Exzision aus der vorderen Muttermundlippe zu 2,5 (± 0,8)% das zeigten, was damals meist als beginnendes Karzinom bezeichnet wurde (Hamperl et al. 1954). Wer diese Arbeit kennt, weiß, wie unsicher wir bei manchen Deutungen waren. Über die Probleme diskutierten wir bereits 1953 in Marburg mit Feyrter. Dessen Frage: „Glaubt ihr denn, das Karzinom wäre ein Drama in einem Akt?" war für mich Antrieb, 3 Jahrzehnte eine Antwort zu suchen. Mehr und mehr kam ich im Laufe der Zeit zu der Vorstellung, die 1963 E. Burghardt mir gegenüber so formulierte: „Das Karzinom ist eine ungemein chronische Erkrankung." Heute erscheint mir manches wesentlich klarer. Ich erinnere mich an mehr als 1500 brauchbare Beobachtungen, darunter mehr als 900 subtil histologisch ausgewertete und postoperativ verfolgte, welche gegen den explosiven Ablauf aus der Gesundheit heraus sprechen. Zwei wichtige Kasuistiken:

Eine 16¾jährige mit Plattenepithelkrebs und Metastasen an der Beckenwand hatte mit 9 Jahren die Menarche, mit 11 Jahren die Kohabitarche, mit 13

Jahren eine Geburt, danach noch 5 verschiedene Partner; dann lebte sie vom 14. Lebensjahr an sexuell abstinent. Unter epidemiologischen Gesichtspunkten wäre eine Laufzeit von 5 Jahren denkbar (W. D. Rummel, Kassel, verdanke ich Anamnese und Präparate).

Als Gutachter erfuhr ich von einer Endzwanzigerin, die in einer deutschen Universitätsfrauenklinik die Abklärung ihrer Unfruchtbarkeit erbat. Vor und nach der Hysterosalpingographie hatte man in den 70er Jahren zytologisch intrazervikal IVa und an der Portiooberfläche IIIb im Labor eines in der Sache sicher sehr erfahrenen Kollegen diagnostiziert. Die histologische Klärung wurde angeraten. Dennoch hat man sie in Kenntnis der Vorbefunde in einer anderen Stadt über 3 Jahre nicht vorgenommen, vielmehr nur 9 zytologische Abstriche entnommen, bis dann ein Zervixhöhlenkrebs gegen die Scheide hin durchbrach, welcher 2 Monate vorher nicht ertastet wurde (Abb. 1). Das Foto stammt aus einer Universitätsklinik, welche die Köln-Erlanger Aufarbeitungstechnik (Ober u. Huhn 1962) auch praktiziert. Die Patientin erlag der Krankheit nach etwa 1½ Jahren. Meiner Überzeugung nach hätte diese 3 Jahre früher erkannt werden müssen.

Besonders eindrucksvoll sind für mich aber die Auswertungen von 255 histologisch aufgearbeiteten Operationspräparaten, von denen 75 (29,4%) von Frauen stammten, welche der Vorsorgeuntersuchung entgangen waren (Schneider 1985). Darunter befand sich auch ein Adenokarzinom, welches bei der ersten Gewebsentnahme in der Erlanger Klinik im histologischen Schnitt nicht erkannt wurde. Nur 13,7% der 255 Frauen wurden bei der Vorsorge aufgespürt. Rechnet man Versager und Treffer zusammen, so kommt man zu dem schmerzlichen Schluß, daß bei einer ungewöhnlich hohen Beteiligung von 43,1% dennoch ⅔ der Krebse der Vorsorge entgangen sind[1]. Das Ergebnis der differenzierten Auswertung (Lymphknotenmetastasen, lokale Tumorausdehnung, Tumorreife, Metastasen an der Beckenwand, das Durchschnittsalter und der postoperative Verlauf in den folgenden Jahren) unterscheidet sich nicht von dem des Gesamtkollektivs. Die spätere Überprüfung zeigte, daß in 35 (46,7%) derjenigen Fälle, welche der Vorsorge entgangen waren, noch am Rande des Tumors ein Carcinoma in situ zu erkennen war, wobei immer die Frage offenbleiben muß, inwieweit dieser Befund beim klinischen Krebs überhaupt noch zu erwarten ist, da ein Krebs ja seine „Wiege" zerstören kann. Nur die nach einer Vorsorgeuntersuchung eingewiesenen Frauen hatten signifikant günstigere Befunde.

Fehler wird es immer und überall geben. Dennoch zweifle ich nicht daran, daß man bei genügend großen Zahlen in der Lage sein müßte, mindestens 95% der Zervixkarzinome aller Phasen rechtzeitig zu erkennen. Der American Cancer Society (Eddy 1980) muß ich widersprechen, wenn 1980 behauptet wurde, es gäbe keine Möglichkeit, falsch-negative Abstriche mit ausreichender Sicherheit abzuklären, und wenn am grünen Tisch kalkuliert wurde, 5% der invasiv wachsenden Zervixkrebse müßten sehr schnell entstehen und nicht die Phase einer Dysplasie oder eines Carcinoma in situ durchlaufen. Das sog. Spraykarzinom, welches Schiller Anfang der 50er Jahre postulierte, habe ich nie beobachtet. *Das Zervixkarzinom bleibt das ideale Modell für eine möglichst frühe Entdeckung.*

---

[1] 56,9% waren überhaupt nicht bei der Vorsorge.

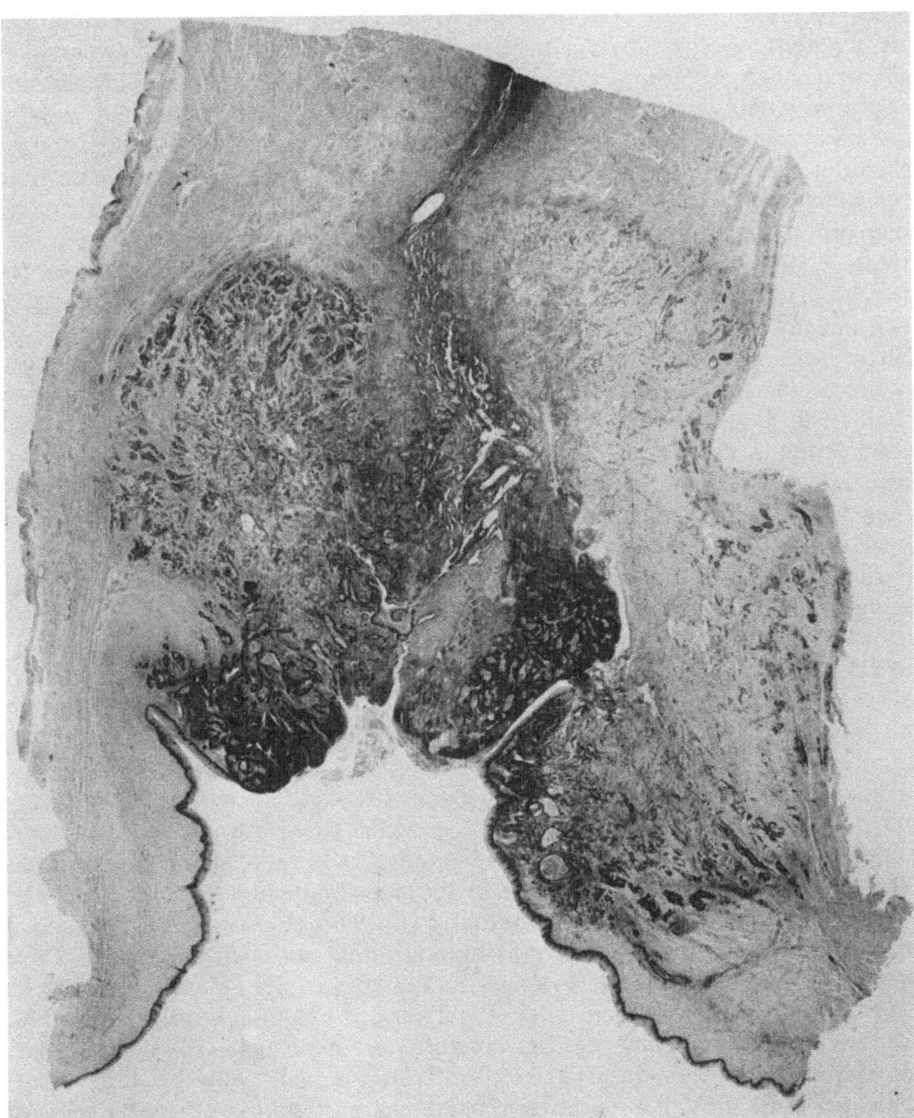

Abb. 1. Ein Plattenepithelkrebs bricht gegen die Scheide durch. Unter der Vaginalhaut dringt er weit in die vordere Scheidenwand vor. 3 Jahre vorher gab es 2 zytologische Abstriche IV a aus dem Zervixkanal. Die Abklärung durch Zervixkürettage wurde versäumt

Zur Diagnostik des Brustkrebses

Ganz andere Probleme bietet der Brustkrebs. 1955 sah ich in Brüssel Mammographien. In Köln übernahmen wir dann bald die Methode. Hoeffken war unser radiologischer Berater. Als ich nach Erlangen kam, empfahl ich Weishaar auch dieses Verfahren. Mein Vorgänger im Amte, Dyroff, hatte ihn als Radiologen mit der Leitung einer aus der großen Erlanger Tradition herausgewachsenen hervorragenden Abteilung für gynäkologische Radiologie betraut. Mehr und mehr Einsichten wuchsen uns im Laufe der Jahre zu. Die Mitarbeiter werden sich daran erinnern, daß ich fast alle Frauen in Unkenntnis der mammographischen Befunde und ihrer Interpretation untersuchte, ehe die Indikation zu einer Exzision gestellt und deren Lokalisation bestimmt wurde. Ich bat auch immer einen erfahrenen Kollegen aus der Radiologengruppe oder von denjenigen Mitarbeitern, die sich im Kreis von Weishaar besonders weitergebildet hatten, bei einer von mir zu machenden diagnostischen Exzision um Assistenz. So entstand auch auf unseren Wunsch ein Gerät, welches neben dem Operationstisch die Durchleuchtung exzidierten Gewebes unter optimalen Bedingungen ermöglichte. Bei dieser Arbeit fielen Erkenntnisse an (Egger et al. 1982, 1983; Kindermann 1979; Tulusan et al. 1982; Paterok et al. 1980; Weishaar et al. 1977). Wie schon erwähnt, kann man Brustgewebe histologisch nicht so aufarbeiten, wie das bei der Zervix möglich ist. Dennoch spricht einiges dafür, daß im histologischen Labor der Erlanger Klinik besonders hohe Trefferraten erzielt wurden (Egger et al. 1983; Tulusan et al. 1982).

Eindrucksvoll in diesem Zusammenhang ist für mich die Beobachtung, daß bereits infiltrierende Krebse im Bereich eines Carcinoma lobulare in situ bei großen Zahlen mit einer Häufigkeit zu beobachten sind, welche andere Autoren (Haagensen u. P. Rosen) erst nach einer Verlaufsbeobachtung von etwa 15 Jahren registrierten. Das war für das Verständnis einer besonderen Form des Brustkrebses sehr wichtig, da sich so darlegen ließ, daß Initialbefunde oft lange stumm bleiben, ehe sie erkennbar zum Krebs werden. Einige dieser Krebse bis zu einem Durchmesser von 14 mm entzogen sich sogar noch der radiologischen Untersuchung in etwa 8 mm dicken Gewebsscheiben vor der histologischen Aufarbeitung. Daher habe ich nie verstanden, wie man allein aufgrund der Deutung mammographischer Bilder zu so ungewöhnlichen Entdeckungszahlen beim Brustkrebs in einer Größenordnung von 90% (Heywang 1985) kommen konnte. Auch durchschnittliche Auffindungsraten zwischen 20 und 40% machen mich nachdenklich. Die Erlanger Klinik kam in der Primärdiagnostik bis 1978 bei sehr großen Zahlen unter Aspekten der Frühdiagnostik nur zu 2,7% Treffern für okkulte Tumoren. Bei Hinzufügung der Risikofälle nach damaliger Definition wurden insgesamt 7,7% Treffer erzielt (Paterok et al. 1980). Selbst bei Einschluß aller derjenigen, bei denen bereits eine Brustseite erkrankt war, wurden bis 1984 nur etwa 10% Treffer erreicht (Paterok et al. 1985). Nicht eindringlich genug ist darauf hinzuweisen, daß Untersuchungen wie an der Zervix nicht praktikabel sind. Daher sollte man prozentuale Angaben höchstens auf die später behandelten Krebse machen. Es kommt ja hinzu, daß auch ohnehin bei einiger Übung allein durch Inspektion, ohne Betastung und weitere Maßnahmen ein Drittel aller Krebse zu erkennen ist, selbst im letzten Jahrzehnt, in dem die durchschnittlichen Tumordurchmesser in großen Kollektiven bei 2 cm liegen. Nach wie vor sind Tumordurchmesser bis zu 10 mm bei exakter Messung aber sehr selten. Egger berichtete 1982 über 67 bei 898 behandelten Frauen, davon 11 bis zu einem Durchmesser von 5 mm. Eine Reihe anderer Probleme sind mit der Abklärung mammographischer Befunde verbunden, da ja am Ende doch die histologische Diagnose vor der Therapie stehen sollte. Im *New England Journal of Medicine* las man am 2. Januar 1986, daß bei einem ausgedehnten Vorsorgeprojekt in den USA 42% Brustkrebse nur durch die Mammographie erfaßt wurden (Hall 1986). Zu tasten war nichts. Die Darlegungen erschienen dabei durchaus differenziert; so diskutierte der Autor die Probleme der intensiven Durchuntersuchung einer Bevölkerung. Er war aber beeindruckt von einer randomisierten Studie aus Schweden, mit der man den Beweis erbracht zu haben meinte, daß sich in einer Massenuntersuchung unter Verwendung der Mammographie mit einer einzigen Aufnahme die Mortalität gegenüber einer Kontrollgruppe um 31% senken ließ (Tabár et al. 1985). Die Studie begann 1977. Die Deutung kann nicht überzeugen. Die erzielte kurzfristige Musterung von 89% aller Frauen in einer westlichen Gesellschaft ist sicher ungewöhnlich. Auch ohne Mammographie mußte sie vergleichbare, wenn nicht sogar bessere Ergebnisse zeitigen. Dafür sprechen zumindest die Erlanger Erfahrungen vor 1977 (Kindermann 1977, 1979). Unterschiede zur Kontrollgruppe erklären sich wohl ganz durch die hohe Erfassung in einer weitgehend verstaatlichten Medizin, richtige Diagnosen allerdings vorausgesetzt.

Mit den derzeit gegebenen frühdiagnostischen Möglichkeiten, im wesentlichen also der Mammographie (die Stärke der Sonographie liegt weiterhin in der Indikation und Vorbereitung zur Pneumozystographie), sind die Möglichkeiten zur Aufspürung beginnender, mit großer Wahrscheinlichkeit daher heilbarer Karzinome noch sehr begrenzt. Ausreichende klinische Erfahrung vorausgesetzt, dürften die Trefferzahlen bei symptomlosen Frauen auch bei sehr erfahrenen Untersuchern die 5% kaum übersteigen.

Welche Entwicklungen der vergangenen Jahrzehnte muß man bedenken?

Auch ohne die Nutzung frühdiagnostischer Verfahren kommen klinisch fortgeschrittene Krebse immer seltener zur Behandlung. Eindrucksvolle Beobachtungen darüber gibt es schon seit Beginn des Jahrhunderts für den Brustkrebs (Hill 1976). Vor dem 1. Weltkrieg galten Brustkrebse mit 10–8 cm Durchmesser noch als klein, in den 70er Jahren wurden in großen Zentren Durchschnittswerte von 20 mm bestimmt. Das gilt für New York wie für Köln und Erlangen. Die Mammographie war an dieser Entwicklung nicht beteiligt. Die meisten Frauen hatten ihre Krankheit selber früher erkannt oder sich mit der erkannten Krankheit eher zum Arzt begeben. Manche Deutungen sind denkbar. Frauen sprechen offener miteinander. Die Körperpflege erfolgt zunehmend bei besserer Beleuchtung, beim Frisieren vor dem Spiegel fallen eher Veränderungen auf. Die zunehmende Bereitschaft, mit freiem Oberkörper sich der Sonne auszusetzen und vorher durch Eincremen der Haut die Tastempfindung der Fingerspitzen für das Parenchym der Mammae zu erhöhen, könnte eine Rolle spielen. Nie habe ich verstanden, warum es in der Bundesrepublik Deutschland nicht möglich war, außer der fast täglichen Propaganda zur rechtzeitigen Krebsdiagnose in den gedruckten Medien nicht von Zeit zu Zeit auch im Fernsehen Zwanzig-

oder Dreißigsekundenspots einzublenden, um mehr Menschen mit bewegten Bildern die vorhandenen Möglichkeiten zu demonstrieren.

Immer wieder wurde die Frage aufgeworfen, ob die Zytologie nicht zu einem Rückgang des Zervixkrebses geführt hätte. Mir scheinen die Beobachtungen aus Erlangen zwischen 1963 und 1982 wichtig. Die Zahl der nur zu bestrahlenden Zervixkrebse ging um 80% zurück. Dem Einwand, die Indikationsstellung hätte sich geändert, ist leicht zu begegnen: Das Kollektiv der als operabel bezeichneten und nach Wertheim operierten Frauen hat sich in seiner postoperativen Klassifizierung (also im wesentlichen im parametranen und Lymphknotenbefall bei standardisierter Technik) nicht verändert. Es gibt keine Möglichkeiten zum Vergleich mit anderen Arbeitskreisen, da eine allgemein anerkannte, exakte postoperative histologische Klassifizierung mit brauchbaren Methoden noch nicht gelungen ist. Aber auch für Erlangen gilt die Erkenntnis, daß die klinischen Krebse in ihrer Gesamtheit, also die operierten und die nur mit Strahlen behandelten, sich im genannten Zeitraum auch ohne Nutzung der Vorsorgeuntersuchungen um 54% verminderten, die im wesentlichen mit der Zytologie aufgespürten Frühfälle aber um 263% (von 22 auf 80 jährlich) anstiegen. Die Verschiebung zu günstigeren Stadien wurde auch an anderen Orten beobachtet, etwa in Kiel (Semm 1984). Im Gegensatz zum Brustkrebs sind meiner Ansicht nach Schlüsse bei der Zervixerkrankung schwerer zu ziehen. Noch mehr Faktoren haben sich geändert. Sieht man einmal von den gewandelten Voraussetzungen zur körperlichen Hygiene und anderen epidemiologischen Fakten ab, sind etwa die Zunahme der Hysterektomie und der kosmetischen Portio- und Zervixchirurgie gar nicht zu erfassen. Brauchbare Zahlen gibt es nicht.

Zwischenbilanz

Unbestreitbar ist das Zervixkarzinom das ideale Modell zur sekundären Prävention. Die Chancen der rechtzeitigen Diagnose liegen zwischen 95 und 99%. Diese Aussagen lassen sich exakt belegen. Im Gegensatz dazu gibt es keine vergleichbare praktikable Frühdiagnostik des Brustkrebses. Im Gegensatz zum Zervixkrebs ist hier noch gar keine Methode absehbar, welche die exakte Erfassung aller Erkrankungen ermöglichen würde. Man kann höchstens die behandelten Tumoren prozentual erfassen. Über die 80—85%, die Frauen bei sich selbst heute in der Regel aufspüren, bringen die klinische Untersuchung weitere 10 bis maximal 15%, Mammographie und Sonographie im Höchstfall weitere 5% Treffer. Man könnte es auch anders formulieren: *Eine sorgfältige klinische Untersuchung allein müßte zur Diagnose von 95% aller am Ende behandelten Brustkrebse führen.*

Wie viele beginnende Zervixkrebse etwa als Carcinoma in situ heute wirklich erfaßt werden ist unbekannt. Zahlen nicht erfaßter, postoperativ aber exakt analysierter Krebse wurden kaum ermittelt. Vorliegende Erhebungen sprechen für unvertretbar viele Versager. Verbesserungen müßten gelingen. Einfacher erscheint die Problematik beim Brustkrebs, da ein erfahrener Kliniker zusammen mit der Patientin selbst eine Treffsicherheit von 95% erreichen müßte, ohne weitere Methoden anzuwenden.

Wie könnte es weitergehen?

Die Diskussionen unter Ärzten über die praktizierbaren Möglichkeiten der Frühdiagnostik unter Zitierung hoher Trefferzahlen wären für potentielle Nutznießer so lange unschädlich, wie sie nicht in die Öffentlichkeit gelangen. Erfahren diese aber von nicht erkannten Krankheiten oder – das trifft wohl besonders für Männer zu – von Komplikationen der mit dem Screening möglicherweise verbundenen Maßnahmen durch Gespräche mit Leidensgenossinnen und -genossen, so droht der Sache selbst Gefahr. Ich kann den Eindruck nicht verdrängen, daß hier zunächst die Erklärung für den Rückgang an der Teilnahme der angebotenen Leistungen liegt. Neben die schon lange diskutierte „Angst vor der Wahrheit" könnte die Angst vor dem ärztlichen Irrtum und Fehler getreten sein.

Da ich einer Generation angehöre, die an den guten und schlechten Entwicklungen der vergangenen 25 Jahre beteiligt war, dürften spezielle Ratschläge meinerseits auf Skepsis stoßen. Anderen Erwägungen dürfte hier mehr Gewicht zukommen. Das muß ich begründen:

Die wohl einzigartigen Beziehungen gerade der Frauenheilkunde als klinisches Fach zur Onkologie schlechthin ist unbestritten, gerade im deutschen Sprachgebiet sollten sie nicht verdrängt werden. Die klinischen Voraussetzungen und die Lokalisation der für die Frau typischen Geschwülste boten besonders günstige Voraussetzungen. Ruge und Veit begründeten die klinische Pathologie im Jahre 1878. Sie hat am Beispiel der Entwicklungen zum Zervixkrebs besonders eindrucksvolle Beobachtungen für fast alle onkologischen Gebiete schlechthin ermöglicht. Die noch heute geltenden Modelle sanierender Krebschirurgie wurden am Brust- und Zervixkrebs entwickelt. Die gezielte Krebsoperation im anatomisch sehr differenzierten Becken war zwar durch die Möglichkeit der postoperativen Peritonealisierung begünstigt, verlangte aber zugleich, daß auch die moderne chirurgische Anatomie erst im Becken erarbeitet wurde (Amreich). Die operative Radiologie fand bei Zervixgeschwülsten schon aus antomischen Gründen, aber auch der Krankheitshäufigkeit wegen, ein einzigartiges Modell; die perkutane zog daraus Gewinn und versuchte sich anzupassen. Die seltenen Trophoblasttumoren bieten bis heute die überzeugendsten Marker, wurden das beste Modell zu Fragen der Tumorimmunologie und waren im Prinzip auch die ersten idealen Objekte für die gezielte zytostatische Therapie, da sie im Gefäßsystem des Wirtes wachsen, am ehesten daher mit den Hämoblastomen vergleichbar sind. Absehbar ist auch, daß am Rande der modernen Reproduktionsforschung wesentliche Erkenntnisse zur Tumorgenese anfallen werden. Nicht auf alle Aspekte kann ich eingehen, etwa die in der Gynäkologie besonders sorgsam gepflegte Tumornachsorge, leider auch nicht auf die lange anhaltende Beharrlichkeit, die FIGO-Klassifizierung beizubehalten. Unbestreitbar ist aber, daß durch die Möglichkeiten einer frühzeitigen

Diagnostik besonders an der Zervix, aber auch an den Brüsten, das Fach günstige Voraussetzungen – einfach der Lokalisation der Erkrankung wegen – bot, welche bei anderen lebensbedrohlichen Geschwülsten nicht bestanden.

Nachdenken sollte man daher darüber, wie sich die historisch gewachsenen Möglichkeiten der Gynäkologie besser nutzen ließen. So betrachtet würde ich am meisten erwarten, wenn im Gegensatz zu der immer deutlicher werdenden methodischen vertikalen Aufsplitterung der klassischen Fachgebiete schlechthin der Gedanke mehr Chancen erhielte, *Krankheiten mit verschiedenen Methoden durch Ärzte anzugehen, welche fachübergreifend mehrere Methoden organbezogen erlernt haben und beherrschen.*

Weder klinische Untersuchung noch Abstrichentnahme, weder Mammographie und Sonographie noch Punktion und Stanzbiopsie, weder Gewebsentnahme noch deren Auswertung unterm Mikroskop, weder daraus gezogene Schlüsse noch praktizierte Therapie scheinen mir sinnvoll, wenn sie jeweils von verschiedenen Kollegen durchgeführt werden. Es sollte daher wohl mehr Ärzte geben, welche mehrere Methoden nicht nur übersehen, sondern auch beherrschen. Sie werden mit Sicherheit bessere Ergebnisse erzielen als Spezialisten, welche sich am ganzen menschlichen Körper jeweils mit ihrer Methode beschäftigen und an das Heil von der interdisziplinären Zusammenarbeit glauben. Die von Administratoren, Berufsverbänden und Krankenkassen propagierte methodische Aufsplitterung könnte eines Tages so töricht erscheinen wie der zum Glück noch nicht absehbare Versuch, alle Anwendungen von Skalpell, Pinzette und Schere wieder an den alten Externen, den ursprünglichen Chirurgen, zurückzugeben. Man muß sich auch fragen, ob es sinnvoll ist, daß 4 verschiedene Ministerien in Bonn an Fragen der Gesundheitspolitik beteiligt sind, eine wirklich kompetente Stelle aber zur Koordination fehlt.

Immer hatte die Erfahrung des einzelnen Arztes eine nicht zu unterschätzende Bedeutung. Immer mehr Ärzte mit immer kürzeren Arbeitszeiten müßten sich fragen, ob es nicht besser wäre, sich um sehr differenzierte Einsichten in deutlich begrenzte Organbereiche zu bemühen, anstatt sich methodisch immer weiter um den Preis der damit zwangsläufig verlorenen Zusammenschau zu spezialisieren. Der nur für die Mamma zuständige Facharzt ist durchaus denkbar; sogar die Teilung in 2 oder 3 nur für dieses Organ Kompetente wäre vorstellbar.

Letztlich sollte man erneut die Abstände der Vorsichtsuntersuchungen überdenken. Darüber wird schon lange diskutiert, in der Bundesrepublik etwa seit dem Deutschen Kongreß 1974 in Wiesbaden. In den USA empfiehlt die Krebsgesellschaft Intervalle von 3 Jahren für die Anwendung der Zytologie. Die Sensibilität der Auswerter am Mikroskop könnte steigen.

Zusammenfassung

Die Frühdiagnostik maligner Erkrankungen ist ins Gerede gekommen. Seit etwa 7 Jahren geht die Beteiligung zurück, bei Frauen von 35,70 auf 30,91 %, bei Männern noch mehr: von 18,11 auf 13,28 %. Die Erfolgsmöglichkeiten der Vorsorgemedizin sind sehr verschieden, vorwiegend abhängig von Organen und Techniken. An der Zervix müßte die Zytologie in Verbindung mit einer guten klinischen Untersuchung mehr als 95% Treffer erzielen. Hier sind in großer Zahl auch Initialphasen erkennbar. Ganz anders liegen die Verhältnisse bei der Brustkrebserkennung. Die Selbstuntersuchung der Frauen, verbunden mit der klinischen Untersuchung, sollte 95% Treffer erreichen. Die Mammographie symptomloser Frauen dürfte ihre Grenze unter optimalen Arbeitsbedingungen derzeit bei 5% zusätzlicher Krebsdiagnosen haben. Es gibt keine begründeten Zweifel an der grundsätzlichen Aussage, daß sowohl Zervixkarzinom als auch Brustkrebs ungemein chronische Krankheiten sind. Stürmisch verlaufende, etwa in 2 Jahren alle Phasen durcheilende Krankheiten bis zum Vollbild des klinischen, bereits zu einem Drittel metastasierenden Zervixkrebses dürften – wenn überhaupt – höchstens in Bruchteilen eines Prozentes vorkommen, vorausgesetzt man könnte solche Entwicklungen überhaupt objektivieren. Es ist nicht zu tolerieren, wenn bei zwei Dritteln der Frauen trotz Vorsorgeuntersuchung die besten Behandlungsgelegenheiten übersehen werden.

Grundsätzlich ist zu bedenken, daß Angaben über frühdiagnostische Trefferzahlen sich an der Zervix auf die wirklich vorhandenen Erkrankungen beziehen können, an den Brüsten dagegen sich immer nur auf den Teil der jeweils behandelten Karzinome beziehen. Am Ende werden für die Auswertung brauchbare Diagnosen noch immer am histologischen Präparat gestellt. Daran sollte man nicht rütteln. Wahrscheinlich würde es sich sehr lohnen, den Gründen nachzugehen, welche in den letzten Jahrzehnten dazu führten, daß auch ohne gezielte Vorsorgeuntersuchungen Frauen mit klinischen Zervixkarzinomen und Brustkrebsen immer früher zur Behandlung kommen.

Die Tendenz zur Aufsplitterung von Diagnostik und Therapie auf Ärzte, welche nur noch eine Methode beherrschen, diese meist sogar unter verschiedenen Dächern ausgeübt wird, charakterisiert die gegenwärtige Medizin. Weitere Schwächen und Gefahren liegen in einer unsinnigen Beeinflussung durch viel zu viele verschiedene Institutionen mit viel zu wenig verfügbarer Sachkenntnis. Bezüglich der für die Frau typischen Krebse ist gerade diese Entwicklung sehr schlecht. Die Gefahr ist groß, daß Zielgruppen mehr und mehr Vertrauen verlieren, da sich wahrscheinlich die Menschen untereinander über Mißerfolge verständigen, welche in der veröffentlichten Medizin kaum diskutiert werden.

Literatur

Eddy D (1980) Guidelines for the cancer-related check-up: Recommendations and rationale. Am Cancer Soc 30/4

Egger H, Hommel G, Michalzik K (1979) Portio-Abschabung und Cervix-Curettage – eine Alternative zur Konisation bei positiver Cytologie. Arch Gynecol 227:249–265

Egger H, Tulusan AH, Schneider ML (1982) A contribution to the natural history of breast cancer. II. Precursors and lesions associated with small cancers of the breast. Arch Gynecol 231:199–208

Egger H, Tulusan AH, Schneider ML, Paterok EM (1983) Wie 67 Mammakarzinome mit einem histologisch bestimmten Maximaldurchmesser von 10 mm erkannt wurden. Geburtshilfe Frauenheilkd 43:7–10

Hall FM (1986) Screening mammography – Potential problems on the horizon. N Engl J Med 314:53–55

Hamperl H, Kaufmann C, Ober KG (1954) Histologische Untersuchungen an der Cervix schwangerer Frauen. Die Erosion und das Carcinoma in situ. Arch Gynecol 184:181–280

Heywang SH (1985) Bedeutung der Mammographie bei der Carcinomfrühdiagnostik. Geburtshilfe Frauenheilkd 45:333

Hill GB (1976) Cancer of the uterus; mortality trends since 1950. WHO Chronicle 30:188

Kern G (1964) Carcinoma in situ. Vorstadien des Gebärmutterhalskrebses. Grundlagen und Praxis. Springer, Berlin Göttingen Heidelberg New York

Kindermann G (1977) Über Definition, Diagnostik und Behandlung der sogenannten „Frühfälle" des Mammakarzinoms. Geburtshilfe Frauenheilkd 37:829–838

Kindermann G (1979) Krebsfrüherkennung und operative Gynäkologie. I. Zur Praxis der Vorsorgeuntersuchung sowie über Auswirkungen auf Krebsdiagnostik und Krebstherapie. Geburtshilfe Frauenheilkd 39:3–13; Frauenarzt 20:302–311

Kindermann G (1979) Krebsfrüherkennung und operative Gynäkologie. II. Über allgemeine Auswirkungen der Vorsorgeuntersuchung auf die operative Gynäkologie. Geburtshilfe Frauenheilkd 39:89–97; Frauenarzt 20:406–419

Lewison EF (1980) Changing concepts in breast cancer. Cancer 46:859–864

Michalzik K (1975) Ergebnisse 10jähriger Cytodiagnostik in der Frauenklinik unter Berücksichtigung kolposkopischer Befunde. Arch Gynecol 218:149–168

Michalzik K, Ober KG (1966) Positive Zytologie der Zervix, ihre histologische Abklärung und die anschließende Wahl der Behandlung. Geburtshilfe Frauenheilkd 26:202–222

Ober KG, Huhn FO (1962) Die Ausbreitung des Cervixkrebses auf die Parametrien und die Lymphknoten der Beckenwand. Arch Gynecol 197:262–290

Paterok EM, Weishaar J, Bischoff J, Müller D (1980) Bedeutung der Mammographie bezogen auf die Zahl behandelter Karzinome. Teilergebnisse (1976–1978) einer langfristigen Studie. Geburtshilfe Frauenheilkd 40:755–760

Paterok EM, Schneider ML, Trotnow S (1984) Gegenläufige Tendenzen behandelter Zervix- und Mammakarzinome. Beobachtungen einer Klinik mit verhältnismäßig geringer Bevölkerungsmobilität zwischen 1963 und 1982. Geburtshilfe Frauenheilkd 44:32–33

Paterok EM, Trotnow S, Schneider ML (1985) Gegenläufige Tendenzen behandelter Zervix- und Mammakarzinome. Geburtshilfe Frauenheilkd 45:334

Schneider ML (1985) Zervixkarzinom trotz Vorsorge. Klinische und histomorphologische Untersuchungen an 255 Zervixkarzinomen der Jahre 1974–1980 zur Frage eines zweiten, aggressiv wachsenden Karzinomtyps. Geburtshilfe Frauenheilkd 45:610–619

Semm K (1984) Klinikum der Christian-Albrechts-Universität Kiel, Zentrum für operative Medizin I, Abteilung Frauenheilkunde. 14. Jahresbericht, S 152

Tabár L, Gad A, Holmberg LH et al. (1985) Reduction in mortality from breast cancer after mass screening with mammography. Randomised trial from the Breast Cancer Screening Working Group of the Swedish National Board of Health and Welfare. Lancet I:829–832

Tulusan AH, Egger H, Schneider ML, Willgeroth F (1982) A contribution to the natural history of breast cancer. IV. Lobular carcinoma in situ and its relation to breast cancer. Arch Gynecol 231:219–226

Wagner G, Pavelka R (1983) Zur Vorgeschichte des invasiven Zervixkarzinoms. Symptomatik und ärztliche Vorsorge bei 87 Fällen. Geburtshilfe Frauenheilkd 43:741–745

Weishaar J, Paterok EM, Müller A, Rummel WD, Willgeroth F (1977) Die Bedeutung der Pneumocystographie in der Abklärung der Mammatumoren. Dtsch Med Wochenschr 102:958–960